医疗产品管理系列规划教材

医疗产品导论

主　编　孙怀远
副主编　廖跃华　杨　磊
参　编　王　辉　丁立军　张东衡

上海财经大学出版社

图书在版编目(CIP)数据

医疗产品导论/孙怀远主编．—上海:上海财经大学出版社，2020.9
(医疗产品管理系列规划教材)
ISBN 978-7-5642-3607-6/F·3607

Ⅰ.①医…　Ⅱ.①孙…　Ⅲ.①医疗器械-产品管理-教材
Ⅳ.①R197.39

中国版本图书馆 CIP 数据核字(2020)第 125850 号

□ 丛书策划　王永长　江　玉　杨　娟
□ 责任编辑　刘晓燕
□ 封面设计　贺加贝

医疗产品导论

主　编　孙怀远
副主编　廖跃华　杨　磊
参　编　王　辉　丁立军　张东衡

上海财经大学出版社出版发行
(上海市中山北一路 369 号　邮编 200083)
网　址:http://www.sufep.com
电子邮箱:webmaster @ sufep.com
全国新华书店经销
上海景条印刷有限公司印刷装订
2020 年 9 月第 1 版　2020 年 9 月第 1 次印刷

787mm×1092mm　1/16　29.5 印张　576 千字
印数:0 001—3 000　定价:69.00 元

医疗产品管理系列规划教材指导委员会

总　序

随着“健康中国 2030”“中国制造 2025”等国家发展战略的出台，医疗产品的质量管理受到了更大的关注。在人们生活水平快速提高的背景下，“健康第一”已经成为深入人心的人生信念和实践行动，人们比以前更为重视医疗产品的质量安全。2019 年 4 月，国家药品监督管理局发布了药品监管科学行动计划，启动了药品与医疗器械监管新技术、新标准、新方法和新工具的研究。监管科学的兴起，表明医疗产品的监管不仅仅是一种管理行为，更是一门管理学科。生物医药产业的高速发展、人们对美好生活的向往、党和政府对健康事业的重视，都已经成为医疗产品发展向好的推动力量。

长期以来，我国药品、医疗器械等医疗产品的管理人才极度紧缺，培养一大批高素质的医疗产品管理专业人才已经成为当务之急。2018 年秋，上海健康医学院率先在全国设立医疗产品管理本科专业并实现首次招生，吹响了我国医疗产品管理专业人才培养的号角。高素质的人才培养，不仅需要科学合理的人才培养方案和课程体系，而且需要一整套高质量的课程教材。

随着《药品管理法》《医疗器械监督管理条例》的修订与实施，《药品注册管理办法》《医疗器械注册管理办法》《医疗器械生产监督管理办法》和《医疗器械经营监督管理办法》也相应修订，我国药品与医疗器械行业迎来了新的发展机遇，医疗产品管理事业也将上升一个新台阶。在新法规的影响下，药品与医疗器械的研发注册、临床评价、生产经营以及上市后的质量管理等方面的专业人才需求也将迎来新的“井喷期”。尤其是医疗器械行业中的注册专员、体系工程师、法规工程师、质量管理员、临床评价监察员和核查员、管理者代表等从业人员急需一套理论和实践并重的培养教材。

本套系列教材由来自药品与医疗器械监管部门、高等院校、行业组织、医疗机构以及大型企业的专家团队倾力撰写，他们不仅具备丰富的实践经验，而且具备深厚的理论素养。他们长期活跃在药品与医疗器械的立法制定、政策研究以及产品生产、经营、使用等前沿领域，相信他们撰写的教材一定能够树立起医疗管理人才培养的丰碑，为推动医疗产品质量管理事业的发展做出应有的贡献。

本套系列教材的编撰，得到了国家药品监督管理局、上海市药品监督管理局、浙江省药品监督管理局等管理部门以及四川大学、华南理工大学、西安交通大学等高等院校的大力支持，在此一并表示感谢！由于时间仓促以及水平限制，书中错误在所难免，恳请大家批评指正！

医疗产品管理系列规划教材编写委员会

2020年8月

前 言

医疗产品主要是指在医疗过程中发挥诊断、治疗、预防、康复等作用的产品，包括医疗器械、药品、康复辅助器具、消毒器具等。医疗产品是物理学、生物化学、材料科学、信息科学、生命科学等多学科综合的高新技术应用的产品，涉及机械工程技术、电子技术、光电技术、分子技术、计算机技术和中西医学等方面的先进技术，是体现医疗技术发展水平的最重要的组成部分。随着科学技术的快速发展，现代医疗产品的性能和水平日新月异，其功能在深度和广度上得到空前的延伸，现已成为防病治病的重要武器。这就要求每一位医疗行业的工作者或准备进入医疗行业的人员必须对医疗产品的基本内容要有系统的了解和掌握。由此，为专业教学、医疗产品职业岗位培训以及其他人员拓展知识和了解行业编写一本通识教材十分必要。

医疗产品与人们的身体健康和生命安全密切相关，是受到各国政府高度重视和监管的特殊商品。医疗产品管理专业是我国于 2018 年新开设的本科专业，是为医疗产品整个行业培养和输送具有技术基础的管理人才的专业，其课程体系覆盖医学、工学、管理学、法学等学科，其中“医疗产品导论”是针对专业技术能力培养开设的、医工结合型通识核心课程。所以，本书编写时，基于“导论”的内涵，尽量采用图例与文字叙述相结合，力求简明易懂、深入浅出、内容丰富、系统实用，以简要的方式介绍各类典型医疗产品的定义、基本原理、系统结构、主要技术特点、性能指标和临床应用，以扩大医疗产品管理及相关专业学生的知识面，更好地贴近行业发展需要。同时，兼顾全国各院校医疗产品类各专业在内容深度和广度上的不同教学需要，本书以临床应用作为归纳依据，并考虑到医疗产品所采用的相同技术基础，各章相对独立，便于理解、掌握和讲授时取舍。

全书共分十二章，第一章～第九章为医疗器械部分，包括医疗器械概述、生理信息检测与监护仪器、临床检验仪器、医用光学仪器、医学影像设备、急救医疗设备、其他医用治疗仪器、无源医疗器械和医用康复器械；第十章～第十二章为药品部分，包括药品总论、临床常用药物、生物制品。本书适用于医疗产品管理专业教学，也可作为医疗产品营销等专业、医疗产品监管部门工作人员入门培训及有关医疗产品职业岗位培训等方面的教学资料和参考用书。

本书由上海健康医学院孙怀远、廖跃华、丁立军、张东衡以及上海名迈教育科技有限公司杨磊、湖南省药品审评认证与不良反应监测中心王辉编著；孙怀远担任主编，负责内容组织与定稿；廖跃华、杨磊担任副主编。具体章节编写分工如下：孙怀远负责第一章、第四章、第六章、第八章及第九章，王辉负责第二章，张东衡负责第三章，杨磊负责第五章，丁立军负责第七章，廖跃华负责第十章～第十二章。书中有些内容参考了有关医疗器械、药品、康复辅助器具方面的书籍和文献资料，在此一并表示衷心感谢。

尽管本书是在编者编写的《医疗产品导论》校内教材使用基础上进行修改、补充而完成的，但由于时间仓促及编者水平所限，书中难免有疏漏和不妥之处，切望读者和行家批评指正，以待进一步完善和改进。

编　者

2020 年 7 月

目录

第一章　医疗器械概述

第一节　医疗器械的定义

我国2014年6月1日起实施、2017年5月4日修订的《医疗器械监督管理条例》(国务院令第680号)中明确了医疗器械的定义:医疗器械是指直接或者间接用于人体的仪器、设备、器具、体外诊断试剂及校准物、材料以及其他类似或者相关的物品,包括所需要的计算机软件;其效用主要通过物理等方式获得,而不是通过药理学、免疫学或者代谢的方式获得,或者虽然有这些方式参与,但是只起辅助作用。具体而言,医疗器械用于人体的预期用途或目的主要是:

(1)疾病的诊断、预防、监护、治疗或者缓解;

(2)损伤的诊断、监护、治疗、缓解或者功能补偿;

(3)生理结构或者生理过程的检验、替代、调节或者支持;

(4)生命的支持或者维持;

(5)妊娠控制;

(6)通过对来自人体的样本进行检查,为医疗或者诊断目的提供信息。

由上述定义可知:医疗器械的使用对象是人体,故用于动物的产品在中国均不作为医疗器械管理;医疗器械产品形态多样,今后还有可能出现更多奇特的形态;医疗器械的作用机制主要通过物理等方式获得,这是与另一个医疗产品群即药品的原则性区别;医疗器械应当具有六个预期用途或目的中提到的一个或多个。

所以,判断某个产品是否属于医疗器械范畴,只需要从上述定义出发,注意几个要点:是否用于人体、是否符合六个预期用途或目的之一(或多个)、不是由药物或免疫及代谢起主要作用。如此,基于监督管理的需要,紧扣相应的法律法规的界定要求,在日常工作中的不同提法,如医疗仪器、医疗设备、医疗器具、医学装备、医学材料、医学软件等在定义上都应规范表述为"医疗器械",并以此标准纳入医疗器械的分类目录。

第二节　医疗器械的发展

一、医疗器械发展简史

我国近代考古发现,早在新石器时期就已出现医用石器,如砭石(刺入人体组织的石器)和骨针等。以石为针,这应是我国古代针术的萌芽和针灸理疗的前身。2500 年前《黄帝内经》中所述的"九针",是人类最早发明、精心制作的医疗器械。其中除了针灸、按摩疗法用的针外,也包括了外科手术用的工具,如用作治疗痈脓的铍针、锋针和圆利针,其材料有金属的,也有用竹、木以及象牙、角质制造的;针尖有尖形、三棱形、四棱形、镰刀形等,往往因使用的医师而异,不过基本要求都是尖端锐利。由此可见,在中国古代,已经开创了具有中国特色的以针灸为基础的治疗器械,并形成了与手术器械相类似的简易医疗器械系列。不过在此之后,直到 19 世纪,无论是中国还是世界,医疗器械的发展一直比较缓慢。

现代医疗器械的诞生和发展应归功于 19 世纪末 20 世纪初科学的重大发现(以量子力学和相对论为代表)和工业文明(以机械制造和电机工程为代表)的出现。最有代表意义的伟大成就是 X 射线的发现和心电图机的成功研制。

按照时间先后,医疗器械发展历程可归纳如下:

16 世纪,伽利略发明第一个体温计,但当时其体积庞大,且使用非常不方便。经后续多位科学家改进,使其体积不断缩小,便于携带和使用。1850 年医用临床体温计问世;1980 年前后,出现了会说话的体温计;1988 年,出现了可以进行遥测的电子呼吸脉搏体温计。

1590 年,荷兰詹森父子(Hans and Zacharias Janssen)制造出了复式显微镜。17 世纪末,列文虎克(Antony van Leeuwenhoek)在显微镜的研制和应用方面做出了巨大贡献,将一个全新的世界展现在人类的视野里,让人类得以观察用肉眼无法识别的微观世界。列文虎克首次发现并记录微生物,且最早记录了肌纤维、微血管中的血流。这些发现让显微镜在后续的医疗领域得到了广泛的应用,发挥了巨大作用。

18 世纪,美国科学家富兰克林(Franklin)用莱顿瓶放电治疗瘫痪患者,由此开启了治疗类仪器的发展之路。不过,直到 19 世纪末 20 世纪初才有长足的进展:利用电磁波谱不同频段(包括非电磁波谱的超声波)的生理效应研制成功的各种治疗仪器大量进入临床,其中最具代表意义的有电子直线加速器、高频电刀、激光刀、可植入式心脏起搏器等。如1943年,第一台用于癌症放射治疗的直线加速器问世;1945年,第一台血液透析装置投入使用;1953年,人工心肺机在人体手术使用中获得成功;1958年,第一例心脏起搏器成功应用。伴随微电子技术和计算机技术的发展,各种物理治疗类仪器在保健、康复、功能替代中发挥了越来越显著的作用。

1816年,法国医师雷内克从小孩玩隔木传音游戏的过程中获取灵感,发明了第一台听诊器。经历了多年的改进之后,听诊器现已成为医师最常用的诊断用具之一。听诊器的出现标志着现代医学的开始。

1851年,法国科学家Du Bios-Reymond最先检测到人体肌肉在收缩时能产生电信号,"肌电"概念应运而生;1912年,Piper利用弦线式电流计记录了不同运动时相骨骼肌的电活动,首次记录了人体肌电图;1925年Liddell和Sharington提出"运动单位"概念,这是肌电研究的一个重要理论概念;1928年,Proebster通过分析患者的肌肉动作电位,研究了周围神经损伤、脊髓灰质炎的肌电图,使肌电图检查技术飞速发展。

1895年,德国物理学家伦琴(Wilhelm Konrad Rontgen)在维尔茨堡大学物理研究所发现了X射线,这一伟大发现为开创医学影像技术铺平了道路。X射线在医疗领域的应用让人类可以不用打开人的身体,便可以透视体内的生理结构、了解病变状态。1896年X射线应用于临床医学,第一次在伦敦一妇女的软组织中取出了一根缝针。为了让X射线更好地应用于临床诊断,世界各国科学家孜孜不倦地对医学影像技术进行研究和改进。X射线投射成像技术在伦琴创立之后近百年间取得了长足的进展,借助于各种影像增强材料和手段,X射线成像早已突破早期主要针对人体骨骼的成像范围,扩展到全身各个部位。但由于X射线将人体投影到二维成像平面时,反映的是垂直于射线方向上的无穷多个平行截面人体组织的叠加或平均,常使重要的空间信息模糊或丢失。20世纪70年代中期,电子计算机的应用为医学影像带来了第一次革命性的创新。1972年英国工程师豪斯菲尔德(G. N. Hounsfield)将计算机技术与X射线成像技术相结合,发明了X射线计算机断层扫描仪,它能从许多不同的投影图计算出真正的二维切片人体组织图像。此后,人们还将获得的连续切片图进行组合,计算出人体各种角度的切片图直至三维图像,这大幅度提高了疾病诊断的准确性,成为20世纪医学诊断领域所取得的最重大的突破之一。

1903年,荷兰生理学家William Einthoven研制成功第一台采用弦线式电流计做记录的心电图仪,他所创立的肢体标准导联的测量方法沿用至今。后续科学家们由此开启了电生理信号检测的探索与研究,现在能获得心电、肌电、脑电、眼电等电生理信号以供疾病诊断和疗效判断。

用于医学的分析仪器于19世纪末出现、20世纪得到了长足发展。仪器分析主要沿袭了现代化学分析仪的方法和手段，如谱分析方法、电化学方法、各种分离技术等，对人体成分进行离体分析。直接针对活体内成分的测量，是医学分析仪器的特殊之处和极重要的方面，有有创和无创、短时诊断和长期监测之分。如针对糖尿病患者血糖的诊断与监护、针对呼吸系统患者血氧饱和度的诊断与监护等。20世纪末得益于生物工程技术和微电子技术的发展，使医用分析仪器在大规模测量和微型化、快速分析等方面均取得了重大进展。

自19世纪末到20世纪初，在物理学上发现了压电效应与逆压电效应之后，人们解决了利用电子学技术产生超声波的办法，从此揭开了超声技术的历史篇章。1922年，德国出现了首例超声波治疗的发明专利；1942年，奥地利医生杜西克首次用超声技术扫描脑部结构；20世纪60年代，医生们开始将超声波应用于腹部器官的探测。如今超声波扫描技术已成为现代医学诊断不可缺少的工具。

1924年，法国学者Berger首次采用头皮电极记录人脑的电活动，发现人脑活动的α、β波节律，并第一次给出了人类癫痫病发作时的脑电图。

1946年，F. Bloch提出磁共振这一谱分析方法，并用于化学分析，但直到1973年才分别由美国科学家保罗·劳特布尔(P. C. Lauterbur)和英国科学家彼特·曼斯菲尔德(P. Mansfield)独立地研制出临床实用的磁共振成像仪。该仪器不仅提供了人体解剖图像，特别是软组织的图像，而且提供了人体特定部位的生理功能信息。

1958年，H. O. Anger研制成功医用γ照相机；此后，借助于类似X射线断层成像技术，单光子发射计算机断层成像和正电子发射计算机断层成像应用于临床，它们提供了X射线成像技术不能提供的人体生理代谢方面的重要信息。

1962年，北美建立第一批冠心病监护病房(Coronary Heart Disease Care Unit，CCU)以后，监护系统得到了迅速发展。随着计算机和信号处理技术的不断发展，以及临床对危重患者和潜在危险患者监护要求的不断提高，对CCU/ICU(Intensive Care Unit)监护系统功能要求也不断提高。目前多生理参数监护系统除具有以前的多参数生命体征监护的智能报警外，还要求在监护质量以及医院监护网络方面有进一步的提高，以更好地满足临床监护、药物评价和现代化医院管理的需要。

1985年，心脏去纤颤器获得美国食品药品监督管理局(Food and Drug Administration，FDA)审批通过。

2003年，药物洗脱支架获得上市许可。这一系列医疗器械产品的涌现标志着医疗器械行业的蓬勃发展，也为人类健康事业带来了无限生机。

随着科学技术的不断发展，越来越多的新技术、新材料被用于医疗领域。

二、我国现代医疗器械概况

我国现代医疗器械起步较晚，但改革开放以来，我国医疗器械行业得到了稳步的发展，已形成了以机电一体化产品为主的大产品群。然而，相比于国外先进水平，我国现代医疗器械还存在以下不足之处：

（1）生产企业数量多、规模小。医疗器械生产及经营企业数量总体呈上升趋势，各项产业指标稳步上升。截至 2016 年年底，我国医疗器械生产企业共有 15 000 多家，医疗器械产业整体呈稳定的上升发展态势。但从产业规模来看，我国绝大多数医疗器械企业规模依然偏小、生产技术水平偏低、产业集中度较低，缺乏大型的有影响力的行业龙头企业，医疗器械行业研发投入不足、能力薄弱、设施设备较差，科技成果转化能力薄弱，产品的国际竞争力较差。

（2）研发能力弱，高端产品靠进口，低端产品呈恶性竞争。医疗器械产业整体创新能力不断提升，创新产品的研发投入和产出均呈高速增长状态，产业整体竞争能力不断增强。自 2010 年以来，研发资金及人力资源投入逐年上升，而相应的医疗器械新产品销售收入虽以年均 32.1%的增速快速增长，但略低于新产品开发经费 36.4%的平均增速，说明近年来我国医疗器械产业重视创新产品研发，但创新转化效率有待于进一步提高。虽然我国成功研制了具有自主知识产权的大型 X 射线机、CT、B 型超声波诊断仪、体外震波碎石装置、驻波直线加速器、磁共振成像装置、呼吸麻醉机等，但目前我国境内使用的一些高端医疗器械（如正电子发射型计算机断层装置、磁共振波谱仪、电子计算机断层扫描仪、彩色多普勒血流显像系统等）主要还是依靠进口，现在我国三甲医院的大型医疗设备 80%以上都来源于国外企业，而国内医疗器械企业只能生产一些中、低端产品，且这些中、低端产品大多以仿制为主，关键零部件仍依赖进口。另外，国内医疗器械生产企业在相当一部分低端产品（如轮椅、手术器械、一次性注射器、黑白 B 超诊断仪、普通 X 线机等）中还存在恶性竞争现象，严重制约了整个行业水平的进一步提升。

（3）市场潜力大，未来空间广。医疗器械作为健康产业的大分支与最主要的市场增长点，是最有投资前景的朝阳产业。医疗器械制造涉及多个行业，属知识密集与资金密集型高新技术产业，是一个国家制造业和高科技尖端水平的标志之一。近年来，国家有关监管部门采取了积极措施，为医疗器械行业创造良好的发展环境，如将重大装备研发、前沿和共性技术创新、应用解决方案研究、应用示范和评价研究等作为行业发展的主要任务。如此，我国数字诊疗装备行业将实现突破和继续高速发展。另外，由于社会老龄化人口比例提高、新医改政策深入贯彻、基本医疗保障制度实施以及居民支付能力增强等因素，国内存在巨大的消费潜力和广阔的成长空间，这必将推动我国医疗器械市场迅速扩张、高速发展，同时也将进一步提升我国医疗器械技术水平。

第三节　医疗器械的分类

一、医疗器械分类概述

医疗器械品种繁多、形式多样，小到手术剪、手术刀，大到CT、磁共振成像设备，这些产品的技术原理、结构特征、复杂程度、产品风险都存在着很大的区别。为了控制产品的使用风险，保证人民群众的身体健康和生命安全，同时减少管理成本、提高管理效率，有必要对医疗器械进行分类管理。

医疗器械分类应遵循科学性、通用性、系统性、实用性原则。针对医疗器械产品的分类管理、临床应用、价值等级、不同产地等特点，大致包括以下几种分类方法：

(1)根据医疗器械分类规则指导下的医疗器械分类目录进行分类；

(2)根据国家对医疗器械的管理级别进行分类；

(3)根据工作原理进行分类；

(4)根据临床应用范围、功能进行分类；

(5)根据产品价值等级进行分类；

(6)根据产地(境内和境外)进行分类；

(7)根据其他方式(如有源/无源、与人体接触/非接触等)进行分类。

2017年5月4日修订的《医疗器械监督管理条例》将医疗器械分为以下三类：

第Ⅰ类是风险程度低、实行常规管理可以保证其安全和有效的医疗器械；

第Ⅱ类是具有中度风险、需要严格控制管理以保证其安全和有效的医疗器械；

第Ⅲ类是具有较高风险、需要采取特别措施严格控制管理以保证其安全和有效的医疗器械。

二、医疗器械分类判定依据

《医疗器械分类规则》(国家食品药品监督管理总局令第15号，2015年7月14日发布)于2016年1月1日起施行，用于指导《医疗器械分类目录》的修订。根据有关管理规定，确定医疗器械的分类，主要依据产品的预期目的，通过医疗器械结构特征、医疗器械使用形式和医疗器械使用状态三方面的情况进行综合判定。

(1)医疗器械结构特征：分为有源医疗器械和无源医疗器械。有源医疗器械是指任何依靠电能或者其他能源、而不是直接由人体或者重力产生的能量发挥其功能的医疗器械；无源医疗器械是指不依靠电能或者其他能源、但是可以通过由人体或者重力产生的能量发挥其功能的医疗器械。

(2)医疗器械使用形式：根据不同的预期目的、结构特征，将医疗器械归入不同的使用形式。①无源器械使用形式：液体输送器械、改变血液体液器械、医用敷料、侵入器械、重复使用手术器械、植入器械、避孕和计划生育器械、护理器械、医疗器械清洗消毒器械、其他无源器械。②有源器械使用形式：能量治疗器械、诊断监护器械、液体输送器械、电离辐射器械、植入器械、临床检验仪器设备、独立软件、医疗器械消毒灭菌设备、其他有源器械。

(3)医疗器械使用状态：根据不同的结构特征、使用形式以及使用中对人体产生损伤的可能性、对医疗效果的影响，医疗器械可分为接触人体器械和非接触人体器械。①接触人体器械：按使用时限分为暂时使用、短期使用、长期使用；按接触人体的部位分为皮肤或腔道、创伤或组织、血液循环系统或中枢神经系统；按有源器械失控后造成的损伤程度分轻微损伤、损伤、严重损伤。②非接触人体器械：按对医疗效果的影响程度分基本不影响、轻微影响、重要影响。

一个医疗器械产品对于上述因素最终反映在对风险的识别上，食品药品监督管理部门依据风险高低实施分类管理。

医疗器械分类的具体判定应当根据《医疗器械分类判定表》(见表1—1)进行。该表作为《医疗器械分类规则》的附件，用于具体产品的分类。

表1—1　医疗器械分类判定表

接触人体器械											
	使用状态 / 使用形式		暂时使用			短期使用			长期使用		
			皮肤/腔道(口)	创伤/组织	血循环/中枢	皮肤/腔道(口)	创伤/组织	血循环/中枢	皮肤/腔道(口)	创伤/组织	血循环/中枢
无源医疗器械	1	液体输送器械	Ⅱ	Ⅱ	Ⅲ	Ⅱ	Ⅱ	Ⅲ	Ⅱ	Ⅲ	Ⅲ
	2	改变血液体液器械	—	—	Ⅲ	—	—	Ⅲ	—	—	Ⅲ
	3	医用敷料	Ⅰ	Ⅱ	Ⅱ	Ⅰ	Ⅱ	Ⅱ	—	Ⅲ	Ⅲ
	4	侵入器械	Ⅰ	Ⅱ	Ⅲ	Ⅱ	Ⅱ	Ⅲ	—	—	—
	5	重复使用手术器械	Ⅰ	Ⅰ	Ⅱ	—	—	—	—	—	—
	6	植入器械	—	—	—	—	—	—	Ⅲ	Ⅲ	Ⅲ
	7	避孕和计划生育器械(不包括重复使用手术器械)	Ⅱ	Ⅱ	Ⅲ	Ⅱ	Ⅲ	Ⅲ	Ⅲ	Ⅲ	Ⅲ
	8	其他无源器械	Ⅰ	Ⅱ	Ⅲ	Ⅱ	Ⅱ	Ⅲ	Ⅱ	Ⅲ	Ⅲ
	使用状态 / 使用形式		轻微损伤			中度损伤			严重损伤		
有源医疗器械	1	能量治疗器械	Ⅱ			Ⅱ			Ⅲ		
	2	诊断监护器械	Ⅱ			Ⅱ			Ⅲ		
	3	液体输送器械	Ⅱ			Ⅱ			Ⅲ		
	4	电离辐射器械	Ⅱ			Ⅱ			Ⅲ		
	5	植入器械	Ⅲ			Ⅲ			Ⅲ		
	6	其他有源器械	Ⅱ			Ⅱ			Ⅲ		

续表

非接触人体器械					
无源医疗器械	使用形式 \ 使用状态		基本不影响	轻微影响	重要影响
	1	护理器械	Ⅰ	Ⅱ	—
	2	医疗器械清洗消毒器械	—	Ⅱ	Ⅲ
	3	其他无源器械	Ⅰ	Ⅱ	Ⅲ
有源医疗器械	使用形式 \ 使用状态		基本不影响	轻微影响	重要影响
	1	临床检验仪器设备	Ⅰ	Ⅱ	Ⅲ
	2	独立软件	—	Ⅱ	Ⅲ
	3	医疗器械消毒灭菌设备	—	Ⅱ	Ⅲ
	4	其他有源器械	Ⅰ	Ⅱ	Ⅲ

注：本表中“Ⅰ”“Ⅱ”“Ⅲ”分别代表第一类、第二类、第三类医疗器械，“—”代表不存在这种情形。

三、医疗器械分类判定原则

（1）实施医疗器械分类，应根据“医疗器械分类判定表”进行。

（2）医疗器械分类判定主要依据其预期使用目的和作用进行。对于同一产品，如果使用目的和作用方式不同，分类应该分别判定。

（3）与其他医疗器械联合使用的医疗器械，应分别进行分类；医疗器械的附件分类应与其配套的主机分离，根据附件的情况单独分类（其分类应当综合考虑该附件对配套主体医疗器械安全性、有效性的影响，如果附件对配套主体医疗器械有重要影响，附件的分类应不低于配套主体医疗器械的分类）。

（4）作用于人体几个部位的医疗器械，根据风险高的使用形式、使用状态进行分类。

（5）控制医疗器械功能的软件与该医疗器械按照同一类别进行分类。

（6）如果一个医疗器械可以适用两个分类，应采取最高的分类。

（7）监控或影响医疗器械主要功能的产品，其分类与被监控和影响器械的分类一致。

（8）国家食品药品监督管理部门根据工作需要，对需进行专门监督管理的医疗器械可以调整其分类。

四、我国医疗器械分类目录

2018 年 8 月 1 日起实施的新《医疗器械分类目录》符合《医疗器械分类规则》（国家食品药品监督管理总局令第 15 号），新目录不包括《6840 体外诊断试剂分类子目录（2013 版）》内容和组合包类产品。针对 2002 年版目录从多角度划分子目录、子目录数量较多、容易因缺乏统一的划分原则而造成目录之间交叉等现象，新目录主要以技术领域为主线，更侧重从医疗器械的功能和临床使用的角度划分产品归属，子目录数量由原来的 43 个整合精简为 22 个；将 260 个产品类别细化扩充为 206 个一级产品类别和 1 157 个二级产品类别；增加了产品预期用途和产品描述；在原 1 008 个产品名称举例的基础上，扩充到 6 609 个典型产品名称举例。相比 2002 年版目录，新目录框架设置更合理、层级结构更清晰。表 1－2 为医疗器械分类目录列表，列出了 22 个子目录及其一级产品类别。

表 1－2　　医疗器械分类目录列表

序号	子目录	类别序号/一级产品类别
01	有源手术器械	01 超声手术设备及附件；02 激光手术设备及附件；03 高频/射频手术设备及附件；04 微波手术设备；05 冷冻手术设备及附件；06 冲击波手术设备；07 手术导航、控制系统；08 手术照明设备；09 内窥镜手术用有源设备；10 其他手术设备
02	无源手术器械	01 手术器械－刀；02 手术器械－凿；03 手术器械－剪；04 手术器械－钳；05 手术器械－镊；06 手术器械－夹；07 手术器械－针；08 手术器械－钩；09 手术器械－刮匙；10 手术器械－剥离器；11 手术器械－牵开器；12 手术器械－穿刺导引器；13 手术器械－吻(缝)合器械及材料；14 手术器械－冲吸器；15 手术器械－其他器械
03	神经和心血管手术器械	01 神经和心血管手术器械－刀；02 神经和心血管手术器械－剪；03 神经和心血管手术器械－钳；04 神经和心血管手术器械－镊；05 神经和心血管手术器械－夹；06 神经和心血管手术器械－针；07 神经和心血管手术器械－钩；08 神经和心血管手术器械－刮匙；09 神经和心血管手术器械－剥离器；10 神经和心血管手术器械－牵开器；11 神经和心血管手术器械－穿刺导引器；12 神经和心血管手术器械－冲吸器；13 神经和心血管手术器械－心血管介入器械；14 神经和心血管手术器械－其他器械
04	骨科手术器械	01 骨科用刀；02 骨科用剪；03 骨科用钳；04 骨科用钩；05 骨科用针；06 骨科用刮；07 骨科用锥；08 骨科用钻；09 骨科用锯；10 骨科用凿；11 骨科用锉、铲；12 骨科用有源器械；13 外固定及牵引器械；14 基础通用辅助器械；15 创伤外科辅助器械；16 关节外科辅助器械；17 脊柱外科辅助器械；18 骨科其他手术器械
05	放射治疗器械	01 放射治疗设备；02 放射治疗模拟及图像引导系统；03 放射治疗准直限束装置；04 放射治疗配套器械
06	医用成像器械	01 诊断 X 射线机；02 X 射线计算机体层摄影设备(CT)；03 X 射线发生、限束装置；04 X 射线影像接收处理装置；05 X 射线附属及辅助设备；06 医用射线防护设备；07 超声影像诊断设备；08 超声影像诊断附属设备；09 磁共振成像设备(MRI)；10 磁共振辅助设备；11 放射性核素成像设备；12 放射性核素成像辅助设备；13 光学成像诊断设备；14 医用内窥镜；15 内窥镜功能供给装置；16 内窥镜辅助用品；17 组合功能融合成像器械；18 图像显示、处理、传输及打印设备

续表

序号	子目录	类别序号/一级产品类别
07	医用诊察和监护器械	01 诊察辅助器械;02 呼吸功能及气体分析测定装置;03 生理参数分析测量设备;04 监护设备;05 电声学测量、分析设备;06 放射性核素诊断设备;07 超声生理参数测量、分析设备;08 遥测和中央监护设备;09 其他测量、分析设备;10 附件、耗材
08	呼吸、麻醉和急救器械	01 呼吸设备;02 麻醉器械;03 急救设备;04 医用制氧设备;05 呼吸、麻醉、急救设备辅助装置;06 呼吸、麻醉用管路、面罩;07 医用供气排气相关设备
09	物理治疗器械	01 电疗设备/器具;02 温热(冷)治疗设备/器具;03 光治疗设备;04 力疗设备/器具;05 磁疗设备/器具;06 超声治疗设备及附件;07 高频治疗设备;08 其他物理治疗设备
10	输血、透析和体外循环器械	01 血液分离、处理、贮存设备;02 血液分离、处理、贮存器具;03 血液净化及腹膜透析设备;04 血液净化及腹膜透析器具;05 心肺转流设备;06 心肺转流器具;07 其他
11	医疗器械消毒灭菌器械	01 湿热消毒灭菌设备;02 干热消毒灭菌设备;03 化学消毒灭菌设备; 04 紫外线消毒设备;05 清洗消毒设备
12	有源植入器械	01 心脏节律管理设备;02 神经调控设备;03 辅助位听觉设备;04 其他
13	无源植入器械	01 骨接合植入物;02 运动损伤软组织修复重建及置换植入物;03 脊柱植入物;04 关节置换植入物;05 骨科填充和修复材料;06 神经内/外科植入物;07 心血管植入物;08 耳鼻喉植入物;09 整形及普通外科植入物; 10 其他
14	注输、护理和防护器械	01 注射、穿刺器械;02 血管内输液器械;03 非血管内输液器械;04 止血器具;05 非血管内导(插)管;06 与非血管内导管配套用体外器械;07 清洗、灌洗、吸引、给药器械;08 可吸收外科敷料(材料);09 不可吸收外科敷料;10 创面敷料;11 包扎敷料;12 造口、疤痕护理用品;13 手术室感染控制用品;14 医护人员防护用品;15 病人护理防护用品;16 其他器械
15	患者承载器械	01 手术台;02 诊疗台;03 医用病床;04 患者位置固定辅助器械;05 患者转运器械;06 防压疮(褥疮)垫
16	眼科器械	01 眼科无源手术器械;02 眼科无源辅助手术器械;03 视光设备和器具;04 眼科测量诊断设备和器具;05 眼科治疗和手术设备、辅助器具;06 眼科矫治和防护器具;07 眼科植入物及辅助器械
17	口腔科器械	01 口腔诊察设备;02 口腔诊察器具;03 口腔治疗设备;04 口腔治疗器具;05 口腔充填修复材料;06 口腔义齿制作材料;07 口腔正畸材料及制品;08 口腔植入及组织重建材料;09 口腔治疗辅助材料;10 其他口腔材料
18	妇产科、辅助生殖和避孕器械	01 妇产科手术器械;02 妇产科测量、监护设备;03 妇产科诊断器械;04 妇产科治疗器械;05 妇产科承载器械;06 妊娠控制器械;07 辅助生殖器械
19	医用康复器械	01 认知言语视听障碍康复设备;02 运动康复训练器械;03 助行器械;04 矫形固定器械
20	中医器械	01 中医诊断设备;02 中医治疗设备;03 中医器具

续表

序号	子目录	类别序号/一级产品类别
21	医用软件	01 治疗计划软件;02 影像处理软件;03 数据处理软件;04 决策支持软件 05 体外诊断类软件;06 其他
22	临床检验器械	01 血液学分析设备;02 生化分析设备;03 电解质及血气分析设备;04 免疫分析设备;05 分子生物学分析设备;06 微生物分析设备;07 扫描图像分析系统;08 放射性核素标本测定装置;09 尿液及其他样本分析设备;10 其他医用分析设备;11 采样设备和器具;12 形态学分析前样本处理设备;13 样本分离设备;14 培养与孵育设备;15 检验及其他辅助设备;16 医用生物防护设备

《医疗器械分类目录》是将部分已上市的产品按照分类规则规定的原则进行划分。我国目前实施的是“分类规则指导下的分类目录制”,但是由于医疗器械产品本身品种繁多,因此不可能将已上市的产品全部罗列出来,《医疗器械分类目录》只能采用产品列举法。随着医疗器械新技术的不断涌现,分类目录的列举法越来越显得不足,因此,医疗器械监管部门需要根据医疗器械发展情况,以发文形式对目录不断进行补充和完善,对新出现的医疗器械产品进行分类界定并公告。

鉴于医疗器械产品的复杂性,对技术交叉或学科交叉的产品,《医疗器械分类目录》按以下优先顺序确定归属:第一,按照临床专科优先顺序;第二,多功能产品依次按照主要功能、高风险功能、新功能优先顺序;第三,按照医疗器械管理的附件类产品,优先归属于整机所在子目录或者产品类别。

医疗器械产品数以千计,分类方法不一。为了便于介绍,本教材以临床应用作为归纳依据,并考虑到仪器所采用的相同技术基础,将医疗器械分成八个类别,包括:生理信息检测与监护仪器、临床检验仪器、医用光学仪器、医学影像设备、急救医疗设备、其他医用治疗仪器、无源医疗器械和医用康复器械。

第二章 生理信息检测与监护仪器

第一节 生理信息的测量

人体生理信息包括体温、血压、呼吸、脉搏、血氧等非电生理信息和心电、脑电、肌电等电生理信息。人体生理信息测量则是对人体生理信息进行检测、记录和分析，从而对人体进行医学诊断、疾病救治和健康状况识别。按照测量的生理参数的多少，可分为单参数测量（监护）类和多参数监护（测量）类。单参数类仪器包括体温计、血压计、心电图机等；多参数类仪器则根据具体应用的需要，以单参数模块为基础构成多参数监护（测量）系统，如危重病人监护系统、手术室监护系统、麻醉深度监护系统等。

一、非电生理信息检测技术

用于非电生理信息测量的传感器中，有的可以将待测量直接转换成电参量，其敏感元件和传递元件集于一体，如压电晶片和热电偶等直接将压力或热转换为电参量。也有的需要另外传递和处理的间接转换，如某些位移传感器或振动传感器等，其敏感元件和转换元件是相分离的。

生物医学传感器的种类很多，其分类方法国内外尚没有统一，总的来说可分为物理传感器、化学传感器和生物传感器。

物理传感器是利用物理性质和物理效应制成的传感器。按目前国内对传感器符号的标记方法，在这里介绍两种分类方法：一种是按传感器的工作原理分类，可分为应变式、电容式、电感式、压电式、磁电式、热电式和光电式等传感器；另一种是按被测量分类，可分为位移、压力、振动、流量、温度和光学等传感器。

化学传感器是将人体内的某些化学成分、浓度等转换成与之有确切关系的电参量的器件，它大多是利用某些功能性膜对特定成分的选择性作用，将被测成分筛选出来，进而用电化学装置将它变为电参量。一般是按膜电极的响应机制、膜的组成和结构进行分类，通常有离子选择电极、气敏电极、湿敏电极、涂丝电极、聚合物基质电极、离子敏感场效应管、离子选择性微电极和离子选择性电极薄片等。

生物传感器是利用某些生物活性物质具有的选择识别待测生物化学物质的能力而制成的传感器，是一种以固定化的生物体成分（酶、抗原、抗体、激素）或生物体本身（组织、细胞、细胞器）作为敏感元件的传感器。根据所用的敏感物质的不同，有酶传感器、免疫传感器、微生物传感器、组织传感器和细胞传感器等；根据所用的信号转换器的不同，又可将生物传感器分为电化学生物传感器、半导体生物传感器、测热型生物传感器、测光型生物传感器和测声型生物传感器等。

从传感器的效果看，上述的物理、化学和生物传感器分别代替人体的视、听、触、嗅、味五种感觉器官，所以也可按人的感觉功能分类，将传感器分为视觉传感器、听觉传感器、触觉传感器、嗅觉传感器和味觉传感器。

二、电生理信息检测技术

在生物医学领域，通常将生物机体在进行生理活动时所显示出的电现象称为生物电现象（bioelectric phenomenon），研究生物电现象的生理学称为电生理学（electrophysiology）。生物电现象在生物界是普遍存在的，其中以伴随神经、肌肉（包括骨骼肌、平滑肌和心肌）和感觉器官活动的电变化最引人注目，并成为现代电生理学的主要研究内容。

生物电测量涉及许多研究领域，诸如生物电的起源、生物电测量电极（体表记录电极、体内电极、微电极等）、生物电放大与记录等问题。人体不同部位的生物电测量与记录能反映相应部位的兴奋性变化，是临床诊断的重要依据。例如心电变化的测量与记录是现代医学诊断心脏疾病的主要手段；脑电的测量与记录是探测脑部肿瘤和癫痫发作的重要依据；肌电的测量与记录有助于诊断肌肉萎缩和肌肉神经支配疾病等。

在测量心电、脑电、肌电、眼电及细胞电活动等体内外生物电位时采用的生物电引导电极称为生物电测量电极。生物电测量电极通常由经处理的某种金属板、金属细针或金属网制成，测量电极的性能优良与否将直接影响各种生物电位变化的测量结果。生物电测量电极种类很多（见图 2—1），以安放的位置可分为体表电极、皮下电极和体内植入式电极等；按电极的形状可分为板状电极、针状电极、螺旋电极、环状电极和球状电极等；按电极的大小可分为宏电极和微电极。宏电极通常用来检测体内外机体组织的电位变化（如心电、脑电、肌电等），而在测量单细胞或神经元之内的电位变化时，必须采用比细胞尺寸还要小的电极，这种电极的尖端直径仅为 0.5～5μm，因此这种电极通常称为微电极。体表电极若按电极与皮肤之间是否采用导电膏来分，又可分为湿电极（采用导电膏）和干电极（不用导电膏），干电极仅在金属板上制作一层绝缘薄膜，因而亦称为绝缘电极。与常用的传导型电极不同，绝缘电极（干电极）是利用绝缘薄膜作为介质构成电容，作为交流静电耦合来拾取机体电位变化的，因此亦称为静电耦合型电极。

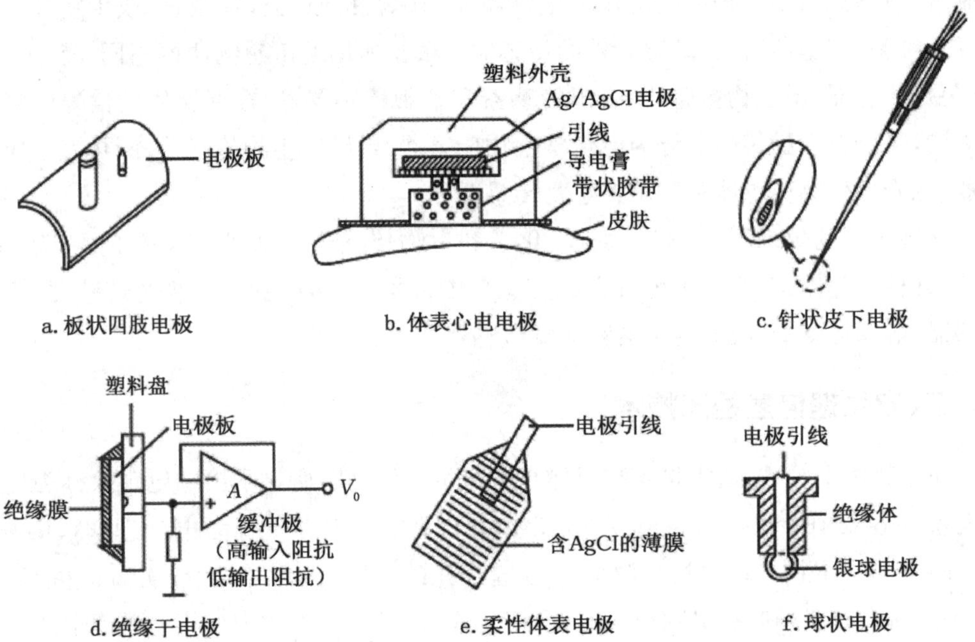

图 2—1　不同类型的电极

第二节　非电生理信息仪器

非电生理信息仪器是用于非电生理信息测量的仪器，包括体温、血压、听力等测量仪器。

一、体温测量仪器

体温是指机体内部的温度，有深部温度和表层温度之分，是反映人体健康状况的重要指标之一，对疾病的诊断、治疗和护理有重要影响。由于深部温度不易测试，临床上常用腋窝、口腔、直肠等处的温度来代表机体体温。用于测量人体温度的仪器称为体温计。体温测量主要有接触式和非接触式两种方式。

(一)接触式体温测量仪

常用的接触式体温测量仪有水银体温计和电子体温计。使用这类体温计进行测量时，体温计与被测部位应充分接触，可精确测得相应部位的温度。

1. 水银体温计

水银体温计利用水银热胀冷缩的物理特性进行体温测量，因其结构简单、性能稳定而广泛应用。但其具有以下不足之处：热平衡时间长(一般需 3～4 分钟)、测量速度慢、采用折光原理读取数据困难、准确度较低、水银复位不方便、易破碎且破碎后带来汞污染等。

2. 电子体温计

电子体温计是利用温度传感器将体温以数字形式显示出来的体温计。可作为电子体温计温度敏感元件的有热敏电阻、热电偶等。

热敏电阻是温度敏感传感器，用镍、猛、钴等金属氧化物制成，其电阻值会随温度的变化而变化。医用温度计的热敏电阻探头必须做得很小而且很轻，这样它对温度变化的响应速度就很快。

热电偶是连接在一起的两种不同金属、基于热电动势效应而构成的温度传感器。热电偶体积小、响应快、结构设计灵活可靠，非常适用于在体测量。通过皮下注射器或导管可以将热电偶插入人体，在许多医疗仪器、深部组织温度监测、低温治疗等医学领域都有热电偶的应用。

电子体温计技术指标包括：

(1)测量范围：32～43℃；

(2)测量精度：所测温度在 35～39℃范围时，测量误差为≤±0.10℃；

(3)测量速度：普通型约为 1.5 分钟(腋下 3 分钟)，快速测量型为 4～10 秒。

目前电子体温计已呈系列化，有一般电子体温计、语音妇女用精密型体温计、婴幼儿用奶嘴式体温计、特殊病人用软体体温计等。不同类型的电子体温计如图 2—2 所示。

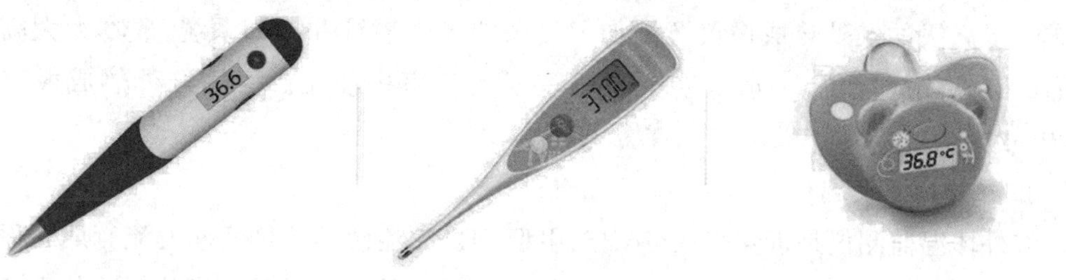

图 2—2　电子体温计

电子体温计在实际使用中读数清晰、携带方便、灵敏度高、测量时间短、安全，且具有记忆及蜂鸣器提示功能。临床应用证明，电子体温计的临床使用效果与水银体温计无明显差异。

（二）非接触式体温测量仪

非接触式体温测量仪大多用在不方便进行直接测温或对人体核心温度不太关注的场合，如红外体温测量仪，它是利用红外辐射测温的原理，通过红外线传感器检测物体放射的红外线来测出物体的相应温度。目前应用中的红外体温测量仪大致可分为耳腔式红外体温测量仪、表皮式红外体温测量仪、医用红外热成像仪以及红外体温监测仪四种。其中耳腔式红外体温测量仪（耳温计）需将探头插入人的耳道内（属接触式体温测量），对操作人员的要求很高，尽管其测量的是耳膜这一评估人体核心温度最佳部位的温度，但因需要配备一次性探头以防止交叉感染，所以一般用于医院门诊或家庭自测，并不适合在机场、海关等人群聚集的地区进行快速筛查。

1. 表皮式红外体温测量仪

表皮式红外体温测量仪用于测量人体表面皮肤的温度，常用的是额温计。与耳温计的原理类似，额温计采用热探测器探测人体额头皮肤的红外辐射强度，将其转换分析以得到人体额头温度信息。由于其所测量的部位为人体的额头皮肤，不用接触或介入体内，使用起来较耳腔式红外体温测量仪更加方便。但与耳膜温度能代表人体体温不同，由于被测者自身情况特点及环境温度等诸多复杂因素的影响，有时额头温度与体温之间的差异会明显，因此在临床上不能作为体温的医学确认。表皮式红外体温测量仪如图 2－3 所示。

2. 医用红外热成像仪

医用红外热成像仪的原理与耳腔式、表皮式红外测温仪基本一致，不同之处在于：红外热成像仪显示的是整个人体体温分布的二维投影。其红外探测部分是一个阵列，在信号的采集、传输与处理上较上述温度计更为复杂，而且还要随时显示人体的二维图像，其显示单元部分也是一整块大显示屏，主要显示被测者辐射强度的强弱分布。更高级的红外热成像仪还添加了复杂的光学系统和冷却系统，成本大大高于普通的红外热成像仪，一般只在大型医院或实验室中使用。医用红外热成像仪如图 2－4 所示。

3. 红外体温监测仪

红外体温监测仪是近年来在 SARS、甲型 H1N1 流感等传染病暴发流行期间逐渐广泛使用的一类特殊的非接触式体温测量仪，其目的是为了对具有发热症状的人群进行快速筛查。这类仪器的原理与表皮式红外温度测量仪相同，以测量人的额头皮肤温

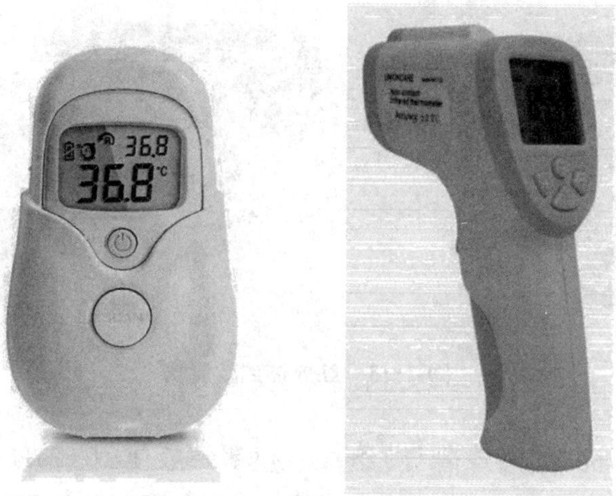

图 2—3　表皮式红外体温测量仪

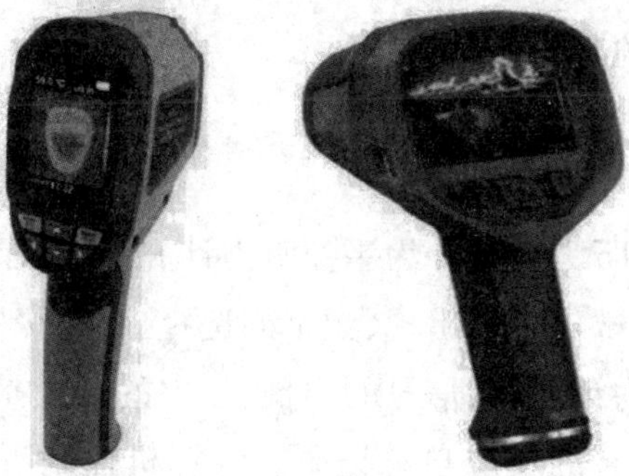

图 2—4　红外热成像仪

度为主(并不能代表人体实际温度)，主要用于人流较大的公共场所如车站、机场、海关等，是传染病暴发流行期间对发热人群进行快速筛查的最高效且快速的方法。根据探头固定与否可分为两种类型：一种主要通过探头的转动来寻找目标区域(额头)并最终完成测量；另一种则采用固定探头的方式，在人流行进的过程中捕捉目标区域的温度信息。红外体温监测仪如图 2—5 所示。

在临床使用过程中，非接触式体温测量仪操作简单，读数方便，测量时间短，安全可靠，减少了交叉感染的机会。不足之处是使用时易受环境的影响，空气中灰尘过多会影响红外线的传播，周围有温度过高的物体会影响被测者的温度等。

二、听力计

听力计是对人的听觉能力进行测试的电声仪器。听力计由纯音振荡器、以分贝为

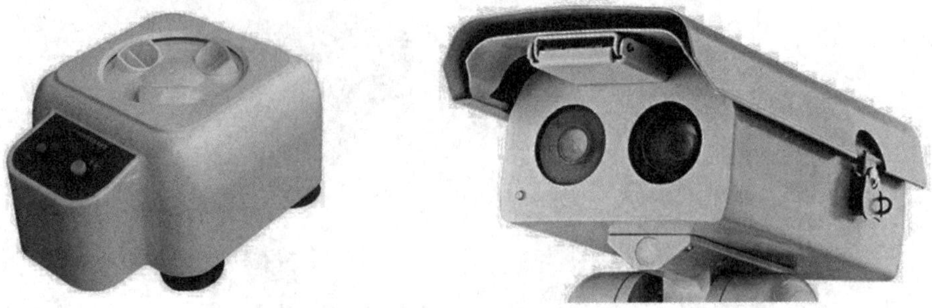

图 2—5　红外体温监测仪

标度的衰减器和耳机(气导或骨导)组成。频率一般使用 125Hz、500Hz、1 000Hz、2 000Hz、3 000Hz、4 000Hz 和 8 000Hz。受试者戴上听力计的耳机后,记录他刚刚能听到的声压级(dB),然后将以不同频率测得的结果,以 dB 数为纵坐标,以频率为横坐标,画出听力曲线,然后再与标准零级曲线相比,即可知道受试者的听力是否有所损失以及在某一频率上损失的若干分贝数。

(一)听力计的类型

根据操作方式不同,听力计可分为手控听力计、自动记录听力计、计算机控制听力计三类。手控听力计:测试信号的出现、频率的选择、听力级的改变及结果的记录均为手动操作。自动记录听力计:测试信号的出现、频率的改变是自动的,听力级变化的方向由受试者控制,对受试者的反应自动记录。计算机控制听力计:检查程序由计算机控制。

按功能分类,国际电工委员会规定了五种不同类型,不同类型听力计的功能(可做的检查项目)有较大的差别。

一型听力计(高级诊断听力计):多为双通道,有两套独立的系统,操作方便。其频率范围一般为 125Hz~10kHz,气导最大输出为 120dB,骨导最大输出为 70dB;具有宽带和窄带两种掩蔽噪声,并能将噪声加到同侧或对侧气导或骨导耳机;采用数码或液晶显示频率和分贝值,设有 1~5dB 衰减挡;具有多种测试功能,除基本纯音气、骨导测试外,还可进行言语测听、声场测听、短增量敏感指数、辨差阈、声衰减、交替双耳响度平衡试验和啸音测试等。

二型听力计(诊断听力计):频率范围为 125Hz~8kHz,气导最大输出为 110dB,骨导最大输出为 60dB;能发出连续纯音或脉冲音,并有调幅装置;设有白噪声及窄带两种掩蔽噪声;可进行口声、唱片或录音磁带等言语测听及 SISI、DL 测试。

三型听力计(简便诊断听力计):频率范围为 250Hz~8kHz,气导最大输出为

100dB，骨导最大输出为50dB；有或无掩蔽噪声。三型听力计体积小、便于携带，适用于基层单位或巡诊。

四型听力计（筛选听力计）：分集体筛选与便携式筛选两种。频率范围为250Hz～4kHz或6kHz，只有气导，无骨导，听力级在0～70dB或90dB之间。有的只有500Hz～4kHz四个频率，听力级仅有20dB、30dB、40dB、60dB四挡，特别适用于快速筛选及体检之用。

五型听力计：频率及听力级更加简单，最低要求未做硬性规定，可按需选定。

（二）纯音听力计的结构及工作原理

纯音听力计是应用电声学原理设计研制而成的综合性测试仪器，它通过电子振荡、放大、衰减等线路产生不同强度的多种纯音和掩蔽噪声信号，经耳机传送，以测试人耳听觉功能。图2－6所示为纯音听力计结构框图。

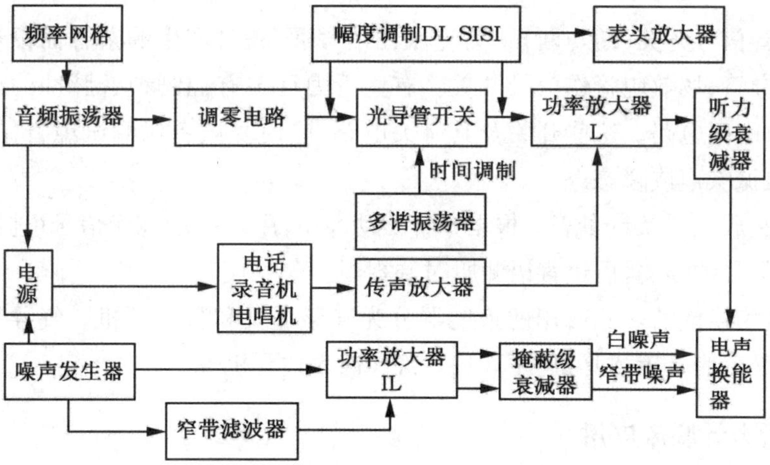

图2－6　纯音听力计结构框图

（1）音频振荡器　亦称纯音发生器，采用振荡线路做成稳定的音频信号发生器，借助频率网络产生不同频率的纯音。

（2）功率放大器　采用功放电路将纯音信号放大到足够的强度，推动耳机发声，以不失真为度。在中频气导最大输出为110～120dB(HL)，骨导最大输出为60～70dB(HL)。

（3）衰减器　即声强和音量调节器，用以控制耳机输出的纯音和掩蔽噪声的强度，常用可调范围为10～110dB(HL)，每5dB为1档。两相邻衰减挡的偏差应不大于±1dB。进行双耳响度平衡试验时，由两套衰减器分别控制左、右耳。衰减多采用滑动接点式（圆周或直线形）的分组线路，或用电子开关线路。要求操作灵活轻便，无开关杂音，分档误差及累积误差小。

(4)调零电路　由于人耳对不同频率声音的可闻声压级不同，本电路配合衰减器部分补偿电路，可将振荡器产生的等幅纯音信号调到每个频率所对应的基准等效阈声压级。

(5)噪声发生器　系采用稳压二极管(或三极管 P-N 结)的固有噪声经三级放大后而得。它分成两路，一路直接经功放给出白噪声(white noise，WN)，用于言语听力测试中作掩蔽声；另一路经窄带滤波器而形成窄带噪声(narrow band noise，NBN)，用于纯音听力测试中作掩蔽声。

(6)传声放大器　可将唱片、录音带或由话筒输入的言语信号经放大后由耳机或扬声器输出，供言语测听或通话用，要求频带宽、噪声小、高保真。

(7)多谐振荡器(时间调制)　为避免听觉疲劳与测试误差，需将连续纯音信号变为断续或脉冲信号。振荡器可给出不同的振荡周期，以控制产生不同间隔的脉冲信号。

(8)纯音信号开关(通与断)　为克服在信号通/断时产生的杂音而设计出特殊线路，常用光导管、场效应管作信号开关。有些听力计装有控制纯音脉冲的持续及(或)一定重复率的门电路。这些开关及其有关电路，应使受试者对测试纯音做出反应，而不是反映机械噪声或瞬态声。

(9)表头放大器及音量表　根据指针摆动大小，用以指示纯音信号(连续音或脉冲音)及言语信号的强弱，可供言语测听时调零用。

(10)电声换能器　测听用的换能器分为气导耳机和骨导耳机。气导耳机从外形结构上看，又分为耳罩式耳机、压耳式耳机和插入式耳机等。

(三)听力计临床应用

听力计是听功能测试用的声学电子仪器，用于临床、科研等方面，可为听力损失的定性、定量和定位诊断提供依据，是近代耳病诊治和听力学研究的重要设备。图 2—7 为各类听力计。

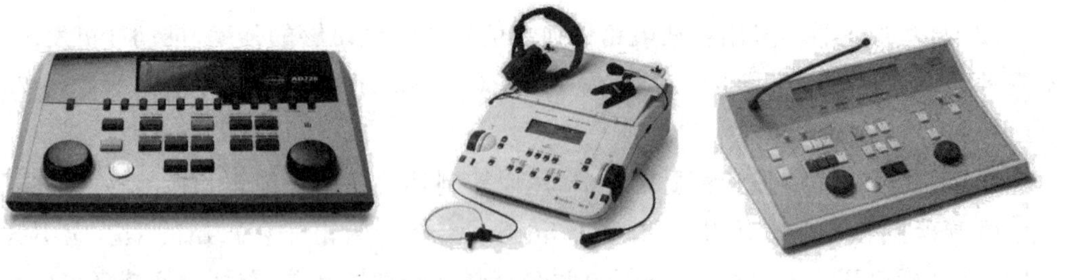

图 2—7　各类听力计

三、血压计

(一)概述

血液在血管内流动时对血管壁产生的侧压力即血压。血管分为动脉、静脉和毛细血管,所以血压也就有动脉血压、静脉血压和毛细血管血压之分。我们通常所说的血压是动脉血压的简称。心室收缩将血液射入动脉,通过血液对动脉管壁产生侧压力,使管壁扩张,并形成动脉血压。心室舒张不射血时,扩张的动脉管壁发生弹性回缩,从而继续推动血液前进,并使动脉内保持一定血压。心室收缩时,动脉血压所达到的最高值称为收缩压;心室舒张时,动脉血压下降,它所达到的最低值称为舒张压。收缩压与舒张压之差称脉压,它表示血压脉动量,一定程度上反映了心脏的收缩能力。血压波形在一个周期内的积分除以心动周期称为平均压,正常情况下,平均压可用舒张压加上 1/3 的脉压来表示。

血压的单位为 kPa(1kPa＝7.5mmHg),测量血压时,是以血压和大气压做比较,用血压高于大气压的数值表示血压的高度。如测得的动脉血压是 100mmHg,即表示动脉内血液对血管壁的侧压力比大气压高 100mmHg。

血压测量可分为直接测量血压和间接测量血压两种方法。直接测量血压法精确、可靠,但它属于创伤性检查,因而临床上广泛应用血压计间接测量血压。

(二)直接测量血压

目前直接测量血压都需要通过手术的方法(导管术),借助 X 射线透视技术监视导管顶端,使其送至需要测量的位置。导管术不仅用来测量动脉压,还可以测量和监视中心静脉压、肺动脉和肺毛细血管楔压及左心房、左心室等的压力;插入肝、肾附近的血管,可以检查肝脏和肾脏的病变。图 2－8 所示为有创血压测量,先将导管通过穿刺植入被测部位的血管内,导管的体外端口直接与压力传感器连接,在导管内注入生理盐水,由于流体具有压力传递作用,血管内压力将通过导管内的液体被传递到外部的压力传感器上,从而可获得血管内压力变化的动态波形,再通过特定的计算方法可获得收缩压、舒张压和平均压。在进行有创血压测量时,首先要对仪器进行校零处理;监测过程中,要随时保持压力传感器部分与心脏在同一水平上;为防止导管被凝血堵塞,要不断注入肝素盐水冲洗导管。由于运动可能会使导管移动位置或退出,因此要牢牢固定导管,并注意检查,必要时进行调整。

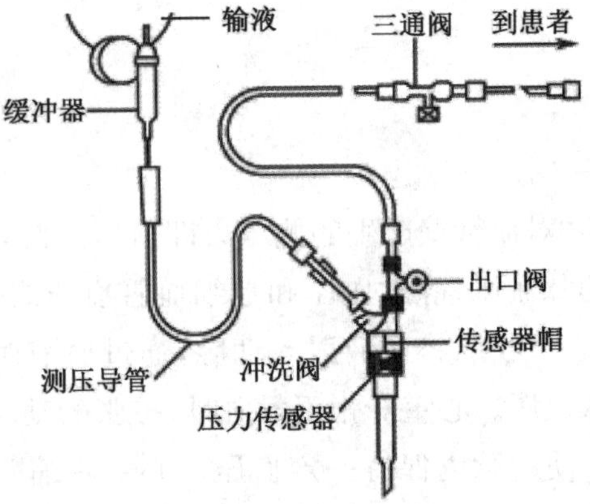

图 2—8 有创血压测量

(三)间接测量血压

间接测量血压的方法主要有柯氏音法、测振法。

柯氏音法采用水银压力计,先用连接水银柱的袖带将被测者的臂膀扎住,关闭阀门,然后对袖带打气,再适当松开阀门进行放气。在放气期间,将听诊器听筒放在袖带与臂膀之间的动脉附近,听脉搏音,如图 2—9 所示。开始时因为袖带压力大将脉搏阻断,几乎没有声音或声音很小;随着袖带压力下降,脉搏音逐渐增大,在一个点上会感到声音明显增大,到最大后再逐渐减小,最后声音变调、消失。上述过程中,脉搏音明显增大的时刻所对应的水银柱高度为收缩压,而脉搏音从大到小开始变调的时刻所对应的为舒张压。

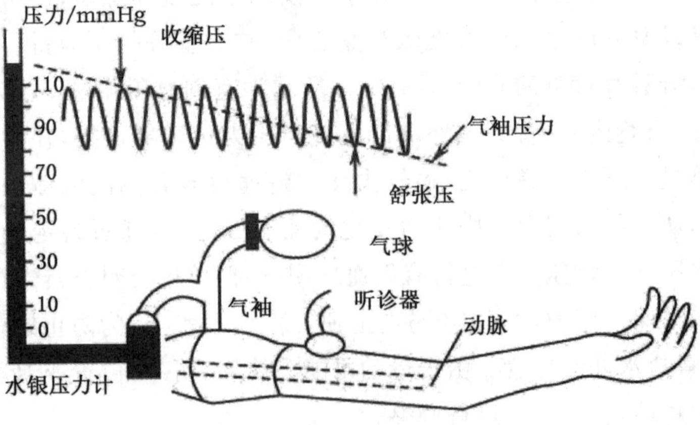

图 2—9 柯氏音法测血压

测振法常采用电子血压计,如图 2—10 所示。

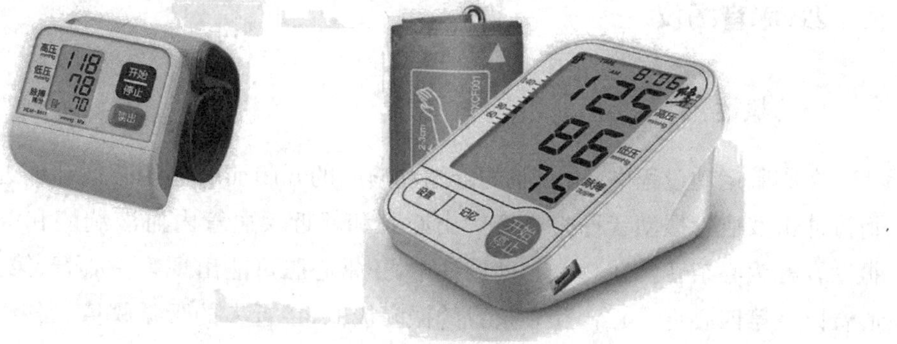

图 2—10　电子血压计

测振法的基本原理是在血压检测部位施加一外力，当外力超过某一值后，在减压过程中根据检测到的脉搏波和压力值计算出血压值，亦称示波法。测振法与柯氏音法的不同之处在于放气过程中不是检测柯氏音，而是检测气袖内气体的振荡波。图 2—11 给出了测振法无创血压测量系统的结构框图。

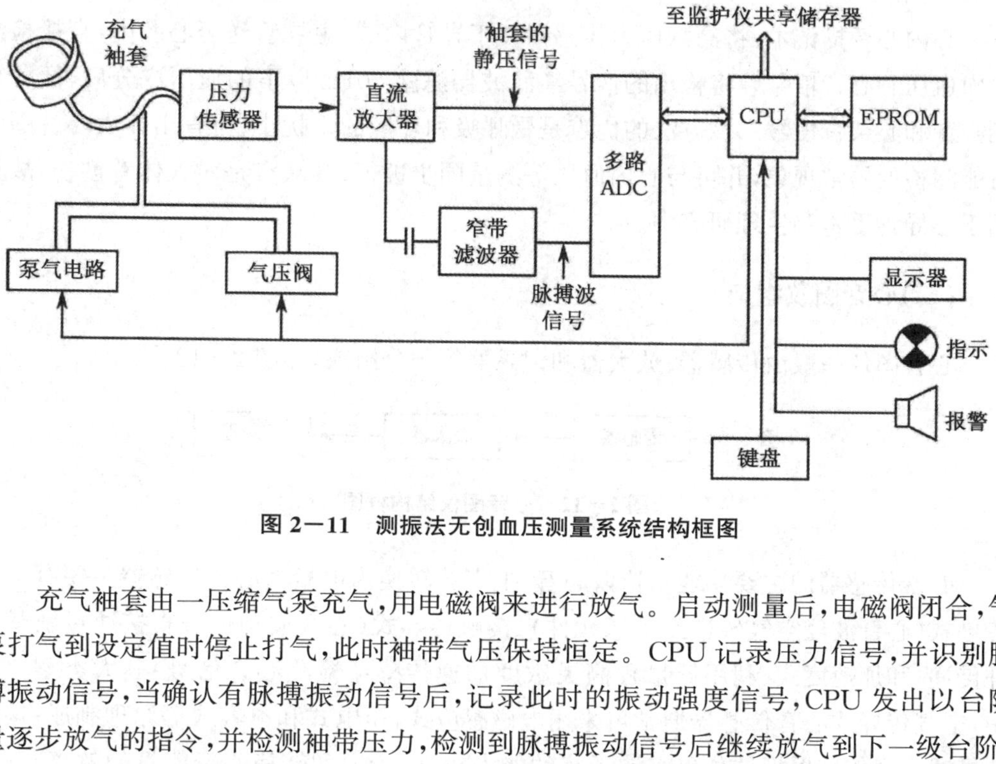

图 2—11　测振法无创血压测量系统结构框图

充气袖套由一压缩气泵充气，用电磁阀来进行放气。启动测量后，电磁阀闭合，气泵打气到设定值时停止打气，此时袖带气压保持恒定。CPU 记录压力信号，并识别脉搏振动信号，当确认有脉搏振动信号后，记录此时的振动强度信号，CPU 发出以台阶量逐步放气的指令，并检测袖带压力，检测到脉搏振动信号后继续放气到下一级台阶。当压力下降量到达设定值时，立即关闭电磁阀，保持袖带压力，开始新的一轮压力及振动信号的记录，记录到振动信号后再到下一个台阶测量。

四、心音图仪

（一）概述

在心脏运动过程中，由心肌的舒缩和瓣膜的开闭而引起的心内和邻近大血管内的血流冲击及血管振动音称为心音。由心脏和邻近大血管内血液湍流和涡流所引起的振动音称为心杂音。在一个心动周期中，正常心脏可能出现第一心音、第二心音、第三心音以及第四心音。心音和心杂音的振幅极低，接近人的听觉阈值。各心音和心杂音的频率成分不同，经常测量的频率范围为 20～1000Hz。

利用传感器检测心音并客观描记心音图形的方法称为心音描记术；描记出的心音和心杂音图形称为心音图；检测和记录心音图的装置称为心音图仪或心音计。心音的描记有体表心音描记术和心内心音描记术两种方法。

体表心音描记术：用心音传感器从胸壁表面检测并描记出的心音图称为体表心音图。体表心音图测量方便、无创伤，在临床上已广泛应用，其缺点是易受呼吸和环境噪声的干扰。

心内心音描记术：将高频压力传感器装于导管内端，由导管送至心腔内，直接检测心内血压和心音信号。将检出的信号经滤波器滤除 20Hz 以下的血压成分后，便可得到心音和心杂音信号。该方法的优点是受呼吸和环境的干扰小，可查出体表心音图中可能漏检的异常现象，并可与心内血压等测量同步进行；其缺点是对人体有创伤，故只用于心导管手术和生理研究中。

（二）心音图仪组成

心音图仪一般由传感器、放大器和记录器等部分组成，如图 2－12 所示。

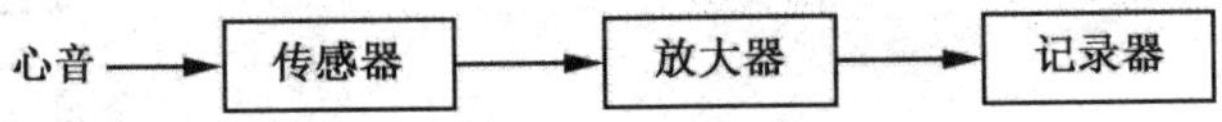

图 2－12　心音图仪结构框图

心音传感器的主要功能是拾取心音，把声波转换为电量。心音传感器主要有空气传导式（心音波经空气传递到敏感元件）、接触传导式（心音波动信号直接通过敏感元件传递）和加速度式（利用低量程高灵敏度加速传感器检测心音信号）三大类型。其中，空气传导式心音传感器通常可采用电磁感应式、压电式和电容式等原理制成；接触传导式心音传感器抵抗外界声波干扰的能力较好，传递和转换心音能量的效率高；加速度式心音传感器重量轻、尺寸小、频率响应高、抗干扰能力强，是目前应用较广的一种心音传感器。

心音放大器可根据心音图记录器的频率响应分为直接型和调制型两种。直接型心音放大器可与频响高的记录器相连，如喷笔式记录器，可记录比 300～400Hz 更高的振动。若采用频响较低的墨水笔式或热笔式记录器记录心音图，则需采用调制型放大器，先对心音信号进行包络检波，然后再对 100Hz 载波进行调制，从而记录出心音包络线图。

心音滤波器是设置在心音图仪放大器中的带通滤波器或高通滤波器，其作用是：将心音的通频带划分为低频、中频、高频及耳听模拟频段等，使心音放大器具有一系列的预定通频带，使心音图仪在不同频段上分析心音信号的变化情况。

(三)临床应用

采用心音描记术可将心脏活动过程中产生的瞬间即时的声音变成可长期保存、供做详细分析的图形，从而弥补了心脏听诊的不足，提高了心音和心脏杂音的识别能力，对心血管疾病的诊断、鉴别、治疗、功能研究、机制探讨、血流动力学改变等诸方面提供相当有价值的资料。心音图仪如图 2—13 所示。

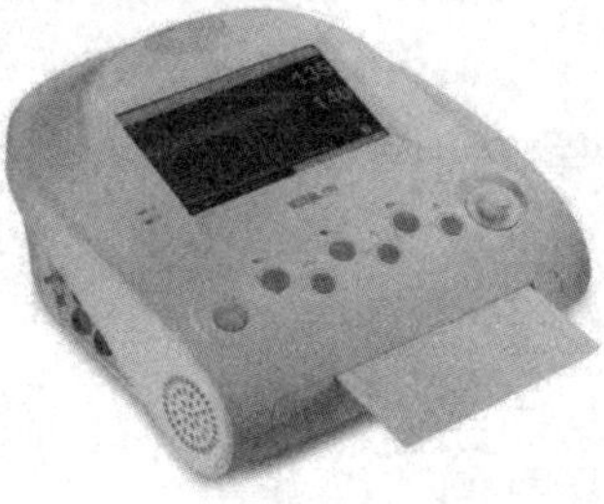

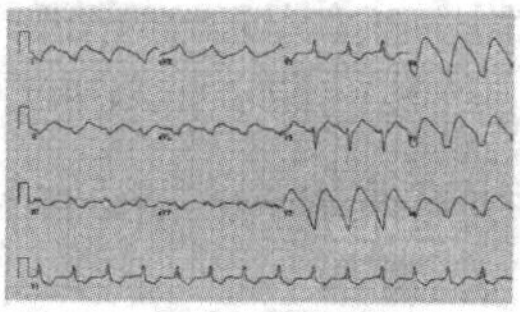

图 2—13　心音图仪

第三节　医用电生理仪器

医用电生理仪器主要有心电图机、脑电图机、肌电图机、视觉电生理检查系统等。

一、心电图机

(一)简介

心脏在搏动之前，心肌首先发生兴奋而产生微弱电流，该电流经人体组织向各部分传导，由于身体各部分组织不同，各部分与心脏间的距离不同，因此在人体体表各部位表现出不同的电位变化。体表的电位变化可通过导联线送至心电图机记录下来，形成动态曲线，就得到了心电图。心电图是从体表记录心脏电位变化的曲线，它反映出心脏兴奋的产生、传导和恢复过程中的生物电位变化。

心电图机是指能接收心脏产生的微弱电流并记录心电图的专用仪器，其基本组成包括主机、记录器、导联线、电极、电源线、地线等，分单道心电图机和多道心电图机。多道心电图机可以同时记录多导联的心电，最多可同时记录 12 个导联；而单道心电图机只能顺序记录 12 个导联。根据控制方式和导联切换方式的不同，有手控的模拟心电图机，也有程控的数字式心电图机。

(二)心电图机的工作原理

将两个电极安放在人体表面的相关部位，通过导联线分别与心电信号放大器的正、负极端相连，用以描记体表两点间的电位差，这种放置电极的方法及其与心电图机的连接方式称为心电图导联。

心电图机的工作原理是：将电极连接到人体心电信号采集点上，电极经导联线与心电图主机构成电路，采集到的体表心电电流经电极、导联线送至心电图主机，经主机放大处理后，再由描记或记录装置显示出对应心电信号的曲线。心电图机通常记录的是体表心电信号，显示出的是体表心电图。

心电图机主机从原理上可分为输入回路、导联选择、放大电路、描笔驱动和走纸部分，现代心电图机还有程控部分，如图 2—14 所示。

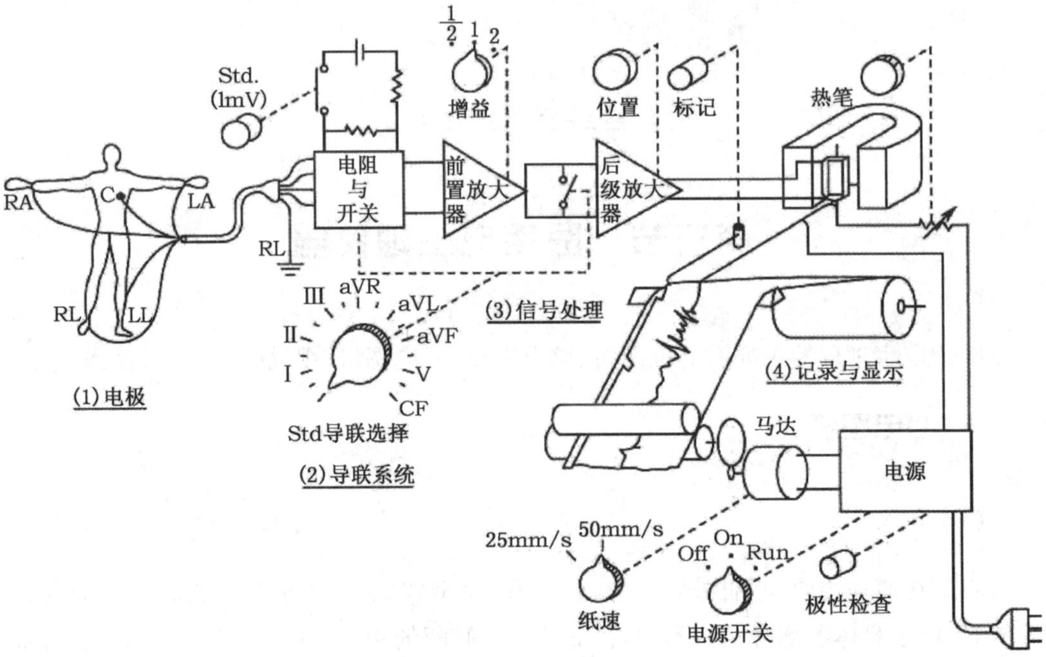

图 2—14　心电图机原理示意

输入部分有较大的输入阻抗，一般在 10MΩ 以上，通常采用射极跟随的缓冲放大器。此外，还应有过电压、过电流的保护电路，有右腿驱动电路或屏蔽驱动电路以减少 50Hz 干扰等措施。

导联选择通常由一个选择开关和一个电阻网络（威尔逊网络）组成，通过选择开关选择不同的电阻组合来选择不同的导联，导联选择可以是手动选择或者程控选择。

放大器可以分为前置放大器、后级放大器、功率放大器等。前置放大器是由差分放大器组成的，以获得较高的共模抑制比，选择的元件必须是低噪声的，从安全用电角度考虑又往往是做成电气隔离（浮地）的，1mV 定标电路也连在前置放大器上。后级放大器主要进行电信号放大，以及对信号进行滤波，以获得特定的频率响应特性。功率放大器（或称描笔放大器）是对得到的心电信号进行功率放大，以获得足够的电流去驱动描笔记录器工作。

描笔记录器是将心电信号的电流变化转换为机械移动的装置。传统模拟式心电图机通常使用动圈式记录器或位置反馈式记录器，而现代数字式心电图机则采用热线阵打印式记录器。

走纸部分是由马达传动结构和控制电路组成的，其目的是将记录的线速度稳定在 25 或 50mm/s，而对于存储以后再打印的非实时系统，则走纸速度只需与采样频率相匹配即可。

除了上述心电信号的通道以外，通常还有控制部分和键盘操作部分，用于导联选择、参数设置、结果打印、信号存储和传输等作用。

（三）心电图机的技术指标

心电图机的主要技术指标包括共模抑制比、频率响应、时间常数、灵敏度、走纸速度、阻尼、电安全性能等。

（1）共模抑制比　心电图机共模抑制比常用分贝（dB）表示，该值体现了仪器抗共模干扰的能力，应大于 60dB 以上。目前心电图机产品的共模抑制比一般在 100dB 以上。

（2）频率响应　反映的是对不同频率信号的不同灵敏度，要求心电图机对 0.1～25Hz 频率范围内的信号，频率响应曲线必须是平坦的（$<\pm 0.5$dB）。对于诊断用的心电图机的频响要求是 0.05～100Hz；对于监护用的心电图机则频响要求可低些，如 0.1～40 Hz。

（3）时间常数　反映的是心电图机的低频特性，实际测量时是记录 1mV 标准信号幅度自 100%下降到 37%时所需要的时间（t），一般要求大于 3.2s。若过小，幅值下降得过快，甚至会使输入的方波信号变成尖波信号，这就不能反映心电波形的真实情况。

(4)灵敏度　心电图机灵敏度是指输入1mV电压时描笔的偏转量，至少分3挡：×0.5、×1、×2，即5mm/mV、10mm/mV和20mm/mV。

(5)走纸速度　是指心电图机记录纸每秒移动的距离，匀速运动速度为25或50mm/s。

(6)阻尼　用输入1mV矩形波来判别心电图机描笔记录的动态响应，应使阻尼处在临界阻尼状态，避免欠阻尼和过阻尼。数字心电图机无此指标。

(7)电安全性能　心电图机电安全性能应符合GB9706.1-2007和GB10793-2000Ⅰ类CF型。

(四)心电图机临床应用

目前应用于临床的心电图机有3、4、6、8和12道心电图机。不同类型的心电图机如图2—15所示。

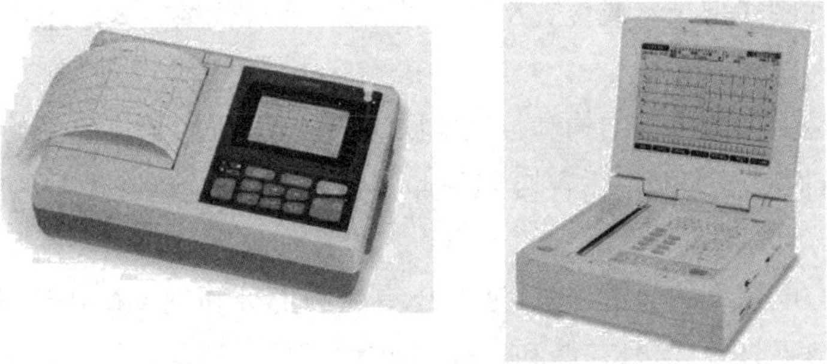

图2—15　心电图机

有些多道心电图机还同时具有心电自动分析功能和多路波形显示的功能，大大方便了医务人员的操作。

各类多道心电图机在心内科、急诊科、儿科、监护病房、基础医学部、临床研究室、心功能室、健康体检中心、保健中心等科室中用来检查和分析心电图，用以发现一般单道心电图机较难分析的一些心脏疾病，如多行期前收缩的定位、定性和识别；宽QRS波心动过速的鉴别诊断；室内传导阻滞的诊断；QT离散度和心律失常的分析和诊断等。

由于心脏的生理功能与心电图存在密切的对应关系，当心脏的生理功能发生失常变化时，均可从心电图的波形变化上反映出来。心电图有助于心脏房室肥厚的诊断、心肌缺血的诊断、心肌梗死的诊断、各类心律失常的诊断、心脏异位搏动及心脏缺损的诊断等。

二、脑电图机

(一)简介

脑皮质由数以亿计的神经元组成,神经元像人体中的其他细胞一样,具有生物电活动。在头皮上引导的脑电信号振幅,在正常情况下,其峰一峰值为10～100μV(而从大脑皮质上引导的电位变化可达到1mV),其频率范围从小于1Hz到50Hz。脑电波形因不同的脑部位置而异,且与觉醒和睡眠的水平有关,还存在很大的个体差异,也就是说,脑电波在不同的正常人中也存在着不同的表现。

测量记录大脑电活动的装置称为脑电图机(electroencephalograph,EEG),它能用来描记大脑两半球电活动曲线——脑电图(electroencephalogram),供临床诊断和神经生理研究,诸如诊断颅内占位性病变、癫痫、针麻观察以及从事航空神经生理活动研究。

用于脑电信号拾取的电极的安放按照脑电图国际标准"10-20系统"标准方法执行。由于头部形状和大小因人而异,故采用百分数来定位划分,即以10%和20%来计算电极安放位置(见图2—16)。主要按照3条线,即前后正中线(F_{P2}～O_2)、冠状线(A_1～C_2～A_2)及侧连线(F_{P2}～T_3/T_4～O_2)分布。根据国际脑电图学会的建议,目前10-20系统电极法已成为世界通用的标准方法,它简单、合理、基于明确的解剖标志,同时其电极间距相等、对称,便于放置及比较。

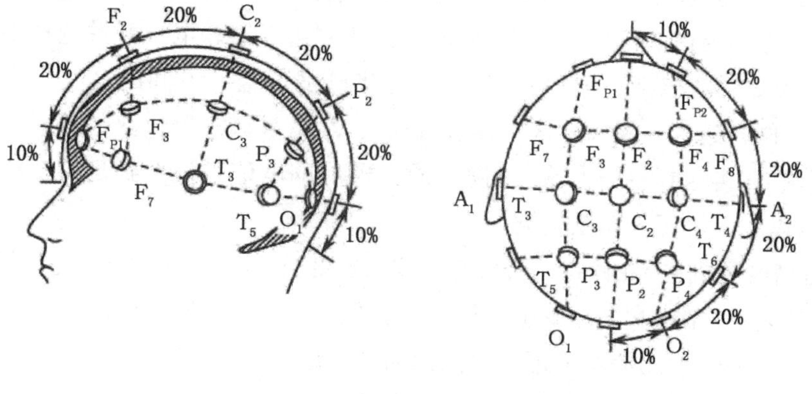

图2—16　按照国际"10-20系统"所用的21个电极的位置

脑电图是由不同频率、不同幅度和不同形态的脑电波所组成的,脑电图的特征与大脑皮质的活动程度紧密相关,例如在觉醒和睡眠状态下有明显的差异,但在某些情况下,如在某些正常的精神状态(不同的意识水平)和病理条件下(如癫痫)可见到固定形态的脑电图信号,其规律性远不如心电图那样明确。健康人除个体差异外,在一生的不同年龄阶段，脑电图都各有其特点，但就正常成人来讲，其波形、波幅、频率和相位等具有普遍性的规律。临床上根据其频率的高低将波形分成 α 波、β 波、θ 波、δ 波四种，其中 θ 波和 δ 波统称为慢波。

与心电图类似，脑电图的电极连接可采用单极或双极导联方式。

(二)脑电图机的工作原理

脑电图机是用来测量脑电信号的生物电放大器，可辅助临床对脑部疾病进行诊断。其基本原理是将微弱的生物电信号通过电极拾取、放大器放大，然后通过记录器绘出图形。脑电图机的典型框图如图 2—17 所示。

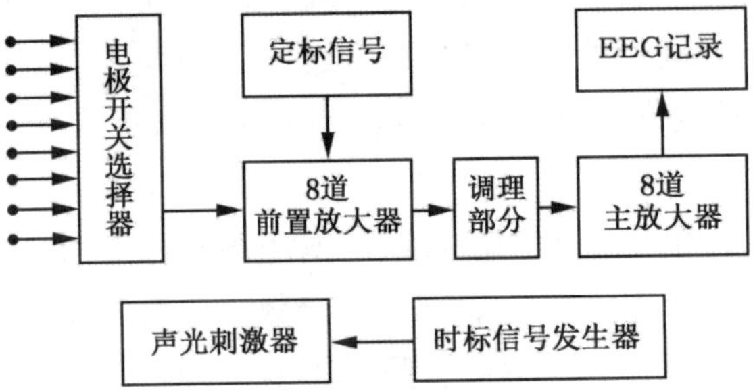

图 2—17　脑电图机框图

典型的脑电图机通常由 8 道或 16 道组成，它可同时记录多道脑电信号。

8 道脑电图机通常由电极开关选择器、脑电放大器、信号调理和脑电记录等部分组成。人体脑电信号由头皮电极引出，输入电极开关选择器。电极开关选择器的作用是选择电极导联的接法(双/单极)及交换左、右半球的电极。不同的电极组合成的 8 路脑电信号被同时送入 8 道前置放大器进行放大，经信号调理器过滤信号、干扰抑制、增益控制等调节，再送到主放大器。8 路主放大器将脑电信号放大到足够功率以推动墨水记录笔，以同步描记 8 路脑电波。

16 道脑电图机主要由输入部分、前置放大器部分、主放大器部分、记录部分和电源部分等组成，主要结构和 8 道脑电图机类似。但 16 道脑电图机能同时测量和描记 16 道脑电波形，用 16 笔的墨水笔记录仪描记脑电波形。

脑电图机中通常还有声、光刺激，可产生周期性的声、光信号，对病人的耳、眼进行刺激，从受刺激病人的头皮表面取得诱发电位，以判别听觉、视觉神经功能的正常与否。

目前，采用微处理器控制技术的通用脑电图机，其记录部分已经采用热敏记录技术，记录波形清晰，永无墨水滴漏和记录笔堵塞之忧。

另外，脑电信号输出无纸化趋势已经出现：将脑电信号放大到合适的电压，再经过

A/D 转换后送入微机系统，这样数字化的脑电信号可以被存储，以便于进行各种参数的自动分析、测量、后处理和图形输出。脑电的数字化大大简便了测试过程，数字脑电图机框图如图 2—18 所示。

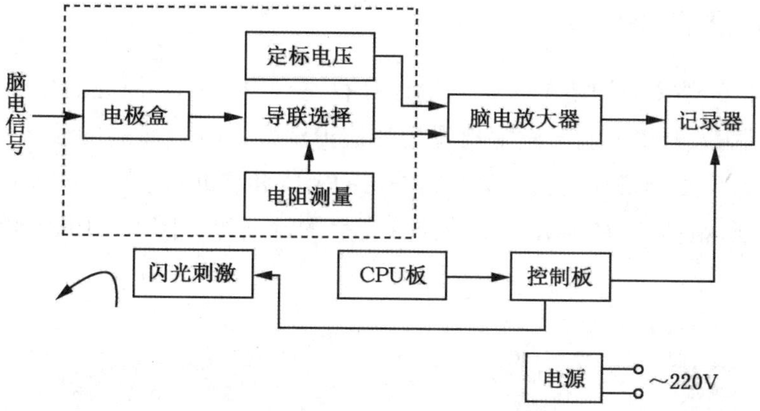

图 2—18　数字脑电图机结构框图

数字脑电图机采用了微处理器控制技术，可实现人机交互与测量自动控制等功能，如接收按键命令实现相应导联切换、放大器增益控制、记录存储方式选择、滤波频率选择等基本功能。另外，通过软件可实现自动测量、脑电信号自动分析等功能，为医师诊断提供更多的参考信息。

（三）脑电图机的技术指标

脑电图机的典型技术指标有灵敏度、输入噪声、共模抑制比、时间常数、频率响应、输入阻抗、增益控制、走纸速度、安全指标。

（1）灵敏度　是指输入一定的电压后，脑电图机记录笔偏转的幅度。为了适应不同脑电信号之间的差异，一般有 5、10、20、50、100、500 和 1000μV/cm 等挡可供选择。

（2）输入噪声　是指脑电图机整机电路产生的噪声折合到放大器输入端的等效值，一般应低于 3$\mu V_{P\text{-}P}$。

（3）共模抑制比 CMRR　应大于 80dB。

（4）时间常数　反映的是脑电图机的低频特性，可在所有通道实现 0.1 秒、0.3 秒和 1 秒三挡的同时切换。

（5）频率响应　滤波器的高频截止频率可分成 15Hz、35Hz、50Hz、70Hz、100Hz 和“关”几挡。

（6）输入阻抗　应大于 10MΩ。

(7)增益控制　总增益 1/4、1/2、1 和 2 四挡分增益。

(8)走纸速度　通常分为 15mm/s、30mm/s 和 60mm/s 三挡。

(9)安全指标　应符合国家 GB9706.1 标准。

(四)脑电图机的临床应用

脑电图机的临床应用范围包括脑电诊疗科室、监护病房、保健治疗中心等医疗系统部门,可就病人的相关病情做常规观察和监护观察,如:癫痫病的诊断、分型及术前定位,脑炎、脑膜炎、脑肿瘤、脑震荡及脑外伤的定位和诊断,脑卒中和脑卒中预测及老年痴呆的诊断,精神病、神经衰弱及精神分裂症的诊断等。图 2—19 给出两种类型的脑电图机。

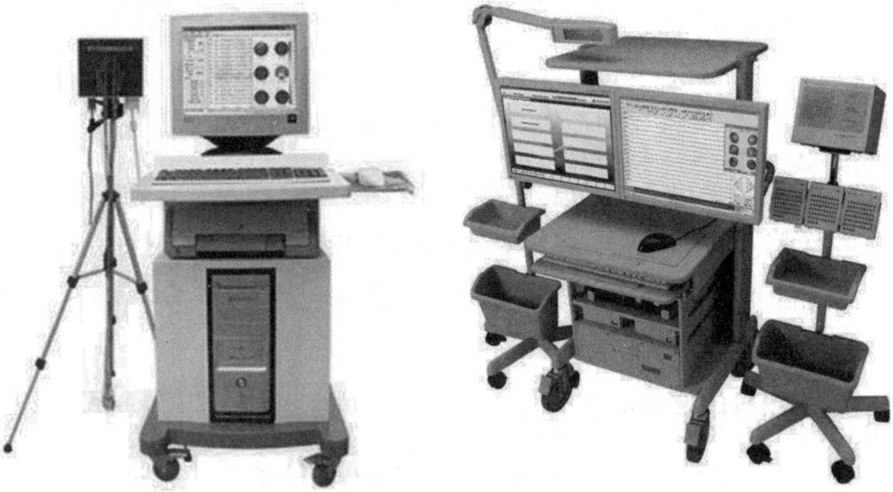

图 2—19　脑电图机

由于计算机技术及信号处理技术的飞速发展,目前脑电图机已经能实现初步的自动分析。常见的分析项目有:α、β、θ、δ 四种波形各时间序列的数据,四种波形各振幅积分值周期分布、振幅分布、平均振幅,异常节律的检测值等;然后根据这些结果,利用判别准则判断脑电正常或异常。近年来人工神经网络方法已经被引入脑电的自动分析领域,在许多方面进行了实际应用。

为了更加直观地分析脑电信号,在脑电图的基础上,通过计算机的二次处理,将脑电曲线波转变成能定量和定位显示的彩色图像,可生成脑电地形图。脑电地形图的形成原理为:脑电采集、A/D 转换、FFT 变换、频带分类、插值计算、求等效电位并且打印。图 2—20 给出两种类型的脑电地形图仪。

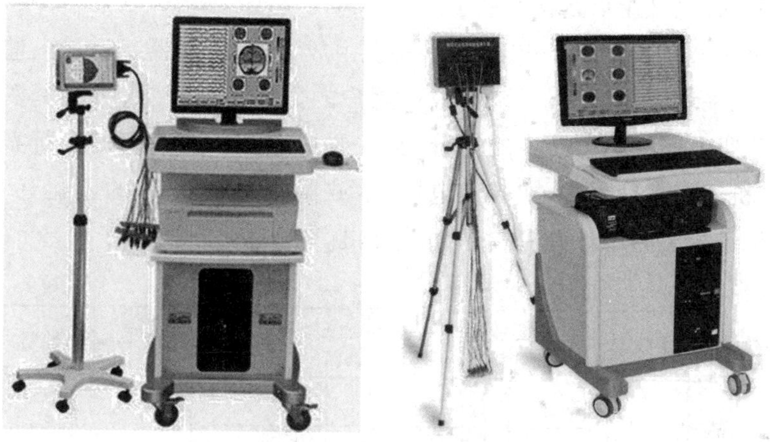

图 2—20　脑电地形图仪

三、肌电图机

(一)简介

肌肉的收缩、运动神经的兴奋,都能使肌细胞膜内外离子的动态平衡发生变化,因而产生动作电位,这就是神经肌肉的生物电活动,其强度随时间变化,是个有一定规律的图谱,被称为肌电图。肌电图检查诊断就是通过描述神经肌肉单位活动的生物电流来判断神经肌肉所处的功能状态,最后结合临床对疾病做出诊断。利用肌电图检查可帮助区别病变是肌源性或是神经源性损害。

肌电图机是通过各类电极将神经肌肉的动作电位输入到示波系统内,以便临床依据肌电图了解患者状况。

为研究骨骼肌的电活动,可采用针状电极和表面电极来引导。针状电极有单极同心针状电极、双极同心针状电极、多导同心针状电极、单极针状电极等,由铂金丝作为材料,经消毒后插入被检肌肉内引导肌电信号。表面电极一般是用银或不锈钢板制成,厚度为 0.2～0.5mm、直径为 8mm,放在皮肤表面,用来引导电极下局部肌肉的电活动,是一种无创检测方法,适用于引导诱发电位或运动时肌电的变化,它引导出的肌电为多条肌纤维的综合电位,因此不能进行运动单元电位的分析。运动单元电位的分析必须依赖于针状电极。

(二)肌电图机的工作原理

肌电图测量是基于生物电现象,采用细胞外记录电极将体内肌肉兴奋活动的复合动作电位引导到肌电图机上,经过适当地滤波和放大,电位变化的振幅、频率和波形可在记录仪上显示，也可在示波器上显示。

肌电图机典型框图如图 2—21 所示，整机由放大器、刺激器、显示器、监听器、打印机、稳压电源和平均器等组成，系统可根据用户的需要扩展视觉、听觉诱发电位部分。平均器是现代肌电图机不可缺少的部分，其主要功能是从噪声中提取所需的电信号。另外，肌电图机还有多种附件，如各式电极、示波器照相机等，有的还配有专用计算机以及电子记忆系统。利用计算机技术，可作肌电图的自动分析。

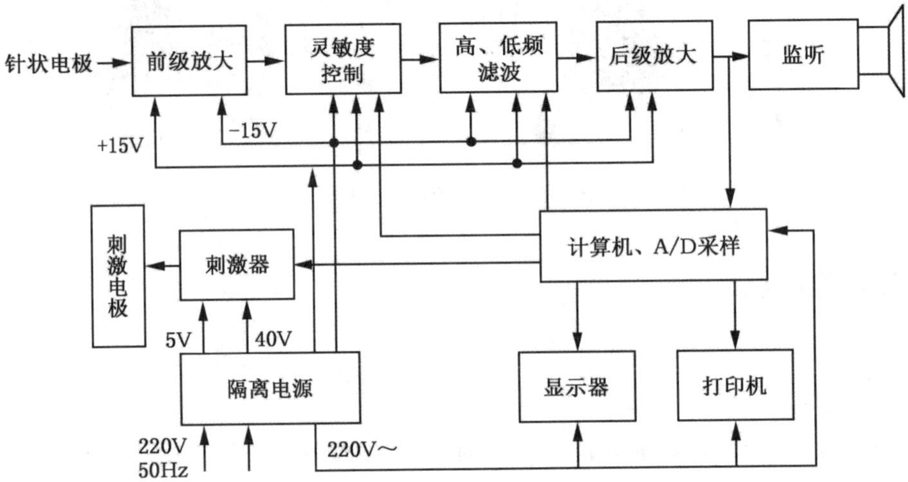

图 2—21　肌电图机典型框图

图 2—22 为肌电图机。

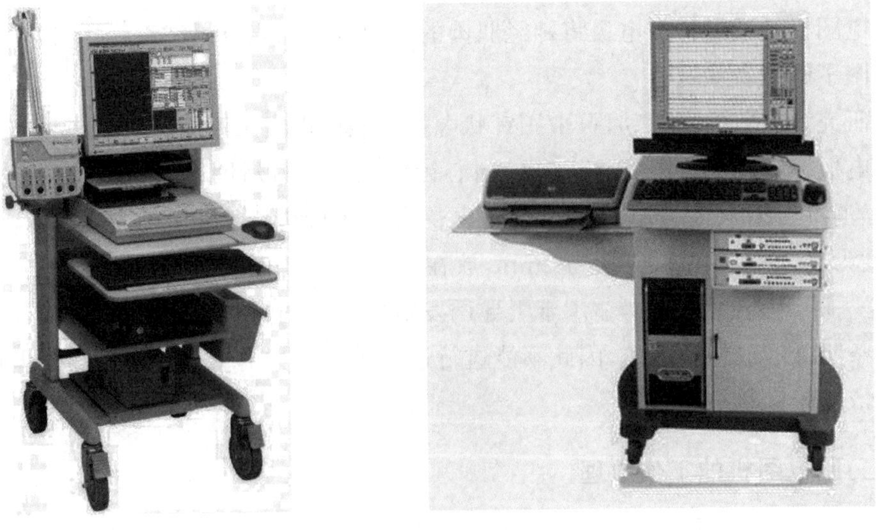

图 2—22　肌电图机

(三)肌电图机的技术指标

(1)软件功能　包括检查项目(常规肌电图、电位分析、运动神经传导速度、H 反射、F 反应、重复刺激、感觉神经传导速度、体感诱发电位)、仪器参数设置(灵敏度、低频滤波、高频滤波、刺激方式、刺激频率、刺激脉宽、扫描速度)、时间设置(检查日期、时间)、患者输入(代号、姓名、性别、年龄等)、操作功能(采样、显示、冻结、测量、记忆、存盘、回放、打印、退出)。

(2)放大灵敏度　5～5000μV/div。

(3)共模抑制比　≥100dB。

(4)滤波上限为 5kHz、2kHz、1kHz 和 0.5kHz;下限为 2Hz、10Hz、20Hz 和 100Hz。

(5)输入阻抗　≥10MΩ。

(6)噪声　3μV(有效值)。

(7)监听音量可控。

(8)刺激频率　0.5Hz、1Hz、2Hz、5Hz、10Hz、20Hz 和 50Hz。

(9)刺激脉宽　0.1、0.2、0.5 和 1.0ms。

(10)刺激幅度　0～300V。

(11)扫描速度　1、2、5、10、20、50、100 和 200ms/div。

(12)安全性能　符合 GB9706.1 中Ⅰ类 B 型(普通)设备的规定。

(四)肌电图机的临床应用

肌电图机能够自动显示生理参数,可用于常规肌电图、定量分析、传导速度、感觉电位、体感诱发电位、H 反射、F 反应、重复刺激等检查,并可利用肌电图判定神经肌肉的功能是否正常,以及神经肌肉疾病发生的部位、性质及程度,可用于多种肌肉/神经性疾病的诊断。例如,可用肌电图来鉴别神经性肌萎缩以及肌源性肌萎缩;判别神经损伤的程度和部位;可进行神经再生和矫形手术前后肌肉功能的分析;可用作针灸、针刺麻醉、咀嚼肌功能、膀胱括约肌功能、子宫功能等研究的手段;在运动医学方面,肌电图机也可用来分析各种运动时肌肉的作用、力量和疲劳的肌电图指标等。此外,肌电图还用于在各种疾病的治疗过程中追踪疾病的恢复过程及疗效。可见,肌电图机已广泛应用于临床检查,并不断地扩大应用范围,逐渐成为医学研究和临床诊断不可缺少的精密仪器。

在临床上,做肌电图包括自发肌电图、诱发肌电图、反射检查等之前,应根据不同的目的,对病人选择检查项目,并做好肌肉选择,让病人做好相关的准备工作,以及做好针状电极的选择和消毒等前期工作。

随着计算机软硬件技术及弱信号检测技术的提高，通常将肌电图项目的测试集成在诱发电位检测系统中。该系统通常包含了肌电图、神经电图和诱发电位等测试项目，而诱发电位测试包括体感诱发电位、视觉诱发电位、听觉诱发电位等检查项目，这些项目分别对感觉、视觉和听觉等功能的检查，在临床上有重要意义。

四、视觉电生理检查系统

(一)简介

视觉电生理检查系统用于测定视网膜被光照射或图像刺激时，在视觉系统中不同神经元所产生的生物电活动。视觉电生理检查包括眼电图(electrooculogram，EOG)、视网膜电图(electroretinogram，ERG)及视觉诱发电位(visual evoked potential，VEP)三大部分。眼电图(EOG)是眼运动引起的电位变化记录，可作为研究药物对眼运动的影响以及研究睡眠和视角搜查时眼运动的手段。视网膜电图(ERG)可记录当视网膜受到瞬间闪光刺激时的电位变化。视觉诱发电位(VEP)主要反映视网膜神经节细胞至视觉中枢的传导功能。

视觉电生理检查系统是应用视觉形成过程中生物电的变化作为观察指标，对视觉系统疾病进行诊断和鉴别诊断，并可对视觉系统疾病进行病情监视、预后评估、疗效鉴定和发病机制的研究。根据刺激方式和刺激条件的不同，如闪光或图像刺激、视网膜适应状态、刺激光的强度和频率、刺激光的颜色、图像翻转频率和对比度等，视觉电生理每项检查方法又可分为许多更有局限性的检查方法。

(二)眼电图诊断系统

现代眼电图(EOG)诊断系统的记录和分析部分已实现了自动化，通常它的软、硬件部分功能都可和视网膜电图(ERG)合用。在记录软件中主要是数据处理和分析的功能，硬件主要由计算机、记录电极、放大器、视屏和显示装置等部分组成，如图 2—23 所示。

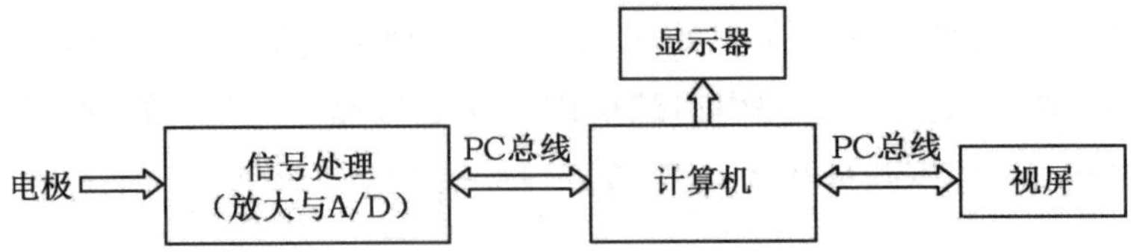

图 2—23　眼电图诊断系统

(1)计算机　用于管理和协调仪器各部分的工作,执行 EOG 的测试程序,控制光刺激器的工作,定时控制背景光的开关,以及数据的采集和分析处理,并最后给出检查的数据。

(2)记录电极　共 5 个(每眼 2 个,地电极 1 个、两眼共用)。电极材料一般采用 Ag-AgCl,或用镀金电极,也可用不锈钢材料制成的电极。电极的形状可做成盘状或杯状,它们的直径以 4～5mm 最好。

(3)放大器　分为直流和交流两种,它们对同样的信号所记录的波形是不同的。直流放大器记录的静息电位比较真实,但是波形漂移太大,记录比较困难,要求设有补偿机制。交流记录系统记录的静息电位虽然有些失真,但是漂移较少,记录比较容易。放大器的频带范围一般在 0.1～10Hz。

(4)视屏　一般使用视网膜电图的 Ganzfeld 刺激器,它能提供 50～100cd/m^2 及 400～600cd/m^2 两种不同亮度的背景光,可分别用于记录大瞳孔和自然瞳孔时的 EOG。视屏中引导眼跳动角度的注视点,通常是用红色的发光二极管指示和控制眼球的水平跳动。

(5)显示器　一般应用示波器或计算机的 CRT,即时显示记录的实时波形;在同一窗口还显示即时的静息电位的时间—振幅曲线,即每分钟采样的平均值和最后的曲线。

(三)视觉电生理检查系统的临床应用

目前已有视觉诱发电位、图形视网膜电图及视觉诱发谱阵列的微机自动分析系统应用于临床。受试者的视觉电信号(视觉诱发电位、图形视网膜电图、视觉诱发谱阵列)经放大、滤波、A/D 转换后送入微型计算机,再经信号处理和 D/A 转换后,以模拟信号在监视器上显示,同时用记录仪绘制出相应的视觉电信号曲线。该系统备有闪光刺激器和棋盘格图形刺激器,分别通过 A/D 转换器向微机输送触发信号,闪光刺激器的闪光频率及棋盘格黑白交替转换的频率可调,棋盘黑白格大小可以选择。全自动视觉电生理检查仪如图 2—24 所示。

视觉电生理检查是一种无创伤性的视觉功能的客观检查方法,它不仅适用于一般的病人,更适用于不能进行心理物理检查的病人,如婴幼儿、智力低下者或伪盲者;另对屈光间质混浊、看不到眼底者,它可克服混浊的障碍,测定到视功能,如白内障、玻璃体混浊、视网膜脱离术前的视觉电生理检查可帮助预测术后视力恢复情况。此外,如将视觉电生理检查方法联合应用,可对整个视觉系统疾病进行分层定位诊断,从功能上对视觉系统进行断层扫描。因而,视觉电生理检查在眼科临床已被越来越广泛地使用。

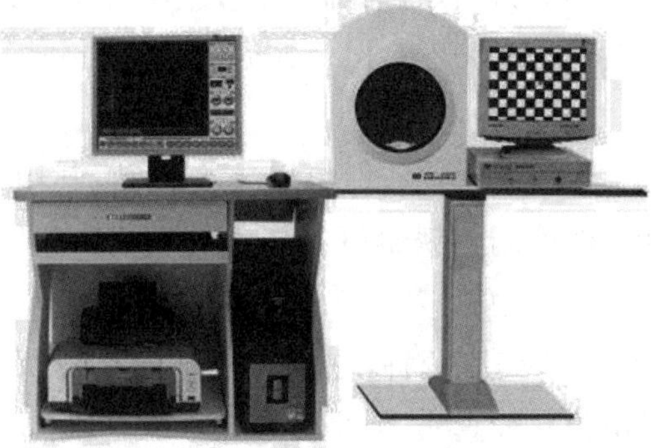

图 2—24　全自动视觉电生理检查仪

五、多道生理记录仪

多道生理记录仪(multi-channel physiology recorder，MPR)是用来对生物体的各种生理参数进行同步测量的装置。在医院里可进行肌肉电生理检测、呼吸或血压等张力或压力信号检测、语音或心音信号检测、人体心电图检测、脑电图检测、诱发电位或动作电位检测、神经元活动分析等。它能为医院、医学院、生理研究所及制药单位提供大量的临床和生理研究用的综合资料。多道生理记录仪如图 2—25 所示。

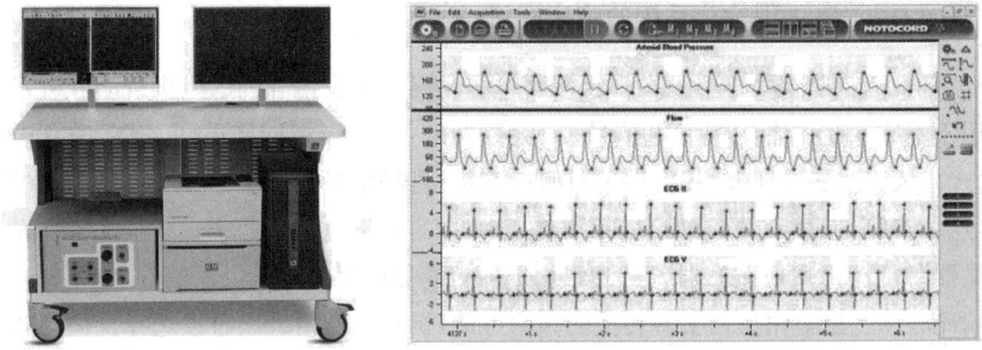

图 2—25　多道生理记录仪

(一)组成原理

图 2—26 为典型的多道生理记录仪组成框图，它由前置放大器、主控制计算机、副控制计算机、实时图形显示器、回放控制显示器、激光打印机、热阵打印机、高速光盘存储系统等部分组成。

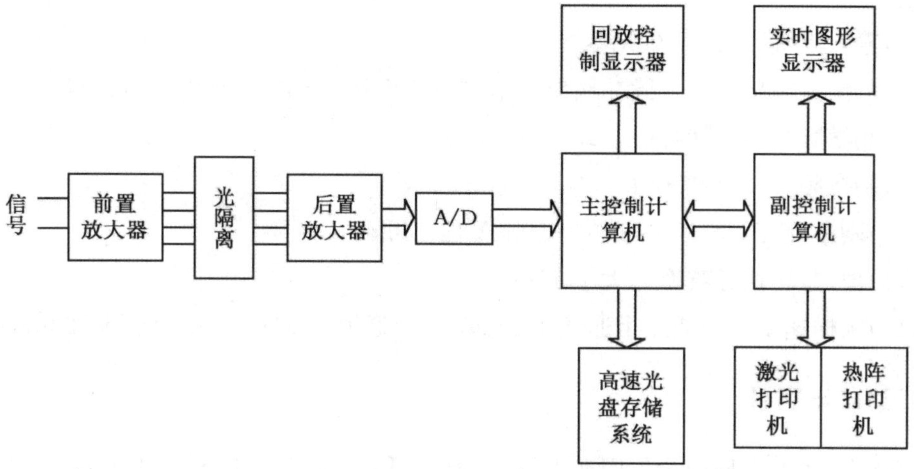

图 2－26　多道生理记录仪组成框图

24～32 道高精度光隔离放大器可同时输出体表心电(SECG)、心内心电(IECG)、血压(BP)、心内电位图(MAP)4 种人体信号，并可同步或单独放大。仪器一般能提供 18 套预置电生理模板，且可快速切换；带有抗干扰滤波、抗除颤保护功能；通道选择、各道增益、滤波频率、波形的显示位置和色彩均可由计算机键盘控制；可用标尺进行各段时程的测量，并可标注所关心的信息；可高分辨率高速打印，也可配置热阵记录仪进行实时记录；两个大屏幕彩色显示器可清晰地同步显示 12～32 道波形；全屏幕滚动显示，波形可冻结，可即时拉回前 8 分钟的所有通道信号；配置内置式程控刺激仪等。计算机采用了先进的硬件设备，以及优化的信号处理和控制软件：图中主控制计算机系统完成波形菜单、播放、存储、打印、处理与控制等多种功能；副控制计算机协助主控制计算机工作、完成对患者心电的监测；计算机系统可提供与操作者十分友好的界面，包括醒目的主菜单界面、导联参数设置界面、实时图形界面、冻结或回放界面、内置式刺激仪控制界面和抗射频干扰功能界面等。

(二)技术指标

多道生理记录仪的技术指标如下：

(1)灵敏度　为了适应对各种生理信号的放大和记录，放大器的灵敏度应多级分挡程控可调，一般在 20～250mV/div 之间。

(2)输入噪声　小于±3μV。

(3)共模抑制比 CMRR　大于 100dB。

(4)时间常数　0.001 秒、0.002 秒、0.02 秒、0.2 秒、1 秒、5 秒，DC 程控可选。

(5)频率响应　0.3Hz、3Hz、10Hz、30Hz、100Hz、500Hz、1kHz、3kHz 及 OFF 程

控可选。

(6)输入阻抗　大于100MΩ。

(7)刺激器输出方式　脉冲输出的形式有正电压、负电压、正电流、负电流四种。

(8)刺激脉宽(持续时间)　0.1～1000毫秒。

(9)刺激频率　1～3000Hz。

(10)刺激幅度　0～50V或0～10mA程控可选。

(11)模/数转换分辨率　大于12bit。

(12)采样速率　一般1个通道100kHz、2个通道40kHz、3～4个通道20kHz。

(三)临床应用

临床上,多道生理记录仪用在内科、外科、儿科、妇产科、神经科、手术室、康复部等科室中记录各种电生理信号,它也是心导管治疗术中必备设备。另外,多道生理记录仪也应用于科学研究,如:药理学的平滑肌/心肌/骨骼肌量效研究;心血管药效研究;上皮细胞离子通道转运;生理学的睡眠、眼动、声音、呼吸、胃肠道及心血管研究;心理学的Galvanic皮肤电反应、耐药、眼动、肌肉活动研究;动物学的自发神经和肌肉活动、膜电位、动作电位传导、脑片检测等方面。

第四节　医用监护仪器

一、概述

(一)医用监护仪器的作用

医用监护仪器是一种用以测量和监视病人的生理参数并可与已知设定值进行比较,如果出现超差可发出报警的装置或系统。随着现代医疗技术和相关学科的不断发展,医用监护仪器已经成为生理信号检测与处理设备中不可缺少的一大类设备,在医院中起着越来越重要的作用。由于医用监护仪器可向医护人员提供病人生命体征的重要信息,使临床医师能够更全面、及时、准确地掌握病人病情的变化,为制订治疗方案和进行应急处理提供重要依据并获得最佳治疗效果,因而被广泛应用于医院的ICU(intensive care unit)、CCU(coronary care unit)、麻醉手术室及有关临床科室。监护仪器的使用不仅减轻医务人员的劳动强度,提高护理工作的效率,更重要的是使医师能随时了解病情,当出现危急情况时可及时进行处理,提高了护理质量,大大降低了危重病人的死亡率。

随着计算机和信号处理技术的不断发展以及临床对危重病人和潜在危险病人监护要求的不断提高，医用监护仪器的监测参数越来越多，结构组合更加灵活，网络功能日渐完善，操作界面更加友好简便。

目前，根据临床护理对象已经开发和设计出的护理或监护病房有：手术中和手术后护理病房、重症监护病房、外伤护理病房、冠心病护理病房、儿科和新生儿病房、肾透析病房、高压氧舱监护病房、放射线治疗病人监护病房。

(二)医用监护仪器的分类

医用监护仪器有多种分类方法。

(1)按仪器构造分类：医用监护仪器分为一体式监护仪和插件式监护仪。一体式监护仪具有专用的监护参数，通过连线或其他连接管接入每台医用监护仪之中，它所监护的参数是固定的、不可变的。插件式监护仪具有一个明显的特点，即每个监护参数或每组监护参数各有其一个插件，使监护仪功能扩展与升级快速、方便；这类插件可以根据临床实际的监测需要与每台医用监护仪的主机进行任意组合，同时也可在同一型号的监护仪之中相互调换使用。

(2)按仪器接收方式分类：医用监护仪器分为有线监护仪和遥测监护仪。有线监护仪是病人的所有监测数据通过导线和导管与主机相连接，比较适用于医院病房内卧床病人的监护，且工作可靠、不易受到周围环境的影响，但对病人的限制相对较多。遥测监护仪是通过无线的方式发射与接收病人的生理数据，比较适用于能够自由活动的病人；其优点是对病人的限制较少，缺点是易受外部环境的干扰。

(3)按仪器功能分类：医用监护仪器可分为通用监护仪和专用监护仪。通用监护仪就是通常所说的床边监护仪，它在医院 CCU 和 ICU 病房中广泛应用，它只有几个最常用的监测参数，如心率、心电、无创血压等。专用监护仪是具有特殊功能的医用监护仪，它主要针对某些疾病或某些场所设计、使用，如手术监护仪、冠心病监护仪、胎心监护仪、新生儿早产儿监护仪、呼吸率监护仪、心脏除颤监护仪、麻醉监护仪、脑电监护仪、颅内压监护仪、睡眠监护仪、危重病人监护仪、放射线治疗室监护仪、高压氧舱监护仪、24 小时动态心电监护仪、24 小时动态血压监护仪等。

(4)按使用范围分类：医用监护仪器可分为床边监护仪、中央监护仪和远程监护系统。床边监护仪是设置在病床边与病人连接在一起的监护仪，能够对病人的各种生理参数或某些状态进行连续的监测、显示、报警或记录，它也可以与中央监护仪构成一个整体来进行操作。中央监护仪又称为中央监护系统，是由主监护仪和若干床边监护仪组成的，通过主监护仪可以控制各床边监护仪的工作，对多个被监护对象的情况进行同时监护,它的一个重要任务是完成对各种异常的生理参数和病历的自动记录。远程监护系统是指利用信息技术实现对病人生理参数的远距离监护,系统包括监护中心、远端监测设备和通信网络;远程监护的生理参数主要有心电、血压、体温、血氧饱和度、呼吸波等;系统可完成生理参数的采集、传输、分析和数字化管理,有效地实现医师与用户之间的信息交互,免去用户去医院的往返奔波之苦,满足人们足不出户、在家中享受医疗保健的愿望。

(5)按检测参数分类:医用监护仪器可分为单参数监护仪和多参数监护仪。单参数监护仪只能监护一个生理参数,适用范围较小。多参数监护仪可以同时监护多个生理参数,适用范围较大。目前绝大多数医用监护仪都是多参数监护仪。

(三)医用监护仪器的原理

目前在医院临床应用中,由模拟电路组成的监护系统已逐渐被采用微机技术的自动监护系统取代。图 2—27 为全自动监护系统的原理框图,系统可分为三大部分:工业电视摄像与放像系统,用以监测病人的活动情况;必要的抢救设备,是整个系统的执行机构,如输液泵、呼吸机、除颤器、起搏器和反搏器等;多参数智能监护仪,可分为信号检测部分、信号的模拟处理部分、计算机部分、人机接口部分以及目前还在完善过程中的治疗部分。

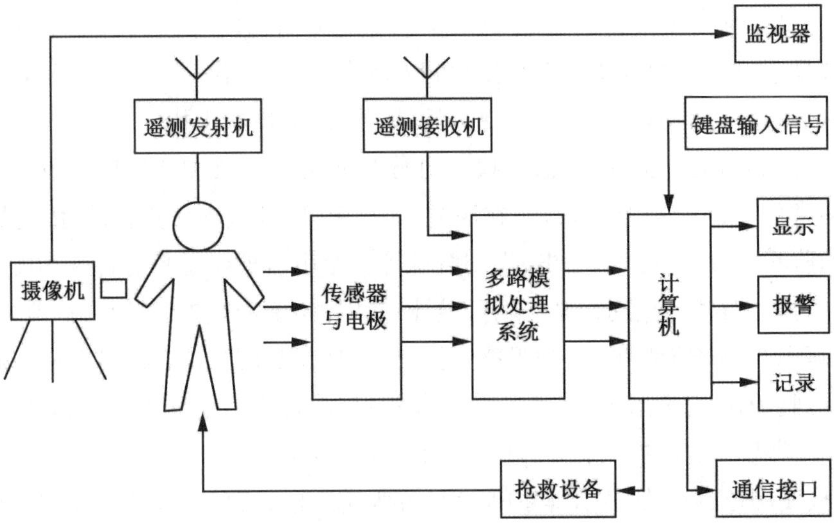

图 2—27　全自动监护系统的原理框图

二、生理信息监护仪

(一)多参数床边监护仪

多参数床边监护仪是一种用来对危重病人的众多生理(或生化)参数进行连续、长时间、自动、实时监测,并经分析处理后实现多类别的自动报警、自动记录的监护装置。多参数床边监护仪如图 2—28 所示。

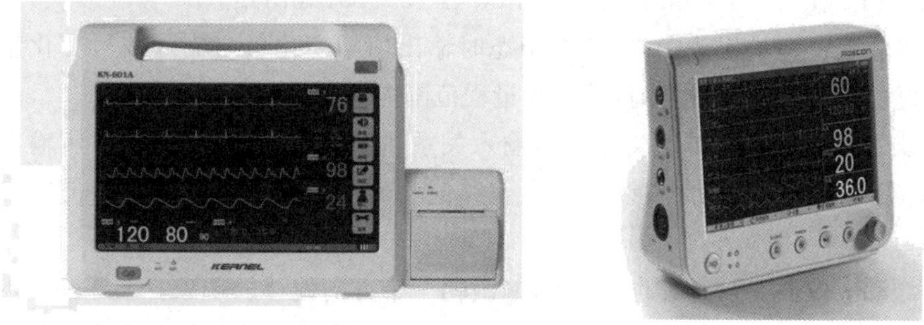

图 2—28　多参数床边监护仪

1. 结构组成

多参数床边监护仪虽然形式多样、功能不一,但其基本组成部分相同,通常由信号采集、信号处理、人机接口三大部分组成,如图 2—29 所示。

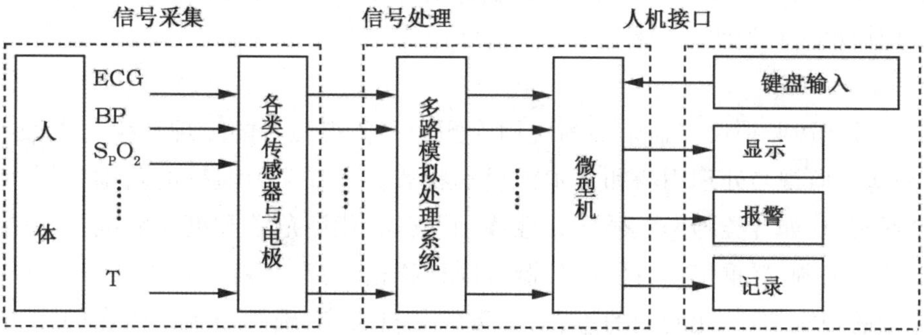

图 2—29　多参数床边监护仪结构框图

信号采集部分包括各类传感器和电极,用于各种生物电(ECG、EEG、EMG、EDG、EGG 等)和各类非生物电量(血压、血氧饱和度、脉搏、体温、呼吸、心输出量、血气等)的采集与提取。信号处理部分一般包括信号的模拟处理(放大、滤波、校正、变换、匹配、抗干扰等)和数字信号处理(计算、滤波、变换、分析、识别、分类等)两部分,前者往往采用硬件(电子电路)来完成,后者采用计算机软件来实现。人机接口部分实现信号的显示、记录与报警，是仪器的输入、输出装置，是监护仪与使用者进行信息交换的部分，其中大部分采用液晶屏显示各类波形、文字、数字和统计曲线，并可提供图形或色光报警信息，用扬声器可提供声报警，各类记录仪可将被监护参数及趋势图进行记录、拷贝，用作永久记录与存档或进一步由医师分析与判别。

2. 主要技术指标

(1)测量范围　对各生理参数测量均在一定的范围内进行定标，量程范围应视不同的生理参数而定。例如：体温测量范围在 19～45℃，脉率范围在 35～250 次/分，无创血压范围 P_S 在 60～250mmHg、P_D 和 P_M 在 45～235mmHg。

(2)灵敏度　在量程范围内，仪器稳态时输出信号变化量与输入信号变化量之比称为灵敏度，一般希望灵敏度高，且在满量程范围内保持稳定。

(3)线性度　反映仪器偏离输出与输入关系曲线呈线性的程度，通常用输出量与输入量的实际关系曲线偏离直线的最大偏移值与输出满量程之比的百分值来表示非线性误差。

(4)漂移　仪器在无输入的情况下，输出朝一个方向偏移的现象。在零输入的情况下，输出值随时间的漂移称为零点漂移。由温度变化引起输出值的偏移称为温度漂移。

(5)分辨力　是指仪器所能检测出的输入信号最小变化的能力，例如测温的分辨力为 0.1℃、测距的分辨力为 1mm 等。

(6)频率响应　当用正弦信号作为输入时，仪器输出与输入之间的幅值比、相位延滞随输入正弦信号频率而变，前者称幅度—频率响应，后者称相位—频率响应。

除上述各项主要技术指标外，仪器外形、体积和重量，仪器的安全性指标以及仪器的正确使用也应在说明书中标注。

3. 临床应用

多参数床边监护仪在临床中的应用除测量和监视患者的生理和生化参数及其变化外，还包括监视与处理用药和手术前后的状态。在临床上监护的范围包括：呼吸功能不全或衰退(如各类肺炎)、循环急性症、肝衰竭、代谢危象和糖尿病酮症酸中毒、体液和电解质失调、严重烧伤、肾衰竭、器官同种移植、对溺水者的血液成分和血浆电解质做连续的观察、有胎儿问题的患者、危重的儿科疾病、威胁新生儿生命的先天缺陷、神经疾病等。常用在手术中和手术后的监护病房(SICU)、冠心病监护病房(CCU)、危重患者监护病房(ICU)、儿科和新生儿监护病房、肾透析病房、高压氧舱监护病房、放射治疗患者监护室、外伤护理病房和精神病学病房等，在不同科室除可应用通用的多生理参数监护仪外，有时也配有各种专用监护装置。

(二)多参数中央集中监护系统

多参数中央集中监护系统是用来同时监护多床位病人的多个生理(生化)参数的

系统。该系统能同时监测病人的心电、血压、体温、脉搏、血氧饱和度、呼吸等波形和参数值。一个中央集中监护仪通常可管理4～16个床边台，床边监护仪和中央集中监护仪间由接口电路和数据通信线路连接，中央集中监护仪可发送控制指令至床边监护仪，直接控制其工作，床边的超限报警信号可同时出现在中央监护仪上，并指出相应的床号和生命指征参数。

1. 组成原理

典型的多参数中央集中监护系统组成框图如图2—30所示。

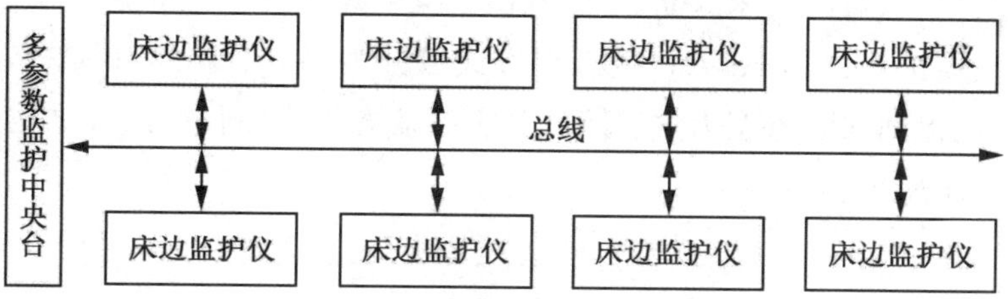

图2—30　多参数中央集中监护系统组成框图

系统由多参数监护中央台、多个床边监护仪或遥测系统组成。中央台采用高性能计算机，是一个带远程终端和本地外围设备的多CPU系统，具有专用的中心监护系统软件，能根据需要显示各床位ECG或显示各床位的5种生理参数（心率、血压、血氧、体温、呼吸值）波形，并在波形附近显示相应的生理参数值；能采用字符显示软件菜单、操作说明、报警显示等；能显示多床位14种趋势曲线；能实现报警回顾及报警参数显示，以及显示年、月、日、时、分等。中央台具有专用的心律失常分析软件，能根据需要对某床位进行跟踪分析，或根据报警要求自动转入更为迫切的危重病人的生理参数分析，并将分析结果送往屏幕显示。中央台的功能调度皆由硬件及各种软件菜单来实现。系统中的床边监护仪可采用多参数床边监护仪，床边台和中央台之间采用RS-485等总线通信方式实现网络互联。有些多参数中央集中监护系统的中央台和床边台之间采用局域网的方式相联，通过网络设备可方便地扩充床边台的数量。

多参数监护中央台的外围设备除多参数床边监护仪外，还有显示器、记录装置等。

2. 主要技术指标

（1）监护参数　基本的6个参数有全导联心电、呼吸、无创血压、血氧饱和度、体温、脉搏；选配参数有双有创血压、心排出量、呼吸末二氧化碳分压、麻醉气体、氧气。

（2）中央监护数量　一般为4～16台。

（3）安全指标　符合GB9706，Ⅰ类CF型。

其余指标可参见多参数床边监护仪。

3. 应用领域

在ICU、CCU监护病房可同时对多位危重病人的心电、血压、体温、脉搏、血氧饱和度、呼吸等人体重要的生理参数进行实时监测，以及时帮助医护人员发现病人的身体状况是否恶化，以便于及时进行抢救。

(三)动态心电监护仪

动态心电图(dynamic electrocardiogram，DCG)是心电学的一个分支，它通过便携式记录器连续监测、记录人体24小时或更长时间内的心电动态变化信息，经过计算机系统回放、处理和分析，再由打印机输出心电图。通过DCG能够发现短暂性或一过性的异常心电变化，从而为临床诊断、治疗及研究提供重要的客观依据。

动态心电监护仪也称Holter，按工作方式可分为回放分析型和实时分析型两类。目前，临床应用以回放分析型为主。回放分析型动态心电图仪的组成结构及数据处理过程如图2—31所示。

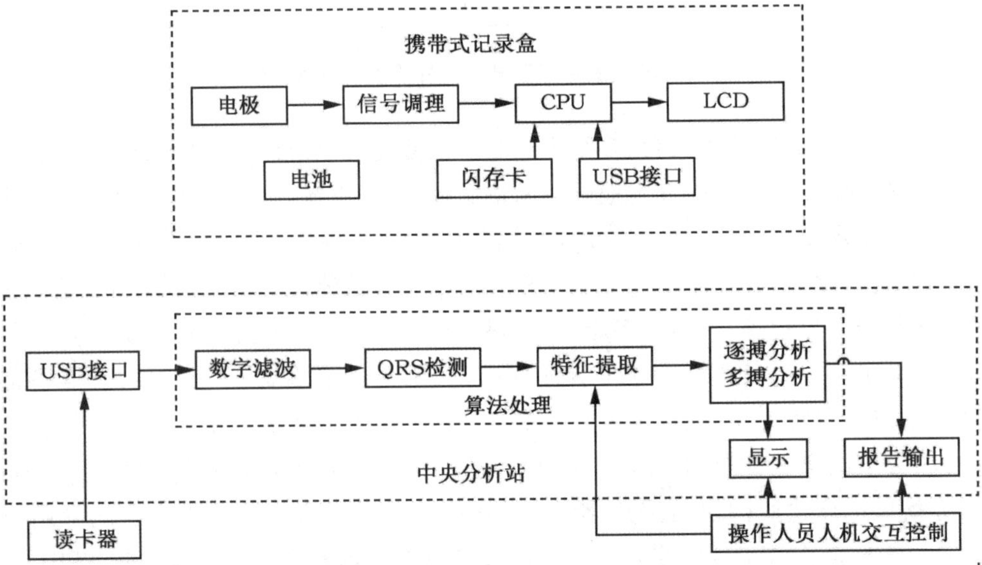

图2—31　回放分析型动态心电图仪的结构及数据处理过程

回放分析型Holter由携带式记录盒和中央分析站组成。记录盒由电极、信号调理、微处理器CPU、闪存卡及LCD显示器组成。心电信号经电极、心电电缆线被引入便携式记录盒中的信号调理电路，该电路完成信号放大、去干扰滤波等功能。CPU一般采用自带A/D转换器的微处理器，将经过处理的模拟量心电信号转换为数字量，该数字量序列会被无压缩地存储在闪存卡中。闪存卡能保存24或48小时的心电信息。LCD显示器具备显示开机状态、记录状态设置、ECG波形等功能。USB接口用于与计算机连接，便于将存储在闪存卡中的心电数据上传至计算机。

中央分析站计算机上安装有心电分析软件，也称为Holter系统中心站。它能从

USB接口或从读卡器直接读取便携式记录盒中存储的心电数据，并能对这些数据进行快速阅读及处理，具有对24小时的心电波（约有10万个）进行分析、处理、检索、建档、管理和输出诊断报告及图形拷贝的功能。中心站的软件应能实现人机对话，向医师提供浏览和搜索感兴趣波形的方便，并在找到所需的波形段后将其显示出来；应能对24小时心电波进行统计处理，实现按特征分类的全局浏览；可使医师能方便地对心电数据加注和标记，或修正实时分析中的错误；能提供一定的波形处理功能，特别是复杂波形的分析算法；提供诊断报告的编辑功能，以及诊断报告硬拷贝的输出功能；应能提供病人长时间心电数据的管理。这一系列要求是不难实现的，因而目前长期动态心电监护（Holter）系统的关键仍然是大容量佩戴式心电记录仪，要求其具有低失真、大容量、低功耗、高可靠性、低价格、小体积等许多互相矛盾的苛刻指标。

动态心电监护仪应用于心脏科、儿科、心功能室、综合诊疗中心、保健中心等科室中，用来检查和分析动态心电图，以及时发现和治疗早期心脏病及各类隐性、偶发性心律失常、心肌局部缺血等疾病。动态心电监护系统如图2—32所示。

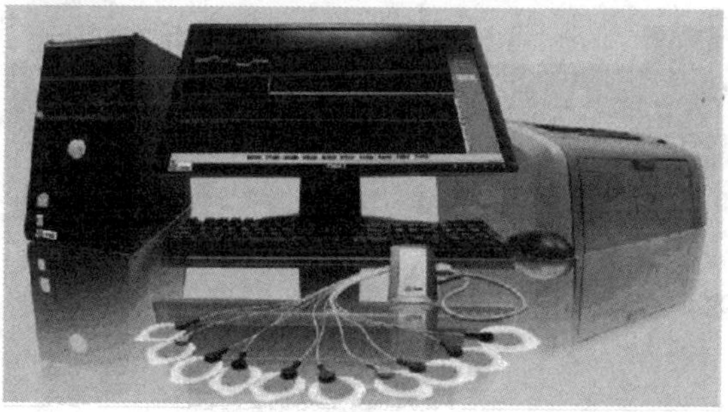

图2—32 动态心电监护系统

（四）心电图无线遥测监护仪

在对可行走（活动）病人的心电图监测中，常采用无线远距离监护仪器。图2—33给出了心电图无线遥测监护仪的简要框图。

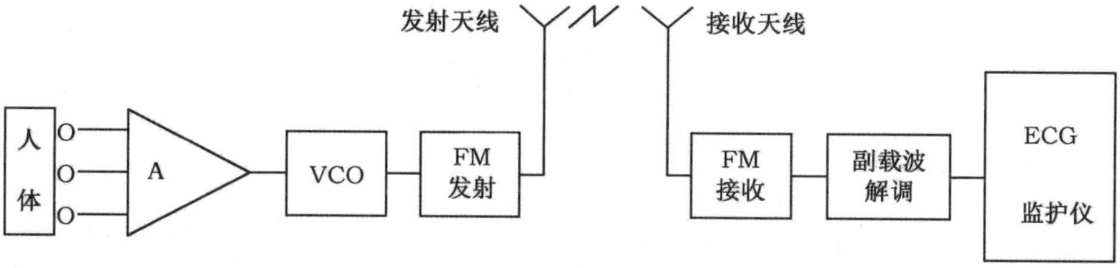

图2—33 心电图无线遥测监护仪的简要框图

与常规心电监护仪不同的是，心电图无线遥测监护仪是通过无线电电磁波传送病人心电图的，其主要组成部分包括测量电极、心电前置放大器、发射机、接收机、记录机和其他终端设备。心电图经放大后被调制在一个高频载波上，然后通过发射天线向空间辐射电磁波。远端的接收机通过电磁波的接收、调制信号的解调后恢复原先的 ECG 信号，送至监护仪进行分析处理、显示和记录。

心电图无线遥测的作用距离由发射功率、接收灵敏度、天线方向性和环境条件所决定。遥测距离可按需确定，可由几米至几千米。为了保证清晰地显示与记录心电图，无线遥测系统的信噪比应在 80dB 以上。心电遥测发射机由病人佩戴，通常用电池供电，应有小型化、低功耗、抗干扰性好、高可靠性等特点。病人与监护系统间处于完全的电绝缘状态，在监护端产生地线开路等故障时，由于病人与市电电源无直接联系，因而可确保病人的安全。心电图无线遥测监护仪如图 2—34 所示。

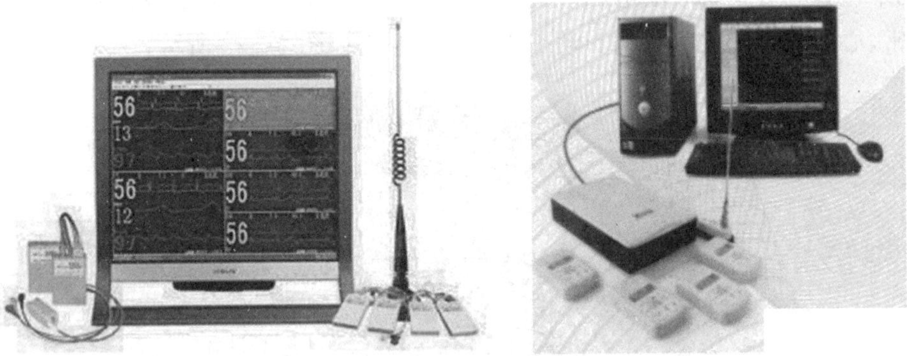

图 2—34　心电图无线遥测监护仪

心电遥测技术已被广泛应用在 ICU/CCU 室、可行走病人的监护以及运动生理研究中。

心电无线遥测除采用射频电磁波传送外，还可以采用超声（尤其是水下遥测）和红外光遥测等方式。

三、特种监护仪

特种监护仪主要有除颤监护仪、麻醉深度监护仪等。

（一）除颤监护仪

心脏除颤器是一种应用电击来抢救和治疗心律失常病人的医疗电子设备。除颤监护仪是心脏除颤器与心电监护仪的组合装置，除了具有除颤器的功能外，还可以通过除颤电极或独立的心电监护电极获取心电信号，并显示在监护屏上。除颤监护仪通常只作为心电监护仪使用，当出现心室颤动时报警，由操作者利用除颤器进行除颤，并可通过监视器观察除颤波形及除颤后的心电恢复波形。有的除颤监护仪除了有示波器显示之外，还带有记录仪，当心律出现异常时或除颤之后能自动记录，将除颤器的输出波形以及异常心电图自动描记在记录纸上。除颤监护仪如图 2－35 所示。

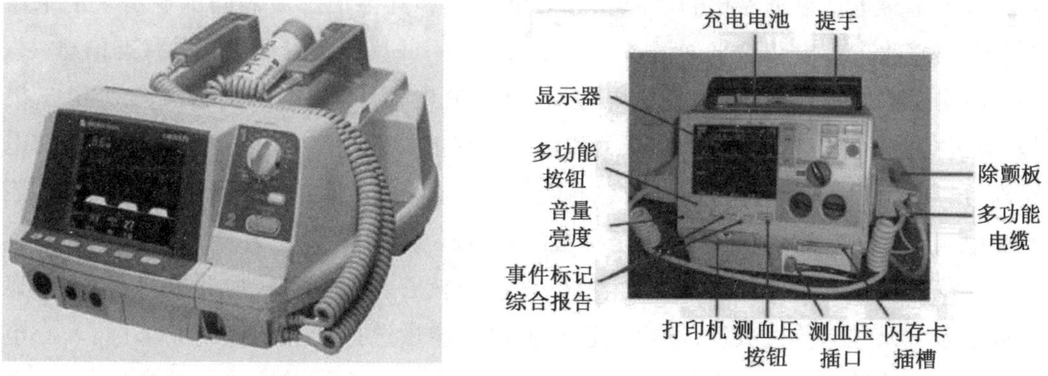

图 2－35　除颤监护仪

1. 工作原理

除颤监护仪工作原理框图如图 2－36 所示。

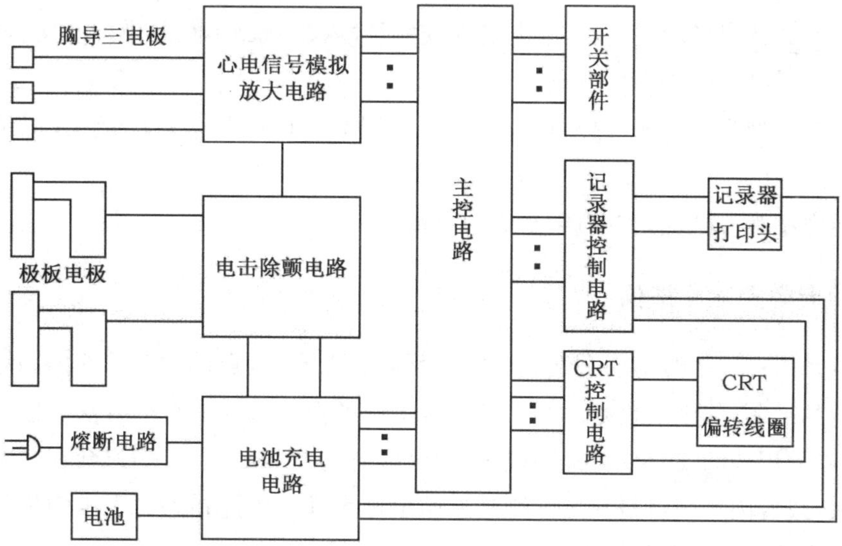

图 2－36　除颤监护仪工作原理框图

该系统由心电信号模拟放大电路、微处理器控制系统、电击除颤电路、高压放电电路、电池充电器、记录器等组成。

心电信号模拟放大电路的作用是对采集的心电信号进行放大。

微处理器控制系统由主控电路、显示器控制电路、记录器控制电路三部分组成。主控电路在仪器中起主导作用，对全系统进行控制，如对操作控制部分的读取、病人ECG的处理、除颤器放电和充电的控制、系统的自检诊断、通过软件计算ECG心率、增益或放电电量等。显示器控制电路接收心电信号和其他信息后做同屏显示。记录器控制电路接收主控电路送来的记录数据、控制打印，并反送记录器的有关状态信息。

电击除颤电路由充电器、高压电容器、高压充电变压器、电流变送器、2个电击极板、极板接触及状态指示器、操作开关和切换用继电器等组成，是除颤治疗最重要的电路部分。两个极板与人体接触，其接触阻抗应尽量小。为此在使用时须涂导电膏，还有接触阻抗指示装置，直接指示极板接触的状态。

除颤监护仪的软件功能有：以主控处理机为核心，对A/D转换器进行服务，为显示处理及记录控制传送数据；读出面板开关键和能量选择开关的控制要求；病人心电信号的数字滤波、QRS波的检出、心率计算报警；高压电容器的充电及放电控制，系统的自检等。

2. 技术指标

除颤器的技术指标主要有：波形、输出能量、充电控制、充电时间、输出能量显示、充电指示、触板面积、同步器工作方式。

监控器的技术指标主要有：心电输入、触板输入、导联故障、共模抑制比、显示器及显示特性、扫描速度、心率显示。

记录器类型为感应式、热敏打印纸（5cm宽幅）或电脑闪卡打印记录（记录纸速为25mm/ s）。

电池类型为25Ah、可充电密封铅酸电池。

（二）麻醉深度监护仪

麻醉是指在手术时对伤害性刺激的无反应和无回忆、强调对意识的抑制和对伤害刺激反应的抑制，即创造良好的手术条件所采取的保障病人安全的方法。但是在外科手术中，麻醉用药的安全变化范围很小，常因麻醉药物用量不足，病人会在手术过程中苏醒过来；或者因用药过量导致苏醒延迟而出现意外。因此在外科手术中进行麻醉深度的监测有着十分重要的意义。

目前麻醉师主要依靠定性的身体特征来判断病人的麻醉程度和决定药物的使用量，比如：(1)氧合、通气和循环连续检测评估（监测脉搏血氧饱和度、呼吸活动、心电图、血压和心率等）；(2)扩展监测（选择监测尿量、中心静脉压、有创动脉压、呼吸末二氧化碳分压、体温、脑功能、呼吸力学、血液生化、血气分析、肌松、凝血功能、肺动脉压、心输出量等）。这些自律行为的特征常会因不同病人对手术和麻醉剂的反应不同而缺乏准确性，而且使用药物也会减弱这些自律行为的变化，因此需要更适当的技术来监控麻醉的深度以提供更准确的参考指标。随着计算机技术的快速发展和在医学上的广泛使用，目前一些监护仪已经能利用对脑电图的检测和分析来自动评估麻醉的深度。

1. 自发脑电 BIS 监护仪

根据大量的临床数据与镇静、深睡眠状态之间具有相关性的事实，脑电双谱指数（bispectral index scale，BIS）将脑电信号的不同双频谱描述整合，并转化为简易信号。它综合 4 个脑电参数（时域的参数突发抑制率、抑制指数和频域的参数 β 比率、同相快慢波比），得到一个 0～100 的无量纲数字。100 代表清醒状态，0 代表完全无电信号。一般认为 BIS 值在 65～85 时，病人处于睡眠状态；在 40～65 时为全麻状态；<40 为暴发抑制状态。1996 年，BIS 被 FDA 批准作为监测麻醉深度和镇静水平的指标使用，BIS 监护仪已应用于 ICU、手术室以及临床研究。自发脑电 BIS 监护仪如图 2—37 所示。

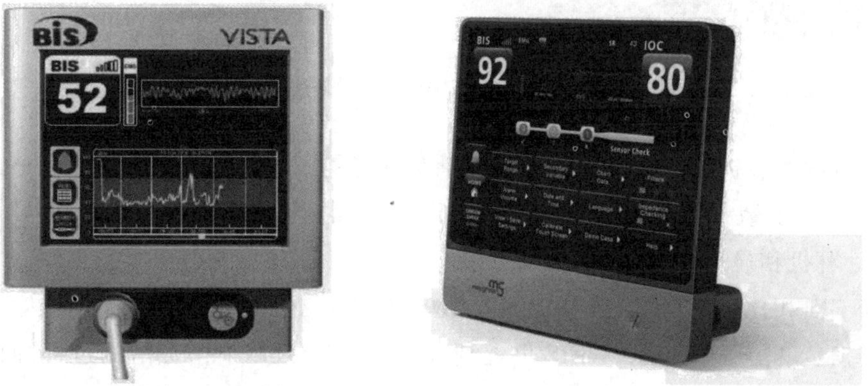

图 2—37　自发脑电 BIS 监护仪

脑电双谱指数 BIS 用于临床麻醉可以较好地反映镇静药的作用程度、意识恢复程度，有助于减少“术中知晓”的发生，提高麻醉恢复期病人的苏醒质量，并且可以指导术中麻醉药量的控制，节约麻醉相关费用。但 BIS 的不足之处在于其监测效果明显与麻醉药的种类及病人的个体差异有关，而且其对麻醉期间意识从有到消失以及从消失到恢复的反应不甚灵敏，还有就是 BIS 不能预测体动。

2. 听觉诱发电位监护仪

听觉是麻醉过程中病人最后消失也是最先恢复的感觉，且听觉的消失是随麻醉的加深逐渐被抑制的。听觉诱发电位是听觉系统接收声音刺激后，从耳蜗至各级听觉中枢产生的相应电活动，共 15 个波形，分三部分：脑干听觉诱发电位、中潜伏期听觉诱发电位、长潜伏期听觉诱发电位，其中，中潜伏期听觉诱发电位与大多数麻醉药呈剂量的依赖性变化，适用于监测麻醉深度。近年来，随着数字滤波器技术的发展，用来反映病人意识镇静水平的 A-line ARX-index 即 AAI 指数得到了临床推广应用。如 AEP Monitor/2 麻醉深度监护仪 AAI 指数是通过计算中潜伏期听觉诱发电位和自发脑电变化得到的复合指数。AAI 指数为 0～99，99 表示完全清醒，0 表示深度镇静，推荐适合外科手术的 AAI 值为 15～25。麻醉深度监护仪/听觉诱发电位监护仪如图 2－38 所示。

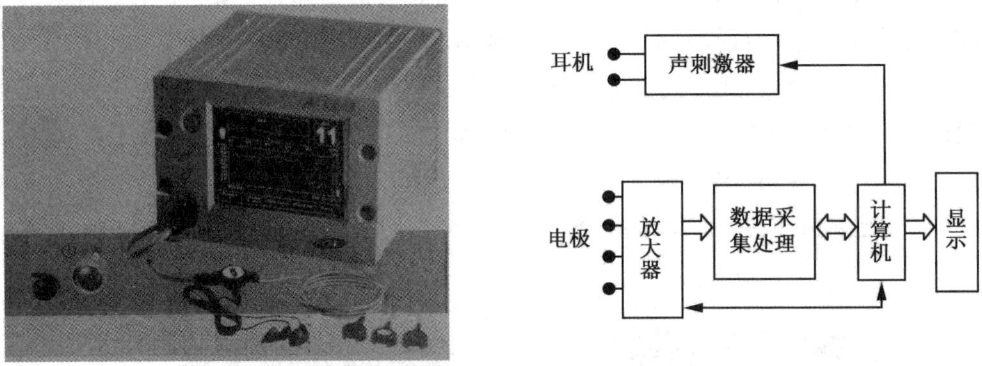

图 2－38　麻醉深度监护仪/听觉诱发电位监护仪

麻醉深度监护仪的硬件系统主要包括高性能隔离生物电放大器（5 万～50 万倍可调）、12 位以上数据的采集与处理系统、声刺激器（能发不同强度的“短声”或“短纯音”）、计算机和显示器等。

与 BIS 相比，AAI 除了具备 BIS 类似的作用外，还可以较好地提示病人清醒与睡眠的转换。麻醉苏醒过程中，BIS 值逐渐升高，能完整反映麻醉苏醒的过程，而 AAI 在从无意识到有意识转变的瞬间是突然升高的，并且 AAI 在意识清醒和消失之间无交叉重叠现象，因而与 BIS 相比，AAI 能更好地鉴别意识存在和消失。另外，AAI 还可以监测伤害性刺激的反应，预测病人体动，这是 BIS 所做不到的。但 AAI 和 BIS 一样，也存在一些应用问题：不能有效评价某些麻醉相关药物如氧化亚氮的镇静程度，另外 AAI 可能会受肌源性因素的影响，而且 AAI 并不适用于听力有障碍的病人，在监测中还需要尽力避免其他电器的电磁干扰。

近年来，应用于麻醉深度监测的脑电分析法研究已取得了不少成果，如 Narcotrend 指数、熵指数、意识指数等，但各种方法在临床应用时仍存在很多局限。其中的脑电双谱指数和听觉诱发电位指数都得到了广泛的认可，但在非稳定药代动力学下，BIS 和 AAI 都不能实时反映麻醉深度，同时在手术中易受手术室内其他设备的干扰。这些分析方法目前虽已有临床应用，但要作为一种全面的麻醉监护方法，还有待于进一步研究和不断完善。

四、监护系统的发展趋势

目前，监护系统的发展趋势主要体现在以下几方面：

1. 多功能监护

以心电监护仪为例，能实时显示心电波形，而且能对心电信号进行自动分析，自动判别多类别心律失常，并用字符、数字及文字形式表达；能长期存储各类心律失常数据，可随时回顾各类心律失常事件，并显示失常时的心电波形；给出长时期心率及主要心律失常的趋势曲线；不但能监测卧床患者的信息，而且能通过有线或无线方式远距离遥测行走患者的生理信息，以及进行电话传输、诊断和随访等；进行实时、延时、冻结记录心电波形、数据及趋势曲线等。

2. 多参数监护

从单一参数（ECG）监护向多生理及生化参数同时监护发展。采用各类传感器及采用软件、硬件模块化技术实现血压（有创及无创）、心排出量、呼吸、体温、脉搏、氧分压、二氧化碳分压、血氧饱和度等信息监护，以便全面评估循环系统或呼吸系统的功能。

3. 自动化及闭环控制

采用计算机技术后，监护系统很容易实现操作自动化、分析自动化、自动报警、自动记录等，从而克服单调的反复操作带来的疲劳，大大地减轻医务人员的劳动强度，减少数据记录、整理等麻烦。采用传感器测量及自动给药系统组成的闭环控制系统可更及时地抢救某些危重患者，例如自动闭环控制系统已用来自动调节人体体温、血压、血糖，用来实现心脏起搏、除颤和反搏，用来实现生物反馈治疗等。

4. 系统化及网络化

从单个患者床边监护走向多床位中央集中监护，从单参数走向多参数监护，在工程技术上采用的方法是模块化、系统化及网络化，并采用共享存储器以及采用服务器实现信息共享。采用系统化及网络化，可实现多个病房间的信息转接与交换，将监护系统和信息显示呼叫系统及以局域网为基础的数据管理系统等各种信息系统联网，实现信息的远距离存储及共享等。预测未来的监护系统将会是整个医院信息系统中的一个重要组成部分，甚至发展成为远距离诊断、监护和通信网络系统中的一部分。

5. 携带式及植入式监护

将监护系统小型化，并采用磁带及各种数字存储装置，可实现离院个人携带和自我监护，或将长期存储的信息在中心站进行快速回放和分析。目前已发展多种生理参数的便携式记录装置，包括心电及血压等。将微型系统植入人体内部，通过电磁耦合及光耦合等方法，将体内直接检测的信息送至体外，在体外用监护及测量装置进行实时监控的方法，也引起了生物医学界及工程界的重视，植入式监护主要用于对一些人工植入装置进入人体后（例如义肢、人工器官等）的性能及人体相关参数进行实时监测，必要时实现体外对体内装置性能的调控。

第三章 临床检验仪器

第一节 概 述

一、检验分析技术

检验分析技术的发展与自然科学基础学科和生物学基础学科的发展息息相关，它以生理学、病理学、生物化学、分子生物学、病原生物学、免疫学、细胞生物学等学科为理论基础，以试剂学、仪器科学、生化技术、免疫技术、细胞生物学技术和分子生物学技术为检测手段，以临床医学的各个学科为服务对象，伴随电学、电子学、计算机科学、光学等的发展，使手工检测步入仪器自动化、电脑化检测成为可能。

临床医学检验(clinical medical laboratory)是采用各种实验室检查方法和技术，对来自机体的血液、尿液、粪便以及分泌物和排泄物等标本进行一般性状观察及理学、化学、免疫学、病原学和显微镜等检查，为疾病筛查和诊断提供准确的检测结果。

临床医学检验技术与其他学科一样，其发展是一个漫长而曲折的过程。血细胞分析仪从半自动发展到全自动以及全自动工作站，从阻抗法原理到多项高新技术联合应用，从计数红细胞、白细胞几项参数开始发展到多参数检测，并具有用血量少、快速、精密度高、自动质量控制等特点。尿液干化学自动分析已能简便、快速、精密地对尿液中的多项成分进行分析。同时，干化学试带的应用也有利于床旁检测的实施。以往被认为难以自动化的尿沉渣检查亦已自动化，并逐渐在临床普及。生物化学、免疫学、细胞生物学、遗传学，特别是分子生物学技术的发展，有力地推动了临床医学检验基础的进步。随着新技术的不断发展与渗入，临床医学检验技术的内容和应用也将随之扩大和深化。

二、医学检验分析的范畴

临床医学检验是一门综合性学科，与物理学、化学、生物学、电子学、计算机科学、生物化学、免疫学及临床医学等具有不可分割的联系。

宏观上医学检验分析分为定性分析与定量分析：定性分析是确定物质由哪些组分（元素、离子、基团或化合物）组成；定量分析是确定物质中有关组分的含量、确定物质中各组分的结合方式及其对物质化学性质的影响。

微观上医学检验的范畴可以归纳为：①血液一般检验；②血细胞涂片形态学检查；③血细胞分析仪技术；④血液流变学基础及检验；⑤尿液理化检验；⑥尿沉渣检验；⑦体腔液检查；⑧分泌物及排泄物检验；⑨脱落细胞学及细针吸取细胞学检查。

三、医学检验技术的发展趋势

21 世纪是科学技术特别是生物科学迅速发展的时代，随着生命奥妙的不断揭示，将会有更多、更新的技术应用于临床医学和检验医学。目前临床检验技术的发展主要体现在以下几个方面：

1. 检验医学融入学科技术更多、内涵更丰富

随着科学技术的发展，将有更多的先进理论和技术不断融入检验医学，具体表现为分子生物学技术、基因芯片技术、标记免疫分析技术、流式细胞术、生物传感器技术、即时检验技术、自动化和学习技术等。

2. 加强实验设备和实验环境的建设，以提供高质量检测的物质基础和必要手段

模块式设计能构成独立工作单元，还能组合构成全自动系统，设计上能紧密组合，形成一个高质量、多功能的检验系统，实现了一台仪器可测定常规、特殊生化、药物治疗、特种蛋白、免疫等多种项目，还可以增添各种部件以扩展其功能。而对工作过程的处理可采用机器人化设计，即从送入标本、输入条码、完成检测、数据处理、存储输出到连接网络，完全由仪器的机械手和数据处理分析系统准确无误地完成，从而实现全实验室自动化。

3. 建立和实施全面质量管理体系

实施全面质量管理是检验医学技术的生命和永恒的主题，离开了质量保证，再好的仪器和人员，其检验结果也是无用的，甚至误导临床。同时，低污染、注重环保仍然是临床检验发展的方向，如使用真空采血针和装备自动化检测仪器可以减少污染和病菌感染，提高功效；采用干试剂检测能够减少对水的污染。

四、临床检验仪器的分类

临床检验仪器有多种不同的分类方法，按检查方式可分为目视检查、化学检查、自

动化检查仪器等；按检验仪器的工作原理可分为力学实验、电化学实验、光谱分析实验、波谱分析实验等仪器；按临床用途可分为血液学检验和尿液检验仪器、生物化学分析仪器、免疫学仪器、微生物学仪器、分子生物学仪器和普通仪器等。每种分类各有其特点。综合以上几种分类方法，可将临床检验仪器分为以下 8 类：

(1)分离分析仪器　有离心机、色谱仪、电泳仪器等。

(2)临床形态学检测仪器　有显微镜、血液分析仪器、流式细胞仪等。

(3)临床化学分析仪器　有分光光度计、自动生化分析仪器、电解质分析仪、尿液分析仪器、血气分析仪器、干化学分析仪器、即时实验仪器等。

(4)临床免疫标记分析仪器　有酶免疫测定仪、放射免疫测定仪器、荧光免疫测定仪器、化学发光免疫测定仪器等。

(5)临床血液流变分析仪器　有血液流变分析仪器、血液凝固分析仪器、红细胞沉降率测定仪器等。

(6)临床微生物检测仪器　有血培养检测系统、微生物鉴定和药敏分析系统、厌氧培养系统等。

(7)临床基因分析仪器　有聚合酶链反应核酸扩增仪器、连接酶链反应核酸扩增仪器、核酸定量杂交技术和相关仪器、DNA 序列测定仪器、核酸合成仪器、生物分子图像分析系统、生物芯片和相关仪器等。

(8)其他临床实验仪器。

第二节　临床化学检验仪器

一、紫外分光光度计

光谱分析技术原理是利用各种化学物质都具有发射、吸收或散射光谱谱系的特征，以此来确定物质的性质、结构或含量。紫外和可见吸收光谱用于定量分析的基本方法是用选定波长的光照射被测物质溶液，测量它的吸光度，再根据吸光度计算被测组分的含量。

紫外分光光度法是一种灵敏、快速、准确、简单和具有较好选择性的分析方法。许多新型光谱仪器的诞生，如激光拉曼光谱仪、原子吸收分光光度计等都是在紫外可见分光光度法的基础上发展起来的。

紫外分光光度计就是根据物质的吸收光谱研究物质的成分、结构和物质间相互作用的仪器，其基本组成有六部分：光源、分光系统（单色器）、样品吸收池、检测器、放大线路和测量信号显示系统。一般排列成直线结构，如图 3—1 所示。

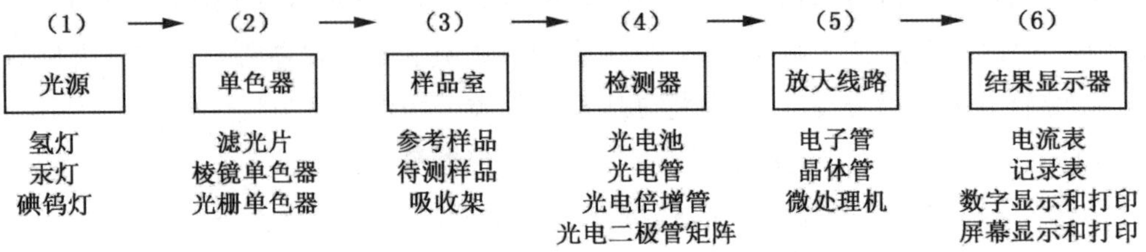

图 3—1　紫外分光光度计结构框图

从光源发出的光经过入射狭缝，被单色器分成特定波长的光波，物质对光波进行选择性吸收，由检测器检出，反映到接收器上，得到物质的吸收光谱。

(1)光源　对光源的基本要求是在广泛的光谱区域内发射连续光谱，有足够的辐射强度，辐射能量随波长没有明显的变化，光源有良好的稳定性。实际上，这种理想光源不存在。尤其是辐射能量实际上是随波长而变化的，为了弥补这个缺陷，常在分光光度计内装有能量补偿凸轮，该凸轮与狭缝联动，使狭缝大小随波长改变，以便于补偿辐射能量随波长的变化。

(2)单色器　单色器是一种用来将光源发出的复合光分解为单色光并能任意改变所需波长的装置，它是分光光度计的心脏部分，主要由入口狭缝、出口狭缝、色散元件和准直镜等组成。其中色散元件为关键性部件，常用的有棱镜或光栅。

(3)样品吸收池(比色杯、比色皿、比色池)　一般由玻璃、石英和熔凝石英制成，是用来盛被测溶液和决定透光液层厚度的器件。在低于 350nm 的紫外区工作时，必须用石英池或熔凝石英池。常用吸收池的光程(透光厚度即两透光面之间的距离)为 0.1～10cm，其中以 1cm 池最常用。比色皿以长方体最为普遍，也有圆鼓形或其他形状。依用途不同，吸收池可分液体吸收池、气体吸收池、可装拆吸收池、微量吸收池及流动吸收池数种，对不同浓度的样品可采用不同光程的样品池。

(4)检测器　在测量中须将光信号的变化转换成电信号的变化才能定量测量。这种将光信号转换成电信号的检测器称为光电转换器，即检测器。对光电器件的主要要求有三个：产生的电信号必须与照射到它上面的光强有恒定函数关系；必须能对一个很大波长范围内的光响应；灵敏度要高，响应速度要快，产生的电信号要易于检测或放大，噪声要低。

(5)放大线路　由检测器接收的光信号变成电信号后，首先经前置放大器放大，再分别导入参比和样品放大器进一步放大，通过解调线路解调，将样品信号减去参比信号，由数据显示器显示。常见的双光束分光光度计大多采用光学零点平衡式光电系统或电学比例记录式系统。放大线路往往和检测器连在一起，统称为检测器系统。

（6）显示系统 结果显示方式多种多样，分光光度计所用的读数显示装置归集起来有光点式检流计、微安表、电位计、数字电压表、记录仪、打印机、示波器和数据台等几种。

不同型号的紫外分光光度计如图 3－2 所示。

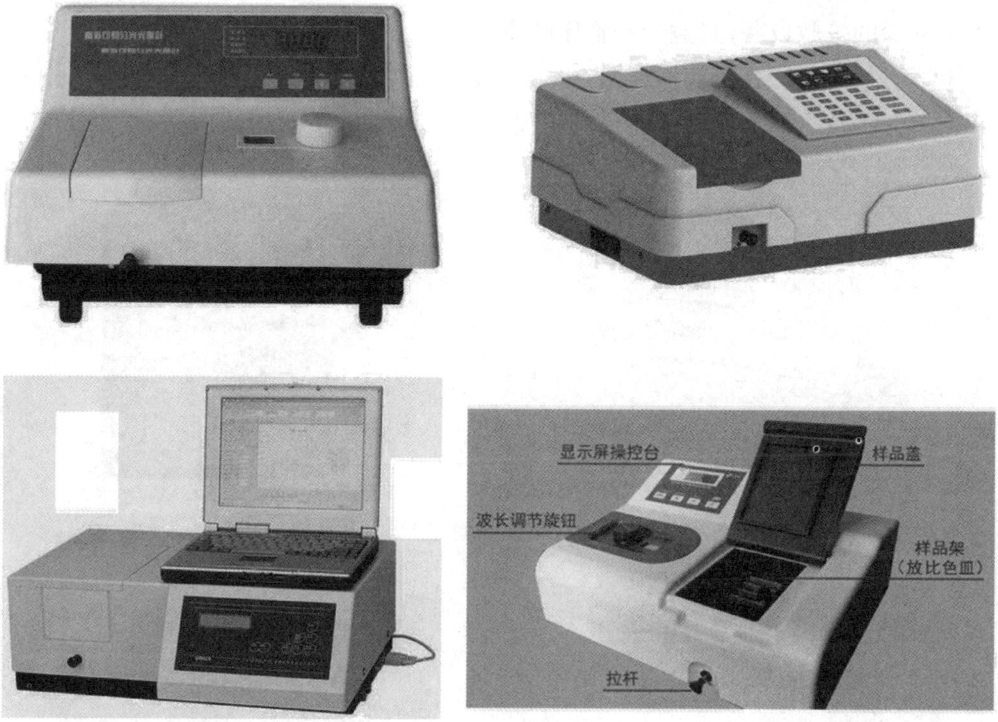

图 3－2 紫外分光光度计

紫外分光光度计的主要技术指标有光学系统参数、显示方式、光谱宽度、波长范围、波长精度、杂光、光度范围、透射比准确度、稳定性等。

二、血气分析仪

（一）临床应用

正常的新陈代谢依赖于人体内血气、酸碱及电解质的平衡。人体为了维持血气、酸碱等内环境的稳定，需要依靠缓冲、代偿、调整等一系列生理机制进行调节。

血气分析在临床上的应用有：①用于昏迷、休克、严重外伤等危急病人的抢救；②用于手术尤其是用体外循环进行的心脏手术等引起的酸碱平衡紊乱的监视、治疗效果的观察和研究；③用于肺源性心脏病、肺气肿、气管炎、糖尿病、呕吐、腹泻、中毒等疾病的诊断和治疗。血气分析的连续监测不仅是混合型酸碱平衡紊乱的诊断前提，而且是合理治疗其他各型酸碱平衡紊乱的分析基础。

血气分析仪是通过对人体血液中的酸碱度（pH）、二氧化碳分压（PCO_2）、氧分压（PO_2）进行测定，来分析和评价人体血液酸碱平衡状态和输氧状态的仪器。它还可以用于人体其他体液，如腔液、胃液、脑脊液、尿液 pH 的分析与测量。血气分析仪已作为不可缺少的抢救设备，日益受到临床的重视。

不同类型的血气分析仪器如图 3－3 所示。图中（b）为湿式血气分析仪，（c）为即时式血气分析仪，（d）为便携式血气分析仪。

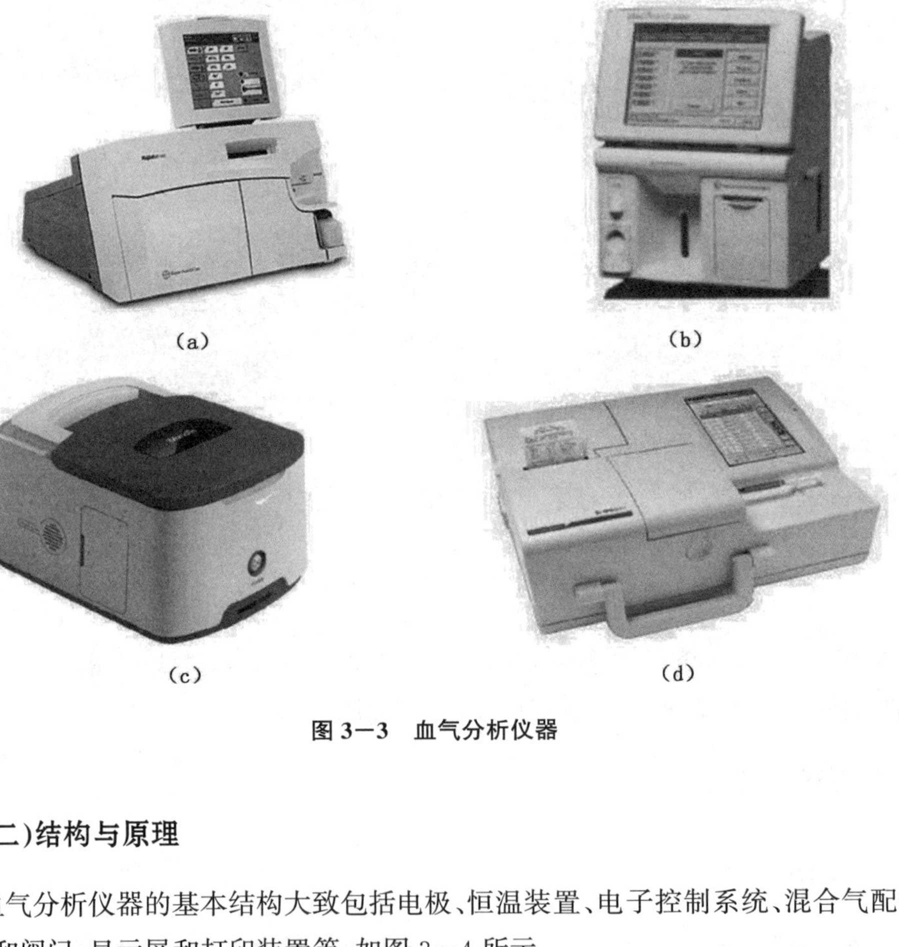

图 3—3　血气分析仪器

（二）结构与原理

血气分析仪器的基本结构大致包括电极、恒温装置、电子控制系统、混合气配气装置、泵和阀门、显示屏和打印装置等，如图 3－4 所示。

pH 电极用于检测血液中的酸碱度（pH），常以玻璃电极为主，由一条带插头的屏蔽线将其连接到测量仪上。pH 参比电极作为参照比较的电极，常用的有甘汞电极和银—氯化银电极两种，它们具有较稳定的电极位，是测量 pH 常用的参比电极。PCO_2 电极（二氧化碳分压电极）是一种对 CO_2 敏感的气敏电极，用于检测血液中的二氧化

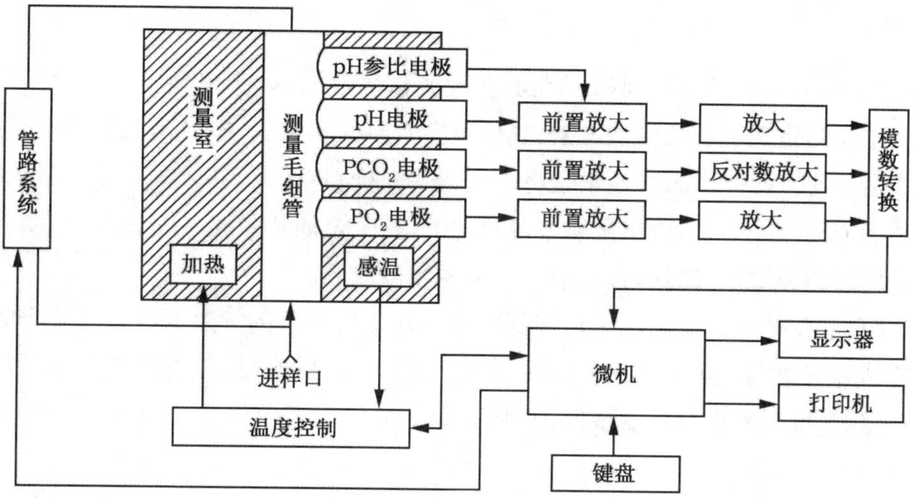

图 3－4 血气分析仪方框图

碳分压。PO_2 电极(氧分压电极)是一种对 O_2 敏感的电极,用于检测血液中的氧分压。

血气分析仪器的基本原理可概括为:被测血液在管路系统的抽吸下,被抽进样品室内的测量毛细管中(此后管路系统停止抽吸),测量毛细管的管壁上装有 pH、pH 参比、PCO_2 和 PO_2 四个电极的感测头,其中,pH、pH 参比电极共同组成对 pH 的测量系统,这样,血液中的 pH、PCO_2 和 PO_2 同时被 4 个电极所感测;电极将它们转换成各自的电信号,然后通过高输入阻抗的微电流放大器放大、模数转换后被送到仪器的数据处理系统,经处理、运算后,再将测量和计算结果送到显示器显示、打印机打印。由于数据处理系统和屏幕显示相关新技术的应用,仪器的自动化性能不断完善,提供的信息越来越多,从而使仪器不断推陈出新。

(三)常用参数与技术指标

(1)pH 参考值为 7.35～7.45。PH＞7.45 为碱血症,PH＜7.35 为酸血症。

(2)PO_2 参考值为 10.64～13.3kPa。PO_2＜7.3kPa 为呼吸衰竭,PO_2 在 4kPa 以下时有生命危险。

(3)PCO_2 参考值为 4.65～5.98kPa。PCO_2＜4.65kPa 为低碳酸血症,PCO_2＞5.98kPa 为高碳酸血症。

(4)Hb(血红蛋白) 正常值为 120～160g/L(男)、110～150g/L(女)。

(四)性能特点

(1)微量化 为了尽可能少用样品量,测量毛细管做得很细,但过细的毛细管容易堵塞而影响测量。毛细管的形状一般做成一字形或 W 形，W 形在冲洗时能将电极冲洗干净。

(2)恒温　因电极的转换稳定性随温度变化非常敏感，所以测量室应是一个恒温系统。早期测量室采用恒温速度慢、热稳定性较差的水浴式、空气浴式等，现已被固体恒温式所取代。固体恒温式通常是将一块铝块开槽、打孔后，装入加热器、温度感测装置和透明的测量毛细管，由于是靠金属导热的，整个金属块就是一个恒温体，所以固体恒温式的加热速度快、热均匀性比较好、恒温精度较高。

(3)自动测量和自动冲洗　仪器都装有一套比较复杂的管路系统以及配合管路工作的泵体和电磁阀。泵和电磁阀的转、停、开、闭，温度的高低，定标与定标液的有、无、供、停等均由微机来进行控制或监测，从而保证血气分析仪器实现自动测量和自动冲洗。

(4)双向自动定标　血气分析方法是一种相对测量方法，所以在进行测量之前，先要用标准的液体及气体来确定 pH、PCO_2 和 PO_2 三套电极的工作曲线，即定标或校准，每种电极都要有两种标准物质进行定标，以便于确定建立工作曲线最少所需要的两个工作点。在工作过程中，仪器还自动对电极进行一点定标，随时检查电极偏离工作曲线的情况。一旦发现问题，仪器便停止测量工作，要求重新定标，以保证所测数据的正确性。

(5)快速　血气分析仪器的检测时间为 1.5～2 分钟，加上样品引入仪器前的准备时间，一般每小时完成 25～30 个测试。

(6)保养　血气分析仪属于 24 小时连续开机处于待测状态的仪器，保养的主要内容是保护电极、去蛋白质和换膜。所以，如何缩短保养所需时间就成为各类血气分析仪的改进目标之一。

三、自动生化分析仪

生化分析仪是临床诊断常用的重要仪器之一。它通过对血液和其他体液的分析来测定各种生化指标，如血红蛋白、胆固醇、肌酐、葡萄糖、氨基转移酶、淀粉酶等，同时结合其他临床资料进行综合分析，可帮助医务人员诊断疾病，并可鉴别并发因子以及决定今后治疗的基准等。

自动生化分析仪是指生化分析中的取样、加试剂、去干扰物、混合、保温反应、检测、结果计算和显示以及清洗等步骤由机器自动完成的仪器，实现自动化的关键在于采用了微机控制系统。自动生化分析仪的工作原理是基于光电比色法，其结构是由光电比色计或分光光度计加微机控制两部分组成。测试过程是自动完成的，在采样、进样、反应等过程中使用了特殊性能的部件。

临床上自动生化分析仪的主要技术参数有：波长范围、光源及分光方式、温度控制、测试方法、项目参数、样品用量、程序设置、试剂、进样系统等。在应用方面，常规生化分析仪的可测定项目包括常规生化、同工酶、电解质、药物监测、特殊蛋白、免疫分析、激素、肿瘤标志物、自由基、毒理学监测、细胞因子、微量元素测定等。

自动生化分析仪可分为离心式、连续流动式、分立式和干化学式几大类，结构装置和工作模式各不相同。其中，分立式自动生化分析仪的应用最为普及。

（一）离心式自动分析仪

离心式自动分析仪是 20 世纪 70 年代发展起来的，其样品和试剂放在特别设计的、位于圆盘上的液槽内，圆盘放在离心机上作为转头。当离心机开动后，圆盘内的样品和试剂受离心力的作用流入圆盘外圈的比色槽内、相互混合并发生反应；光线通过比色槽，利用吸光光度法进行测定。离心机以 1 000～2 000r/min 转动时，数秒后即可完成混合、反应、数据处理过程。离心式分析仪的结构如图 3－5 所示，左侧表示注入样品和试剂的静止状态，右侧表示转头转动后样品和试剂受离心的作用流入比色槽内边转动边测定的状态。

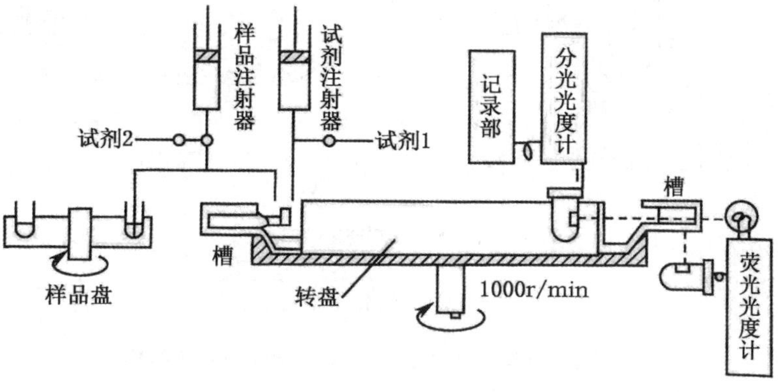

图 3－5　离心式自动分析仪原理结构示意图

离心式自动分析仪的特点是所需的样品和试剂量很少（数微升），能快速反应并连续比色，1 秒内可以进行多次测定，因此要求比色计的灵敏度高。仪器的检测部分大多用光电倍增管，记录器大多用示波器，以便于连续观察。测定方法除吸光光度法外，还有荧光光度法，这时测光的光路和测定系统的光路垂直，易获得浑浊粒子的散光。

新型离心式自动分析仪具有样品识别、自动加样品和试剂、温度自动调节、自动分析和数据处理、自动显示和打印实验结果及曲线、自动清洗和自动诊断等功能。除分离血清外，其他操作均自动进行，每小时可完成肝功能试验 300 余项次，或心肌酶谱 280 项次，或葡萄糖、尿素、氮测定 300 余项次，可以对批量样品在同一时间内进行分析，也可同时测定 6 个不同的项目，还可随时插入急诊化验样品。

（二）连续流动式自动生化分析仪

待测的反应液在管路中边流动边反应的生化分析装置称为连续流动式自动生化分析仪。

连续流动式自动生化分析仪的基本原理是应用比例泵将试样、试剂和空气按一定比例送进管路，在流动过程中经过混合、加温、去干扰物等一系列处理，流入检测池检测后经数据处理，输出给记录器。一台以光吸收为检测手段的单项连续流动分析仪应由采样盘、比例泵、混合管、透析器、恒温器、比色计和记录器组成，其原理结构如图 3－6 所示。管路内的圆圈表示气泡，气泡将试样和试剂混合液分为一段一段的液柱，使试样和试剂充分混合。这些气泡借助擦拭管壁的作用可清洗管路，还起到防止管壁附近滞留层形成的作用。但气泡影响比色，所以在比色前必须将它除去。

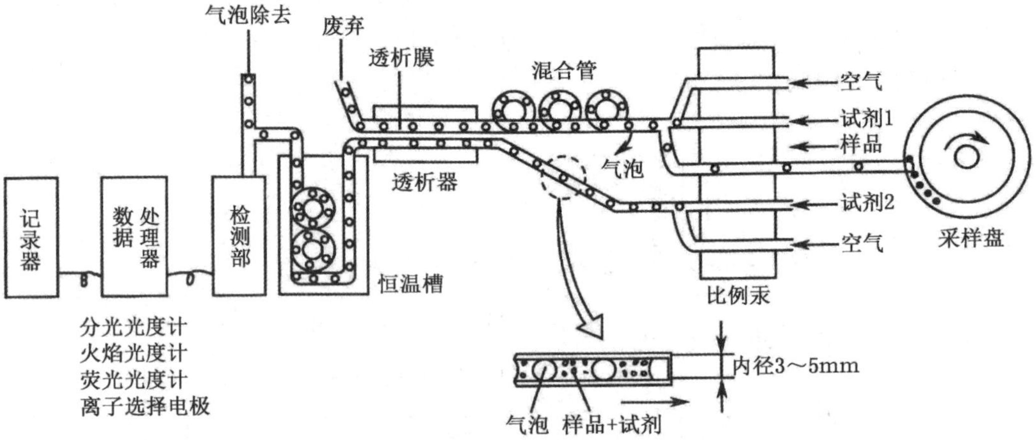

图 3－6　连续流动式自动生化分析仪的原理结构

采样盘是一个可自动转动的圆盘，载有许多杯子（试管），杯内装有各种样品或标准液或对照用血清。转盘按时转动，由与管路相连的吸管依次吸取样品。此装置有精确的可调节的时间控制器。有的采样盘上还装有样品号码识别器，在计算机的控制下，样品测定结果可打印在该编号下。

比例泵是由转轴、弹簧压板和管径不同的塑料管组成的，其作用是代替手工操作时的各种吸管。转轴转动时挤压塑料管一张一弛地输送管道中的样品、试剂和空气。由于同一时间吸入各管子的流量与各管管径有一定的比例关系，所以称为比例泵；又由于吸入的样品、试剂和空气的多少都由此比例泵决定，所以又称为称量泵。从图 3－6 右侧可以看出，当比例泵开动后，样品、试剂 1 和空气同时被吸入管道，下面的试剂 2 和空气也同时被吸入另一管道。

混合管是用玻璃制成的蛇形管，根据反应时间的长短可选用长短不同的规格，其作用是使两气泡间的比重不同的样品和试剂靠重力作用充分混合。

透析器的作用是使管道中的大分子物质（如蛋白质）与小分子物质（如葡萄糖、尿素等）分离，凡是需要排除干扰物质的检验（如去除蛋白质），都要使样品通过透析器。透析器中的透析薄膜可有各种不同的规格，对各种物质的透过速度不同，需要根据拟排出的干扰物适当选用。

恒温槽的作用是保证反应管道中的反应过程在一定温度中进行，一般采用油浴，温度在 25～95℃之间任意调节。槽内装有盘旋的玻璃管，其长度可根据反应时间的长短加以选择。

检测部可以是分光光度计、荧光光度计和离子选择电极装置等，也有的装有固定化酶柱的酶分析系统。一般采用滤光片的比色计。

常用的记录器有笔式记录器和打印记录器。记录的数值可以是光密度、浓度、酶的活力单位 。大型分析仪的记录器必须以一定顺序将许多比色计的信号记录下来，所以在记录器和比色计之间还需有控制调节器。打印记录是通过计算机与样品号码识别装置联系在一起的，这样打印报告时样品的号码和测定结果不会发生错误。

上述这些部件可以组成单道的连续流动式分析仪，也可以组成复杂的多道分析仪。前者只能进行一种项目的分析，后者可同时分析多种项目，又称为顺序多项分析仪。有的分析仪每小时可进行 60 个样品的分析，对每个样品可分析 12 个项目。更高水平的仪器可达 150 个样品/小时，对每个样品可测 20 个指标。连续流动式自动生化分析仪如图 3—7 所示。

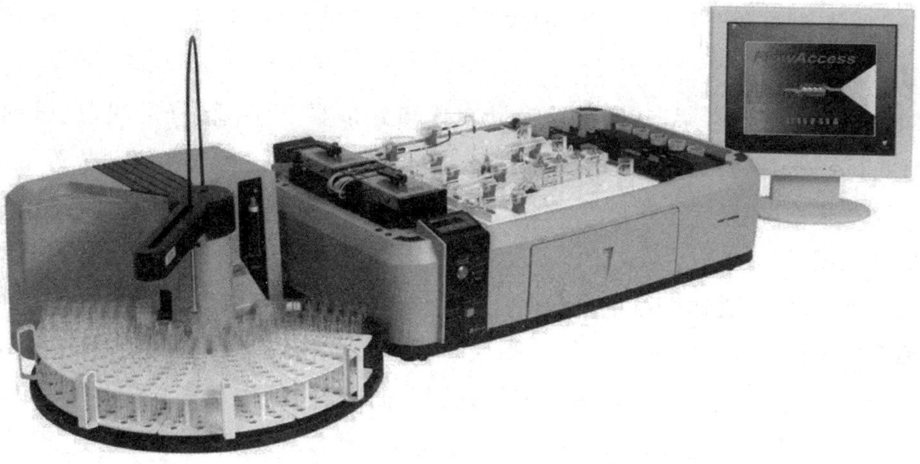

图 3—7　连续流动式自动生化分析仪

(三)分立式自动生化分析仪

分立式也叫分离独立式或D方式,是指按手工操作的方式编排程序,但以机械操作代替手工操作,各部分由传动装置来实现,按顺序依次操作,放在传送带上的编码试管架可使试管自动升降。当反应试管中添加样品后,就可以向保温水浴移动,然后由另外的注射加液器加入反应试剂,并伸入搅拌器搅拌均匀,反应试管在恒温装置中到达反应结束点的行进时间应等于反应时间,如图3-8所示。反应结束后,试管中样品由泵依次吸至流动比色池中进行比色,经信号处理后,记录或打印出结果。比色后的试管被推出水浴冲洗干净,以备下一批分析使用。

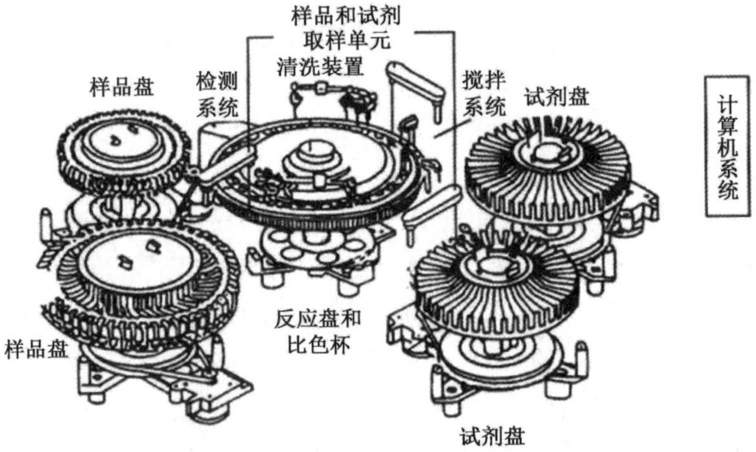

图3—8　分立式自动生化分析仪结构示意图

分立式自动生化分析仪主要由加样系统、反应系统、检测系统、计算机系统及辅助系统组成。

加样系统包括试管架(试样器)、吸量装置和分布器、反应管、样品吸取、试剂分配等部分。试样器有圆盘形和吊篮形两种,被测试样放在试样器上,在驱动装置带动下,按一定速度移动,使试样一个一个地传递到取样针下,待取样。吸量装置和分布器用于定量吸取试样和试剂以完成加样。反应管固定在由微型马达带动的链式传送带上,步进式向前移动,步进速度可依反应时间进行选择。样品吸取由计算机控制,并通过液面感应器防止空吸或吸入下层的血凝块。试剂分配由试剂室、试剂加样器、搅拌等部分组成,其中试剂室用于放置多种试剂;试剂加样器的工作方式与样品吸样基本相同,只是多了一步搅拌过程;搅拌可由试剂冲液混合或搅拌棒直接搅拌完成。

反应系统主要是恒温水浴,可控制温度有25℃、30℃和37℃,由传送带带动反应管至恒温水浴中保温。

检测系统包括光源、分光装置、比色杯(反应杯)、检测器等部分。光源多数采用卤素灯,由于光源自身产热较严重,有些分析仪还特意安装了水冷装置,使光源的使用寿命大幅增加。分光装置采用干涉滤光片或光栅分光。比色杯(反应杯)主要有分立式比色杯和流动池式比色杯。检测器用于反应结束后进行检测。

计算机系统是自动生化分析仪的核心部分,测试的每一步骤都由它下指令完成。自动生化分析仪的计算机与仪器的动作结合,一般有以下功能:识别(鉴别被测对象条形码信息和需要测定的项目)、计算(转换样品信息为相应动作并实施于整个测定过程)、控制样品与试剂的吸加、控制磁力或机械搅拌混合、调控温度(通过温度感应器调节)、结果显示与储存及打印。

辅助系统包括电源、稳压、恒温、干燥、无尘及急诊部分。

分立式自动生化分析仪如图 3—9 所示。

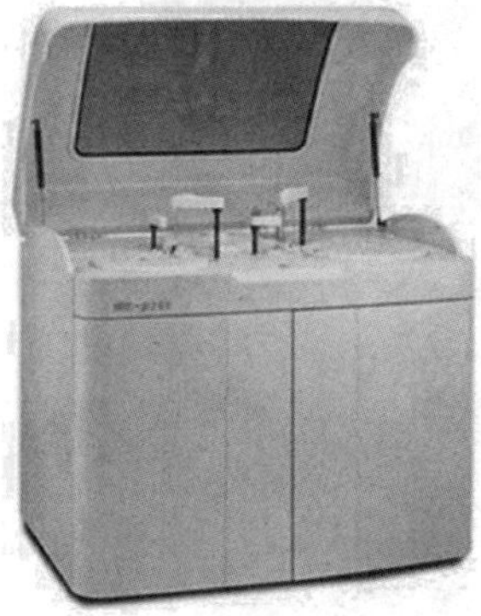

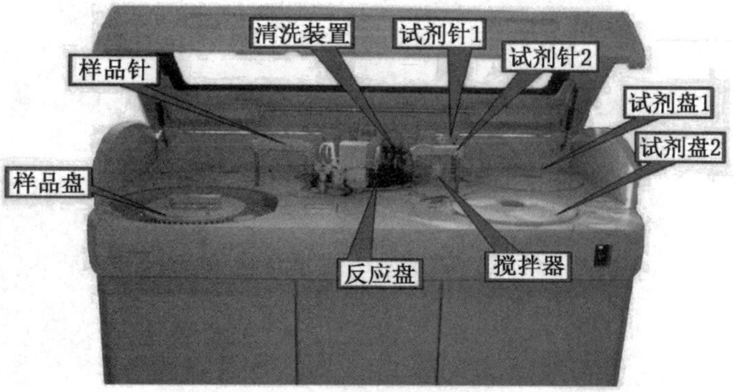

图 3—9　分立式自动生化分析仪

(四)干化学式自动生化分析仪

干化学又称干试剂化学,属于固相化学范畴,是相对于经典的“湿化学”而言的。化学上为大家所熟知的、在反应容器中加入液态试剂和样品,混合后发生化学反应称为“湿化学”。“干化学”是指水溶性的酶用物理或化学方法处理,使其吸附、包埋或共价结合在载体上或发生酶分子的交联,使之变成不溶于水的仍具有酶活性的酶衍生物,成为固化在载体上的试剂,当液体样品(血清、血浆、全血、尿液等)直接加到已固化于特殊结构的试剂载体上时,以样品中的水为溶剂,将固化在载体上的试剂溶解后再与样品中的待测成分进行化学反应,从而进行分析测定的一种方法。干化学既具有液体化学的优点,又有自己独特的优势。干化学分析无须太多准备工作,测定项目多,适用于小型医院和门诊实验,保养维护简单,但检测成本高,适用于每天样本量较少的情况。

干化学式自动生化分析仪是采用多层薄膜的固相试剂技术，仅需将样品加在固相试剂上进行测定的一种分析系统。它完全脱离了传统的采用试管和吸管的分析方法，仪器操作简便、测定速度快、灵敏度和准确度与典型的分立式仪器相近。所有的测定参数均储存在仪器的信息磁块中，当编有条形码的特定试验的试条、试片或袋式试剂包放进测定装置后，其储存的信息就变成测定动作，直至最后报出结果。

干化学式自动生化分析仪的基本结构大体与分立式相同，不同的是分立式针对的是液体试剂，而干化学式的试剂是固相试剂，所以它无搅拌装置，样品在试条（片）迅速均匀地扩散而完成化学反应。图 3－10(a)所示为某型号干化学式自动生化分析仪，图 3－10(b)为另一产品放置试剂片和样本。

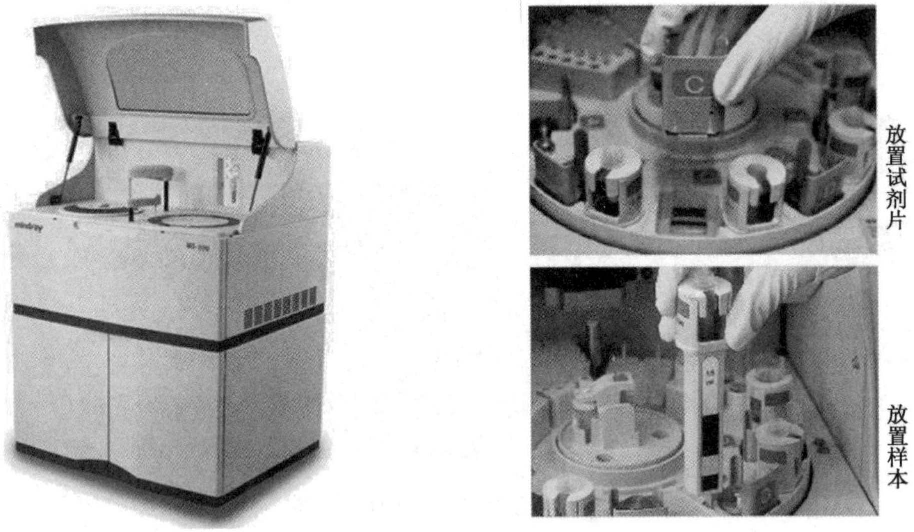

(a) (b)

图 3－10 干化学式自动生化分析仪

四、电解质分析仪

电解质是指在溶液中能解离成带电离子而具有导电性能的一类物质，包括无机物和部分有机物，主要指 K^+、Na^+、Cl^-、Ca^{2+}、Mg^{2+}、无机磷和 HCO_3^- 等电解质。电解质在机体中具有许多重要生理功能。当机体某些器官发生病变或受到外源性因素的影响，都可能引起或伴有电解质代谢紊乱。因此，电解质测定具有临床意义：根据电解质含量的高低偏离可判断人体器官、脏器生理功能失调及发生的疾病。

测定人体血液、尿液中的电解质一般采用火焰光度法或离子选择电极法，而后者正逐步代替前者，得到越来越广泛的应用。随着配套试剂盒的问世，用比色法特别是酶法测定电解质，以其特异、灵敏、快速、不需专用仪器、在各种生化分析仪上均可进行测定等特点而日益受到重视。

在电解质分析仪测定项目的组合中，K^+、Na^+、Cl^-、CO_2 等组合最为常用。近来已有不少厂家推出了电解质与血糖、肾功能等同时测定的仪器，也有设计成可同时测定 K^+、Na^+、Cl^-、Ca^{2+}、Mg^{2+}、Li^+ 等多种离子的仪器。

电解质分析仪根据其检测方法分为火焰光度计和离子选择电极法电解质分析仪。

(一)火焰光度计

火焰光度计是常见的医用生化实验电子仪器，它利用原子发射光谱法测定人体内体液中电解质的含量，具有快速、准确、价廉、灵敏的优点。

火焰光度计的工作原理包括原子光谱分析原理、单色器原理、换能原理以及放大电路原理等。图 3－11 所示为其工作原理方框图。

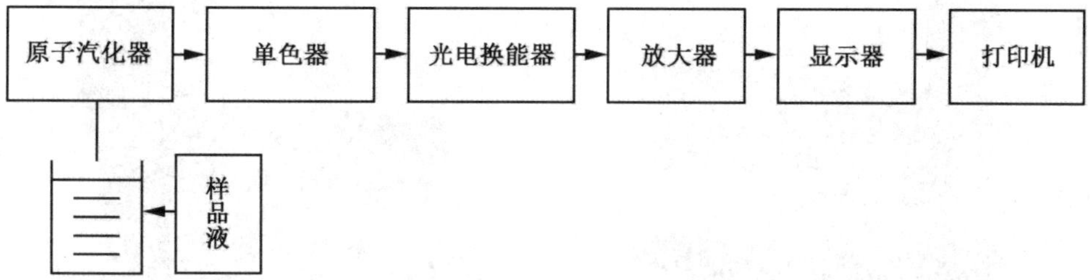

图 3－11　火焰光度计工作原理方框图

通常原子中的电子都处于稳定状态，此时原子所具有的能量最小，称之为基态。样品液某电解质随着压缩空气被抽吸到原子汽化器中，与燃气混合成为雾状微粒，在燃烧器中样品的原子外层电子吸收能量跃迁到较高能级，在离核较远的轨道上运动，此状态称为激发态。处于激发态的原子极不稳定，大约只能维持 10^{-8} 秒数量级，很快又返回原来的基态，同时以发射特定波长光线的方式释放出能量，并辐射光子。由于较高能级的原子不止一个，辐射的光线波长也不同，用单色器过滤出所需的(待测项目)一个特征波长，送入换能器，转为电信号，经放大，即可在仪表上显示读数，或送入打印机给出书面数据。

火焰光度计的基本结构一般由雾化燃烧系统、气路系统、光学系统、检测系统和电路系统五部分组成。若在仪器中配置微型计算机、数码显示、打印机及自动进样装置，亦可实现分析自动化。

雾化燃烧系统包括雾化器、混合室、燃烧嘴、样品杯、火焰，主要是将样品雾化、促使充分燃烧、提高原子受激发射率。

气路系统包括压缩空气泵、燃气源、调节阀，其作用是提供洁净的、压力适中的压缩空气和燃气。

光学系统包括反射镜、光阑、透镜、滤光片、换能器，它能选出特定波长的光线并形成光强信号。

检测系统由光电转换元件构成，连接光、电两个系统，可采用光电池或光电管，用来将滤光片滤过的原子发射光谱转换成电信号。

电路系统包括电源电路、放大电路和点火电路，其作用是将检测器获取的电信号加以放大、送到检流计显示，另外承担电子打火功能，有的电路还含有自动熄灭保护电路。

图 3—12 为火焰光度计。

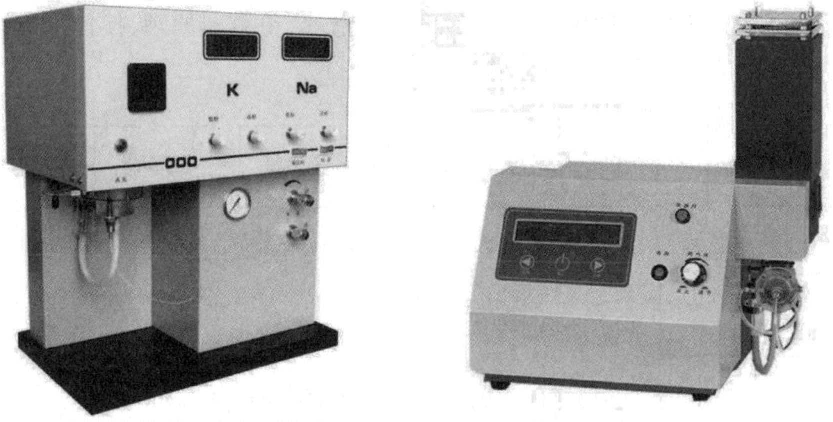

图 3—12　火焰光度计

火焰光度计具有如下性能特点：

(1)采用自动点火装置，操作简便。

(2)分析速度快、灵敏度高。

(3)试样耗量较少，但需预处理。

(4)可以测定至少钾、钠两种元素，新型的火焰光度计可测钾、钠、钙、锂四种元素。

(5)装有雾化燃烧系统，需用燃料。

(二)离子选择电极法电解质分析仪

这类电解质分析仪的基本原理是：通过测量外部参考电极和离子选择电极(插有内部工作电极)之间的电位来直接测定溶液中的离子浓度(活度)。离子选择电极大多属于膜电极，电极膜和电极内充溶液均含有与待测离子相同的离子，膜的表面与具有相同离子的固定浓度溶液相接触，其中插入一内参比电极，膜的外表面与待测离子接触。基于膜和溶液界面的离子交换反应，当电极置于溶液中时，由于离子交换和扩散作用，改变了两相中原有的电荷分布，因而形成双电层，其间产生一定的电位差即膜电位。由于电极内充溶液中有关离子的浓度恒定，内参比电极的电位固定，所以离子选择电极的电位只随待测离子的活度不同而变化。

离子选择电极法简便、快速，测定的浓度范围较宽，灵敏度较高，溶液中的多数干扰易于隐蔽或消除，较少受样品颜色、浊度影响，已得到广泛的应用，不同种类的离子选择电极能进行不同的分析与测量。随着玻璃成分的不同，膜对不同的离子会产生选择性响应，这类电解质分析仪还能检测附加的非电解质参数。电解质分析仪可以是针对某一项测定的仪器（如钙离子分析仪），也可以组合后附着在血气分析仪和临床生化分析仪上。通常电解质分析仪是钠、钾、氯、钙组合或钠、钾、氯、碳酸氢盐组合，一台电解质分析仪不能同时测定钙和碳酸氢盐这两个项目，因为它们会结合形成碳酸钙沉淀。

仪器在自动化程度上有半自动和全自动之分，在测定方式上有直接电位法和间接电位法两种类型。间接法与直接法相比，前者对样品的需求少，且由于样品预先进行稀释，不易堵塞管道，降低了血脂、不溶性蛋白对电极的污染，并对电极的损耗亦相应减少，延长了寿命。

离子选择电极法电解质分析仪的基本结构一般由进样传送系统、离子选择电极和离子计等部件组成。

进样传送系统由采样针、驱动电机、泵、阀、管道等组成，用于控制样品、内参液和缓冲稀释液（间接电位法）等的吸取和传送。

离子选择电极是离子选择电极法分析仪的核心部件，一般按一定的排列顺序置放在流动室部件中。样品流经置放各种离子选择电极的流动室时，即在这里进行钾、钠、氯、二氧化碳等离子的电位测定，将非电量转变为电量。常见的有固体离子交换膜电极、液体离子交换膜电极、气敏电极、酶电极。

离子计或离子浓度计是由测量电路将离子选择电极产生的微弱电信号经反对数放大器放大，然后进入 A/D 转换，最后送到三位 LED 数字显示器显示并打印结果。

离子选择电极法电解质分析仪如图 3－13 所示。

离子选择电极法电解质分析仪具有如下性能特点：

（1）选择性强　离子选择电极对待测离子和其他共存离子的选择程度的差异性强，特别是酶电极的出现，进一步提高了这种方法的选择性。

（2）直接测定　这是唯一能以离子浓度做直接测定的分析方法，不需要对样品做稀释及其他处理。

（3）测量迅速　离子选择电极响应速度快，一般只需几十秒即可完成。

（4）所需样品少　一般仅需几十微升的样品即可，比火焰光度计更少。

（5）测量精密度和准确度均比火焰光度计好。

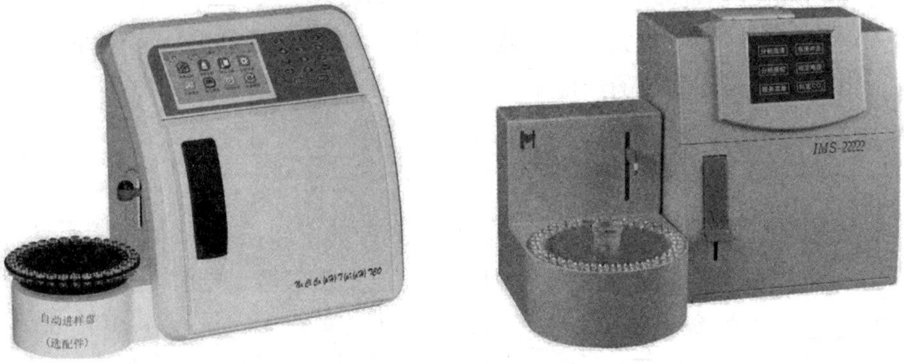

图 3—13　离子选择电极法电解质分析仪

(6)电极寿命　离子选择电极经过一段时间的使用会逐渐老化，寿命长短除取决于电极的种类、制作材料的结构和使用保养情况外，还与被测溶液的浓度有关。测高浓度溶液时，电极寿命会缩短。

第三节　临床血液和尿液分析仪器

一、血液分析仪

血液是流动在心脏和血管内的不透明的红色液体，主要成分为血浆、血细胞。人体各器官的生理和病理变化往往会引起血液成分的改变，故患病后常常要通过验血来诊断疾病。

血液分析仪是研究血液及其有形成分流动性及形变规律的仪器。研究内容十分广泛，包括血液流动性、血细胞的流变性(包括变形性、聚集性和黏附性等)、血液凝固性、血管壁的流变性、血细胞之间相互作用、血液与血管壁之间相互作用以及它们在不同疾病状态下的变化规律。

目前临床上常用的血液分析仪器主要有血细胞分析仪、血液黏度计、血液凝固分析仪和流式细胞仪。

(一)血细胞分析仪

人类生理和病理的变化往往会引起血液组分的变化，因此及时了解这种变化可以为医师提供诊断与治疗疾病的重要依据。血细胞分析仪(亦称血细胞计数器)就是用于了解血液组分变化的一种仪器，它是各级医院进行血液常规体检的必用仪器之一。

所谓血细胞计数，主要是指计数单位容积中的红细胞、白细胞和血小板个数。当这些血细胞（包括存在于红细胞中的血红蛋白）超出正常值范围时，会使人体发生病变。

血细胞计数的方法有变阻脉冲法（简称变阻法）、光电计数法和激光计数法。经实践与比较，变阻法简单实用，被普遍采用。

变阻法计数在大多数血细胞计数器中是利用小孔管换能器装置实现的，如图 3－14 所示。在仪器的取样杯内装有一根吸样管，吸样管下部开有一个小孔（宝石制作），因此也叫小孔管。小孔管内、外各置一只铂电极，两电极间施加一个恒定的电流。测试时，先将待测血液用洁净的电解液充分稀释，使血细胞在电解液中成为游散状态，然后在小孔管上端施以负压，在负压的抽吸下，混有血细胞的电解液便被均匀地抽进小孔管。当血细胞通过小孔时，排开了等体积的电解液，使电解液的等效电阻瞬间变大，这个变大的电阻在恒流源的作用下引起一个等比例增大的电压。当细胞离开小孔附近后，电解液的等效电阻值又恢复正常，直到下一个细胞到达小孔。这样，血细胞连续地通过小孔，就在电极两端产生一连串的电压脉冲。脉冲的个数与通过小孔的细胞个数相当，脉冲的幅度与细胞体积成正比。由于各种血细胞的直径不同，所以其电阻率也不同，所测得的脉冲幅度也不同，根据这一特点就可以对各种血细胞进行分类计数（变阻脉冲法的原理）。脉冲信号经过放大、阈值调节、甄别和整形等处理，最终可得出细胞计数的结果。

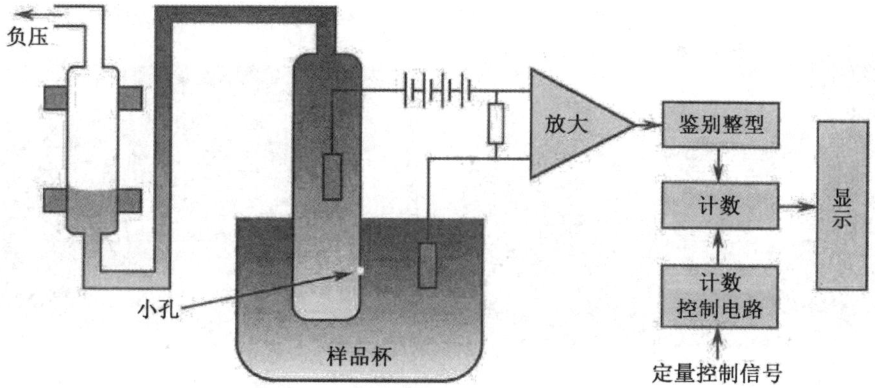

图 3－14　变阻法血细胞计数原理

细胞计数器通常有两个计数池：一个池计数红细胞、血小板；另一个池加溶血剂后计数白细胞，并对血红蛋白进行比色测定。

另外，为了能从细胞大小及内部结构全面分析细胞，进而得到较准确的白细胞分类计数（白细胞中的中性粒细胞、嗜酸性粒细胞、嗜碱性粒细胞、淋巴细胞和单核细胞），各种系列的先进仪器相继问世，分别采用不同技术和原理实现这一目标。如容量、电导、光散射法可使白细胞未经任何处理，在与体内形态完全相同的自然状态下得出检测结果；阻抗与射频联合法通过嗜酸性粒细胞检测系统、嗜碱性粒细胞检测系统、淋巴—单核—粒细胞（中性、嗜酸性、嗜碱性）检测系统完成白细胞分类计数；光散射与细胞化学技术联合法利用激光散射和过氧化物染色技术进行细胞分类计数；多角度偏振光散射技术采用鞘液按适当比例稀释全血标本，使分类计数在红细胞不干扰白细胞的检测、白细胞内部结构近似于自然状态下完成。

图 3—15 为血细胞分析仪，其中（b）为全自动五分类血液细胞分析仪，（c）为全自动血细胞形态学分析仪。

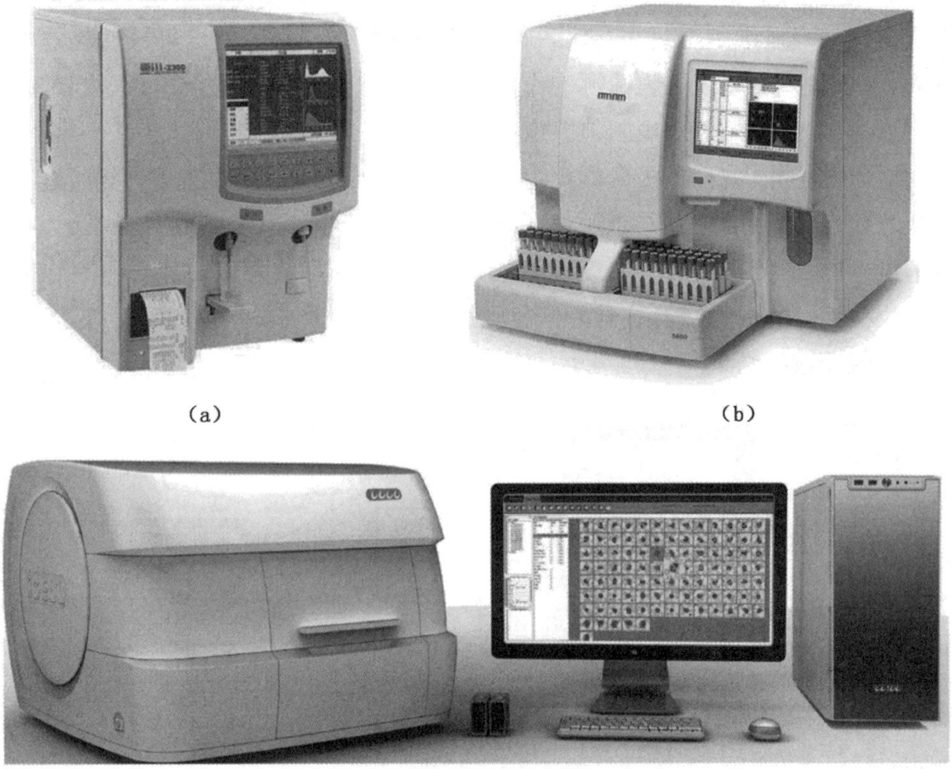

（a）　　（b）

（c）

图 3—15　血细胞分析仪

（二）血液黏度计

血液黏度计用于测量血液的相关指标，如血液黏度、红细胞变形性、红细胞电泳速率、红细胞聚集率等。血液黏度计主要分为毛细管黏度计和旋转式黏度计两种。

1. 毛细管黏度计

毛细管黏度计是测定牛顿流体黏度应用最广泛的仪器，它主要包括毛细管、储液池、恒温控制仪和计时器等，如图 3－16 所示。毛细管是毛细管黏度计中最为关键的组成部分，其内径必须圆、直、长，而且应均匀。对于血液来说，管径越细，毛细管中流动的可变形红细胞轴向集中的趋势（法林效应）越明显，测出的血液黏度偏低。对用于血液黏度测量的毛细管黏度计，要求毛细管直径 D≥1mm，并且 L/D≥200（L 是毛细管的长度）。毛细管和储液池应处于恒温环境中，目前国内生产的毛细管黏度计大多采用液体自身压力驱动，其液面位置多数采用多根电极检测计时，现正逐步被无接触式的光电检测计代替。

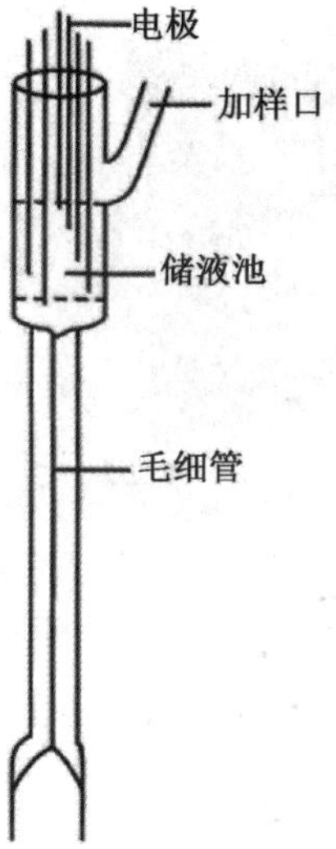

图 3－16 毛细管黏度计

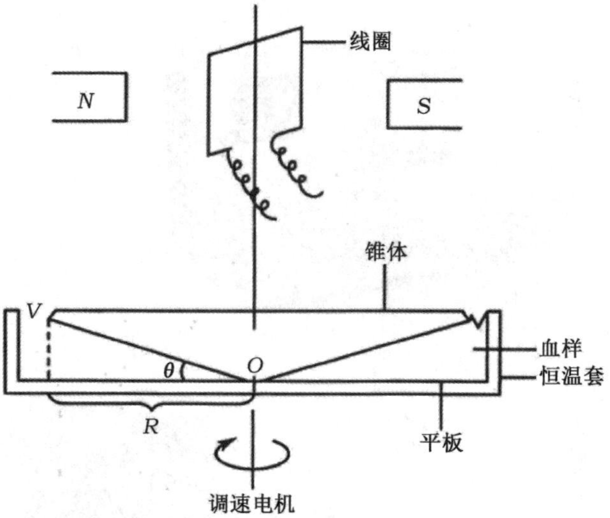

图 3－17 旋转式黏度计

2. 旋转式黏度计

旋转式黏度计为同轴锥板式结构，如图 3－17 所示。平板部分为样品杯，它与调速电机相连，当平板以某一转速旋转时，转动的扭矩通过血样传递到锥体，血样越黏，传入的扭矩越大，锥体受力大小由测力传感器检测。旋转式黏度计主要包括样品传感器（由同轴圆筒或锥体与平板等组成）、转速控制与调节系统、力矩测量系统、调控样品温度的恒温系统。

（三）血液凝固分析仪

血栓与止血的检测已从传统的手工方法发展到全自动检测方法，从单一的凝固法发展到免疫学方法、生物化学方法、干化学方法（床边血凝分析）等，使血栓与止血实验变得简便、迅速、准确、可靠。血液凝固分析仪简称血凝仪，主要用于血栓与止血的实验室检查，为出血性和血栓性疾病的诊断与鉴别提供有价值的指标。血凝仪器按自动化程度可分为半自动及全自动。半自动主要检测常规凝血项目；全自动具有自动吸样、稀释样品、检测、结果储存、数据传输、结果打印、质量控制等功能，除对凝血、抗凝、纤维蛋白溶解系统的功能进行全面检测外，还能对抗凝、溶栓治疗进行实验室监测。这里主要介绍全自动血凝仪。

全自动血凝仪的基本结构包括样品传送及处理装置、试剂冷藏位、样品及试剂分配系统、检测系统、电子计算机、输出设备及附件等。图 3—18 所示为不同类型全自动血凝仪。

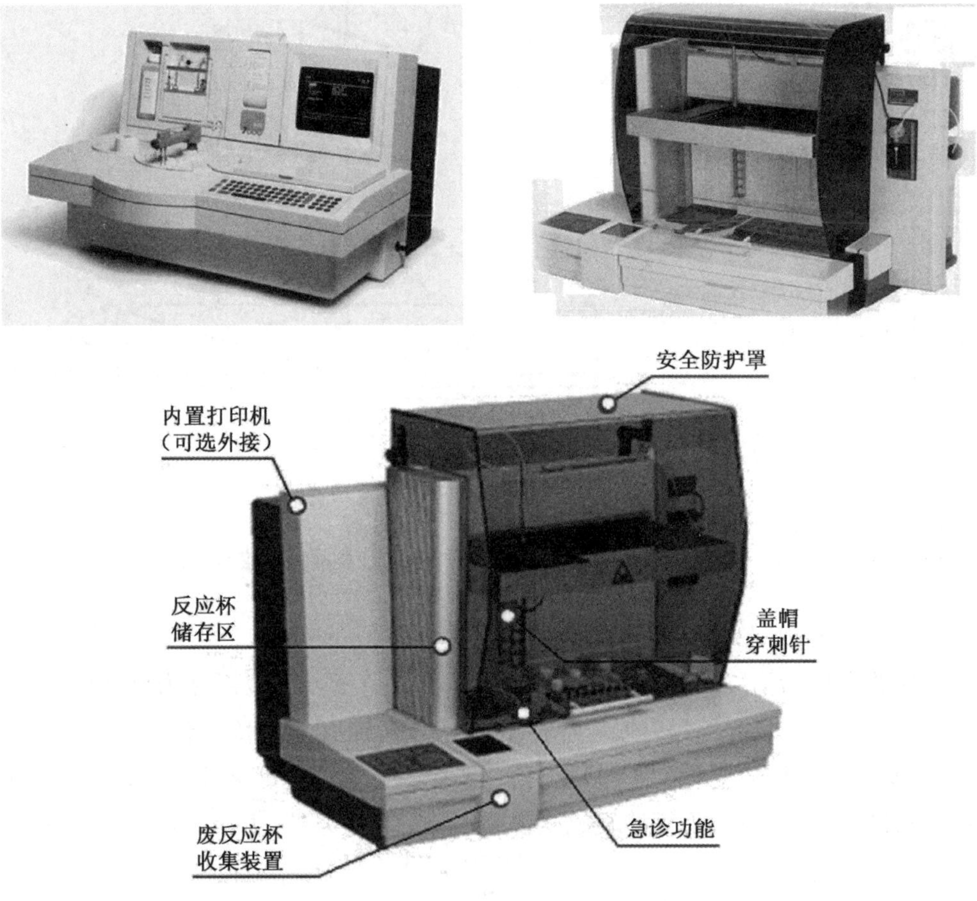

图 3—18　全自动血凝仪

图 3—19 所示为全自动血凝仪结构及工作过程示意图。

一般血浆样品由传送装置依次向吸样针位置移动，吸样针将血浆样品吸取后放于样品盘测试杯中，可供重复测试、自动再稀释和连锁测试之用。样品臂提起样品盘中

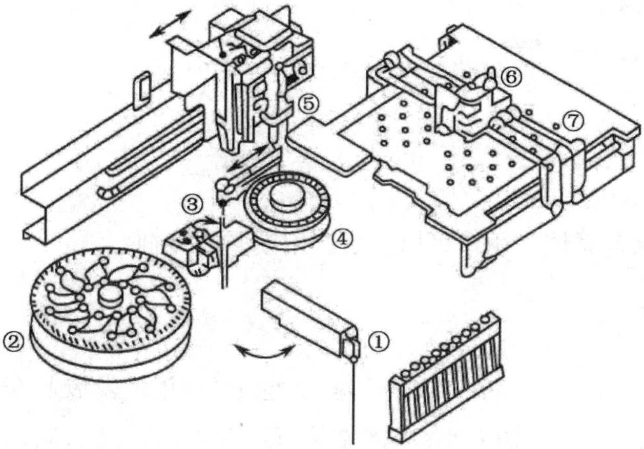

①吸样针；②试剂冷藏位；③样品臂；④样品预温盘；⑤试剂臂；⑥漩涡混合器；⑦测试杯

图 3—19　全自动血凝仪结构示意图

的测试杯，将其置于样品预温盘中进行预温。然后试剂臂将试剂注入测试杯中，带有漩涡混合器的装置将试剂与样品进行充分混合后，将后者送至测试位，经检测的测试杯被该装置自动丢弃于特设的废物箱中。为避免试剂变质，仪器设置了 15℃试剂冷藏位。根据设定的程序，计算机指令血凝仪器进行工作并将检测系统得到的数据进行分析处理，最终得到测试结果。计算机还可对病人的实验结果进行储存，记忆操作过程中的各种失误及进行有关质量控制的工作，最后通过计算机屏幕或打印机输出测试结果。

全自动血凝仪的检测指标主要是凝血、抗凝和纤维蛋白溶解系统功能方面的。其工作的基本原理有生物物理法（即凝固法）、生物化学法（即底物显色法）、免疫比浊法、超声分析法。

全自动血凝仪的性能特点主要有：

（1）检测项目齐全　检测项目除常规的凝血筛选试验外，还可进行单个凝血、抗凝、纤维蛋白溶解系统因子的检测，也可以进行抗凝及溶栓疗法的监测；有多个检测通道，同时检测的项目可多达 10 个。

（2）检测速度快　检测速度为每小时 50～300 个测试，最快的可达每小时 700 个测试。

（3）活性与抗原性同时检测　除可用凝固法和底物显色法进行有关因子功能活性检测外，也可利用免疫比浊的原理进行这些因子的抗原含量测定。

（4）样品及试剂位　设有 20 个 15℃的试剂位，可以满足多项检测同时进行的需求；配备了盖帽贯穿式进样机，检测时不打开样品管，从而使检测的自动化程度有所提高。

(5)平行线生物学分析功能。

(6)自动重检、连锁功能。

(7)质量控制。

(8)结果储存、传递。

(9)科研通道。

(10)开放的试剂系统　用户可以灵活选用不同的试剂。

(四)流式细胞仪

流式细胞仪(flow cytometer,FCM)是20世纪70年代发展起来的一种能快速测量细胞的物理或化学性质(如大小、内部结构、DNA、RNA、蛋白质、抗原等)并可对其分类和收集的高科技产品。它通过对流动液体中排成单列的细胞或颗粒性物质进行逐个快速测量和分析,测定细胞或颗粒的荧光、散射光、光吸收或细胞的阻抗等,而这些参量反映了细胞的一系列重要的物理特性和生化特性。仪器还可以根据相应的参量将指定的细胞亚群从整个群体中分选出来。流式细胞仪的分析速度非常快,每秒可测上万个细胞,并能在短时间内得到大量数据。

FCM的主要功能有:进行细胞多参量分析(包括细胞大小和形状、蛋白质荧光、氧化还原状态、膜的结构和流动性、微黏度、膜电位、酶活度、钙离子含量、pH、染色质结构、DNA合成、碱基比例等)、细胞表型分析、细胞分选、DNA含量分析以及细胞分化周期分析等。

现有的流式细胞仪产品可分为两大类:一类为临床型产品,这类仪器的光路设计为固定的,每天开机不需要进行过多的调整,适合临床细胞免疫分型样品的检测、DNA分析等,但功能相对较简单;另一类为科研型产品,此类仪器功能强大,除可以完成临床型仪器的检测项目外,还可进行细胞内pH、膜电位、染色体核型分析等科研工作,并具有快速分选功能,将含量较低的细胞从异形细胞群中分离出来进行培养或实验,广泛应用于单克隆抗体的筛选和细胞株的纯化,但每天开机时需进行调整,需由有经验的人员操作。无论是临床型还是科研型流式细胞仪,其基本组成都是相同的,主要包括光学系统、液流系统、电子系统、计算机系统和数据转换处理系统。

光学系统是流式细胞仪最为重要的一个系统,主要由激发和收集光学元件组成,包括各种不同功率的激光器和多组用于整形聚焦激光束、去除干扰的透镜。液流系统的作用是将被测样本管中的细胞通过液体流传递至流动室,经液流聚焦形成单细胞流,使其通过检测区(激光照射区);液流系统包括流动室、压缩空气泵、鞘液过滤器、鞘液压力调节器和样本压力调节器等,样本检测后流入废液池中。电子系统主要由光电转换器件即光电二极管、光电倍增管和信号处理电路组成。计算机系统用于控制整个仪器的运行和数据采集、分析，其中计算机系统所运行的软件也是流式细胞仪重要的组成部分。

流式细胞仪的工作原理如图 3－20 所示。将待测细胞染色后制成单细胞悬液，用一定压力将待测样品压入流动室，不含细胞的磷酸缓冲液在高压下从鞘液管喷出，鞘液管入口方向与待测样品流呈一定角度，这样鞘液就能够包绕着样品高速流动，组成一个圆形的流束，待测细胞在鞘液的包被下单行排列，依次通过检测区域。经过聚焦整形后的激光束垂直照射在样品流上，被荧光染色的细胞在激光束的照射下产生散射光和激发荧光，这两种信号同时被前向光电二极管和 90°方向的光电倍增管接收。光散射信号在前向小角度进行检测，这种信号基本上反映了细胞体积的大小；荧光信号的接收方向与激光束垂直，经过一系列双色性反射镜和带通滤光片的分离，形成多个不同波长的荧光信号，这些荧光信号的强度代表了所测细胞膜表面抗原的强度或其核内物质的浓度，经光电倍增管接收后可转换为电信号，再由模/数转换器，将连续的电信号转换为可被计算机识别的数字信号。计算机采集所测量的各种信号并进行计算处理，将分析结果显示在屏幕上，也可以打印出来，还可以数据文件的形式存储在硬盘上以备日后查询或进一步分析。

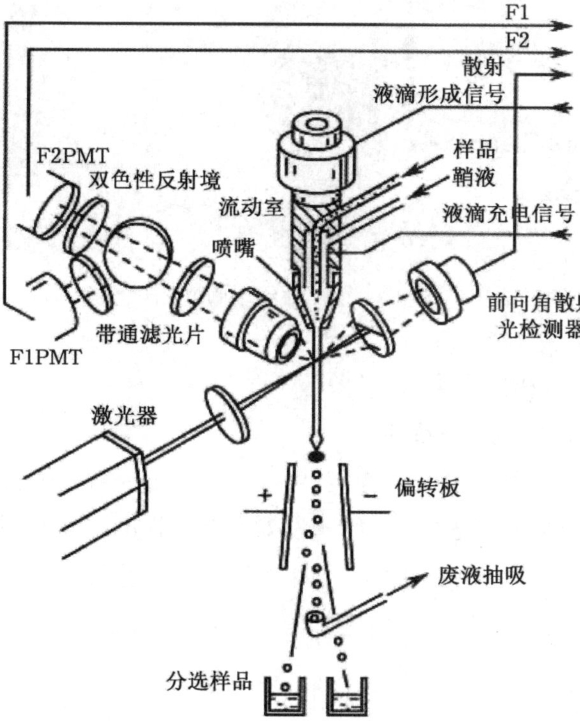

图 3－20　流式细胞仪的工作原理

细胞分选是通过分离含有单细胞的液滴而实现的，在流动室的喷口上配有一个超高频的压电晶体，充电后振动，使喷出的液流断裂为均匀的液滴，待测细胞就分散在这些液滴之中。将这些液滴充以正、负不同的电荷，当液滴流经带有几千伏电压的偏转板时，在高压电场的作用下偏转，落入各自的收集容器中，不予充电的液滴落入中间的废液容器中，从而实现细胞分选。

不同类型的流式细胞仪如图 3－21 所示。

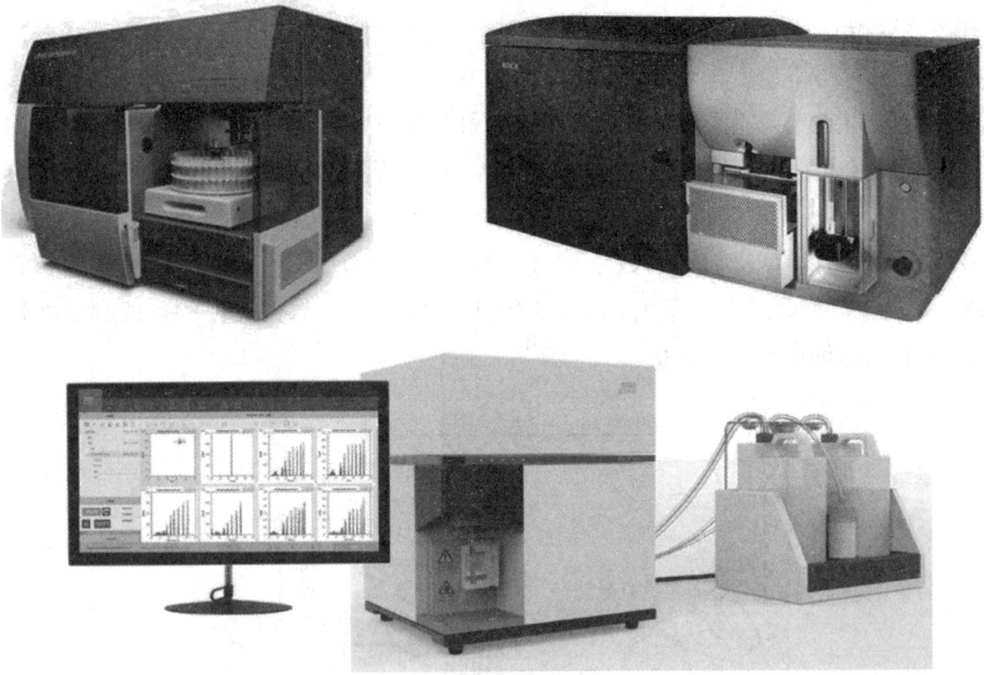

图 3－21　流式细胞仪

影响流式细胞术分析的因素有：

(1)细胞的荧光染色相对一致性。

(2)激光光源的稳定性(功率高、稳定性好、光场分布一致)。

(3)细胞流速的稳定性(因为每个细胞发射的荧光强度与细胞照射时间有关)。

(4)细胞悬液样品的质量(细胞粘连、团块常造成管道阻塞，重叠细胞可造成分析误差或分选失败，杂质碎片过多、噪声大于信号，可造成分析失败)。

二、尿液分析仪

尿液是人体新陈代谢后的产物，其中 95%～97%为水，固体成分占 3%～5%。正常人每天产生 35g 左右的固体代谢产物，至少要有 500ml 尿才能将这些代谢产物从肾脏排出，否则会使代谢产物在体内蓄积，破坏机体内环境的相对稳定。

尿液分析仪是用来检查人体尿液中某些成分含量的仪器，主要针对泌尿系统疾病、血管性疾病以及对肾移植等进行疗效观察和预后判断，包括物理化学检查、干化学分析试剂带（或称试条）检查和尿沉渣显微镜检查。检测项目包括葡萄糖、蛋白质、pH、潜血、酮体、亚硝酸盐、胆红素、尿胆素原、红细胞、白细胞等。

（一）尿液干化学分析仪

尿液干化学分析仪器按照检测项目的多少，分为 5 项、8 项、10 项和 11 项尿液分析仪，按照仪器的自动化程度分为半自动和全自动两类。

尿液干化学分析仪一般由机械系统、光学系统、电路系统和排尿液装置等组成，其结构示意如图 3－22 所示。

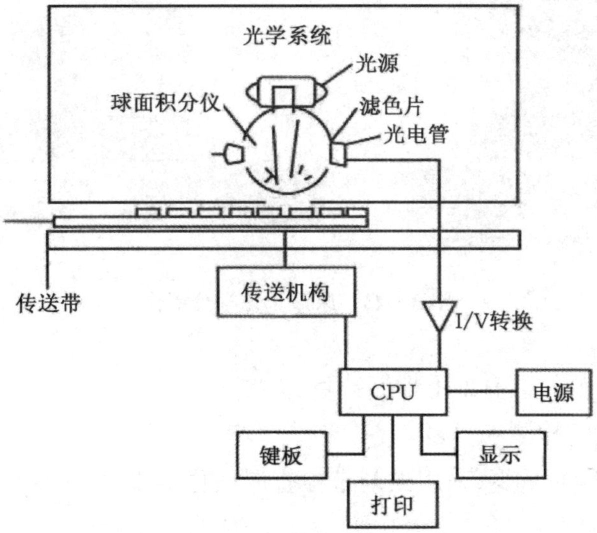

图 3－22　尿液干化学分析仪结构示意图

机械系统由机械传输装置组成，作用是传送样品、传输试剂带至仪器检测部位，并将完成检测后的试剂带传送到废物盒中。

光学系统由光源和光电转换装置组成。光源有卤灯（卤钨灯）、发光二极管（LED）和高压氙灯。其中，高压氙灯发光效率高，检测灵敏度比 LED 高 2 000 倍。

电路系统由模拟数字转换器、微处理控制器组成。模拟数字转换器可以将仪器得到的电信号（由光电转换器将试剂带所反射的信号转换而成）经放大后转换成数字信号。数字信号经数据总线送给微处理控制器，微处理控制器（CPU）将信号运算、处理后经接口电路送往仪器的内置热敏打印机，将测试结果打印出来。

排尿液装置是去除试剂带上多余尿液的真空吸引装置或特殊棉垫，以免残余尿液影响试剂带上相邻试剂垫的反应，或使某些化学成分的反应过度，导致结果不准确。

尿液干化学分析仪常采用反射光度法原理：将试剂带浸入尿液后，除空白块外，其余的试剂块都因和尿液之间发生了化学反应从而产生了颜色的变化；当一束光线照射到已发生化学反应的试剂带上时，其反射光强度与试剂带表面的颜色深浅成正比(颜色的深浅与尿液中各种化学成分的浓度成正比，颜色越深，反射光强越小)，反射光强经光电管接收后转变成电信号，再通过微处理控制器处理后，便得出各种化学成分的浓度结果。

两种不同型号的尿液干化学分析仪如图 3－23 所示。

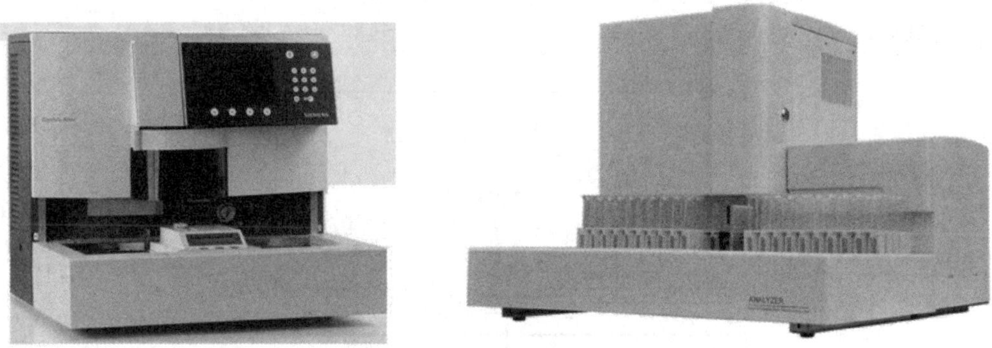

图 3－23　尿液干化学分析仪

尿液干化学分析仪具有如下性能特点：

(1)检测速度快，检测项目多。

(2)所需尿液样品量少(采用试剂带检查尿液化学成分，一次仅需 10ml 尿液)，适用于普查和筛选。

(3)有形成分(如红细胞和白细胞酯酶)检测不精确，并不能替代传统的显微镜检查，尤其是不能替代尿管型的检查和分类。

(二)尿液有形成分自动分析仪

尿液有形成分自动分析仪按照其自动化程度分为半自动和全自动两类，按采用的原理分为采用智能显微镜技术的尿沉渣分析仪和采用流式细胞术原理的尿沉渣分析仪。下面主要介绍智能显微镜技术尿沉渣分析仪。

采用智能显微镜技术的尿沉渣分析仪的基本结构由光源、流动室、高分辨率电视摄像机和计算机组成。光源常采用闪光灯，用于照明样品中的有形成分。流动室是使尿液在鞘液作用下做层状流动，通过精确的压力控制，使样品中的所有不对称颗粒以稳定的最大横截面方向流动，故又称为平板式流体动力学装置，与流式细胞术的轴向流动相反。高分辨率显微镜电视摄像机大约捕捉 500 帧图像，每帧图像由 65 000 像素组成，每个颗粒可获得大量数据，每个样品分析 500～1 500 张照片。计算机对每个颗粒的大量数据进行处理，并按照细胞大小分成 7 组图像，分别为 88～105μm、61～87μm、30～60μm、16～29μm、10～15μm、5～9μm 和 2～4μm，由实验人员根据屏幕上显示的图像进行结果分析。

采用智能显微镜技术的尿沉渣分析仪的基本原理是基于影像流式细胞术来分析尿中的有形成分。仪器自动将未离心的尿液吸入，经过粗网滤去黏液等较大的颗粒后，被结晶紫染料染色、进入平板式流动室内做层状流动，当尿中的颗粒通过智能显微镜时被闪光灯照亮，由高分辨率电视摄像机取得数百幅图像，图像由计算机数字化影像处理和重排，然后由实验人员根据内存中红细胞、白细胞、上皮细胞、管型和各种有形成分的信息进行判断，并将结果储存、计算、打印出来。结果定量是由恒定的图像容量决定的，图像容量等于低倍镜或高倍镜的射影面积乘以尿沉渣的流层厚度。根据图像容量中各有形成分的数量，就能计算出每微升内各种颗粒的数目。

尿沉渣分析仪如图 3－24 所示。

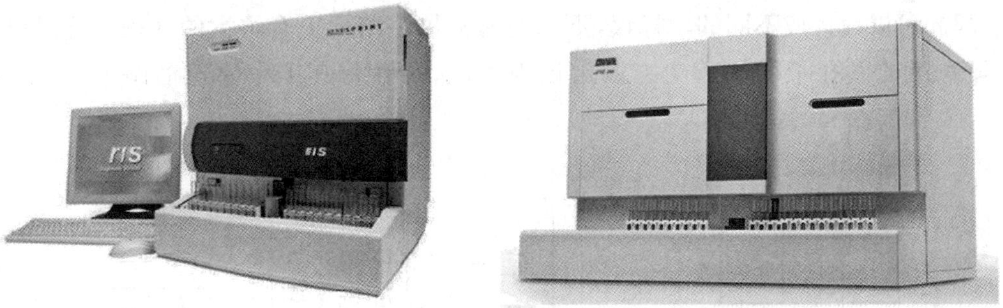

图 3－24　尿沉渣分析仪

第四节　临床免疫检验仪器

免疫测定是指利用抗原和抗体特异性结合反应的特点来检测样本中的微量物质的方法。免疫分析技术具有高度的准确性和特异性，因而在临床检验领域中备受重视，发展迅速，成为检验方法中最为重要的技术之一。随着抗体和抗原制备技术的成熟及标记技术的发展和完善，免疫分析技术作为疾病诊断的主要手段，已被广泛应用于机体免疫功能、肿瘤标志物、内分泌功能、传染性疾病、治疗药物监测、过敏原检测等体外诊断实验中，其中血凝技术、酶联免疫吸附实验技术、放射免疫分析技术、荧光免疫分析等已被大量地应用于日常工作中。

由于临床检验工作量不断增加，疾病传染性对工作人员构成的危险加大，同时对工作效率要求越来越高，因此对检验自动化的需求越来越迫切。20 世纪 70 年代起自动生化分析仪开始出现在临床实验室，到了 20 世纪 90 年代，免疫分析技术已日趋成熟，酶联免疫分析等技术不断被引入免疫分析系统，这些免疫分析技术不但有较高的灵敏度，而且特异性也较好，具有一定的抗干扰能力。

一、固相酶免疫测定仪

酶联免疫分析是一种酶标记技术，结合在固相载体表面的抗原或抗体仍保持其免疫学活性，酶标记的抗原或抗体既保留其免疫学活性，又保留酶的活性。用酶联免疫分析原理进行检测的仪器称为酶联免疫检测仪（ELISA reader），简称酶标仪。

（一）酶标仪的工作原理

酶标仪的基本工作原理就是分光光度法，酶标仪就是一台变相的光电比色计或分光光度计。由于酶联免疫分析技术中使用的固相载体（试管、微孔板、小珠、微粒等）不同，因此可以设计成不同的酶标仪，不同的酶标仪在结构上有很大的区别。这里以临床最常用的微孔板固相酶免疫测定仪为例进行介绍，其工作原理框图如图 3－25 所示。

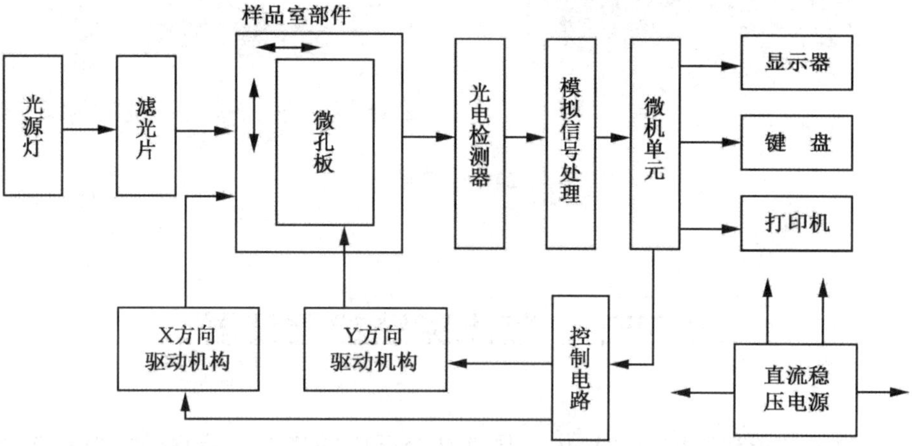

图 3－25　酶标仪工作原理框图

光源灯发出的光线经滤光片或单色器后成为一束单色光，该单色光经过塑料微孔板中的待测标本到达光电检测器，光电检测器将光信号强弱转变成电信号大小，然后经前置放大、对数放大、模数转换等模拟信号处理后，送入微处理单元进行数据处理和计算，最后将测定结果显示、打印出来。微处理单元还通过控制电路控制 X、Y 方向的机械臂运动，以变换检测样品孔(手动进样的酶标仪则由操作者手工移动微孔板，结构更简单)。

(二)酶标仪的基本结构

酶标仪有单通道和多通道两种类型。自动型多通道酶标仪有多个光束和多个光电检测器，检测速度快。自动酶标仪一般由加样系统、温育系统、洗板系统、判读系统、机械臂系统、液路动力系统、软件控制系统等组成。

加样系统包括加样针(加样品和试剂，精确加样由注射器样的分配器进行)、条码阅读器(识别标本)、样品盘(放置标本、稀释管等)、试剂架(放置酶标试剂、显色液、终止液等)及加样台(放置酶标板)等部件。整个加样系统由软件系统控制。

温育系统由加温器及易导热的金属材料板架构成，一般温度控制在室温至 50℃。温育时间及温度由软件系统控制。有些仪器的温育系统设置在加样台上。

洗板系统由支持板架、洗液注入针(一般是 8 头)及液体进出管路等组成。每次洗板残留液一般在 5μl 以内，最好的设备可控制在 2μl 内。

判读系统由光源、激光片、光导纤维、镜片和光电倍增管组成，是酶促反应最终结果客观判读的设备。工作时，控制软件通过机械臂和输送轨道将酶标板送入读板器进行自动比色，再将光信号转换为数据信号又回送到软件系统进行分析，最终得出结果。

机械臂系统或轨道运输系统完成酶标板的移动。机械臂的另一个重要功能是移动加样针，在软件系统的控制下，运动十分精确。

液路动力系统为加样针加样品和试剂提供动力。

不同型号的酶标仪如图 3—26 所示。

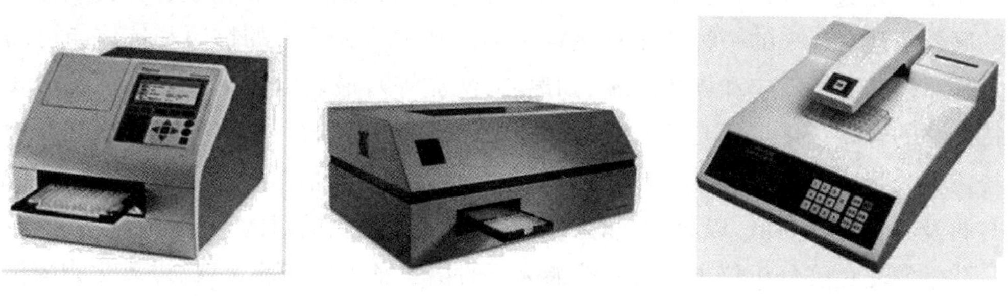

图 3—26 酶标仪

二、荧光免疫测定仪

荧光免疫分析技术(fluorescent immunoassay,FIA)是将荧光技术的高度敏感性与免疫学技术的高度特异性相结合,为免疫学、临床组织化学和实验室诊断提供了一项其他方法不能取代的、具有独特风格的检测技术。目前FIA广泛用于细菌、病毒、原虫等的鉴定和相关疾病的诊断、血清抗体的检测、自身免疫性疾病的诊断与研究、肿瘤免疫的诊断与研究等。荧光免疫技术是20世纪70年代发展起来的,它以荧光素为标记物,用荧光分光光度计测定荧光强度。20世纪80年代以来发展起来的时间分辨荧光免疫测定又称解离放大镧系荧光免疫分析,其标记物不是荧光素,而是稀土金属镧系(如铕)。随着标记免疫分析的发展,时间分辨荧光免疫技术的先进性日益显现。

时间分辨荧光免疫技术(time-resolved fluoroimmunoassay,TRFIA)是一种非放射性核素免疫分析技术,此类分析测量仪的基本原理是:以镧系元素铕螯合物作荧光标记物标记抗原或抗体,利用这类荧光物质有长荧光寿命的特点,延长荧光测量时间,待短寿命的自然本底荧光完全衰退后再行测定,所得的信号完全为长寿命镧系元素螯合物的荧光,从而有效地消除非特异性本底荧光的干扰,达到精确检测的目的。该原理用时间分辨技术测量荧光,同时对检测波长和时间两个参数进行信号分辨,极大地提高了分析灵敏度。

时间分辨荧光免疫分析测量仪所用的检测仪器为时间分辨荧光计,与一般的荧光分光光度计不同,它采用脉冲激发光源(每秒闪烁1 000次的氙灯),照射样品后即短暂熄灭,以电子设备控制延缓时间,待非特异性本底荧光衰退后再测定样品发出的长镧系荧光。

三、化学发光免疫分析仪

化学发光免疫分析是利用抗原抗体间免疫反应的高亲和力、高度特异性和化学发光的高效率建立起来的一种微量免疫定量测定技术。标记后的抗原和抗体与待测物经过一系列的免疫反应和操作步骤(如离心、洗涤等),最后以测定发光强度的形式测定待测物的含量。化学发光免疫分析定量测定技术由免疫反应系统、化学发光与检测系统三部分组成,用免疫反应后的产物所产生的化学发光信号来指示免疫反应物的存在与否及其含量的高低,以此达到对抗原或抗体含量检测的目的。

化学发光免疫分析仪主要有吖啶酯标记的化学发光免疫测定仪、过氧化物酶标记的化学发光免疫测定仪、碱性磷酸酶标记的化学发光免疫测定仪等。

四、放射免疫测定仪

放射免疫测定仪的基本原理是利用一定量的放射性核素标记抗原或抗体,通过测量复合物的放射性,从而求得待测抗原的含量。常用的有 γ 免疫计数器、液体闪烁计数器,它们在生物医学领域中已广泛应用于药物的吸收、分布、排泄以及放射免疫、遗传工程等方面。

第五节 临床微生物检测仪器

微生物是一切肉眼看不见或看不清的微小生物,通常要用光学显微镜和电子显微镜才能看清楚,是包括细菌、病毒、真菌以及一些小型的原生动物、显微藻类等在内的一大类生物群体;涵盖了有益、有害的众多种类,广泛涉及健康、食品、医药、工农业、环保等诸多领域。临床上常见的微生物检测仪器主要有全自动血培养仪、微生物鉴定和药敏分析系统以及厌氧培养系统。

一、全自动血培养仪

血培养检测系统主要用于检验临床血液标本中有无病原微生物存在,对于菌血症、败血症等循环系统感染的诊断具有十分重要的意义。

(一)基本结构

因仪器的种类不同,结构也不完全一样,但一般血培养检测系统均由主机、培养瓶、真空采血器、计算机及外围设备组成。

主机设有恒温孵育系统和检测系统。恒温孵育系统有恒温装置和振荡培养装置,培养瓶的支架根据容量不同分为 50 瓶、120 瓶和 240 瓶等规格,在样品进行恒温培养的同时不断地进行检测与分析。检测系统有的设在每个培养瓶支架的底部,有的设在每个培养瓶支架的侧面,有的仅有一个检测器,自动传送系统按顺序将每个培养瓶送到检测器所在的位置进行检测与分析。

培养瓶根据培养要求不同,有需氧培养瓶、厌氧培养瓶、小儿专用培养瓶、结核菌培养瓶、高渗培养瓶、中和抗生素培养瓶。培养要求不同,培养瓶内的成分也不同,主要有培养基、抗菌药物拮抗剂。

真空采血器配有一次性使用的无菌塑料管,两端与两个无菌针头相连,操作时将一端的针头进行静脉穿刺,另一端的针头插入负压的培养瓶内,所采集的血液因负压作用直接进入培养瓶内。

计算机提供数据管理功能,数据管理系统是血培养仪不可分割的一部分,通过条码识别样品编号、记录和打印检测结果、进行数据存储和分析、用来判断并发出阴性或阳性结果报告。

(二)检测原理

根据血培养仪的检测技术,仪器分为应用测压原理的血培养检测系统、应用光电原理监测的血培养检测系统、应用均质荧光衰减原理的血培养检测系统、检测培养基导电性和电压的血培养检测系统。

应用测压原理的血培养检测系统是通过检测培养瓶内压力的变化来判断培养瓶内是否有微生物生长,其原理如图 3－27 所示。当微生物生长时,分解与利用培养基中的不同营养成分,或产生气体或消耗气体(如 O_2、CO_2、H_2、N_2 等),从而导致培养瓶内的压力改变。血培养瓶配有一次性连接器,可以插入培养瓶内,连接器的另一端接压力感受器。随着微生物产生或消耗气体的变化,压力感受器将压力的变化转换为电压而传入计算机,并以时间为横坐标显示曲线,因此该曲线则随微生物产生或消耗气体量的多少呈现上升或下降表现。

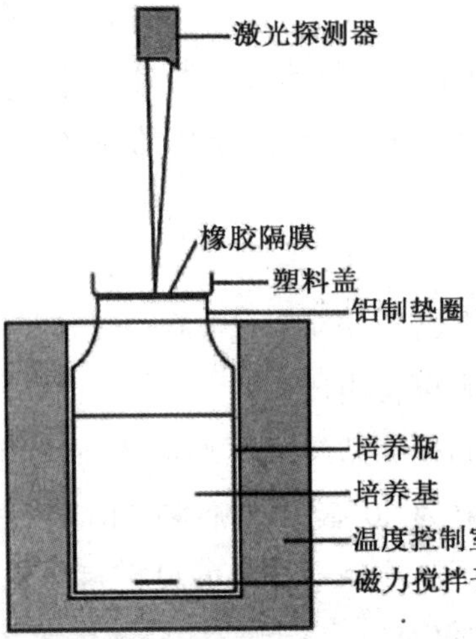

图 3－27　应用测压原理的血培养检测系统原理图

应用光电原理监测的血培养检测系统是应用最广泛的血培养检测系统,其基本原理是:各种微生物在代谢过程中必然会产生终末代谢产物二氧化碳,从而导致培养基的 pH 及氧化还原电势的改变,利用光电比色检测血培养瓶中的 CO_2,即可判断培养瓶内有无病原微生物生长。

应用均质荧光衰减原理的血培养检测系统是在液体培养基内加入能发荧光的物质分子,在孵育过程中如有病原微生物生长,其代谢过程中会产生 H^+(使培养基变酸)、电子(使培养基中某些物质还原)和(或)各种带电荷的原子团(如在液体培养基内

的 CO_2 变成 HCO_3^-），发荧光的物质分子在受到这些因素的影响后，改变自身结构而转变成不发荧光的化合物。因此，用一个独特的光学系统可以检测每个培养瓶内发出的荧光，只要出现荧光衰减的现象，即提示有微生物生长。

检测培养基导电性和电压的血培养检测系统是在血培养基中加入一定的电解质而使血培养基具有一定的导电性能，微生物在代谢过程中会产生质子、电子、各种带电荷的原子团，如此可通过电极检测血培养基的导电性和电压变化来判断培养基内有无微生物生长。

（三）性能特点

血培养检测系统具有如下性能特点：

（1）以连续恒温振荡方式培养，细菌易于生长。

（2）采用封闭式非侵入性的瓶外检测方式，避免标本交叉感染，无放射性污染。

（3）自动连续检测，缩短了检测时间，保证了阳性标本检测的快速、准确。

（4）阳性结果报告及时，并经打印显示或报警提示，85％以上的阳性标本均能在48小时内被检出。

（5）培养瓶可在任何时间放入血培养检测系统，并进行追踪检查。

（6）数据处理功能强大，数据管理系统随时监视感应器的读数，依据读数判定标本的阳性或阴性，并可进行流行病学统计与分析。

二、微生物鉴定和药敏分析系统

微生物鉴定和药敏分析系统除用于临床标本的细菌学检验外，还包括医院感染的检测、细菌耐药性的检测、流行病学调查和新药研究中的实验性工作。计算机的广泛应用，大大促进了微生物鉴定的自动化进程，一些自动化程度高、功能齐全的微生物鉴定和药敏分析系统相继出现，并已用于临床微生物检验、卫生防疫和商检系统，功能范围包括细菌、厌氧菌和真菌等微生物的鉴定以及抗菌药物敏感试验和最低抑菌浓度的测定。有些系统还装有分析软件，增加了数据统计分析功能，能定期发出统计学报告，为医院感染的控制及流行病学调查提供科学的依据。

（一）基本结构

微生物自动鉴定和药敏分析系统的基本结构包括测试卡（板）、菌液接种器、培养与监测系统以及数据管理系统。

测试卡（板）是系统的工作基础，各种微生物自动鉴定和药敏分析系统均配有测试卡或测试板。不同的测试卡（板）具有不同的功能，各种测试卡（板）上都附有条形码，上机前经条形码扫描器扫描后即可被系统识别，系统会自动给测试卡(板)编号，防止标本混淆。

菌液接种器可分为真空接种器和活塞接种器两种。测试卡的菌液接种一般采用真空接种器。真空接种器分为上、下两部分：上部为封口器并有切割作用，下部为真空充液接种装置。测试板的菌液接种一般采用活塞接种器。

培养与监测系统是系统工作的重要部分，测试卡(板)接种菌液后即可被放入孵育箱/读数器中进行培养和监测。监测系统每隔一定时间对每孔的透光度或荧光物质的变化进行一次检测，并将信号转换成电信号，输入数据管理系统。

数据管理系统将监测系统输入的电信号转换成数码，与原先已经储存的对照值相比较，推断出菌种的类型及药敏试验结果。数据管理系统就像整个系统的神经中枢，始终保持与孵育箱、读数器、打印机的联络，控制孵育箱的温度、自动定时读数，负责数据的转换及分析处理。当反应完成时，计算机自动打印报告，并可进行菌种发生率、菌种分离率、抗生素耐药率等流行病学统计。有些还配有专家系统，根据药敏试验结果提示存在何种耐药机制，对药敏试验结果进行“解释性”判读。

(二)基本原理

微生物鉴定和药敏分析系统的基本原理包括微生物的鉴定原理和抗菌药物敏感性试验的检测原理。

微生物的鉴定原理采用数码鉴定原理。数码鉴定的基本原理是计算并比较数据库内的每个细菌条目对系统中每个生化反应出现的频率总和。数据库由许多细菌条目组成，每个条目代表一个细菌菌种或一个细菌生物型。有些细菌只靠生化反应无法将属内细菌鉴定到种，则条目代表细菌属并提出“需用血清学试验”等进行下一步鉴定的指示。每个条目包括多种单项的生化反应。系统中的各种细菌种类有各自相应的数据库，可鉴定出不同数目的细菌。被测细菌的全部生化反应结果通过计算机分析系统的编码、查码(编码检索本内查码和利用计算机软件查码)等工作，最终转化成相应的细菌名称。

抗菌药物敏感性试验的检测原理就是使用药敏测试板(卡)进行抗菌药物敏感性试验，其实质是微型化的肉汤稀释试验。仪器每隔一定时间自动测定小孔中的细菌生长状况，得出待检菌在各药物浓度的生长斜率，经回归分析得到最低抑菌浓度(MIC)值，并根据 NCCLS 标准得到相应的敏感度：敏感(sensitive，S)、中度敏感(middle sensitive，MS)和耐药(resistance，R)。药敏测试板也分为常规测试板和快速荧光测试板两种。常规测试板的检测原理为比浊法，快速荧光测试板的检测原理为荧光法。

(三)性能特点

微生物鉴定和药敏分析系统具有如下性能特点：

(1)自动化程度高 可联机孵育、定时扫描、自动加样、读数、分析、打印报告等,节省人力并减少人为差错和误差。

(2)功能范围大 系统具有较大的细菌资料库,可鉴定的微生物种类广泛,可鉴定的细菌种类达700余种,可进行数十甚至上百种不同抗生素的敏感性测试;检测范围包括需氧菌、厌氧菌、真菌等的鉴定及细菌药物敏感试验、最低抑菌浓度测定。

(3)检测速度快 快速荧光测试板的鉴定时间一般为2~4小时,绝大多数细菌的鉴定可在4~6小时内得出结果;常规测试板的鉴定时间一般为18小时左右。

(4)结果准确 使用一次性测试卡或测试板,可避免由于洗刷不洁而造成误差。

(5)设有可供使用者调节的可变程序。

三、厌氧培养系统

厌氧菌感染大多是内源性感染,如菌血症、败血症和中枢神经系统、口腔、呼吸系统、腹部、泌尿生殖系统等多部位的感染。厌氧培养系统是用于检测厌氧菌感染的一种仪器,用于临床样品中厌氧性细菌的分离与培养,因此要求培养过程中完全无氧。该系统包括样品采集、运送、接种和培养四个环节。在临床样品采集和运送及样品接种过程中最低限度地接触空气、使用新鲜的预还原培养基以及培养装置内可靠的厌氧状态是分离厌氧菌的基本保障。

常见的厌氧培养系统包括厌氧手套箱、厌氧罐、厌氧袋、多功能微生物培养箱及其他小型厌氧培养装置。

(一)厌氧手套箱

厌氧手套箱由箱体和箱架组成,如图3－28所示。箱体左侧为密闭操作室,室前面是透明的有机玻璃面板,面板上的两个橡皮圈固定乳胶手套,操作者通过密封的乳胶手套进行操作。密闭室内有一小型恒温培养箱,细菌接种完毕不接触空气,直接放入箱中进行培养。箱体右侧有外门与过道室相通,过道室是放入培养器材和取出用过的物品的缓冲室。过道室的上方面板上装有压力表、指示灯、各种开关、数字显示温度调节仪、流量计等。箱架后部为真空泵,还有两个钢瓶,其中一瓶装有99.9%的纯氮气,另一瓶为80%的氮、10%的氢气和10%的二氧化碳的混合气。钢瓶和真空泵与箱内各室相通,以便于输气和抽真空。在空气通路上装有细菌滤膜,以去除气体中的杂菌。操作室内装有紫外线灯,通过紫外线照射进行灭菌。操作室装有三个带孔的塑料扁盒,上层盒装钯粒,中间层盒装变色硅胶,下层盒装吸入式小型风扇,保证操作室内的除氧和除湿。接种针、接种环系电热丝制成,通电后烧灼灭菌,内装的熔蜡装置可旋转加热试管上端及熔化用于封口的固体石蜡。

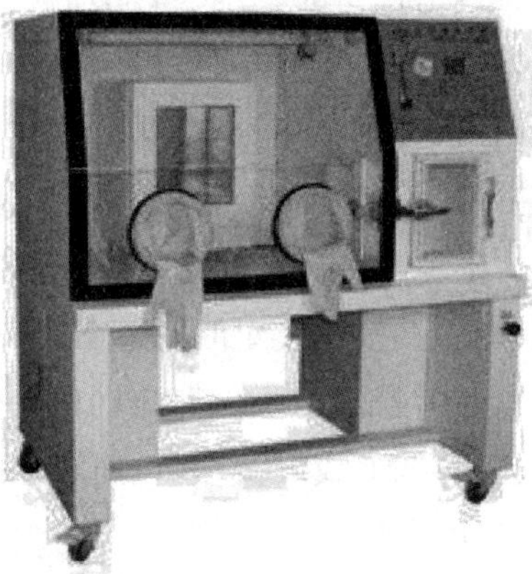

图 3—28　厌氧手套箱

(二)厌氧罐

厌氧罐结构简单、操作方便，罐体由透明聚碳酸酯制成，利用外源性气体和内源性气体造成厌氧环境。在厌氧罐的盖下装有放催化剂的小盒，罐中产气包内的氢硼化钠、枸橼酸、碳酸氢钠产生 CO_2、H_2，在冷催化剂钯粒的作用下，氢气与氧气发生氧化还原反应后生成水。

(三)厌氧袋

厌氧袋由透明不透气的塑料袋、产气管、厌氧度指示管、催化剂、吸湿剂管组成，其容量小，可放 1～3 个培养皿。厌氧袋是利用氢硼化钠与水反应产生氢，在催化剂钯的作用下，氢与袋中的氧结合生成水，达到除氧目的，除氧效果可从袋中的厌氧度指示剂观察。同时，利用枸橼酸与碳酸氢钠作用产生 CO_2，以有利于需要 CO_2 的厌氧菌的生长。

(四)多功能微生物培养箱

多功能微生物培养箱能在不同的培养罐中提供不同的气体环境，可分别供需氧菌、兼性厌氧菌、微需氧菌、专性厌氧菌的分离与培养。

多功能微生物培养箱的基本结构由控温系统、抽真空系统及金属箱体组成，如图 3—29 所示。控温系统由控温仪、温差继电器、轴流风扇、温度传感器、加热器和温控选择盘等组成。抽真空系统由真空泵、真空表、输气接头、输气阀、减压阀、电磁阀和培养罐组成。箱体的输气接头上装有滤膜以净化空气。箱内有四个独立的细菌培养罐，罐表面有盖板，与罐体之间装有密封圈，拧紧盖板螺帽，即可密闭培养罐，每罐均有独立的电磁阀。箱体输气接头用硬质皮管与 N_2 和 CO_2 钢瓶减压阀连接。

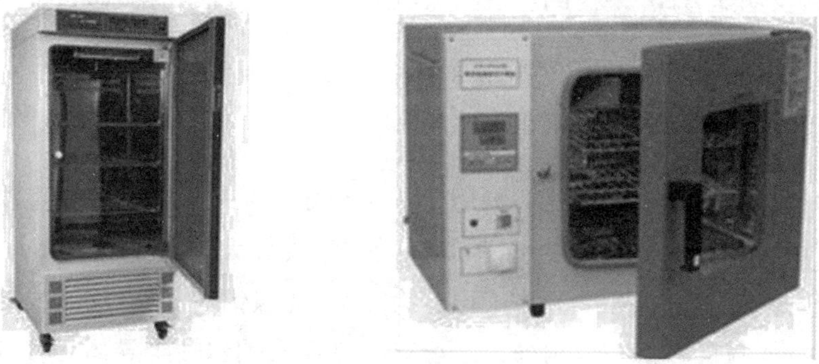

图 3－29　多功能微生物培养箱

(五)小型厌氧培养装置

小型厌氧培养装置由长方形玻璃培养瓶和瓶边的侧室组成。前者平面可供细菌接种,在侧室内加入化学药品,制造厌氧环境。侧室可有一或两个,也可用试管代替培养瓶,原理同厌氧袋。

第六节　临床分子生物仪器

基因诊断(gene diagnosis)又称 DNA (脱氧核糖核酸)诊断,是利用 DNA 重组技术,直接从 DNA 水平来检测人类疾病的诊断手段,它通过分析基因的类型和缺陷及其表达功能是否正常来诊断疾病,是继形态学、生物化学和免疫诊断之后的第四代诊断技术。基因是遗传的物质基础,它决定了病原体的生物学特性。除个别病毒外,现知的所有微生物均是以核酸为遗传物质的。病原体的基因既可以是 DNA,也可以是 RNA(核糖核酸)。基因诊断的目的就是要通过各种手段,如杂交、扩增等,去寻找和发现这些独特基因组、基因或基因片段的存在,从而证实某种病原体的存在。

针对基因层面的临床分子生物仪器主要有核酸合成仪、聚合酶链反应核酸扩增仪、DNA 序列测定仪、生物芯片及相关仪器。

一、核酸合成仪

核酸合成仪是用于体外合成结构上类似 DNA 或 RNA 的寡核苷酸的专用自动化仪器。一般合成仪主要由计算机系统、试剂输送系统组成,有些合成仪增加了核酸合成与纯化系统。三个系统以试剂输送系统最为关键,因为试剂输送的有效性与精确性直接关系到核酸的合成是否成功。试剂输送系统主要由压力系统、试剂和溶液储液瓶、压力管路及输送管路、输送阀块、柱子、流路节流阀、废液和排气系统、电导池、电池及其他装置组成。

二、聚合酶链反应核酸扩增仪

聚合酶链反应核酸扩增仪是一种用于扩增特定DNA片段的分子生物学仪器，聚合酶链反应可看作是生物体外的特殊DNA复制，其最大特点是能将微量的DNA大幅增加。聚合酶链反应仪按变温方式可分为三类：变温铝块式、水浴式及变温气流式。变温铝块式反应仪的热源用电阻丝、导电热膜、热泵式珀尔帖半导体元件制作，让带有凹孔的铝块升温，用自来水、制冷压缩机或半导体降温。水浴式反应仪有三种不同温度的水浴，用机械装置将带有反应管的架子移位和升、降温度，进行温度循环。变温气流式反应仪依据空气流的动力学原理，以冷、热气流为介质升、降温度。

三、DNA序列测定仪

DNA序列分析是分子生物学研究中进一步研究和改造目的基因的基础，随着分子克隆技术的日趋完善，DNA序列测定的简便方法和仪器设备应运而生，DNA序列测定也从手工测定逐步发展到半自动和全自动分析。DNA序列测定仪的基本构造包括电泳装置和高压电泳仪，全自动DNA测序仪的高压电泳装置带有自动检测系统，其在电泳过程中实时进行信号扫描采集，这些信号传入计算机储存，形成多维矩阵数据库，计算机软件以该数据库为基础模拟显示电泳分离后的DNA排列图像并自动读出DNA序列。

四、生物芯片及相关仪器

生物芯片又称生物集成膜片，其概念源自计算机芯片，它是分子生物学技术与计算机技术等相结合而发展起来的一项分子生物学技术。生物芯片利用微电子、微机械、化学、物理、传感器、计算机等技术，将生命科学研究中所涉及的样品检测、分析过程等许多步骤连续化、集成化、微型化；它是生命科学研究中继基因克隆技术、基因自动测序技术、聚合酶链反应技术后的又一次革命性技术突破。

生物芯片的主要特点是高通量、微型化和自动化。芯片上集成的成千上万的密集排列的分子微阵列能够在短时间内分析大量的生物分子，使人们快速准确地获取样品中的生物信息，效率是传统检测手段的成百上千倍。

常见的生物芯片分为三类：基因芯片、蛋白质芯片和芯片实验室，应用最广泛的生物芯片是基因芯片。与生物芯片相关的仪器主要有点阵仪、杂交仪和扫描仪。

点阵仪是制备芯片的仪器，点样方式有非接触喷点和接触点样两种，点阵仪的点样针有实心和空心之分。杂交仪是实现生物芯片杂交的仪器，由于杂交是生物芯片操作过程中的关键部分，所以杂交的成败决定生物芯片的质量。扫描仪（激光共聚焦扫描仪）是用共聚焦荧光显微镜分析杂交后生物芯片荧光的仪器，其优点是高灵敏度和高空间分辨率，缺点是系统需要复杂的固定装置来提高扫描准确度。

第四章　医用光学仪器

对于光的理论研究，推动了光学在各个领域中应用的技术科学研究，形成了“应用光学”学科。光学系统是各种光学仪器的核心部分，医用光学仪器是以光学为基础、应用于医学临床的仪器设备，包括眼科仪器、医用显微镜、医用内镜以及手术照明设备等。

第一节　眼科光学仪器

眼科光学仪器分为检查仪器和治疗仪器两大类。检查仪器又可分为常规检查仪器、验光仪器和特殊检查仪器。

常规检查仪器有视力表、裂隙灯显微镜、检眼镜、眼压计、视野计；验光仪器有角膜曲率计、检影镜、综合验光仪；特殊检查仪器有角膜地形图、视觉电生理仪、眼底荧光造影、超声波眼部检查仪等。本节主要介绍最常用的眼科光学仪器如眼压计、检眼镜、眼底照相机等。

一、眼压计

眼球是个闭合的弹性球体，根据流体力学的基本原理，眼球壁各个方向所受到的是一种均匀的压力，即眼压。长期眼压增高使视神经细胞得不到营养而死亡，导致变盲。所以，临床上测量眼压以求早期诊断和治疗青光眼等疾病是眼科的重要手段之一。眼压计(eye pressure meter)即为用来测量眼压的仪器，是临床眼科诊断青光眼的主要检查手段。图 4—1 为眼压计外观图。

眼压计有接触式和非接触式之分。接触式眼压计是通过一定的重量压在角膜上，

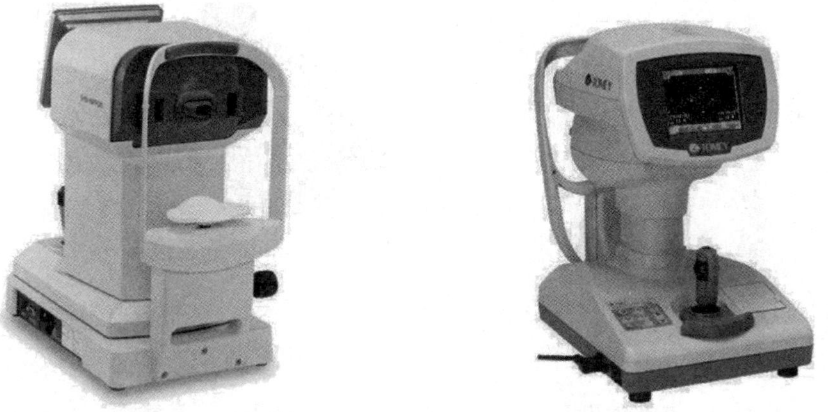

图 4—1　眼压计

使角膜下陷或部分角膜被压平，可以测量眼压和角膜及巩膜的弹性抗力之和。非接触式眼压计的优点是测量前不必麻醉，测量手续简便、时间短(实测时间仅为 3 毫秒)，且没有机械接触角膜，处理简单，不致损伤角膜，病人没有不舒服感。

眼压计的结构包括定位系统、角膜压平与测量系统、计时系统。定位系统实现仪器光轴和患眼光轴的重合，即完成瞄准工作。当仪器中心对准后，角膜压平与测量系统开始工作，仪器发出正压气流、冲击角膜顶点，使角膜曲率逐渐减小、变平；角膜的状态由一个单独的系统连续监视：当角膜受气流冲击而逐渐变平时，系统接收器接收到来自角膜反射的光量逐渐增加，当角膜正好变平时，接收到的光量为最大，从而由其转换成的电压也最大(即峰值电压)；当气流继续冲击时，角膜由平的状态进一步内凹，呈凹陷状，此时接收器接收到的光量又变少，输出的电压值也变小，并且此时电路输出一信号，经处理放大后，启动开关电路，最终使气流停止冲击。计时系统是用于记忆从发出气流脉冲开始到峰值电压出现为止的时间，然后经运算处理后，用数字显示眼压值(mmHg 或 Pa)。

二、检眼镜

检眼镜又称为眼底镜，是眼科光学中最常用的基本检查仪器之一，用于内眼的检查。

视网膜的神经末梢对光的不同颜色很敏感，医师在用检眼镜给病人进行检查时，检眼镜能发出一束很细的光束进入眼睛，它所具有的放大镜能使医师看到光束到达的视网膜部位。

检眼镜分为直接检眼镜(见图 4—2)和间接检眼镜(见图 4—3)。

直接检眼镜由照明系统和观察系统组成。照明系统包括灯泡、聚光镜和反光镜，

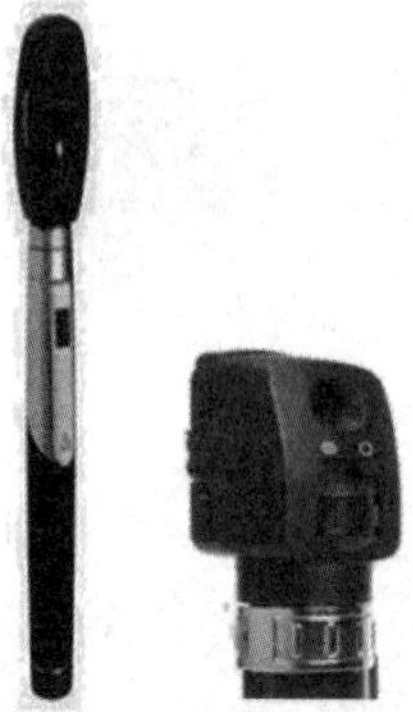

图 4—2　直接检眼镜

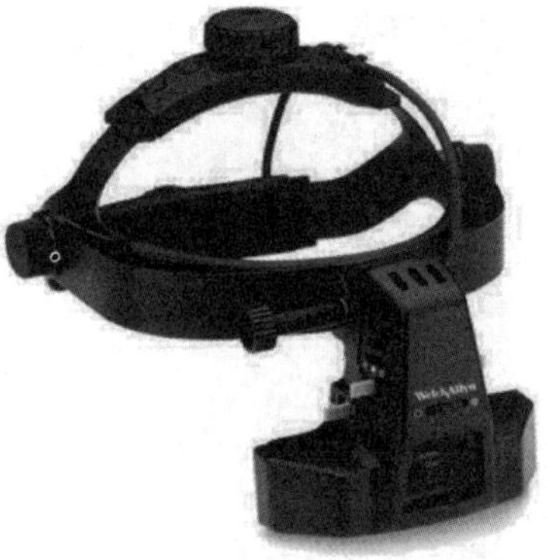

图 4—3　间接检眼镜

观察系统包括窥孔和补偿镜片。补偿镜片为安置在转盘上的不同屈光度的镜片，可补偿检查者和受检者的屈光不正，以便于清晰地观察眼底视网膜的结构。直接检眼镜通过照明系统照亮眼底观察部位，通过窥孔直接观察眼底。照亮部位的视网膜反射后在无穷远形成正立的虚像，通过检查者的屈光系统后，在检查者的视网膜上形成放大正立的像。

间接检眼镜与直接检眼镜不同的是照明系统与观察系统分离。照明系统通过额带固定在检查者的头部，观察系统为手持放置在检眼镜和被检眼之间的一个正透镜，如果在照明系统附近安置一定的三棱镜，可双眼同时观察，产生立体感。间接检眼镜通过眼底照明，反射后被正透镜在透镜和检查者之间形成一倒立的实像，然后被检查者观察到。

检眼镜用于眼底视网膜、视乳头、血管以及玻璃体的检查。由于间接检眼镜是离眼检查，双眼同时观察便于眼底手术的操作，所以在视网膜、玻璃体手术中广泛使用。

三、眼底照相机

眼底照相机是基于古尔斯特兰德(Gullstrand)无反光间接检眼镜的光学原理，照明系统的出瞳和观察系统的入瞳均成像在瞳孔区，这种设计能保证角膜和晶状体的反射光源不会进入观察系统。眼底照相机有两个光源：第一个用在对焦时进行眼底照明；第二个是闪光灯，用以在瞬间增加眼底照明强度而进行拍摄。

眼底照相机对眼底血液循环检查有着重要的临床意义。图 4—4 为眼底照相机外观图。

随着医疗科技的进步，眼底检查也不断出现新的方法，激光共聚焦扫描眼底成像(Confocal scanning laser opthalmoscope，CSLO)技术已应用于临床，图 4—5 为 CSLO 眼底照相机。CSLO 是一种采用激光共聚焦扫描眼底的技术，即通过不同波长的激光

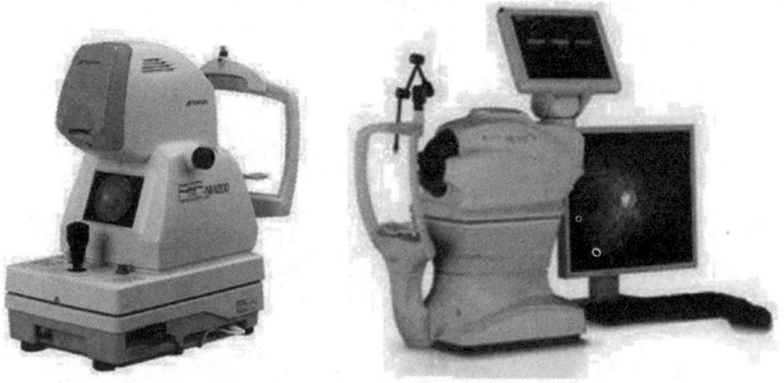

图 4－4　眼底照相机

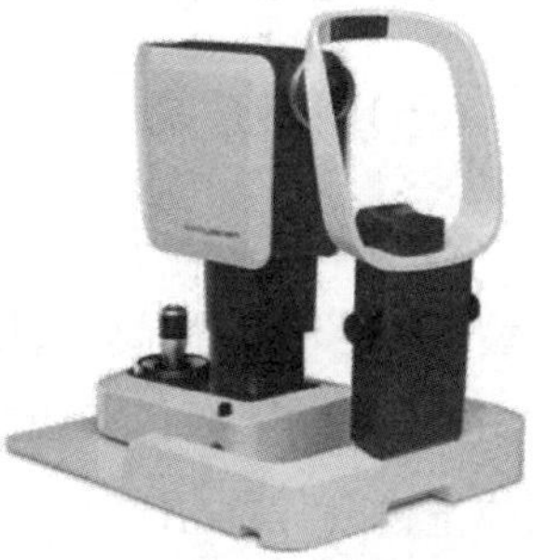

图 4－5　CSLO 眼底照相机

对眼底进行快速扫描，从而实现眼底形态的展示。这种方法的优势是拍摄快速、简单，几乎不受瞳孔大小影响，同时图片也能提供更多的信息。与传统的眼底照相相比，CSLO 技术的优势主要有几点：①超小拍摄瞳孔，可达 1.5mm；②高对比度图像，可以更清晰地呈现病变；③高穿透力，对于白内障等屈光间质浑浊的患者更具优势；④对眼底浅层和深层同步拍摄，分别展示；⑤操作简单、迅速。

第二节　医用显微镜

人们从外界接收的各种信息，约有 80％是通过视觉传入大脑的，但人眼仍具有很大的局限性，只能感受光谱中很窄的可见光（波长为 390～760nm）范围内的电磁波，因而对所观察到的物体的形状、大小和远近不能做出精确的定量比较和计量，不能看清很远或太小的物体，对发生在瞬间的现象或事物不能留下长久的记录。

光学显微镜实质上是一种处理波的工具，即处理可见光及近可见光波段的波，使之成束地照射在被检物体上，其成像落在人的视网膜、感光片或其他记录系统（如电视显示或电影）上，突破了人类生理的限制，把视觉伸展到人眼不能分辨的微观世界中去。本节主要讨论手术显微镜和显微电视图像系统的组成及工作基本原理。

一、手术显微镜

手术显微镜（surgical microscope）使医师能看清精细结构，从而进行肉眼所无法完成的微手术，使治疗范围及手术愈合率大为提高。按手术部位，手术显微镜可分为眼科、耳鼻咽喉科、外科、整形外科、神经外科用等数种，也有一些手术显微镜带有较多附件，属通用型手术显微镜，可供各科使用。手术显微镜基本由观察系统、照明系统和支架三大部分组成。观察系统和照明系统组成了手术显微镜的光路。为了成立体像，手术显微镜必须有两支独立的光路以一定夹角对物体成像，供双目观察。

（一）观察系统

观察光路实质上为一双目立体显微镜，它可分成小物镜型和大物镜型两种。小物镜型观察系统结构简单、设计方便、立体感强、像质好，但改变工作距及倍率较困难，通常用换目镜来达到变倍的目的。摄影光路由摄影物镜、棱镜和反射镜组成，照相机的底片平面与像面相重合。

某些手术要求有助手配合进行，此时显微镜的观察系统就不止一个，其中主手术操作者所用的一个称为主刀显微镜，而助手用的则称为副刀显微镜。

（二）照明系统

保证手术顺利进行的重要因素之一是良好的照明。手术显微镜的照明方式有内照明和外照明，若照明光自显微镜本体内射出，称为内照明。为了有足够大的物面照度，近年来光源大多已采用卤素灯泡。灯箱安置在立柱顶、横臂或其他部位上，通过光导纤维将光束引至显微镜，再通过大物镜射向手术部位，这种照明方式为同轴内照明。由于光源不在显微镜内部，可减轻显微镜本体的重量，且易于隔热和散热，但导光束的光能损失较大。外照明常用于某些特殊需要（如眼科裂腺照明）或辅助照明，它的照明系统常安装于显微镜本体上，由于照明光路与观察光路不同轴，照明光束是倾斜射向手术部位的，所以不适于深孔照明。

快速转换备用光源也是照明系统要考虑的因素之一，它可避免手术时因光源损坏而导致手术中断引起的医疗事故。

（三）支架

常用的手术显微镜分移动式和固定式两大类。移动式又分为立柱式和夹持式两种；固定式则分为吊式、墙式及桌式等数种。图 4－6 为不同类型的手术显微镜。

立柱式手术显微镜的底座下有小轮，轻推立柱，可将整台仪器移动到所需位置，踩下刹车踏脚后即可固定仪器。横臂固定于立柱的滑套上，而显微镜则通过一系列支臂和横臂相连。滑套可借电动机带动，在立柱上做上下移动，以使显微镜对手术面调焦，电机的运转可由脚控开关控制。电动调焦分粗细两档，以使调焦快速而精确。为维持整机平衡，立柱内部有平衡锤以便于横臂、支架和显微镜等相平衡。手术显微镜的升降、调焦、横臂和 x-y 移动结的运动均可通过脚控开关的不同按钮进行控制。

夹持式手术显微镜移动方便，可夹持在手术床或手术台上，是轻型手术显微镜，附件少、结构简单、体积小、灵活性大，便于随身携带、供出诊用。吊式及墙式显微镜可在

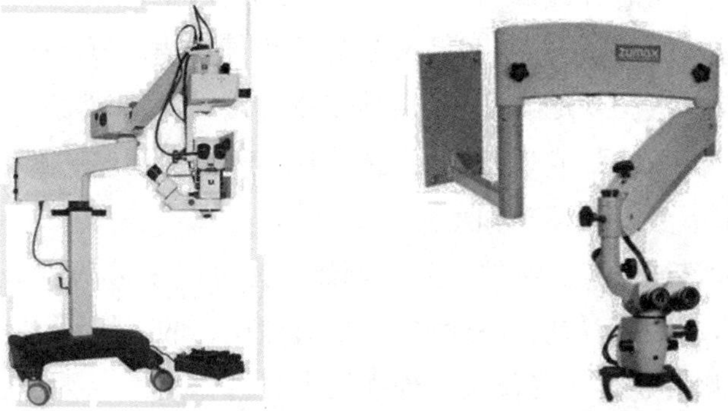

图 4－6　不同类型的手术显微镜

大型医院中安置在天花板或墙上，使手术空间更为开阔。

为观摩和教学的需要，手术显微镜常带有一个或数个示教镜，也可配置电影摄影机。某些手术显微镜还配置手术椅，供手术操作者使用，左右手臂支撑板使手术者的双手保持稳定，减轻长时间手术的疲劳。

二、显微电视图像系统

为了满足一机多用的要求，显微镜还设有为各种特殊用途而附加的装置，如摄影、投影、示教、偏光、相衬、荧光光源等。带有摄影装置的显微镜叫作摄影显微镜；以电视摄像靶或电荷耦合器作为接收元件的显微镜叫作电视显微镜或电荷耦合器显微镜。这类显微镜可以与计算机联用，以便于实现检测和信息处理的自动化，多应用于需要进行大量烦琐检测工作的场合，从而构成显微电视图像系统。

（一）显微镜结构

显微镜在结构上分为光学系统和机械装置两部分。光学系统包括物镜、目镜、聚光镜和反光镜等；机械装置包括底座、镜臂、目镜筒、物镜转换器、载物台、粗调手轮、微调手轮等。

物镜是显微镜中对成像质量优劣起决定性作用的光学元件，有多种类型。物镜位于被观察物体附近，是实现第一级放大的镜头（放大倍率通常为 5～100 倍）。在物镜转换器上同时装着几个不同放大倍率的物镜，转动转换器就可让不同倍率的物镜进入工作光路。

目镜是位于人眼附近实现第二级放大的镜头。按照所能看到的视场大小，目镜可分为视场较小的普通目镜和视场较大的大视场目镜（或称广角目镜）两类。

聚光照明系统由灯源和聚光镜构成。聚光镜的功能是使更多的光能集中到被观察的部位。照明灯的光谱特性必须与显微镜的接收器的工作波段相适应。聚光照明系统对显微镜成像性能有较大影响，但又是易于被使用者忽视的环节，它的功能是通过调节照明光束以提供亮度足够且均匀的物面照明。改变照明方式，可以获得亮背景上的暗物点（称亮视场照明）或暗背景上的亮物点（称暗视场照明）等不同的观察方式，以便于在不同情况下更好地发现和观察微细结构。

载物台用于放置被观察的物体。利用调焦旋钮可以驱动调焦结构，使载物台做粗调和微调的升降运动，从而使被观察物体清晰成像。它的上层可以在水平面内做精密移动和转动，一般将被观察的部位调放到视场中心。

载物台和物镜两者必须能沿物镜光轴方向做相对运动以实现调焦、获得清晰的图像。用高倍物镜工作时，容许的调焦范围往往小于微米，所以显微镜必须具备极为精密的微动调焦结构。

显微镜的分辨率是指能被显微镜清晰区分的两个物点的最小间距；显微镜放大倍率的极限即为有效放大倍率。分辨率和放大倍率是两个不同但又互有联系的概念。当选用的物镜分辨率不够高时，显微镜不能分清物体的微细结构，此时即使过度地增加放大倍率，得到的也只能是一个轮廓虽大但细节不清的图像，称为无效放大倍率；反之如果分辨率已满足要求而放大倍率不足，则显微镜虽已具备分辨的能力，但因图像太小而仍然不能被人眼清晰看见。所以为了充分发挥显微镜的分辨能力，应使分辨率与显微镜总放大倍率合理匹配。

（二）摄影系统

从物镜射来的光线经分光棱镜后，分成取景光束和成像光束。取景光束成像于取景分划板上，眼睛通过目镜取景和调焦；成像光束经摄影目镜成像于照相底片上。

为获得好的照片，应尽可能采用像质好、有利于摄影的物镜，同时一定要匹配适合摄影的补偿目镜；将摄影的目标物移到视场中心，调节好光源亮度，曝光量要准确，掌握正确、合理的使用方法。

若将摄影底片位置改用电视摄像机的靶面来替代，便成为电视显微镜。通过将光信号转变成电信号，再经放大、传输处理，最后在屏幕上显示出来，可满足多人观察。

若将摄影装置改成电影摄影机，便成为电影摄影显微镜。配上逐格器控制拍摄时间间隔，可以将动、植物的细胞变化过程记录下来，便于对连续变化的过程进行仔细观察、分析和研究，也能满足多人观察。

（三）显微电视图像系统的演进

最新的生物显微电视图像系统均是在布氏显微镜的基础上发展起来的，具有两个明显的特点：一是将高倍生物显微镜下已放大2～100倍的光学图像再经光学放大、电子变焦及数码放大后变成数字电子图像，放大倍率提高到1 000～30 000倍；二是采用计算机图像采集系统，可进行显微图像的存档、计算、处理、分类、打印与远程传输等。这种生物显微电视图像系统通常由生物显微镜、光电放大器、计算机图像采集系统、彩色图像显示器、打印机及供电系统组成。图4－7给出了具有计算机图像采集系统的高倍生物显微成像系统的结构框图。

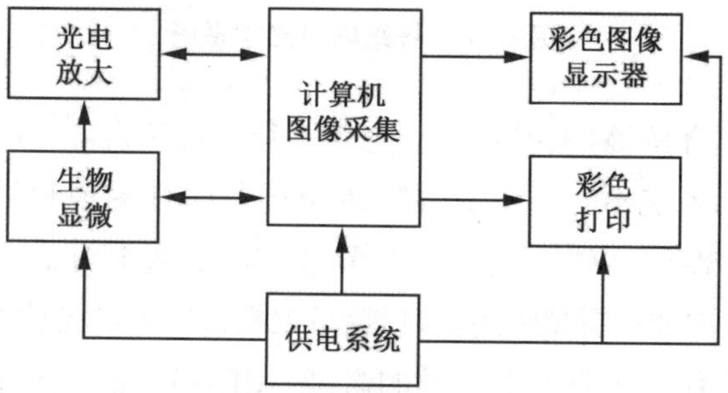

图4－7　具有计算机图像采集系统的高倍生物显微成像系统框图

第三节　医用内镜

内镜是一种常用的医疗器械，是用来观察内部体腔的医疗诊断工具，由可弯曲部分、光源及一组镜头组成。内镜经人体的天然孔道，或者是经手术做的小切口进入人体内，通过它能直接观察到内脏器官的组织形态。内镜常常被冠以具体名称以指明其用途，如胃镜、膀胱镜等。早期的内镜附有刚性管子，管中的光学系统可使所研究或诊断的组织成清晰像，这种内镜叫作硬性内镜。随着20世纪50年代初期出现的纤维光学及其技术的发展，出现了用光导纤维束传像和导光的内镜，这种内镜称作纤维内镜。由于纤维内镜的柔软和良好的操作性能，在医学上已得到广泛的应用和迅速的发展。

近年来，继硬式内镜和光导纤维内镜后的第三代内镜即电子内镜也已应用于临床。另外，在纤维内镜上采用激光进行手术，对急性消化道出血或其他病灶进行光凝止血和治疗，这是内镜发展的一个新动向。

一、医用内镜组成原理

纤维内镜的种类很多，形式千变万化，但其基本结构大同小异。常用的光学系统如图4－8所示。

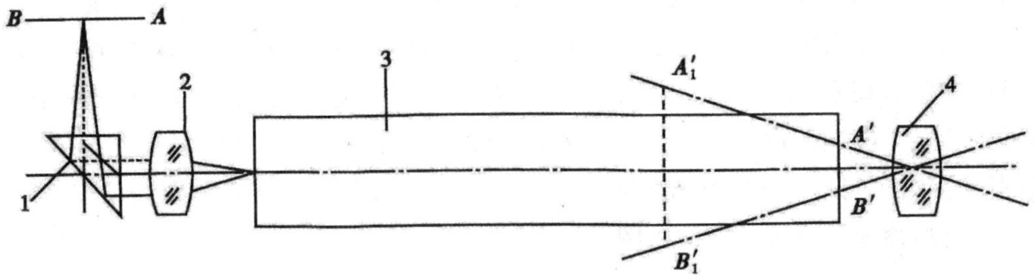

图 4—8　纤维内镜光学系统

图中 1 为直角屋脊棱镜，入射光线经直角屋脊棱镜转折了 90°，故视向角为 90°（侧视式），但物体的坐标系统不变。被观察物体经直角屋脊棱镜和物镜 2 成像于传像纤维束 3 的输入端，传像纤维束将物像保持原形，真实地传递到其输出端，在该端所得到的像通过目镜 4 成放大虚像在明视距离处，目镜可根据人眼的屈光度不同进行视度调节。

电子内镜成像有赖于镜身前端装设的微型 CCD（charge coupled device）图像传感器，它犹如一台微型摄像机，将信号经图像处理器处理后，呈现在监视器的屏幕上，较光导纤维内镜具有更佳的分辨率，并可供多人同时观看。电子内镜主要由三部分组成：内镜、视频处理器或称视频系统中心和监视器，另有键盘、录像机等，如图 4—9 所示。

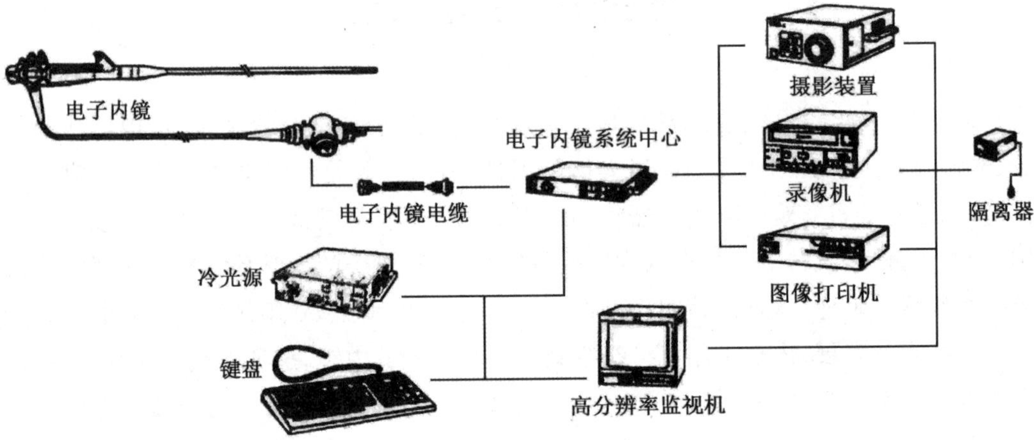

图 4—9　电子内镜系统构成

电子内镜的构造酷似光导纤维内镜，其操作部分也与光导纤维内镜相似，转动角度钮可使镜前端弯曲部转动，主要有给水、给气、吸引、活检孔等。所不同的是光导纤维内镜由光导纤维束传送图像，检查者通过目镜进行观察。而电子内镜则在镜前端装设有 CCD 图像传感器或称电荷耦合器件，相当于一个电子摄像机的真空摄像管，它代替了光导纤维内镜的导像束。

二、核心技术

内镜的核心技术主要包括冷光源、导光系统、光学成像系统及机械部分。

冷光源普遍采用的一种方法是在灯丝外使用非球面冷光镜(灯罩)，在实际使用时，还需要在灯丝外边隔热玻璃处加一个冷却风扇，实行强迫冷却。导光系统由各种透镜或导光束将物像保持原形，真实地传递到其输出端。光学成像系统由棱镜、物镜等组成，实现被观察物的成像。机械部分主要有手术钳、电灼器、活检钳等。

三、技术指标

(1)视场角　内镜头部有一观察窗，观察窗设在头部顶端的叫前视式纤维内镜，其视向角为0°；观察窗设在侧面的叫侧视式纤维内镜，其视向角为90°。侧视式纤维内镜可以从侧面观察病区，但插镜时比较盲目，因为在回转曲折的体腔内插镜时，侧视式纤维内镜只能观察到观察窗一面的部位，而看不到前进方向的情况，所以无法引导，因而对狭窄的管道不适宜采用侧视式纤维内镜。前视式纤维内镜能观察头部的前方，能看清管道的弯曲情况，可以引导插镜，但对狭窄的器官管道要正视侧壁比较困难。前斜视纤维内镜具有前视的优点，且由于观察窗是在斜面上，因而又克服了前视纤维内镜的部分缺点。

(2)内镜外径　根据不同组织的情况，制作各种大小的内镜外径。

(3)工作长度　根据从插孔至各组织的距离，制作合适的工作长度。

(4)弯曲角度　纤维内镜能上、下、左、右弯曲，基本可以消除观察盲点，并且插镜方便，减少病人的痛苦。临床上要求纤维内镜有大的弯曲角度、小的弯曲半径。(注：纤维内镜弯曲部的外面有套管，套管内为蛇骨管，蛇骨管的内壁装了四根钢丝绳，钢丝绳的一端与纤维内镜头部固定，另一端与弯曲手柄旋钮固定。当旋转弯曲手柄旋钮时，钢丝牵动弯曲部可上、下、左、右弯曲。)

四、应用领域

医用内镜根据其用途有食道镜、胃镜、肠镜、膀胱镜、鼻咽镜、腹腔镜、子宫镜、声带镜、输尿管镜、肾镜、血管镜、关节镜等。不同种类的医用内镜如图4－10所示。

第四节　医用激光仪器

激光具有方向性强、单色性好和亮度高等特性，被广泛应用于医学领域，用来诊断

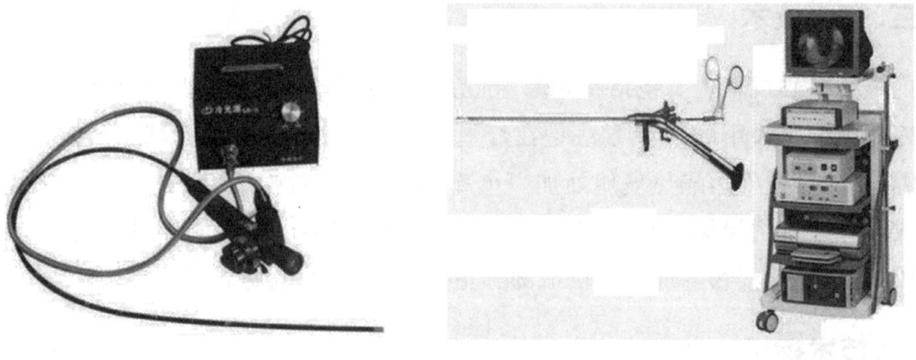

图 4—10　医用内镜

和治疗多种眼科及其他疾病。

本节主要介绍激光扫描眼底电视机、眼科激光治疗仪的组成、特点与应用。

一、激光扫描眼底电视机

20 世纪 80 年代末，美国视网膜基金会眼科研究院研制成功激光扫描眼底电视机。这种仪器不但能够检查视网膜任何位置的视功能，而且还能用来观察视网膜和玻璃体病变以及眼底血液循环异常。激光扫描眼底电视机如图 4—11 所示。

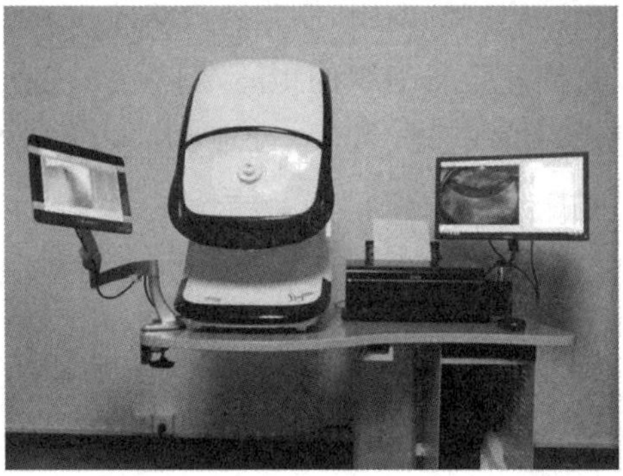

图 4—11　激光扫描眼底电视机

(一)构造和原理

激光扫描眼底电视机有两个光路体系：激光束照明光路体系和眼底反射光光路体系，它们均以眼底为目标。

激光束照明光路是从激光器发出的照明光，经一系列光学元件到达眼底时形成激光扫描光栅。激光束照明光路的照明光源是氦氖激光或氪氩混合气体激光，输出功率均在视网膜损伤阈值以下。激光束经过两个不同频率振荡的反射镜，从而使光束做水平和垂直两个方向扫描并合成结果，形成扫描光栅。

眼底反射光光路是从眼底反射出来的带有视网膜各种动态和静态信息的反射光线，经一系列光学元件到达光电接收器，再转换成电流信号并放大输出，形成电视屏上的图像。

用计算机控制的声光调制来改变激光扫描光束在某瞬时的光强度，从而在眼底形成各种不同形态和不同对比度的静态和动态图形。

（二）特点

（1）进出瞳孔的光路安排与一般间接检眼镜或眼底照相机恰好相反。在瞳孔中心小区域内通过进入光路，而其余大区域则通过出来光路，从而可大为降低照明光的强度，同时大大提高了反射光的光通量。过去间接检眼镜要求光强度为 0.1W/cm^2，普通荧光眼底造影术所需光强度为 $4\times10^{12}\text{W/cm}^2$，而激光扫描眼底电视机则只需 $70\mu\text{W/cm}^2$ 的光强。

（2）进入眼球的光束很细，入射光瞳小，从而大大增加了景深，因而虹膜、玻璃体和视网膜能同时看清。而反射出来的光线并不需要形成光学像，从而避免了光学像差，提高了像质。因此，不仅能提供彩色眼底像，而且能提供反映眼底不同层次的单色光图像。

（3）光源可分别换用红光、黄光、绿光或蓝光，可满足不同层次和不同用途的观察需要。由于接收光效率高，荧光血管造影荧光素剂量减至一般剂量的1/10，因此可多次重复造影。

（4）一般视力检查只能测定黄斑中心凹处的视力，而激光扫描眼底电视机则能测定视网膜上任何部位的视力。

（三）应用

应用激光扫描眼底电视机进行检查时，医生可以用操纵杆将视标投到患眼视网膜的任何特定位置，将“E”置于视乳头黄斑中心凹区域，让患者辨认，并按下“上、下、左、右”四个方向中的一个揿钮，电子计算机将根据辨认正确与否自动变换视标的大小和方向，直至测出视力并打印出来。临床上，主要用来确定黄斑病变患者的最佳视力位置。

二、眼科激光治疗仪

检验用眼科激光仪器是利用了激光能量的高度单色特性和高度相干特性，而治疗用眼科激光仪器则是利用了激光高单色亮度的光能量。前者强调了这种光能量的特性，而光能量是只需很弱的量，后者则强调了具有这些特性的光能量。

(一)医用激光器

眼科激光治疗仪所采用的激光器有红宝石激光器、掺钕钇铝石榴石激光器、氩离子激光器和氪离子激光器、氦氖激光器、ArF 准分子激光器、有机染料激光器。

20 世纪 60 年代主要用红宝石激光光凝治疗眼底病和光切虹膜治疗闭角型青光眼、虹膜囊肿等有关疾病。之后由更优越的氩激光和氪激光逐渐代替红宝石激光。

掺钕钇铝石榴石激光器在临床上用于治疗眼内无色素组织的眼前节疾病，如膜性白内障；也可用于光切瞳孔治疗瞳孔膜闭等。

氩离子激光器和氪离子激光器因它们的工作物质是气体而都属气体激光器，其工作物质有原子气体、分子气体、离子气体和准分子气体等，氩离子激光器和氪离子激光器都是离子气体激光器。氩离子激光器是目前可见光区域内连续输出功率最高的一种激光器，功率可达几十瓦，能量也较容易精密控制，临床上用它治疗眼内各层血管瘤、病变血管、新生血管和其他出血性疾病。氪离子激光器的结构与氩离子激光器的结构完全相同，只是用氪气代替氩气，其连续输出功率为十几瓦。

氦氖激光器是原子气体激光器，其中氖原子是激光的工作物质，氦气则是辅助气体。氦氖激光器输出功率从几毫瓦到几十毫瓦，是连续激光。眼科激光检测仪的激光光源主要是氦氖激光，国内也有用氦气激光作为理疗光源或光针的光源，治疗眼部有关疾病。

ArF 准分子激光器的工作物质是惰性气体卤化物，这种物质在处于基态时是原子气体，而在受激跃迁到高能态时两原子形成了分子，但分子平均寿命很短(约为 10^{-7}～10^{-6} 秒)，很快会自动离解成原来的两个原子。准分子激光器与别的气体激光器的结构不同，激光腔不是玻璃制品，而是金属或尼龙圆筒。眼科用的 ArF 准分子激光器是医用激光中光量子能量最大的激光，当它作用于生物组织后发生化学效应，而不是发生热效应，用作手术“刀”时无热损伤，故称之为“冷刀”。用光化学分解作用来切割角膜时使生物分子的化学键断开，切割精度可达 $1\mu m$，术后刀口处干净。

染料激光器的工作物质有“有机染料”和“无机染料”。“无机染料”在液体状态下工作，“有机染料”则可以在任何状态下工作。医用有机染料激光器的工作物质在液体状态下工作，所以是液体激光器。有机染料液体激光器当用作光动力学疗法治疗眼部恶性肿瘤时，大多使用连续激光，激光功率为几百毫瓦到几瓦；当用于光凝或光切治疗眼部疾病时，则大多用脉冲激光，激光峰功率约为 105 瓦。

(二)准分子激光屈光不正治疗仪

Marshall 等在 1984 年用准分子激光改变了角膜的屈光度，第一次命名为激光角膜屈光术(photorefractive keratectomy，PRK)。近年来，应用准分子激光进行角膜屈光矫正临床手术获得了广泛的认可。

准分子激光治疗仪如图 4－12 所示。

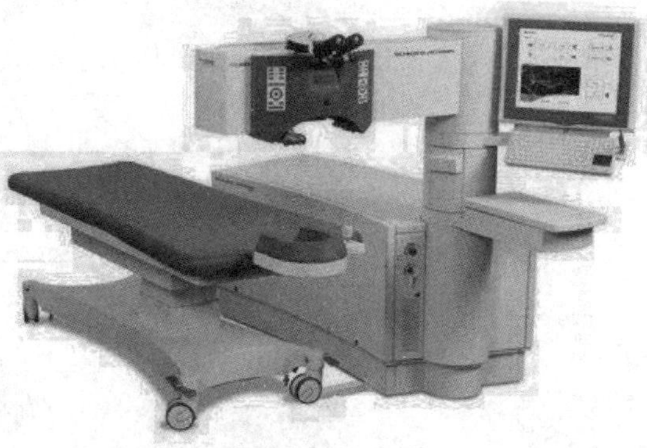

图 4－12　准分子激光治疗仪

准分子激光系统由 11 个部分组成：准分子砷激光、激光传送系统、显微镜、x-y-z 患者桌、碎片清除装置、眼动控制装置、摄像系统、激光气体纯化器、系统清洁剂、气体供应框、计算机工作台。

激光传送系统有多种类型，其目的是限制对角膜区域释放太多能量，主要有三种类型：膜片系统(diaphragm)、眼罩系统(mask)和旋转型裂隙传送系统(rotating-slit delivery system)。碎片清除装置的作用是将气味和蒸发组织清除出术野、避免工作人员或患者可能的污染以及提高激光束的均匀性。激光气体纯化器的作用是保持光束的均匀性、延长激光气体的生命(十倍)及提高能量的稳定性。

第五节　医用手术照明仪器

手术照明与传统照明设备的区别在于要满足手术过程中的特殊要求，如亮度、安全性、无阴影、冷光以及可拆卸消毒等。我国对手术照明设备主要规定了两种类型，一是手术无影灯，二是冷光单孔手术灯。

一、手术无影灯

手术无影灯种类较多，但是主要有单孔立式、四孔或七孔立式、四孔或五孔吊式、九孔吊式、十二孔吊式、母子吊式及组合式等，其中母子吊式手术无影灯一般为母十二孔、子五孔。不同类型的手术无影灯如图 4—13 所示。

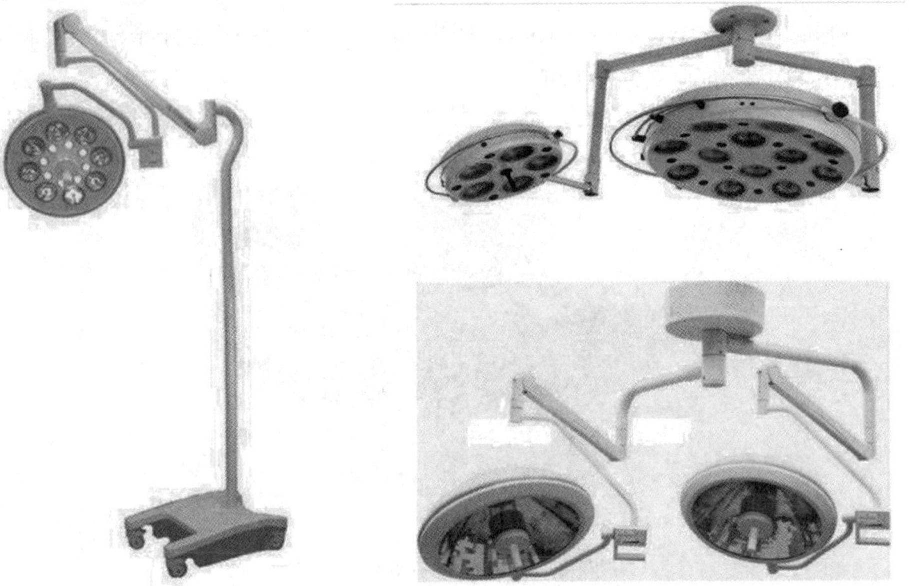

图 4—13　手术无影灯

各种类型的无影灯之所以有无影感，主要是采用特殊镜面的灯泡，即在灯头玻璃内壁上镀上水银，使光线不能直接照射在手术台上，而是通过水银面反射到灯罩上，再从水银面反射后透过含有氧化亚铁成分、呈淡绿色、有吸收红外线能力、可以隔热的平面玻璃或乱反射玻璃，即可得到柔和的光线。另外，在灯对称的角度装有多个灯泡，使光束交叉成一个圆形的照明圈，所以当损坏一个灯泡或挡住部分光线时，光线虽稍弱，但仍有足够的照明度，由此达到无影的效果。

目前，单孔立式一般装有 1 个 220V、100 或 200W 灯泡，四孔装有 4 个 24V、25W 灯泡，五孔装有 5 个 24V、25W 灯泡，七孔装有 7 个 24V、25W 灯泡，以此类推。每盏灯照明范围的大小靠装置的调节器进行调节。

手术照明灯活动范围的大小调整：立式除底座装有 3 个滑轮可以随意推动外，其万用连接器与直管可以做 360°的转动，平衡锤与灯部上下有 60°的移动范围，横管可以做 120°的转动，γ 形管与灯部可以做 120°的转动；吊式除 360°的转动及灯身做 120°的转动外，最大的特点是伸缩方便、照明范围更宽。

无影灯的电源电压为 220 或 110V，通过灯内所设的变压器或电阻丝降低到 24V 或 12V。在灯的上部装有电源开关。

二、冷光单孔手术灯

冷光单孔手术灯设计新颖、造型独特美观、使用灵活，不仅能满足手术时对照明设备无阴影、安全、可拆卸消毒等要求，还可以提供单灯15万lx的光照强度，使手术室外科医师能精确分辨轮廓和颜色等。临床上适用于耳鼻咽喉科、泌尿科、妇产科及手术室作为辅助照明。不同类型的冷光单孔手术灯如图4—14所示。

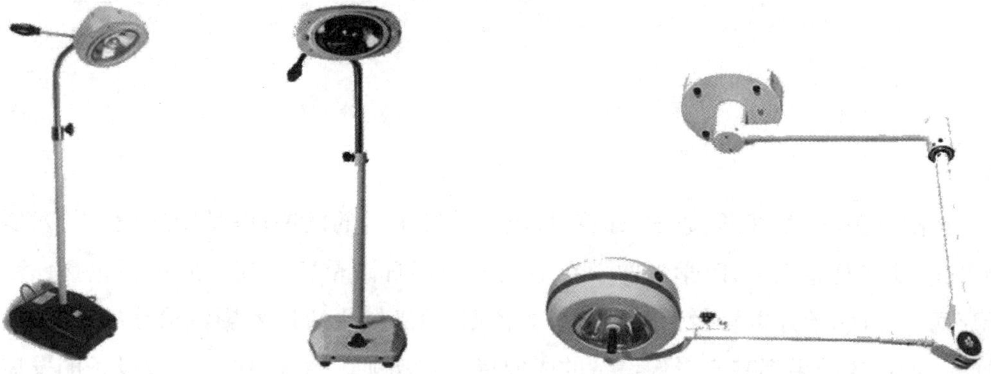

图4—14 冷光单孔手术灯

冷光单孔手术灯的主要光源材料是冷光板，其产生的热量极少，有效避免手术中产生的热量对手术过程的干扰，作为手术室辅助照明灯，还能满足层流手术室内对影响层流的主要因素即热源及障碍物的控制要求，有效解决了老式手术灯无法满足高标准净化手术室要求的缺陷。

冷光单孔手术灯能在1 000～1 600mm范围内调节高低，灯头能通过球形前后90°、左右75°正斜调节；脚踏开关一般安装在底座上，使用方便；能够瞬间启动，运行无噪声，支持无级调节；配备备用灯泡，避免手术过程中由于灯光故障对手术造成干扰或中断，切换时间仅为0.3秒，满足安全照明的需要。

需要注意的是，冷光单孔手术灯的灯泡平均寿命为1 000小时，灯座至少每年需要更换1次，每日均需要检查灯泡使用状态，使用弱碱性溶液消毒手柄；每月需要检查备用电源是否正常，切断电源时备用电源能否正常启动；注意紧固电源导线之间的接头处，各处螺丝是否旋紧以及散热情况，各关节移动时刹车是否正常。

第五章　医学影像设备

伴随着医学、物理学、数学、计算机、电子学等学科的发展，医学影像设备的发展日趋迅速，功能日趋完善，医学影像学在临床的应用日渐重要。其应用主要包括诊断和治疗两个方面，治疗以影像诊断的结果为依据，诊断结果决定着影像治疗的成功与否，诊断与治疗的结果都基于影像设备的成像特点和功能。由此，医学影像设备的发展程度不仅影响到医学影像学的发展，更关系到整个医学的发展。

医学影像设备包括医用放射设备、医用超声仪器、磁共振成像设备。医用放射设备分为医用放射诊断设备和医用放射治疗设备，其中医用放射诊断设备主要有 X 射线成像设备和核医学成像设备；医用放射治疗设备主要有钴 60 治疗机、伽马刀和后装治疗机、浅层和深部 X 射线治疗机、医用加速器、重离子加速器。医用超声仪器分为医用超声诊断仪器和医用超声治疗仪器。下面将分类介绍 X 射线成像设备、核医学成像设备、医用放射治疗设备、医用超声诊断仪器、医用超声治疗仪器及磁共振成像设备。

第一节　医用 X 射线诊断装置

一、概述

常规 X 射线机是 20 世纪初期出现的。随着计算机技术、数字成像技术、网络技术、图像存档及通信技术的出现和应用，自 20 世纪 70 年代初相继出现了 X 射线计算机体层摄影装置即 X 射线 CT（包括头部 CT、全身 CT、多层螺旋 CT、电子束 CT 等）、计算机 X 射线摄影（computed radiography，CR）、数字荧光 X 射线摄影（digital fluorography，DF）和数字化摄影（digital radiography，DR）装置等。

(一)X射线成像的基本原理

X射线之所以能使人体组织结构在荧屏上或胶片上形成影像，一方面是基于X射线的穿透性、荧光效应和感光效应，另一方面是基于人体组织结构之间有密度和厚度的差别。因此，X射线成像的基本原理是：X射线透过人体的不同组织结构时，被吸收的程度不同，所以到达荧屏或胶片上的X射线量即有差异，这样，在荧屏或胶片上就形成明暗或黑白对比不同的影像。由此可见，X射线图像的形成基于以下三个基本条件：

(1)X射线具有一定的穿透力，能穿透人体的组织结构。

(2)被穿透的组织结构存在着密度和厚度的差异，X射线在穿透过程中被吸收的量不同，以致剩余下来的X射线量有差别。

(3)有差别的剩余X射线是不可见的，经过显像过程或数字成像过程，获得具有黑白对比、层次差异的X射线图像。

(二)X射线机的分类

X射线机可以根据输出功率、工作频率、安装形式、用途等进行不同的分类。

按输出功率分，有大型X射线机(管电流在1 000mA以上)、中型X射线机(管电流为100～1 000mA)、小型X射线机(管电流在100mA以下)。

根据高压变压器的工作频率分，有工频X射线机(50Hz)、中频X射线机(400Hz～20kHz)、高频X射线机(＞20kHz)。

按照安装形式分，有移动式X射线机、固定式X射线机。

按照用途分，有诊断用X射线机和治疗用X射线机。其中，诊断用X射线机又分为：透视用X射线机(胃肠X射线机)、普通摄影用X射线机、专用X射线机(为医院某科室或为人体某部位专用，如体层摄影用X射线机、心血管造影用X射线机、牙科用X射线机、床边X射线机、手术用X射线机等)。

另外，科学技术的发展使得数字式X射线机逐步推广，如计算机X射线摄影等。

二、常规X射线成像装置

(一)常规X射线机的组成

X射线机是利用X射线作为能源的一种非可见光成像装置。常规X射线机主要由主机和外围设备两大部分组成。主机是指主电路及其元部件所构成的系统，包括X射线球管装置、高压发生装置、控制装置、电源等；外围设备则指除主机以外的各种辅助和直接为临床诊断服务的设备，包括影像装置、机械装置及其他辅助装置。如图 5—1 所示，X 射线成像装置通过控制 X 射线的产生、X 射线过滤，实现 X 射线摄影。图 5—2 为常规 X 射线机外形图。

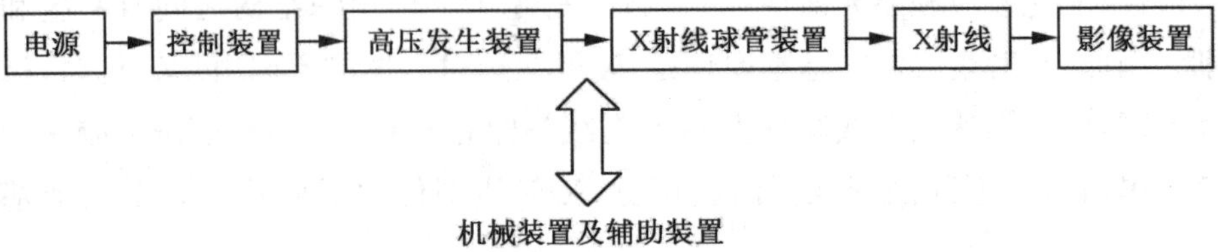

图 5—1　常规 X 射线机基本组成框图

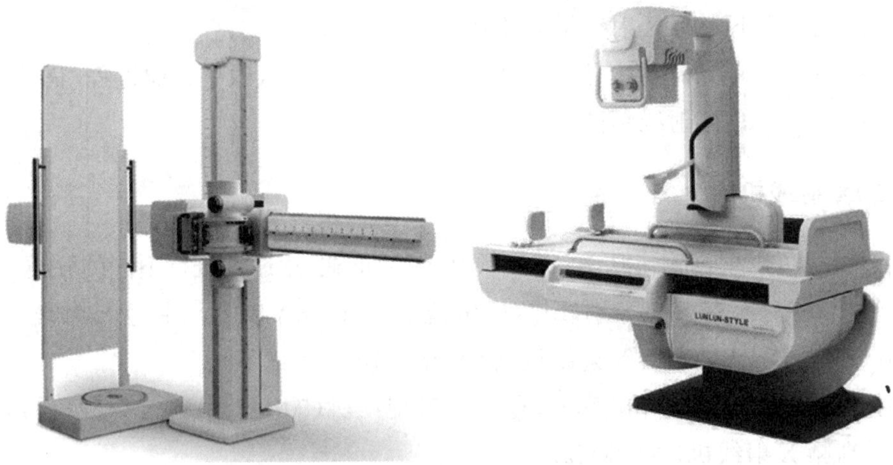

图 5—2　常规 X 射线机

(1)X 射线球管装置　X 射线球管是一个能量转换器，电子流在管内从阴极流向阳极时，电子损失的能量转换为 X 辐射能和热能。X 射线球管按用途分为诊断用 X 射线球管和治疗用 X 射线球管；按焦点结构分为单焦点 X 射线球管和双焦点 X 射线球管；按阳极性质分为固定阳极 X 射线球管和旋转阳极 X 射线球管。X 射线球管的结构如图 5—3 所示。

阳极是承受高速电子冲击而产生 X 射线的部件，主要功能是将电子能量转变为 X 射线辐射能，并将转换过程中的热量散掉。阳极结构包括阳极靶和靶面的支撑、散热装置。

阴极的主要作用是发射电子，并将其汇聚成电子束，聚焦在阳极上。阴极主要由灯丝(小线圈)和聚焦装置组成。

并不是整个阳极都参与 X 射线的产生，X 辐射产生于阳极表面上电子实际轰击的

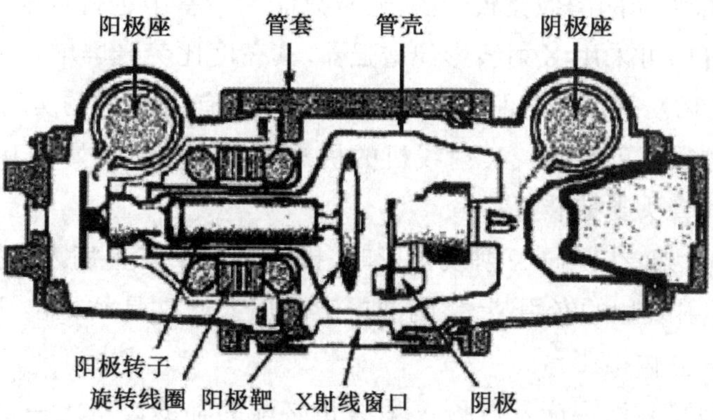

图 5—3　X 射线球管的结构

面积，称之为焦点。焦点的大小由阴极电子束的线度决定，大多数 X 射线管的焦点为矩形，其线度一般为 0.1～2mm。

管壳是将阳极和阴极结构密封于内的部件，管壳大多采用耐高温、绝缘强度高、膨胀系数小的钼组硬质玻璃制成。在一些特殊场合，亦有用金属和陶瓷作管壳的。管壳的主要作用是固定阳极和阴极部件，以及使它们相互绝缘，同时保持管内的高度真空。

管套是放置 X 射线管的一种特殊容器，现代管套均为防电击、防散射、油浸式。

(2)高压发生装置　高压发生装置用来提供 X 射线管工作所需要的管电压(50～150kv)和灯丝加热电压(几伏～十几伏)。灯丝电压通过降压变压器获得，而管电压(阳极为正、阴极为负)必须是高压，以保证阴极发出的电子有足够大的加速力奔向和轰击阳极产生 X 射线。管电压通常采用升压变压器升压后整流获得，整流后的电压稳定性对 X 射线的质与量有极大影响。

(3)控制装置　X 射线机控制装置包括控制台和控制电路。X 射线机的电路结构尽管不同，但控制装置都必须满足 X 射线管产生 X 射线的下列基本要求：可调管电流、可调管电压、可调曝光时间。

(4)影像装置　摄影用 X 射线机和透视用 X 射线机的成像装置是不同的。

X 射线摄影时，X 射线透过人体的拍摄部位投射到 X 射线胶片上，使之感光形成潜影，然后通过显影、定影等化学处理将潜影变成可见光影像，即 X 射线照片，供医师读片、诊断。在实际的 X 射线摄影中，为增大胶片感光、缩短曝光时间、提高影像的清晰度，常在暗盒中将胶片夹在两级增感屏(增强 X 射线胶片感光效应的装置)之间进行曝光。由于 X 射线胶片感光度高，剂量比 X 射线透视少得多，且因胶片感光颗粒小，使得 X 射线摄影比透视能显示更细微的病变。

透视用 X 射线机荧光屏是 X 射线透视中用以观察 X 射线影像的专门装置，它是一种将 X 射线激活某些物质而产生荧光(可见光)影像的转换装置。由于转换效率较低(1/10 左右),可见光的图像比较暗淡,通常只能在暗室中进行观察。为了提高 X 射线透视的影像亮度,可采用 X 射线影像增强器,其亮度比荧光屏增强了 1 000 倍,也可在很大程度上减少 X 射线的照射剂量,使操作者在没有 X 射线的房间内进行观察。

(5)机械装置及辅助装置　X 射线机的机械装置主要有摄影床和胸片架、诊视床和点片架、X 射线管头支持装置。

摄影床和胸片架:在普通 X 射线摄影时,摄影床用于安置病人和摆放体位。胸片架是拍摄胸部 X 射线片的专用装置,胸部摄影时病人通常是站立位,所以又称立位摄影,胸片架也称为立位摄影台。

诊视床和点片架:诊视床是胃肠 X 射线机必配的辅助设备之一,主要用于透视和点片摄影。点片摄影是供医师在透视检查过程中,对被检部位或病变进行点片摄影,以适时记录有诊断价值的影像。点片架安装在诊视床上,并与透视媒介的支架等合理搭配,形成一个既能透视又能点片摄影的 X 射线机。点片架就是透视和点片摄影两种功能的结合体。诊视床和点片架结构如图 5—4 所示。

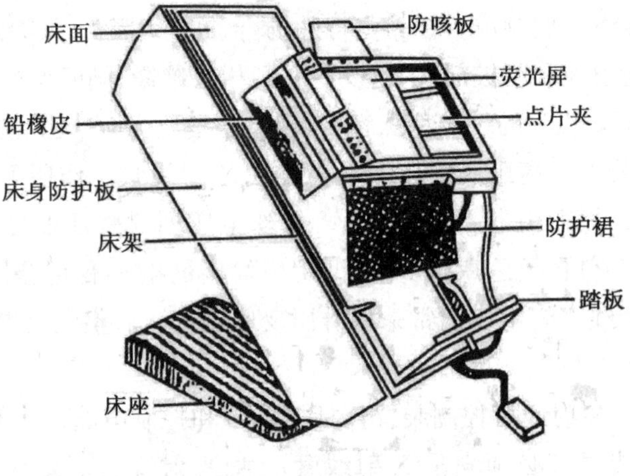

图 5—4　诊视床和点片架

X 射线管头支持装置:用于将 X 射线管头锁定在摄影所需的位置和角度上,使 X 射线管在一定的距离和角度上进行摄影。结构形式有立柱式、悬吊式和 C 形臂式等。

X 射线机的辅助装置主要有遮线器、滤线器和自动洗片机。

遮线器又称为缩光器,安装在 X 射线管管套的窗口部位,用来控制 X 射线照射野的大小,遮去不必要的 X 射线。

滤线器是为消除原发 X 射线透过人体组织时产生的散射线对胶片的影响(使胶片背景灰雾、影像模糊)而设计的一种摄影辅助装置,它能吸收散射线,从而提高胶片影像的质量。

自动洗片机是完成 X 射线照片自动显影加工处理的设备。

(二)常规 X 射线诊断装置的性能指标

(1)X 射线管的管电压峰值(kVp);

(2)X 射线的照射时间(s);

(3)X 射线管的管电流(mA);

(4)X 射线机的输出剂量;

(5)半值层(half-Value layer, HVL);

(6)X 射线管的焦点大小(mm×mm);

(7)摄影和透视的准直及线束对准;

(8)高对比分辨力;

(9)低对比分辨力;

(10)自动亮度控制功能;

(11)最大入射照射量率;

(12)感光计时器;

(13)滤线栅对准;

(14)片屏接触;

(15)其他专用设备指标。

(三)常规 X 射线诊断装置的应用

常规 X 射线诊断装置作为一个具有观察人体内部形态和变异功能的常规手段,已在诊断许多疾病上起决定性作用。X 射线诊断装置一直围绕着提高影像质量、降低受照剂量的方向发展,同时在体系上取得进展,包括采用影像增强器加电视的方法、X-CT 的体层摄影以及造影摄影等。为了适应临床的不同要求,不仅出现了多种万能诊断床,而且还出现了各种专用 X 射线诊断装置,常见的有:

(1)荧光摄影装置　是一种将透射后的 X 射线投射在带有密纹滤线栅的荧光屏上的影像缩影技术,亦称间接摄影(缩影),应用于结核病和其他职业病检查,可与 X 射线装置一起安装在汽车上,进行流动的 X 射线检查。

(2)乳腺摄影装置　采用软 X 射线检查乳腺、脂肪和结缔组织纤维等低对比度组织的装置,可早期诊断乳腺癌或其他病变。

(3)便携和移动式 X 射线装置　用于家庭、病人转移途中、手术与儿科及危重病人监护病房,现大多采用中、高频 X 射线装置。

(4)牙科摄影装置　主要用于口腔内牙颚系统摄影,可获得面部和双颌全景图像,采用窄缝 X 射线,病人所受的辐射剂量很低。

（5）颅脑摄影装置　专用于颅脑的X射线摄影，具有活动滤线栅装置，通常与大功率X射线发生装置一起使用，以保证脑血管造影中进行快速连续摄影。

（6）儿科摄影装置　专为儿童设计的X射线摄影装置，尽量使用大功率的X射线发生装置，用短时间曝光获取快速的器官活动，采用专门装置保证曝光与呼吸相位同步。

（7）神经系统摄影装置　从神经系统解剖学特点出发，有多种投影角度、检查方法和摄影装置的形式，可对头颅、脊椎进行观察与造影等。

（8）泌尿系统摄影装置　根据泌尿系统（肾、输尿管、膀胱、尿道等）的特点专门设置泌尿床，可进行透视、点片、小片摄影和体层摄影。

三、数字X射线成像装置

随着电子学、光学和计算机科学技术的进步，数字化医学影像装置迅猛发展。同时，传统的X射线摄影逐渐显现出弊端（X射线胶片冲洗复杂、管理难度大、不利于质量控制、医学信息易丢失等）。数字X射线成像装置克服了常规X射线成像的不足，利用计算机进行后处理，为实现影像进入信息网络系统提供了可能。计算机X射线摄影、医学影像计算机化和PACS正是基于这种医学影像的发展方向应运而生。

数字X射线成像装置是指将X射线图像进行数字化图像处理和进行图像显示的X射线装置。根据成像原理不同，这类装置可分为计算机X射线摄影（computed radiography，CR）装置、数字荧光X射线摄影（digital fluorography，DF）装置和数字化摄影（digital radiography，DR）装置三种。

（一）计算机X射线摄影（CR）

计算机X射线摄影是将通过被检者的X射线信息潜像记录在成像板（imaging plate，IP）中，通过激光对IP进行扫描、输出光信号，以光电倍增管转换成电信号，再经A/D转换成数字信息输入计算机处理，形成数字化的X射线图像，最后可采用激光照相机将数字X射线影像记录在专用胶片上。CR系统基本结构如图5－5所示。CR成像是将X射线影像通过IP再转化为数字化图像，所以也是间接数字化X射线成像。IP可以重复使用，但没有影像显示功能。

（二）数字荧光X射线摄影（DF）

DF沿用影像增强管—电视系统（I. I-TVs），即X射线曝光后经I. I-TVs形成亮度增强的荧光影像，电荷耦合器（charge coupled device，CCD）或真空摄像管将荧光影像转换成视频电信号，再经A/D转换后形成数字图像信号，由计算机进行信息储存、后

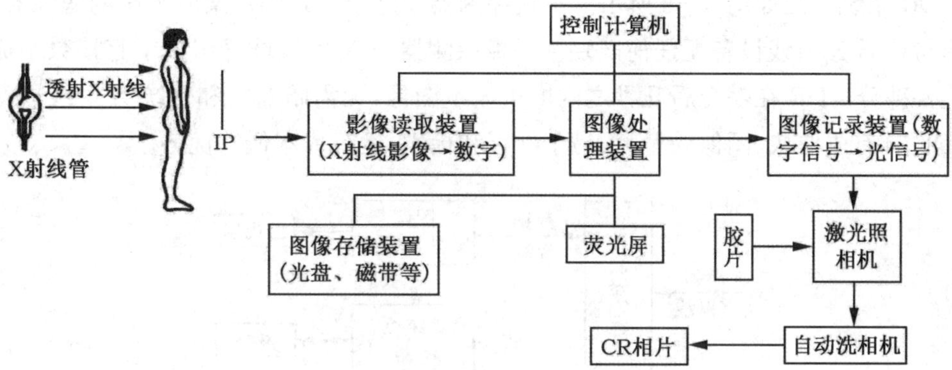

图 5—5 CR 系统基本结构框图

处理等过程(见图 5—6)。此种方式也称为间接数字化摄影(indirect digital radiography,IDR)。

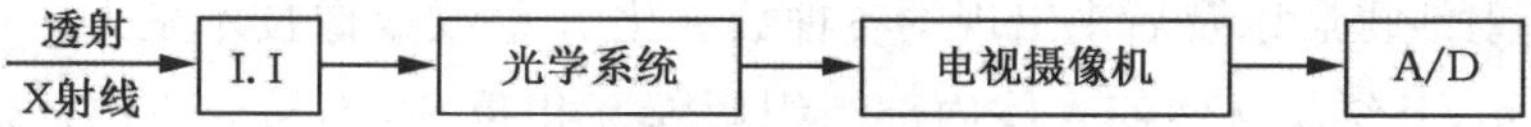

图 5—6 DF 系统原理框图

(三)数字化摄影(DR)

数字化 X 射线摄影系统如图 5—7 所示,它是通过平板检测器(flat panel detector,FPD)技术将 X 射线影像直接转化成数字影像,所以这种方法属于直接数字化 X 射线成像(direct digital radiography,DDR)。

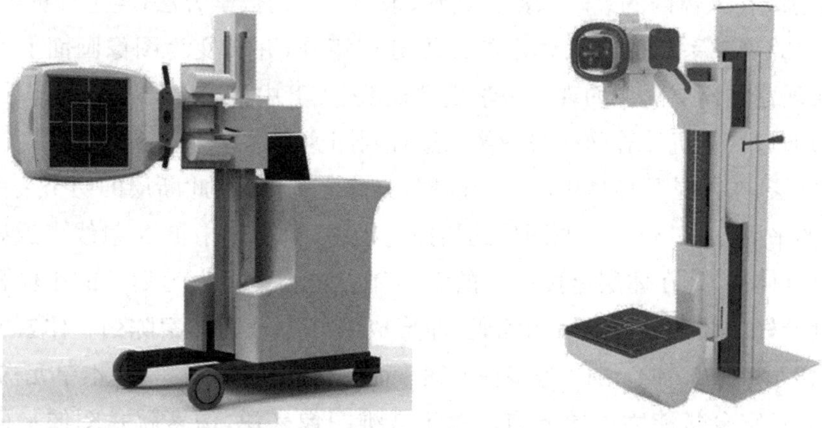

图 5—7 数字化 X 射线摄影系统

DR 系统框图如图 5－8 所示。平板探测器固定于立式胸片架或平床的滤线器中，外形与普通 X 射线设备无任何区别。平板探测器与 X 射线球管组成了直接数字成像的主要部分。DR 在曝光后几秒之内即可显示图像，无需暗盒。和传统 X 射线成像相比，DR 具有成像快、图像质量高、易于保存和检索、运行成本低等优势。

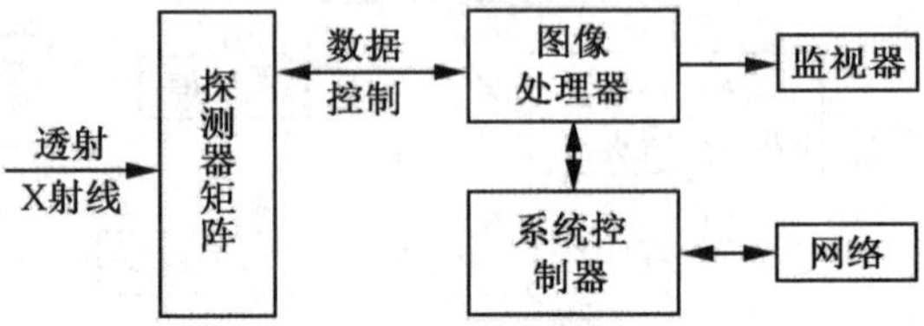

图 5－8　DR 系统框图

四、X 射线计算机体层摄影装置

常规 X 射线摄影以及后来出现的各种数字化 X 射线成像技术是人体三维结构的二维重叠显示，其结果必然使人体内部组织影像互相重叠，不易分辨出病灶的确切位置和细节。此外，常规 X 射线摄影对于吸收系数很接近的组织如肝脏、胰腺中的病变难以区分，这些部位在临床上被视为常规 X 射线诊断的盲区。随着电子计算机 X 射线体层技术理论的提出，电子计算机体层摄影（computed tomography，CT）技术也相继应用于人体成像和诊断。

（一）CT 的成像原理

X 射线计算机体层摄影即 CT 是利用人体内的各种组织对 X 射线的吸收差异，即以测定 X 射线在人体内的衰减系数为基础，采用一定的数学方法，经过计算机处理，得出该层面内的衰减系数值在人体内的二维分布矩阵，并转变为图像画面上的灰度分布，从而实现建立断层图像的现代医学成像技术。CT 中将采集的各个剖面数据（也叫原始数据）通过计算机计算而获得图像的过程叫图像重建。

所谓体层，指的是受检体中的一个薄层，又称之为断层，此断层的两个表面可粗略视为平行的平面。CT 建立一幅图像的扫描过程中，受检体中被 X 射线束透射的部分就是此断层（体层）。在体层上按一定的大小和一定的坐标人为划分的小体积元称为体素，对划分好的体素进行空间的编码，即形成编好序号的体素陈列。体素的划分有 256×256、320×320、512×512 等多种方案。而图像是由像素这一基本单元构成的，像素就是具有一定分辨能力的感光点。对于二维图像来说，像素就是图像平面的面积元，可按一定的大小和一定的坐标人为地划分。一幅图像划分的像素数越多，像素就越小，画面就越清晰，携带的生物信息量就越大。各像素的坐标排序要与各体素的坐标排序一致，即像素和体素在坐标上一一对应。

(二)CT 技术

CT 本质上是利用 X 射线穿透人体后的衰减特性作为诊断依据的。为了能方便地比较图像像素值，CT 采用衰减系数相对值来表示，即相对于水的衰减计算出来的衰减系数称为 CT 值，单位采用 HU(为纪念 CT 的发明者 Hounsfield 而指定)。水的 CT 值为 0(HU)、空气的 CT 值为−1 000(HU)等。

CT 图像的像素值范围为 4 096，所以可以显示 4 096 个灰度级，但是人眼只能识别最多 64 个灰度级，所以在图像显示时一般只显示感兴趣的一段 CT 值，这段 CT 值范围叫窗宽，其中心位置的值叫窗位。大于窗宽的 CT 值在显示时都显示为白色，小于窗宽的 CT 值都显示为黑色。通过调节窗宽和窗位可以使图像显示不同的细节，有利于图像的诊断，CT 中的这种图像显示技术称为窗口技术。

CT 图像中对比度最大(CT 值最大和最小)的两点之间的分辨能力称为空间分辨率，也叫高对比度分辨率，其实就是 CT 对空间两点的辨别能力，常用 mm 或线对数/cm 表示；而分辨对比度较小(CT 值之差<10HU)的物体微小差别的能力称为密度分辨率，又叫低对比度分辨率，也即描述不同人体组织物理密度微小差别的能力，常用百分单位表示，通常 CT 机的密度分辨率为 0.3%～2%/cm^2。

伪影在 CT 图像中经常出现。所谓伪影，是指在图像中存在、但在实际物体中并不存在的那部分图像。CT 图像中，伪影的出现可以表现为一个虚假结构(如混杂伪影、线束硬化伪影、运动伪影和局部容积伪影)或 CT 值错误。

(三)CT 的组成

X 射线计算机体层摄影装置由三个主要部分构成：数据采集系统(包含 X 射线管、X 射线高压发生器、准直器、滤过器、探测器、扫描架、扫描床、前置放大器及接口电路等)、计算机及图像重建系统、图像显示与记录及存储系统(包含显示器、光驱、多幅照相机、激光照相机、洗片机等)，如图 5—9 所示。

(1)扫描机架　扫描机架是数据采集系统的主要部分，由两部分组成：一是旋转部分，主要由 X 射线管及其冷却系统、高压发生器、准直器及其控制系统、滤过器、数据获取系统(包括探测器阵列)、滑环部分等组成；二是固定部分，主要由旋转支架、旋转控制电机及其伺服系统、机架主控电路板组成。扫描机架的中间是扫描孔，通过扫描床面的平移将患者需要扫描的部位移至扫描孔内进行扫描。为满足不同人体不同部位检查的需要，扫描机架还可以进行±30°的倾斜。

X 射线管是产生 X 射线的器件。CT 机使用的 X 射线管与一般 X 射线机上使用

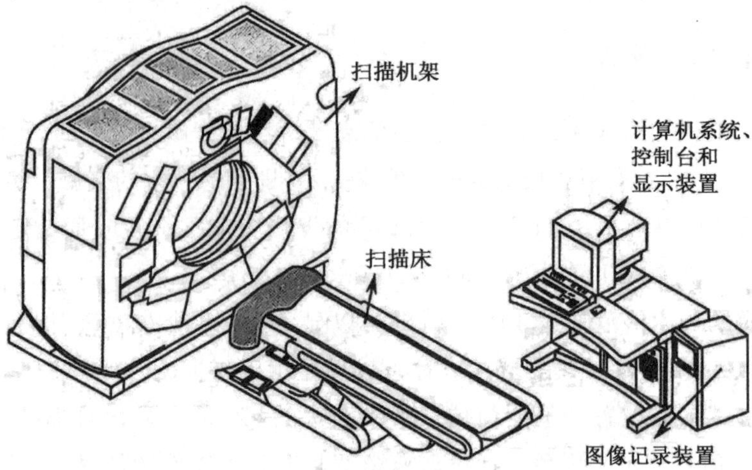

图 5—9　X 射线计算机体层摄影装置组成

的 X 射线管的结构基本相同，也有固定阳极 X 射线管和旋转阳极 X 射线管两种，现代 CT 大多采用旋转阳极球管（因扫描时间短，要求管电流较大，一般扫描时间为 0.5～7 秒，管电流为 100～600mA，管电压为 100～140kV）。

X 射线高压发生器的主要作用是给球管提供必要的管电压和管电流，以及提供旋转阳极 X 射线管所需的阳极启动电压。与常规 X 射线机相比，CT 对于管电压和管电流的控制有其特殊的要求：必须有足够的稳定度以保证重建图像的质量，现在大多采用高频逆变高压技术。为了能与扫描运动步调一致，X 射线发生器必须由计算机控制。当然，为了调试和维修的需要，常设有手动操作控制 X 射线的方式。

数据获取系统（digital acquisition system，DAS）包括探测器、缓冲器、积分器和 A/D 转换器等。由探测器检测到模拟信号，在计算机控制下，经缓冲、积分放大后进行模数转换，变为原始的数字信号。探测器是将 X 射线能量转化为电信号（模拟信号）的装置，要求探测效率高、响应时间快、稳定性良好和动态范围宽。一般 CT 用探测器有两种基本类型：收集电离电荷的探测器（气体探测器和固体探测器）、闪烁晶体探测器。

准直器的作用是决定扫描层厚度和吸收散射 X 射线，以提高图像质量。它分为球管侧准直器（前准直器）和探测器侧准直器（后准直器）。

滤过器的作用是吸收低能量的 X 射线以减少患者的受照剂量，使穿过椭圆形人体截面的 X 射线强度分布均匀以满足 CT 扫描 X 射线束必须为能量均匀的硬射线的要求。

扫描控制系统设置在扫描机架内，其中央处理器连接在数据总线和控制总线上，接受来自主计算机的各种操作指令和向主计算机输送数据。

（2）扫描床　扫描床是用于患者进行扫描的部件，由床面和床座构成。床面常采用碳素纤维材料，可减少对X射线的吸收，并有较大的承载能力，可通过开关控制自由活动，但在扫描时则由计算机控制进行步进运动，步进一次，扫描出一个层面。在螺旋CT扫描中，床面进动是连续的，可获得连续的容积数据。扫描床的动作要求有很高的精度、准确的重复性和稳定性。床座内置有控制床面水平和垂直运动的机械和电气部件。

(3)计算机系统 计算机系统由主计算机、阵列计算机和软件组成。主计算机是中央处理系统，主要功能有：扫描监控，存储扫描所输入的数据；CT值的校正和输入数据的扩展，即进行差值处理；图像的重建控制及图像后处理；CT自身故障诊断。阵列计算机是专用的数据处理设备，以满足CT扫描速度快、数据量大、成像质量要求高并需要实时重建的要求。软件的基本功能是控制CT设备进行断层扫描、对探测器所获得的数据重建、在显示器上显示图像，有扫描软件、图像后处理软件和功能软件。

(4)操作控制系统 操作控制系统是操作员与计算机对话的工作平台。扫描参数的编辑与设定、扫描过程的控制、观察分析、患者资料的输入及机器故障诊断均在操作控制系统平台上完成。

(5)图像显示记录系统 图像由操作台上的显示器显示，或由工作站的显示器显示。记录系统由硬盘、外部存储器等组成；辅助储存装置有软盘、硬盘、光盘和磁光盘等，负责储存图像数据和患者资料等。对CT图像的硬拷贝记录(胶片记录)的要求是严格的，因为这些图像是诊断的依据，这就要求记录的图像有好的密度分辨率和高的空间分辨率，以区分组织在密度上的细微差异。目前主要有两种胶片记录系统：多幅照相机和激光照相机。

(四)CT的发展

X射线CT扫描能对被检查的人体进行横断体层成像，彻底解决了内部重叠显示问题，而且能将人体各种组织对X射线的吸收系数以相当精确的数字(CT值)表示出来，因而对软组织中的病变也能正确诊断。X射线CT扫描与常规X射线摄影的原理和成像方法也完全不同，它没有纵向体层摄影时上、下层模糊影像对目标体层的影响，因为它是由被检查层各点的CT值经数学方法重建出来的图像。

CT按其结构特点和发展次序可分为第一、第二、第三、第四和第五代CT扫描机。

第一代CT的X射线管为固定阳极，采用单管、单探测器；通过准直器产生一笔形细束X射线，穿过人体后由对面的探测器接收；扫描方式(指球管和探测器的运动方式)属于平移/旋转方式，其缺点是采集数据少、图像质量差、层面厚及成像时间长(扫描一个层面需3～6分钟)。

第二代CT与第一代CT没有质的区别，仍是平移/旋转扫描方式，只是由单一笔形X射线束改为扇形线束、由单探测器改为扇形排列的多个探测器，扫描一个层面的时间缩短至18秒。

第三代CT采用旋转阳极X射线管，配有水或油循环冷却装置，增加了管电流；X射线束为30°～45°大角度扇形束，探测器可增至360～800个并呈扇形排列；扫描方式为旋转/旋转方式，即X射线管与探测器呈同步旋转运动，可围绕人体进行360°旋转扫描，扫描一个层面的时间为2～4秒，成像质量显著改善，适用于全身各部位扫描。

第四代CT探测器增至800～1 500个，呈环形排列且固定不动，仅X射线管（扇形线束）做旋转运动，故称为静态/旋转方式，其扫描速度快（扫描一个层面需2～5秒），在克服图像伪影方面前进了一步，应用于全身扫描。

第五代CT为电子束CT（electron beam computed tomography，EBCT），也称为超高速CT（ultrafast computed tomography，UFCT），它是以电子枪取代了X射线管。电子束CT主要由电子枪、聚焦线圈、偏转线圈、8排探测器群、台面高速运动的检查床和控制系统组成。电子束经聚焦、偏转，轰击平行钨靶环，产生旋转的X射线源，代替了X射线管和探测器的机械运动，所以可实现高速扫描，扫描时间缩短到毫秒级，故在心脏大血管、血流检查、血管造影的CT成像方面，EBCT的性能更优。

另外，基于滑环技术（用一个多圈滑环和一个碳刷架代替电缆，当碳刷沿滑环滑动时，则电源经滑环与碳刷向X射线球管供电）的螺旋CT（helical or spiral CT，SCT）可算是第六代CT，其扫描方式类似于第三代CT的旋转/旋转方式（故一般不称为第六代CT），只是球管与探测器只作单方向连续旋转扫描，而扫描床作连续移动（见图5－10），故扫描速度高于第三和第四代CT。目前，螺旋CT已从单层螺旋CT发展到多层螺旋CT，其主要特征是探测器采用2D分布、从几排到几十排不等，扫描1周可重建产生2层、4层、8层和16层等，甚至将发展到32层和64层。

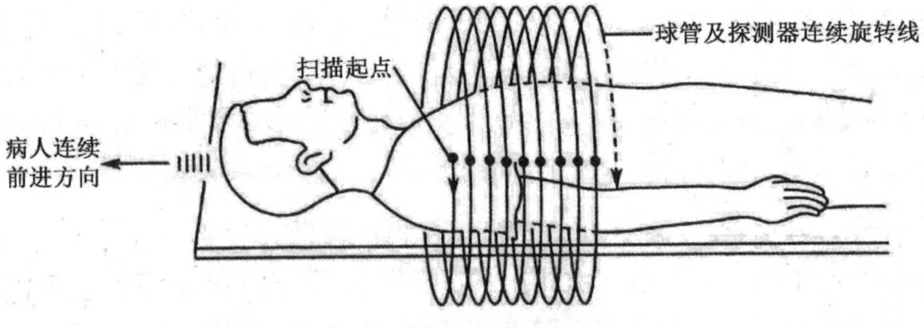

图5－10　螺旋CT的扫描方式

螺旋CT扫描时主要参数有：

周数——一次数据采集中，X射线管的旋转周次；

螺距——X射线管旋转一周时扫描床移动的距离；

螺距系数——螺距除以通过 X 射线管辐射时产生的体层切片数目与标称体层切片厚度的积，又称螺距因子；

重建间隔——相邻两层面的纵向距离；

回顾性重建——是螺旋 CT 的一个重要特性，即先收集螺旋原始数据，然后可以在任何位置上对图像进行断层重建，这样重建出来的图像可以得到比传统扫描好得多的纵向分辨力。

图 5－11 所示为多层螺旋 CT。

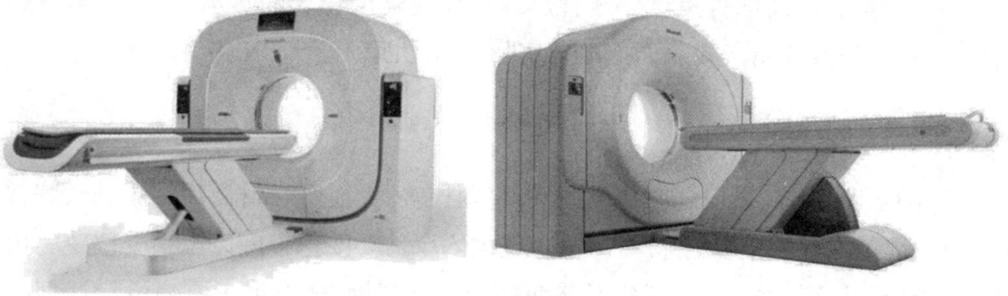

图 5－11　多层螺旋 CT

近年来，随着科学技术的进步，CT 也有新的发展。双源 CT 采用了双 X 射线管（零兆电子束控金属球管）和双检测器来快速采集 CT 数据，能将心脏半扫描的时间减少一半，达 83 毫秒，它已解决高心率的冠状动脉成像问题。双能量 CT 采用取决于组织的化学组成成分（而不是组织的密度）的双能量成像技术，从而改变以往只能通过 CT 值来做密度分辨率对比的局面，可谓是另辟蹊径。宽体检测器 CT 可设有 320 排 16cm 宽的检测器，Z 轴的大范围覆盖和更快的扫描速度结合，使 CT 的临床应用和科研有了一个飞跃的进步。Revolutiort CT 是一种宝石 CT，整个探测器、球管、高压发生器、滑环、旋转系统迭代重建都进行了大幅更新设计，实现“能谱”“宽体”“时间分辨率”一站式检查，在任何心率条件下，1-beat 1-stop 心脏成像，还可以针对性地减少对 X 射线敏感器官的曝光强度。

（五）CT 的技术指标

X 射线计算机体层摄影的主要技术指标有：

（1）扫描时间　是指完成一次数据采集 X 射线穿透人体所持续的时间；螺旋 CT 的扫描时间是指限定扫描架旋转 360°的时间。

（2）扫描方式　有平移/旋转方式（第一代和第二代 CT）、旋转/旋转方式（第三代 CT）和旋转/静止方式（第四代 CT）；螺旋 CT 属于螺旋扫描方式，有低压滑环和高压滑环之分。

(3)断层厚度　是指扫描切片的厚度,有 0.5mm、1mm、2mm、5mm、10mm 可供选择。

(4)重建时间　是指在主计算机的控制下,将原始数据重建成显示图像的数据矩阵所需要的时间。

(5)重建矩阵　是指用原始数据计算出的 CT 图像的矩阵大小。早期重建矩阵有 256×256,现在常用的为 512×512,高的有 1 024×1 024。

(6)探测器数目　第三代阵列探测器或第四代环形探测器的数目。

(7)球管热容量及球管焦点　球管热容量代表整个管套的热承受能力,与散热曲线有关。球管焦点是指阳极表面上电子实际轰击的面积(产生 X 辐射)。

(六)CT 的临床应用

CT 对脑部、颈部、纵隔、肺、胸壁、经皮穿刺检查、大血管、脊椎、后腹膜、肝、脾、肾、胰、胆囊、肾上腺、子宫、卵巢、膀胱、异物等软组织病变、侵犯程度以及病变位置的确认有很好的临床应用价值。CT 不仅对疾病的诊断有帮助,还有助于疾病治疗计划的实施,特别是放射治疗计划的制订等。

第二节　核医学仪器

核医学成像是将放射源(放射性核素)置于病人体内,有选择性地测量摄入人体内的放射性药物放射出的 γ 射线,利用体外检测法获得数据,进行成像。它能反映体内的生理、生化和病理过程,可以显示出组织、器官的功能等。

一、核医学仪器的主要原理

核医学(midear medicine)亦称原子核医学,是一门利用开放型放射性核素诊断和治疗疾病的学科,其分类见图 5—12。

诊断核医学按放射性核素是否引入受检者体内分为两类:不引入体内者称为体外检查法或体外核医学,凡要将放射性核素引入体内者则称为体内检查法或体内核医学。体外核医学最有代表性的是放射免疫分析,它是一项超微量生物活性物质测量技术,对医学的发展有巨大影响。体内核医学根据最后是否成像又分为显像和非显像两种;利用放射性核素实现脏器和病变显像的方法称作放射性核素显像,这种显像有别于单纯形态结构的显像,是一种独特的功能显像,为核医学的重要特征之一。

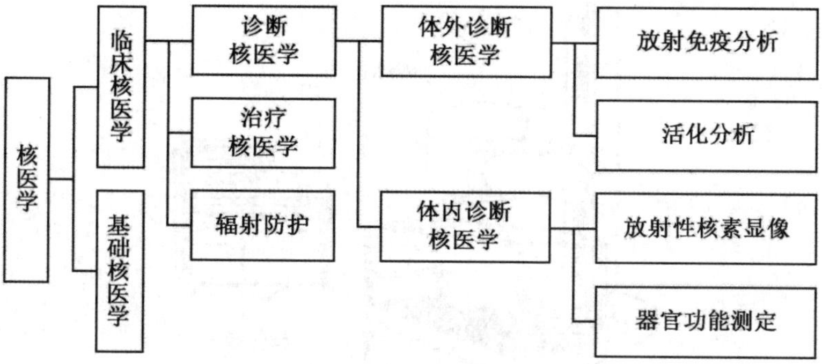

图 5－12　核医学分类

核医学成像和核素体外分析都是建立在放射性核素示踪技术基础上的，放射性核素具有类似的化学性质，参与组织、器官内的生理、生化过程，但放射性核素都具有容易探知的放射性，这样核医学诊断就具有鲜明的特色。

在医学实践中，用于探测和记录放射性核素发出射线的种类、能量、活度及其随时间变化和在空间分布的仪器统称为核医学仪器，它是核医学工作中必备的条件。

核医学仪器探测的基本原理都是利用射线与物质相互作用并根据使用的实际情况而设计的。主要原理有：

(1)电离作用　射线引起物质电离，产生相应的电信号。

(2)荧光现象　带电粒子能使闪烁物质发出荧光，荧光通过光电倍增管产生电信号，再由仪器测出射线的性质和活度。例如闪烁计数器。

(3)感光作用　射线使感光材料形成潜影，经显影和定影处理后，形成黑色颗粒沉淀，显示出黑影，根据黑影在被测样品的部位和它的灰度，对被测样品中的放射性做出定位、定性和定量判断。例如放射自显影。

二、γ 照相机

γ 照相机是美国科学家 Anger 于 1958 年研制成功的，它使得核医学影像技术从放射性核素扫描仪的静态显像发展到了动态显像。γ 照相机可采用闪烁探测器、半导体探测器或多丝正比室探测器等。采用闪烁探测器的 γ 照相机称为闪烁 γ 照相机，简称闪烁照相机。γ 照相机可对人体内脏器中的放射性核素分布进行一次成像，同时可动态观察、显示、记录放射性药物在人体脏器内的代谢情况。所以 γ 照相机不仅具有人体脏器的形态显像功能，而且具有功能显像功能，同时又具有动态显像功能。

(一)γ 照相机的基本结构

γ 照相机的基本结构包括闪烁探头、探头支架、病床和操作控制台，如图 5－13 所示。

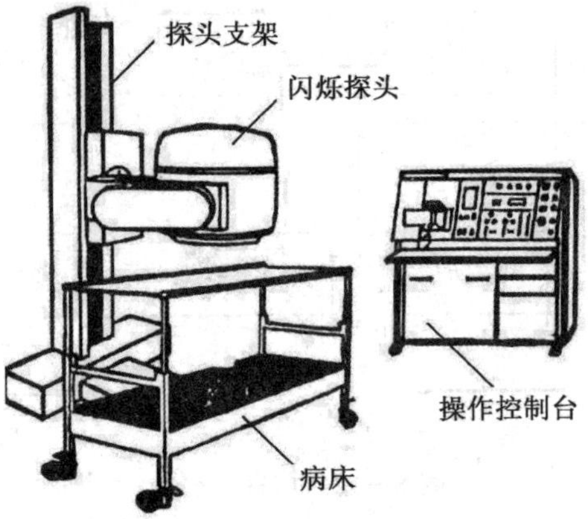

图 5—13　γ 照相机的基本结构

探头支架上安装闪烁探头，探头可前后倾角运动并可沿支架上下运动，病床可左右移动，这样可使探头视野充分对准患者的脏器部位。操作控制台上安装有能量选择器、显示选择器、控制器、定时器、定标器、摄影显示器。另外还有储存器和各种高低压电源等。

γ 照相机的探头主要由准直器、闪烁晶体、光电倍增管阵列、位置计算电路组成。准直器的作用是限制非规定方向和非规定能量范围的射线进入探测器，仅使局限于某一空间单元的射线通过准直器孔进入探测器；准直器还起空间定位、限制探测器视野、提高分辨率等作用；一般准直器使用铅材料，有时为增强屏蔽能力使用钨合金铸成。闪烁晶体的作用是将高能量、短波长的 γ 光子转换成可见光光子，供光电倍增管接收。光电倍增管阵列安装在闪烁晶体的后面，排列依闪烁晶体的形状而定，一般呈圆形，也有六角形或方形；增加光电倍增管的数目可以提高分辨率，但各光电倍增管的离散性会影响探测器的均匀性。位置计算电路的作用是采用位置计算原理以确定闪烁点的位置，从而使 γ 照相机能快速成像。

（二）γ 照相机的成像原理

γ 照相机的成像原理如图 5—14 所示。将放射性药物引入人体内，药物被脏器和组织吸收后，放射出的 γ 射线首先经过准直器准直，然后打在闪烁晶体上，与其相互作用而产生大量的可见光光子，可见光光子射入按六角蜂窝状排列的光电倍增管（PMT）阵列中，任何一次 γ 射线的作用均可在 PMT 中产生不同的响应，响应的强弱与 PMT 和作用点的距离有关：距作用点愈近，则产生的响应就愈强。将所有 PMT 的输出信号经加权法位置计算电路计算出作用点的坐标位置，一方面通过脉冲总和电路计算出脉冲总幅值，这个总幅值就代表 γ 射线的能量，然后经过脉冲幅度分析器进行筛选，即判断该γ事件是否被记录，如果是，则此信号将控制示波器起辉显示该点；另一方面将坐标位置信号经过位置电路处理成归一化的坐标位置信号，并将其送入示波器控制显示点的位置，经过一定时间的测量后，在示波器上可以显示出人体内γ射线分布情况的二维闪烁图像。此闪烁图像也就反映了放射性药物在人体内的分布情况。

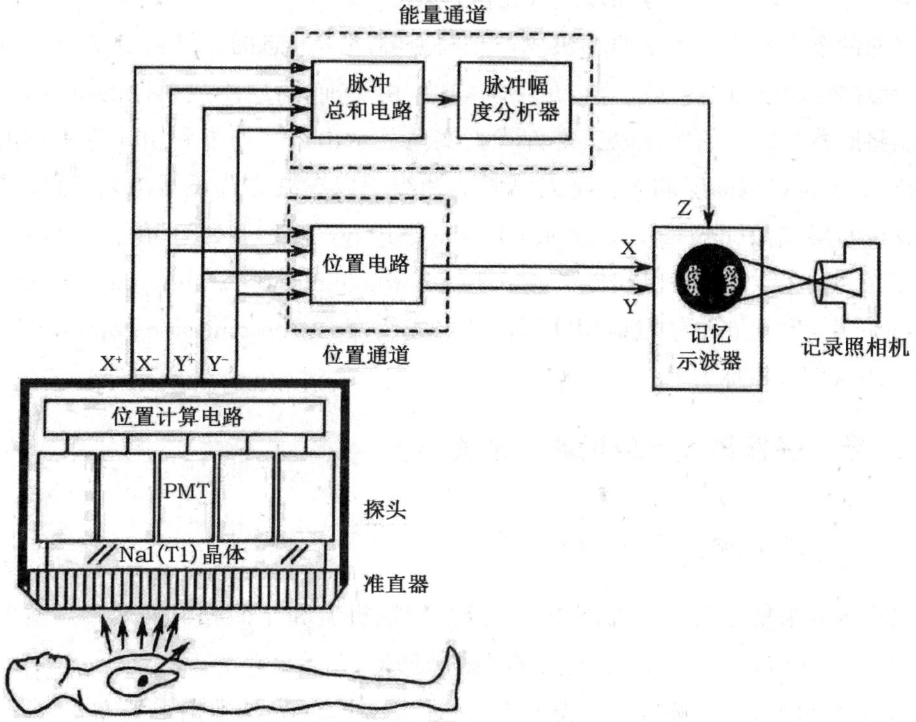

图 5—14 γ照相机成像原理

γ照相机的主要性能指标有分辨率、灵敏度、均匀性、线性、能量分辨率、最大计数率、死时间、有效视野、象限数等。

(三)数字式γ照相机

目前，γ照相机一般采用大规模集成电路包括模数转换、微处理器、高密度数字存储器等，实现了数字化处理数据功能，比如将位置电路计算出的模拟位置信号值和能量信号值经 ADC 转换后成为数字信号，然后输送给计算机进行处理，这种相机称为模拟—数字混合式γ相机。有的γ相机将光电倍增管输出的信号立即通过 ADC 转化成数字信号，位置信号和能量信号直接交予计算机处理，所以这种γ相机是真正的数字化γ相机。

(四)γ照相机的临床应用

γ照相机在临床上可对脏器进行平面显像、动态显像、门控显像和全身显像。动态显像和门控显像主要用于心脏血管检查,平面显像和全身显像有甲状腺显像、脑显像、肺显像、肾脏显像、肝胆显像和骨全身显像等。

普通的核素扫描仪和γ照相机成像是将脏器组织形态的三维信息变成二维平面影像;示踪核素在体内的浓度分布是不均匀的,由于前、后组织放射性的重叠,平面影像不能将脏器组织中的病灶以三维方式真实地显示出来。如果利用计算机辅助体层成像技术,就可以以断层的方法将人体脏器和组织以三维方式显示出来,这就是发射型计算机断层成像(emission computed tomography,ECT)。ECT包括两种:一种是单光子发射型计算机断层成像(single photon emission computed tomography, SPECT);另一种是正电子发射型计算机断层成像(positron emission computed tomography,PECT),简称为PET。

三、单光子发射型计算机断层装置

(一)SPECT的数据采集原理

根据数据采集方式的不同,SPECT分为扫描机型和γ照相机型两种。目前临床应用的主要SPECT产品均为γ照相机型的SPECT。

扫描机型的数据采集方式是类似于第二代X射线CT的数据采集方式,即平移加旋转的方式。只是X射线CT是通过人体外的X射线源产生的X射线穿过人体后,在相对位置上的几十个线性阵列探测器接收X射线的衰减信息数据,而SPECT则是通过人体内的放射性药物释放出来的γ射线,直接在相应断层面的切向位置通过几十个线性阵列探测器来接收γ射线的强度信息数据,然后再通过平移加旋转的方法,得到各个方向上的投影截面数据,供计算机进行图像重建。

γ照相机型SPECT有固定式和旋转式。固定式采用4个固定γ照相机探头安装而成,90°扫描通过旋转病床来实现,这种机器特别适合于胸部成像。旋转式的γ照相机探头可实现旋转扫描,这是目前最常用的方法,一般有单探头、双探头和三探头之分,探头旋转角度根据探头的多少而定,单探头为360°、双探头为180°、三探头为120°。整个系统再配上计算机和图像重建软件,可实现断层成像。由于这种采集方式可以直接获得面投影数据,所以一次旋转采集可得到多个断面的重建数据,即采用容积扫描方式,这种方式在图像重建时根据不同位置的数据可得到任意截面的图像,如横断面、冠状面、矢状面等。

(二)γ照相机型 SPECT 的结构

SPECT 通常由探头、机架、病床、控制台、计算机以及外围设备构成，如图 5－15 所示。

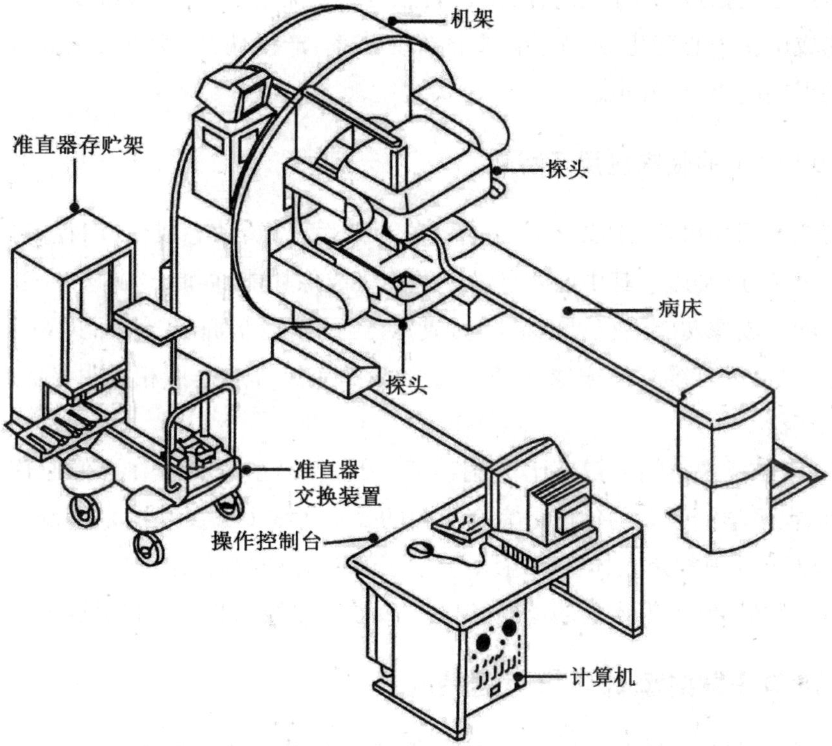

图 5－15 SPECT 的结构

探头与γ相机的探头是一样的，包括准直器、闪烁晶体、PMT、位置计算电路等，最终得到γ光子的位置信息和能量信息，将其传送给计算机处理。

机架一般要求稳定、可靠、安全，还应该能迅速灵活地调整定位；采集数据时应旋转平稳、精度高、旋转中心准确。为了能提高采集数据的灵敏度，除采用圆形旋转外，许多机器设计成椭圆形旋转或自动人体轮廓旋转。

病床也叫检查床，可让患者平躺在床上，完成数据采集工作。

控制台负责数据的录入(如患者资料的输入、扫描控制命令及图像处理参数的选择等)和图像后处理的功能。

外围设备包括显示器、磁盘、光盘、打印机、照相机、准直器交换装置以及生理信号检测设备等。

(三)SPECT 的主要性能参数

SPECT 的主要技术指标包括线性、均匀性、空间分辨率和死时间等，具体可参考 γ 照相机的相关内容。

旋转中心是指探头平面旋转时的旋转轴心。机器会由于机械精度的不良或老化等原因造成旋转中心变化，从而会降低图像分辨率、产生伪影，所以必须经常校正。旋转中心的误差应小于 1mm。

(四)SPECT 的临床应用及特点

旋转式 γ 照相机型 SPECT 成像主要分为平面成像、动态成像、门控成像、全身成像和断层成像五种方式，其中前四种为 γ 照相机成像功能，而断层成像为 SPECT 的特有功能。断层成像功能不仅可以横断面成像，还可以冠状面、矢状面以及任意方位的截面成像，也可以三维立体成像。SPECT 的诊断率比普通 γ 照相机明显提高，目前应用已相当广泛。

SPECT 的成像空间分辨率比 X 射线 CT 低，但是由于两者在成像原理上的本质差别，所以在医学诊断上的价值是完全不同的。X 射线 CT 反映的是病变组织的密度差，而 SPECT 反映的是人体正常组织与病变组织的摄取和代谢功能差异，对于肝血管瘤、脑缺血、癫痫、痴呆等疾病的诊断，SPECT 比 X 射线 CT 还是有明显优越之处的。

四、正电子发射型计算机断层装置

正电子发射型计算机断层装置(PET)是医学影像领域中最先进的技术之一，代表了现代核医学影像技术的最高水平，现已在医学生物研究和临床诊断及处理中担任重要角色。PET 是从人体分子水平反映人体内脏器和组织的功能及代谢状况的诊断技术。

(一)PET 的数据采集原理

将含有正电子放射性的药物(如^{18}F-FDG)注入人体，由于 FDG 的代谢情况与葡萄糖非常相似，可聚集在消耗葡萄糖的细胞内，尤其是生长迅速的肿瘤组织内，^{18}F 衰变放出的正电子将与组织中的负电子发生湮灭反应，产生两个能量相等、方向相反的 γ 光子，通过环绕人体的探测器阵列，利用一定测量技术测量出这两个 γ 光子，就可获得正电子的位置信息，再用图像重建软件进行处理后可得到正电子在人体内分布情况的断层图像。由于 PET 可进行三维成像，有较高的灵敏度，可在短时间内获得清晰的三维图像，这就使得连续获取图像成为可能。以时间为轴的这样一系列三维图像，经过数学处理，可从中提炼出有用的功能信息——组织对某种物质的摄取比、生物率常数（如代谢常数、血流）等。

（二）PET 的结构

PET 装置（见图 5－16）由扫描机架、主机柜、操作控制台、检查床等组成。

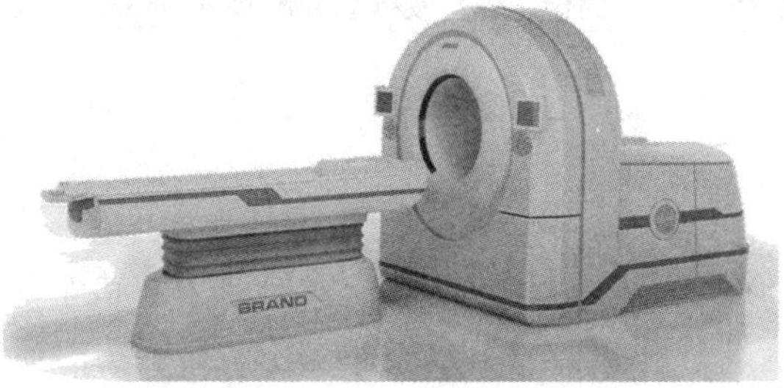

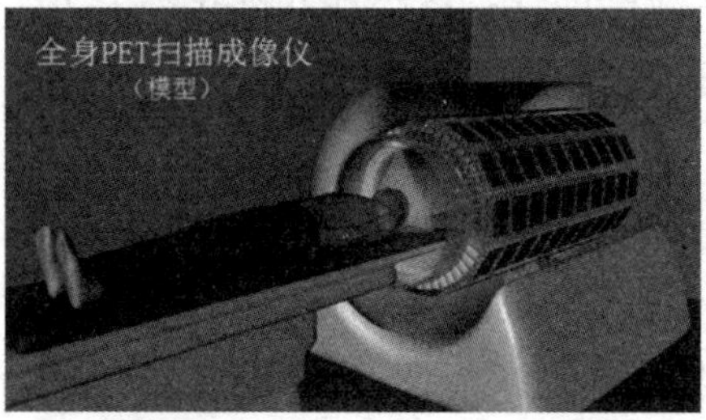

图 5－16　正电子发射型计算机断层装置

扫描机架是最大的部件，内部装有探测器环、激光定位器、电子学测量线路等。主机柜主要有 CPU、输入输出系统、内外存储系统等，主要负责数据的存储、处理和图像重建。操作控制台主要是由一台计算机和软件组成，负责整个检查或质量过程的控制、图像显示和分析等。

PET 的探头是决定 PET 性能好坏的关键部件，它是由若干个（7～32 个）探测器环组成，每个环上有 500 多个探测器块，每个探测器块由 64 个块状小晶体和 4 个光电倍增管（PMT）组成。目前最常使用的探测器材料是锗酸铋（BGO）晶体，还有 CsF 和 BaF。

（三）PET 的主要性能参数

PET 的性能参数主要有空间分辨率、灵敏度、等效噪声计数、时间和能量分辨等，这些也是决定图像质量的关键。

（1）空间分辨率　通常以 3 个垂直方向上点源响应的半高宽来表示空间分辨：沿扫描仪纵轴的横向分辨、与之垂直的横断面上的径向和切向分辨。由于取样的缘故，视野中心空间分辨最好，当远离视野中心时（横向），由于光子穿透效应而空间分辨会逐步降低。目前一般医用 PET 在视野中心的空间分辨为 4～6mm，而实验室 PET 最好可达 2mm，接近理论极限。

（2）灵敏度　灵敏度是指在单位时间内单位辐射剂量条件下所获得的符合计数。这在 PET 系统的动态扫描和临床应用中有着非常重要的意义，它决定了扫描时间的长短、统计误差和辐射剂量的大小。灵敏度主要由探测器所覆盖的立体角和探测效率两个因素决定。

(3)等效噪声计数　对于一个含有一定比例的散射和偶然计数的数据而言，它的等效噪声计数是在无散射和偶然符合条件下有同样信噪比的真实事例率。

(4)时间和能量分辨　时间响应是指一对湮灭光子被探测到的时间间隔的分布，它的半高宽和 1/10 高宽给出了时间分辨的性质；能量响应则是系统对入射光子能量响应的曲线。这两种分辨表明了 PET 系统对散射和偶然计数这两种误差来源的处理能力。

(四)PET 的临床应用

PET 是目前唯一可在活体上显示生物分子代谢、受体及神经介质活动的新型影像技术，现已广泛用于多种疾病的诊断与鉴别诊断、病情判断、疗效评价、脏器功能研究和新药开发等方面。

目前 85%的 PET 检查是用于肿瘤的检查，大多用于肺癌、乳腺癌、大肠癌、卵巢癌、淋巴瘤、黑色素瘤等的检查，其诊断准确率在 90%以上。PET 还可用于癫痫病灶定位、阿尔茨海默病(老年性痴呆)早期诊断与鉴别、帕金森病病情评价以及脑梗死后组织受损和存活情况的判断。另外，对于心血管疾病，能检查出冠心病心肌缺血的部位、范围，并对心肌活力准确评价，确定是否需要进行溶栓治疗、安放冠状动脉支架或冠状动脉搭桥手术；能通过对心肌血流量的分析，结合药物负荷，测定冠状动脉储备能力，评价冠心病的治疗效果。

近年来，影像诊断学的一个重要进展就是图像融合技术的发展与应用。图像融合包括硬件与软件，是一个全自动图像配准及多种图像的解读技术，它不仅具有全自动的功能与解剖图像的融合，还可以让具有不同特征的影像在同一平台显示、解读、对比与分析，为临床诊断与治疗之间架起了一座高速、流畅的桥梁。图像融合引人瞩目的产品就是 PET/CT(positron emission tomography/computed tomogmphy)，它是将 PET(功能代谢显像)和 CT(解剖结构显像)两种先进的影像技术有机地结合在一起的新型影像设备(见图 5－17a)。目前市场上的 PET/CT 包含前后排列、各自独立的一台多层螺旋 CT 和一台 PET 扫描仪。检查时，患者首先通过 CT，然后再进入 PET 的视野。CT 和 PET 采用同一个数据采集工作站，同机配准的 CT 图像使得 PET 图像的解读更加精确，而 CT 图像的解读也可通过相关的 PET 扫描结果予以修正。PET/CT 的整体工作性能取决于各个独立组件如 CT 组件、PET 组件、电脑硬件和综合软件系统的功能等。PET/CT 全面实现了医学影像学“四定”目标：“定位”——发现病变和明确病变部位；“定性”——明确显示形态和功能变化的病理和病理生理性质；“定量”——量化疾病或病变在形态学上及功能上的改变；“定期”——确定疾病的发展阶段。PET/CT在医学中的应用主要体现在肿瘤疾病的诊断与治疗、冠心病诊疗、大脑疾病的诊疗、癫痫诊疗及在人体健康检查中的应用。随着应用领域的不断扩大，PET/CT必将对人类的健康发挥更加重要的作用。

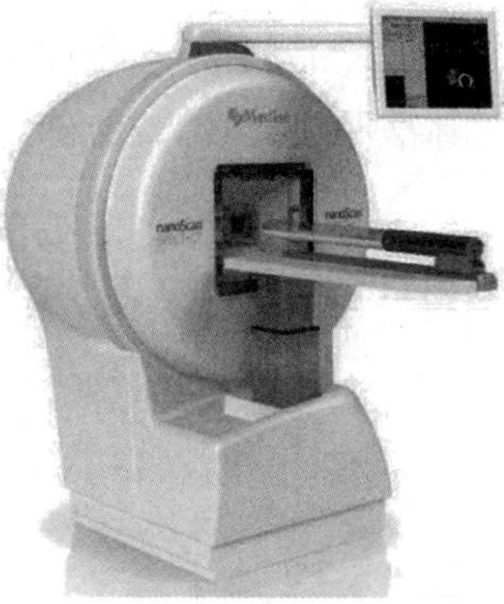

(a)

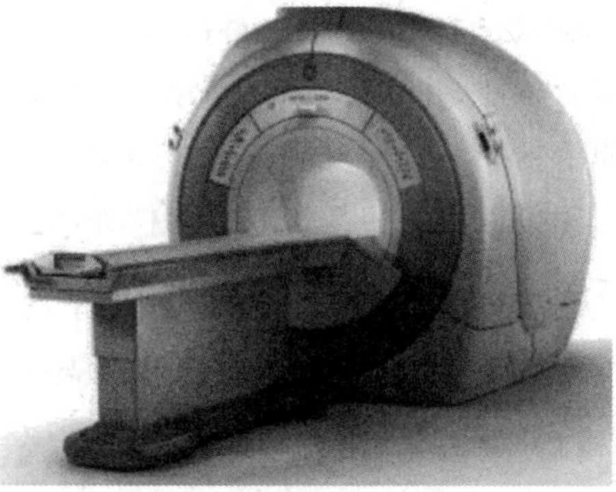

(b)

图5—17 PET/CT与PET/MR

另外一种图像融合的产品是PET/MR(positron emission tomography/magnetic resonance)，它是将正电子发射计算机断层显像(PET)与核磁共振成像(magnetic resonance imaging,MRI)组合形成的大型功能代谢与分子影像诊断设备(见图5—17b)，同时具有PET和MR的检查功能，达到最大意义上的优势互补。PET/MR技术检查与目前其他手段相比，其优势有：①灵敏度高、准确性好，对许多疾病尤其是肿瘤和心脑疾病具有早期发现、早期诊断和准确评估的价值；②大幅减少了放射学相关检查带来的X线辐射伤害(因为MR对人体无任何放射损伤)，因此PET/MR是最佳的体检和诊断设备，且真正做到了健康、安全、无创；③PET/MR一次检查便可发现全身是否存在危险的微小病灶，早期诊断可以使患者能真正地得到早期治疗并为彻底治愈创造条件；④在肿瘤、神经系统、心血管系统三大领域做到了真正意义上的强强联合、优势互补，对心血管疾病、早期老年性痴呆、癫痫、帕金森病等本身没有明显结构改变的神经系统疾病，也可借助它提前得到诊治。

五、放射免疫计数器

放射免疫计数器简称γ计数器，用于医学中放射免疫分析的测量，是一种利用放射性核素示踪技术的灵敏性和免疫学反应的特异性来对生物样品中物质含量进行微量测定分析的γ射线计数器。γ计数器主要适用于放射免疫样品测定任务繁重的医疗单位和放射免疫中心，具有灵敏度高、特异性强的特点，是目前广泛应用的核医学仪器之一。

在实际工作中,常常先用已知不同浓度的标准抗原与一定量的标记抗原及一定量的特异性抗体进行反应,分离后测定B和F(B表示标记抗原抗体复合物的放射性强度,F表示剩余的游离标记抗原的放射性强度),那么从其不同浓度的标准抗原就可得到相应的不同放射性标记抗原抗体复合物。以标准抗原浓度为横坐标、放射性B/F为纵坐标,就可绘出一条"B/F—标准抗原浓度"标准曲线。样品测量时,条件应与上述标准抗原测量条件相同,将被检样品测得的B/F值,与标准曲线比较,就能确定被检样品中的抗原浓度,即求得了待测物质的浓度。

放射免疫计数器的基本原理结构如图5-18所示,由核测量部分、换样部分和计算机部分组成。

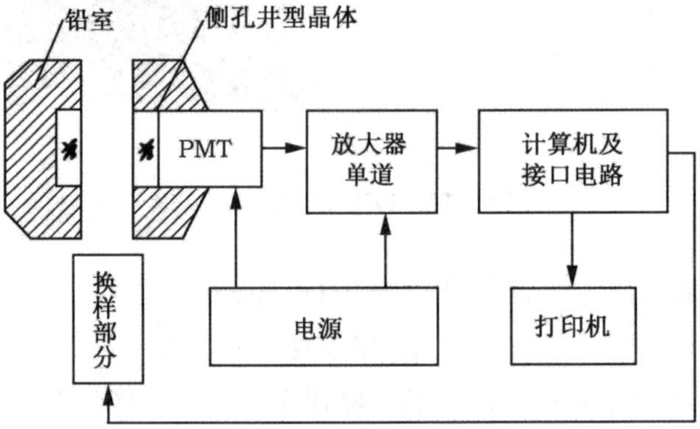

图5-18 放射免疫计数器的基本原理结构框图

核测量部分由铅屏蔽、晶体、光电倍增管、前置放大器、放大器和单道组成(有些仪器有多探头结构,称为多探头放射免疫测定仪,这样可以一次完成多个样品的测量)。换样部分由机械装置和控制装置组成,一次可装100~500个样品,可完成多样品的自动测量,提高工作效率。整机系统在计算机的管理下完成样品计数、自动换样、数据处理、打印结果、绘制曲线等全部工作,需要时可自动关机,实现无人管理。

系统工作过程为:换样部分控制将待测样品送入侧孔井型探头,样品所放出的射线经过晶体转换成光脉冲,再由光电倍增管(PMT)转换成电脉冲,经放大、单道脉冲幅度分析和计数后,再经接口电路进入计算机进行数据处理。本样品处理结束后,由计算机发出指令,使换样部分工作,将样品移出,并将下一个样品送入井型探头。这样依次处理100~500个样品,测量结束时,其结果在打印机上按一定表格打出。

六、脏器功能动态检查仪

利用放射性示踪核素作脏器功能动态检查的仪器称为脏器功能测定仪,这是核医学临床诊断的一个重要方面。根据特定探测对象要求的不同,用于脏器功能测定的仪器主要有甲状腺功能仪、肾功能仪、核听诊器、脑血流量测定仪等，下面主要介绍前两种测定仪。

甲状腺功能仪是根据甲状腺对碘具有选择性吸收的生物化学特点、借助于对碘的核素^{131}I 放出的 γ 射线进行测量、达到甲状腺功能检查目的的仪器。临床应用时，在不同时间测量甲状腺从口服示踪放射性碘（常用 Na^{131}I）中所吸收积聚的核素^{131}I 的放射性，即可诊断甲状腺功能正常、亢进或低下。甲状腺功能仪的基本结构如图 5—19 所示。由 NaI 晶体、光电倍增管（PMT）、前置放大器和准直器构成的探头对准人体甲状腺部位进行测量，输出信号经接口电路放大、甄别成形，输送给计算机，由计算机计算出甲状腺吸碘百分率，然后根据时间—吸碘百分率曲线来诊断甲状腺功能疾病。

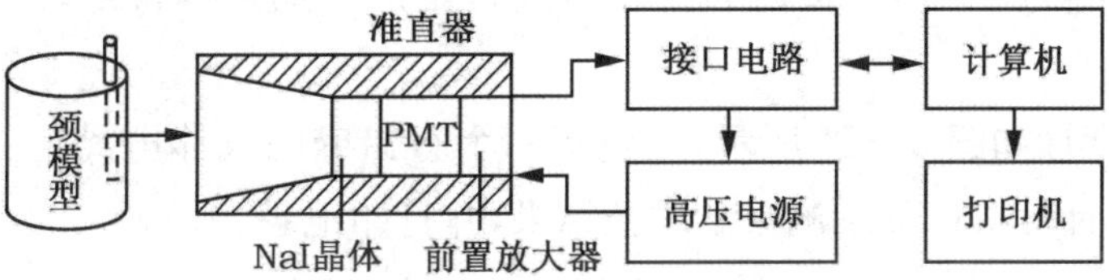

图 5—19　甲状腺功能仪的基本结构

肾功能仪是根据示踪原理工作的。用探测仪器（闪烁探头）在肾区连续测量通过注射进入受检者体内的邻碘（^{131}I）马尿酸钠，记录并形成反映邻碘（^{131}I）马尿酸钠在肾内聚集和排出情况的曲线（肾图），根据聚集和排出情况即可对肾血流量、肾功能和输尿管畅通情况等进行分析与判断（这种方法就叫作肾图检查法）。因为可以用两个探测器分别对准左、右肾区同时得到两个肾图，所以这种方法的特点是能够简便地在体表测定分肾功能。肾功能仪的原理结构如图 5—20 所示。两个由张角型准直器、NaI（T1）闪烁晶体、光电倍增管和前置放大器组成的探头分别对准人体的两个肾脏，测量肾脏部位发射出来的 γ 射线，并将射线能量转化为电脉冲，再经放大、甄别、成形并输送给计算机，计算机将两路信号分别进行计数并绘制成肾图。另外还可以通过打印机输出。其中高压电源是给两个光电倍增管供电的。

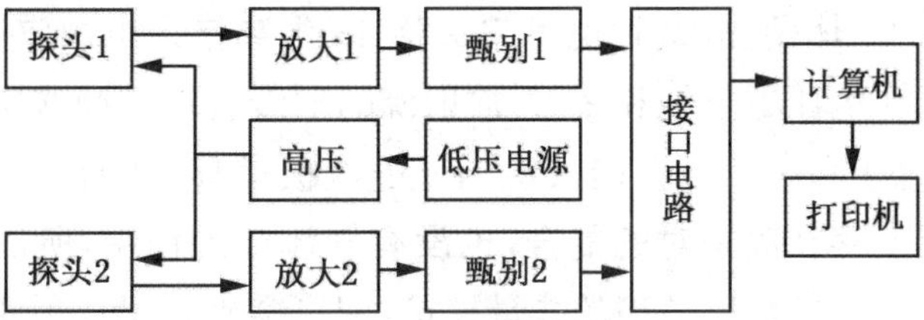

图 5—20　肾功能仪原理结构框图

另外，在不同脏器功能测定有共性的基础上设计主机和探头，同时充分考虑到不同脏器功能测定的特殊要求，以实现一机多用的多功能测定目的，这种仪器称为多功能仪——可作两种或两种以上脏器功能测定的放射性核素功能仪。多功能仪可对心、肺、肝、胃、甲状腺等脏器进行静态或动态功能定量测定，可提供甲状腺吸碘率、肾放射图、脑放射图、肾血浆流量测定、心血流和色层分析等分析软件。

七、放射性药物活度测量计

活度计是对待测样品或环境中的放射性进行相对或绝对定量分析的仪器，广泛应用于体外放射分析及其他示踪研究等方面，对保证影像和测量结果的可靠性、疗效和安全性至关重要。核医学科最常用的活度测量仪器是电离室活度计，已纳入《中华人民共和国强制检定的工作计量器具目录》，实行定点定期强制检定，由此可见其重要性。

电离室活度计如图5－21所示，它包括一个有铅壁的气体电离室、后续电路和显示器，有的配置计算机以显示测量和质控结果，并打印记录。

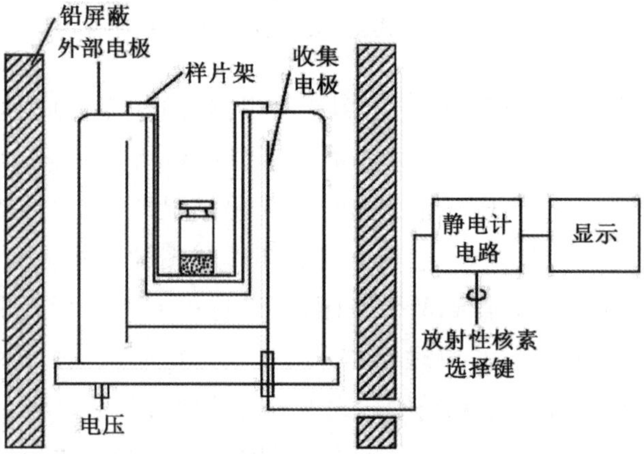

图5－21　电离室活度计结构示意图

气体电离室为一全封闭的井型圆柱形薄金属室，其内充有气体，放射源置于井内，电离室几乎有4π的立体角，故这种电离室又称4π电离室。电离室中心有金属阳极，四壁为阴极。当工作电压置于饱和区时，放射源的射线直接或间接引起电离室内的气体电离，所产生的电子和离子各自向极性相反的电极漂移，从而产生电脉冲信号。由于在饱和区基本上不存在离子对的复合，也没有气体放大作用，所以信号经过一定的电路放大、转换和记录，并加以适当的能量校正，即可准确显示放射源的活度。这种电离室的优点在于：它具有长期稳定性，便于直接测量盛在容器（包括注射器）内的放射性溶液，有很宽的测量范围，操作方便，可以直读。

活度计最重要的性能是被测活度的精密度、准确度和线性。有不少因素可以影响测量结果，需加以控制，因此应十分重视性能测试和常规操作检查。仪器的精密度和准确度一般在验收时和每年由国家计量检定部门进行 1 次检定，每个季度由核医学科自行测试 1 次，其他性能测试也由核医学科自己进行。

第三节　医用放射治疗设备

放射治疗是由一种或多种电离辐射的治疗方式组成的医学治疗。通俗地讲，放射治疗就是利用放射源或各种医疗设备产生的高能射线对肿瘤进行治疗的技术，简称“放疗”。那么，医用放射治疗设备就是利用原子核或人工装置产生射线治疗肿瘤的设备。

一、钴 60 远距离治疗机

钴 60（^{60}Co）远距离治疗机是一种利用^{60}Co 同位素衰变释放出的 γ 射线从体外治疗疾病的设备，其 γ 射线的平均能量为 1.25MeV，射线能量高、剂量输出率大、穿透力强。因^{60}Co 的 γ 射线最大能量吸收发生在皮肤下 4～5mm 的深度，皮肤剂量相对较小，故能较好地保护皮肤。同时骨与软组织对该能量射线的吸收大致相同，因而在射线穿过正常骨组织时不至于引起骨损伤，在一些组织交界面处，等剂量曲线形状变化较小，尤其适合于头颈部肿瘤治疗。此外^{60}Co 的 γ 射线还有旁向散射小的优点，可做常规固定源皮距治疗、等中心治疗、旋转治疗、摆动治疗及大面积不规则野照射。

（一）钴 60 远距离治疗机的结构

图 5－22 为^{60}Co 远距离治疗机的一般结构，由治疗机头、准直器、治疗机架、治疗床、平衡锤、控制台等组成。

（1）钴源与源容器　钴源一般是由直径为 1mm、高 1mm 的^{60}Co 圆柱状小颗粒组成的（也有用直径为 2～3cm、厚 1mm 的薄片组成 2cm 高的钴源），放在一个直径为 2～3cm、高 2cm 的很薄的不锈钢密封容器中。但由于^{60}Co 放射性活度大，不便于应用、防护和更换，因此把它再固定在一个长 60～80cm 的圆形、椭圆形或方形钢柱中心（源容器）内，源容器底面是暴露的。

（2）防护机头（治疗机头）　主要结构是一个大而安全的防护壳，它用高密度材料制成，一般用铅或钨合金浇铸而成，外表用钢做套壳。根据国际放射防护委员会（ICRP）的推荐，任何一个远距离放射性核素治疗机，当^{60}Co 源处于关闭位置时，距离^{60}Co 源 1m 处各个方向的平均剂量应＜2mR/h，在此距离处不应有超过 10mR/h 的

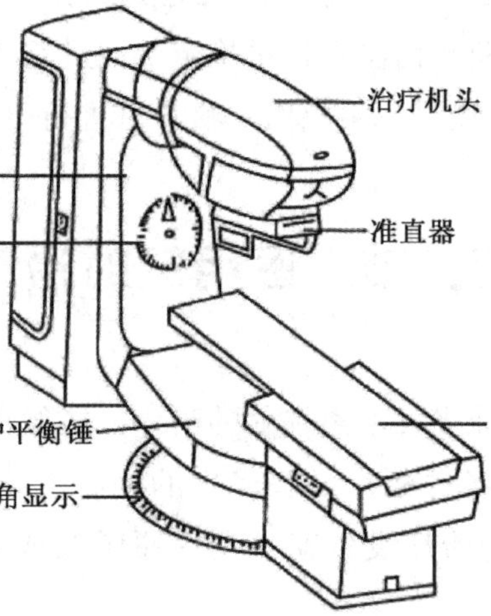

图 5－22　^{60}Co远距离治疗机的一般结构

地方。据此防护要求，治疗机头用铅屏蔽时其厚度需为 26cm，用钨合金时需为 20cm，用铀时需为 13.5cm。

(3)遮线器装置　所谓遮线器，就是截断^{60}Co射线源的装置。当遮线器处于开的位置时，射线束就可以通过一定方向出来，进行治疗；当遮线器处于关闭位置时，射线束就会被截断，只有少部分漏射线出来。

(4)准直器　限制射线束的范围，即限定一定的照射野大小以适应治疗需要。根据 ICRP 推荐要求，准直器的厚度应使漏射量不超过有用照射量的 5%。那么，若使用铅，则其厚度应为 5.7～6cm，但又由于^{60}Co源的半影问题，所以铅准直器的厚度应大于 7cm。

(5)控制台　配有总电源开关、源位指示器、双道数字计时系统、断电时间记忆、治疗机控制钥匙开关、门连锁开关与指示器、气源压力指示、机头机架角度指示、电视监控和微机接口、对讲机等，可对设备进行全面监控。

(6)治疗床　用于承载患者进行治疗，而且当射线通过时，要求其吸收剂量小、散射少。另外床面应能垂直升降、纵横向灵活移动，床面和床座都可转动±90°、操作灵活方便，能配合治疗机头光学测距尺和激光定位灯做到精确定位，以满足治疗等需要。

(7)平衡锤　除平衡机头的中心外，还可以吸收和阻挡 γ 射线，降低屏蔽土的建设造价。

(8)机架　可做全周旋转，以进行任何角度的照射。

(二)^{60}Co远距离治疗机的主要技术指标

(1)钴源活度　7000Ci($1Ci=3.7\times10^{10}Bq$)。

(2)机架旋转范围　0°～360°。

(3)源轴距离(source axid distance,SAD)　放射源到机器旋转中心轴的距离(也就是旋转半径),允许精度为±0.5cm。

(4)等中心精度误差　1.5mm。

(三)^{60}Co远距离治疗机的临床应用

^{60}Co远距离治疗机可用于以下方面:各种恶性肿瘤(术前、术中、术后)放疗、根治性放疗、立体定向放射外科及姑息性放疗;良性肿瘤的治疗,包括血管瘤、瘢痕增生、嗜酸性肉芽肿、浆细胞瘤等;其他疾病如涎瘘等。

^{60}Co远距离治疗机的结构简单、成本低、维修方便、经济可靠。但是由于^{60}Co的衰变问题,需要定期更换放射源(一般为3～5年)。由于^{60}Co源的体积不可能很小,存在源的半影问题,这些可为高能加速器所克服。

二、医用电子直线加速器

医用电子直线加速器(linear accelerator)是将物质的电子通过沿直线加速物质的方法加速到百万电子伏特(MeV)高的能量后、撞击钨片靶区而产生高能量X射线(相当于一般X射线机能量的数百、千倍)的一种治疗装置。直线加速器利用高能量、高穿透率的X射线来清除患者体内较深处的肿瘤细胞,而利用穿透率较低的电子射线治疗较浅部或体表的肿瘤细胞。

医用电子加速器是目前国内外放射治疗的主流设备和发展方向。加速器的种类很多,用于放射治疗的加速器主要有电子感应加速器、电子直线加速器和电子回旋加速器。电子感应加速器由于剂量率低、照射野小、稳定性差等缺陷而逐渐被放射治疗所弃。最常用的医用加速器是电子直线加速器,自从1953年第一台直线加速器在英国使用以来,技术不断完善、运行更加可靠,并以其剂量率高、束流稳定、剂量计算准确、治疗时间短等独特优点受到肿瘤治疗专家的普遍欢迎。又由于电子计算机在医用电子直线加速器和治疗计划系统等附属设备中的广泛应用,医用电子直线加速器的剂量计算的精确性明显提高,治疗方法更加多样化,治疗效果显著提高。医用电子直线加速器适合全身肿瘤的放射治疗,克服了^{60}Co治疗机半影大、半衰期短和需要放射防护等方面的缺点,现已成为目前肿瘤放射治疗的主要设备。

(一)直线加速器的基本结构

医用电子直线加速器的基本结构如图5－23所示。尽管其有多种类型、结构各有千秋,但基本组成是一致的,主要由加速管、微波功率源、微波传输系统、电子枪、束流系统、真空系统、恒温水冷却系统、电源及控制系统、照射头、治疗床等组成。

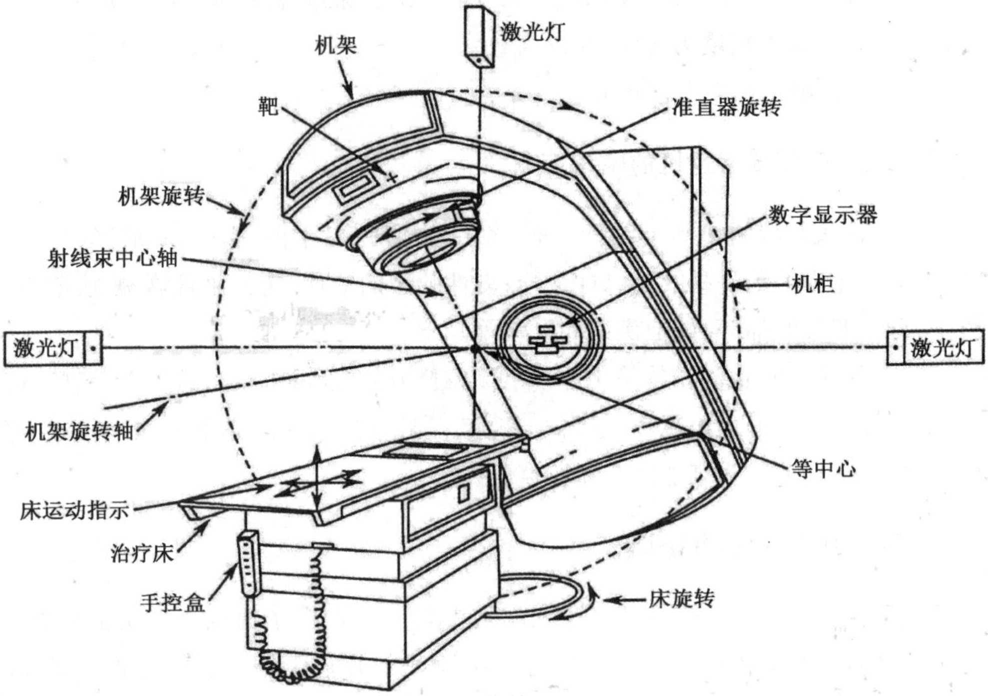

图 5—23　医用电子直线加速器的基本结构

(1)加速管　医用电子直线加速器的核心部分，电子在加速管内通过微波电场加速。加速管主要有两种基本结构：盘荷波导加速管和边耦合(轴耦合)式加速管。

(2)微波功率源　主要有磁控管和速调管两种。

(3)微波传输系统　主要包括隔离器、波导窗、波导、取样波导、输入与输出耦合器、三或四端环流器、终端吸收负载、频率自动稳频等。

(4)电子枪　为医用电子直线加速器提供被加速的电子。行波医用电子直线加速器的电子枪的阴极采用钨或钍钨制成，有直热式、间接式和轰击式三种加热方式。驻波医用电子直线加速器的电子枪由氧化物制成。

(5)束流系统　由偏转线圈、聚焦线圈等组成，控制束流的运动方向、提高束流的质量。

(6)真空系统　为被加速的电子不会因为与空气中的分子相碰而损失提供保证，一般使用离子泵保持医用电子直线加速器的运行真空。

(7)恒温水冷却系统　带走微波源等发热部件产生的热量。为保证整个系统恒温，恒温水冷却系统需要一定的水流压力和流量。

(8)照射头和治疗床　属于应用部分。

(二)直线加速器的临床应用

医用电子直线加速器用于鼻咽癌、肺癌、食管癌、乳腺癌、皮肤癌、淋巴瘤等多种肿瘤的常规治疗，具有精度高、性能稳定等特点。

三、γ刀系统

γ刀(γ knife)是利用γ射线几何聚焦原理，在精确的立体定向技术辅助下，将经过规划的大剂量γ射线于短时间内集中照射于颅内的预选靶点，一次致死性地摧毁靶区组织，以达到类似于外科手术治疗目的的一种治疗仪器。γ刀毁损靶点的作用可直接用以治疗颅内占位性病变，也可通过毁损脑内特定的神经核团治疗某些功能性神经外科疾病。

(一)γ刀的主要结构和组成

γ射线立体定向放射治疗系统如图5—24所示，主要由放射治疗系统、立体定位系统、电气控制系统和治疗计划系统四个子系统构成。目前可分为静态式γ刀和旋转式γ刀两大类。自1969年世界上第一台γ刀问世以来，现已发展为第四代。20世纪90年代，中国在静态式γ刀的基础上率先研制出旋转式γ刀，使设计更为合理。

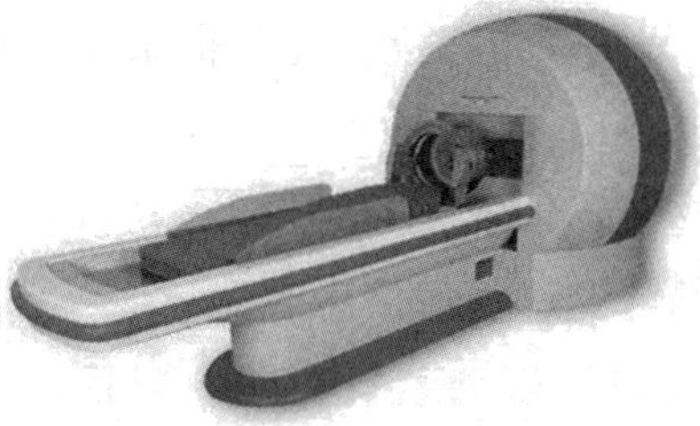

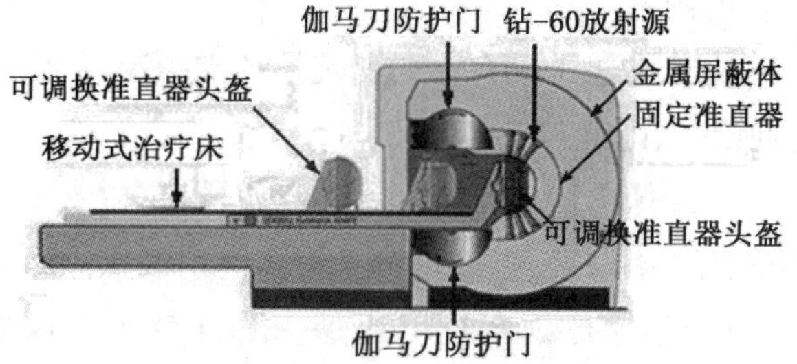

图5—24　γ刀系统

1. 静态式γ刀

静态式γ刀已得到较为广泛的应用。

(1)放射治疗系统　由放射源装置、头盔和屏蔽装置组成。

静态式γ刀体内安装有201个^{60}Co放射源，每个放射源由20个直径为1mm的^{60}Co源颗粒组成。放射源密实地排列在一个半球形的双层不锈钢包壳内，201个放射源之活度均不小于30Ci，γ刀总活度可高于6 400Ci，治疗时在焦点处的剂量率可达4Gy/min左右。

头盔为半球形金属壳，上面钻有和放射源相对应的201个管状准直孔，用于完成对射线束的最后准直。每台γ刀配有4个头盔，每个头盔大小一样，都是外径225mm、内径165mm、厚度60mm的铸铁球壳；各个头盔的管状准直孔直径不同，分别是4mm、8mm、14mm和18mm，从而决定了在焦点处形成的小圆形射野的直径大小。治疗规划时可根据病灶大小和形状选用不同型号的准直器。为了改变照射野的剂量分布或避开重要组织如眼晶状体、视交叉等，每个头盔都配有一些与其准直孔相对应的钨合金塞子(厚度为60mm)，在治疗中可将相应的准直孔堵塞。

屏蔽装置是为放射源装置配备的，以确保辐射防护安全，使医务人员能在接近γ刀的环境里长期工作。屏蔽装置主要由上部半球壳、下基体、中间体和屏蔽门组成。

(2)立体定位系统　用以确定靶点位置，并在治疗时固定患者头部，使靶点准确地定位在射线焦点上，主要由立体定位框架、MRI/CT框架和适配器、定位支架和治疗床组成。

立体定位框架具有三维坐标定位功能，在MRI/CT扫描时，借助于其图像，以确定靶点的位置坐标、大小和形态，在治疗时将靶点定位在射线的焦点上。立体定位框架的基本结构是一个与头形相适应的方框架和4个垂直固定销(2个位于额部、2个位于枕部)。

MRI/CT框架是一种指示器，由特殊材料制成三维刻线。扫描时，在图像上产生x、y、z轴坐标标记，以确定靶点的位置；适配器是使立体定位框架与MRI/CT定位床吻合的附件。

定位支架是带有x向调定器的支撑装置，治疗时可实现支撑立体定位框架并具有x向定位作用。

治疗床由固定床身和移动床组成，定位支架连接在移动床上。治疗时移动床将患者送入放射源装置内，使预选靶点与射线焦点重合，治疗完毕后退出患者。

(3)治疗计划系统　这是一套计算机图像处理、剂量规划装置。硬件配置包括MRI/CT图像输入装置、三维图像处理工作站和治疗文件输入装置。

图像采集：是通过MRI/CT影像诊断设备的视频输出口或扫描仪输入胶片图像完成的。

图像处理与剂量规划：可在三个主要投影平面上获得合成的等剂量曲线分布图，也可根据靶区的治疗剂量计算出所需照射的时间。

治疗方案输出：可以形成特殊格式的文件直接传输到治疗控制台，也可打印输出。

(4)控制系统　包括总控制台(装有各种控制开关、工作显示灯、计时器、出错报警、紧急处理等装置)、声像监视系统及不间断电源等。

2. 旋转式γ刀

旋转式γ刀采用旋转聚焦的方法，装在旋转式源体上的30个^{60}Co放射源绕靶点中心做锥面旋转聚焦运动。由于射线束不是以固定路径穿越周围组织，所以周围组织所受的照射剂量更加分散，每个单位体积的周围组织只受到瞬时、几乎无伤害的照射，从而在靶灶中心形成良好的聚焦治疗效果。另外，旋转式γ刀明显减少了放射源的数目，去除了静态式γ刀笨重的头盔装置，简化了结构，节省了装源时间和费用。当然，旋转式γ刀的临床应用时间尚短，治疗经验有待于进一步总结。

旋转式γ刀在结构上与静态式γ刀不同的是，它有一个使射线源和准直器旋转的旋转驱动装置，由直流伺服电路构成。当源体旋转时，准直器可随其进行同步跟踪旋转，钴源发出的γ射线经过准直器精确地汇集在球心形成焦点。准直器也可相对于源体单独转动、进行换位选择，以产生不同大小的焦点或实现非治疗时间的屏蔽。

(二)γ刀的临床应用

早期的γ刀系统主要用于治疗功能性神经外科疾病。随着近年来影像学的发展及γ刀系统的不断更新和日趋完善，其应用范围不断扩大，主要临床应用有：

(1)颅内的静脉畸形、颅内良性小肿瘤(如听神经鞘瘤、垂体腺瘤、脑膜瘤、颅咽管瘤、胚胎瘤、脊索瘤等)、颅内转移瘤、松果体区肿瘤、胶质瘤的治疗；

(2)涉及眼、耳、鼻的头部良性和恶性肿瘤(如黑色素瘤、鼻咽癌)及不适合开颅手术的较小肿瘤的治疗；

(3)开颅手术未能切除干净的肿瘤的治疗；

(4)功能性神经疾病(如顽固性疼痛、帕金森病、癫痫、原发性三叉神经痛等)、精神科疾病的治疗。

四、X刀系统

随着放射物理学、放射生物学的发展，以及直线加速器在医学上的广泛应用，X刀治疗技术逐步走向成熟，并出现了X刀逐步取代γ刀的趋势。

由直线加速器产生的X射线和^{60}Co释放的γ射线均为光子，具有相似的放射生物学效应。直线加速器的机架在旋转时做等圆运动，但在实际运行中是从一个端点向另一个端点沿圆弧运动，在该圆弧上的任何一点由机架发出的X射线束均投向该弧的圆心，该圆心即为X射线的等中心。当治疗床位于某一位置时，机架绕转中心对靶点实施的旋转照射称为单弧面旋转照射。如果不断改变治疗床的角度，机架绕转中心多次重复旋转照射，位于等中心处的颅内靶点会受到从不同角度实施的多个单弧面旋转照射，这种照射方法即为多非共面弧旋转照射。多非共面弧旋转照射使X射线的总剂量集中于靶区内，而靶区以外的剂量锐减。

(一)X刀系统的结构

一台完整的X刀系统主要由放射源系统、立体定向定位系统和治疗计划系统(TPS)三部分组成,如图5－25所示。

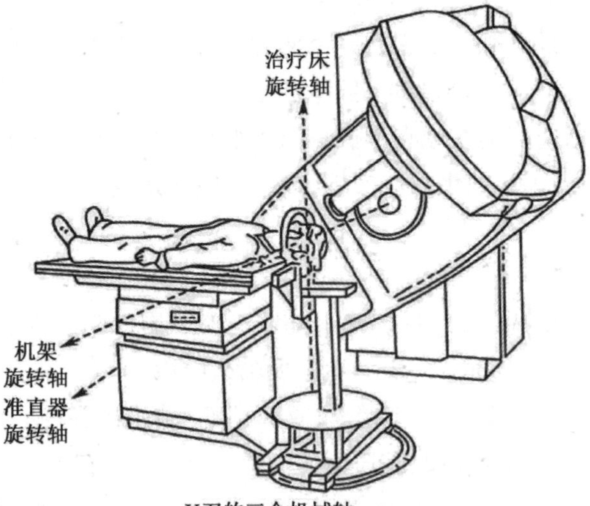

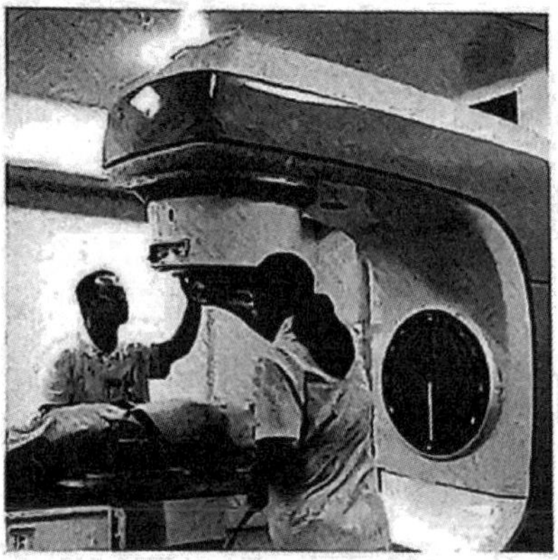

图5－25　X刀系统

(1)放射源系统　放射源系统包括直线加速器、二次准直器、多功能治疗床、控制台等。

直线加速器的稳定性要好,其机械误差不能超过1mm。图5－25中机架旋转轴与准直器旋转轴的交合点即为直线加速器的等中心点。机架旋转过程中的任一角度,其照射野均包括该中心点。可旋转和移动的治疗床必须使患者身体内的任何一点可以与等中心点重合,从而保证任意的床角度下照射野均经过病灶靶点。准直器旋转轴较少使用,仅在某些不规则照射野时使用。由于重力作用和机架旋转过程中涉及的连接轴较多,机架在做等圆旋转时,其等中心位置易发生偏差。为了增加稳定性,可为直线加速器的机架专门配备一个金属地板支架,该支架固定在地板上,上端与机架相接。当机架做等圆旋转时,地板支架的臂也随机架旋转,这样可减少加速器机架旋转时的机械误差。

普通的医用直线加速器内已配有一个准直器,该准直器能将机架发出的X射线束的照射范围限制在40mm×40mm内。为了进一步控制X射线束的照射范围、减小射线在等中心处的半影区,需要在机架上配置一个二次准直器。二次准直器的口径为5～50mm,治疗时视病灶的大小和形状,选用不同口径的准直器,从而达到针对性的小野照射和保护靶区以外的正常脑组织。

多功能治疗床的前端固定在地板的旋转轴上，旋转轴的中心线与机架的等中心点相交，治疗床可以绕该中心线做水平方向旋转。治疗床还可以上下移动，当患者躺在治疗床上时，调整治疗床的高度坐标，使颅内靶点正好位于加速器的等中心点上，这样无论治疗床旋转至哪个角度，均能保证颅内靶点与加速器机架旋转的等中心点相吻合。

控制台通过一台微机控制直线加速器的旋转，完成X刀的照射治疗。

(2)立体定向定位系统　立体定向定位系统包括固定头架、定位框架、适配器。固定头架为圆环状或方形金属框(也称为基架)，其上有四根可调节高度的金属立柱，借此可根据需要将头架固定到患者头颅上，如果采用磁共振对颅内靶点定位，头架、立柱等均应为无磁材料。定位框架有圆环形和四方形两种，在其前、后、左、右四个垂直面上有一个"N"形定位杆或定位槽，将定位框架固定到头架上，即可利用CT或MRI影像设备对颅内靶点进行定位。适配器是一个与定位头架相对应的固定器，当进行CT或MRI扫描定位时，适配器可将头架牢固地固定在检查床上。

(3)治疗计划系统　治疗计划系统包括图像扫描仪、微型计算机、小型计算机工作站等部分。图像扫描仪可对CT或MRI定位片进行扫描，将每幅图像输入微型计算机内(如果将CT或MRI的图像信号用视频线直接输入微机中，则不需配置图像扫描仪)。微型计算机借助屏幕对被输入的每层图像进行定位，确定每层图像的X、Y、Z三维坐标数值，然后将定位图像连同每层图像的三维坐标值输入另一台小型计算机工作站。小型计算机工作站通过视频对每层图像的轮廓、靶区及需要保护的重要功能结构进行勾画；可将上述勾画的结构进行二维图像重建，绘制出颅内结构的仿真立体图像；根据病灶的大小和形状、功能迅速计算出治疗所需要的等中心点数目、准直器大小、加速器机架旋转弧的数目，以及为避开附近重要结构而选定的治疗床角度等参数；通过计算机屏幕，可以显示靶区的剂量分布和重要功能结构的受照剂量；如果治疗计划不够理想，可以反复修改。激光打印机主要是将工作站计划好的治疗参数打印出来，为实施治疗时使用。

(二)X刀系统基本治疗技术及临床应用

X刀的基本治疗技术是应用多个非共面旋转弧围绕一个或多个颅内靶点进行照射。照射弧的大小由机架旋转角度决定，弧面的位置与治疗床旋转所规定的患者的位置有关。一个标准的、形成球形剂量分布的治疗方案为：5个照射弧、每个弧100°；床角分别为90°、60°、30°、270°、300°和330°；总剂量平均分配于每个弧；采用统一的准直器。采用一个等中心点治疗时，可通过改变床角、照射弧的大小、剂量、所选用的准直器来改变球形剂量分布，使之与病灶形状更加吻合。

临床应用上，与 γ 刀相比，X 刀不受治疗空间限制，配有较大口径的准直器，照射剂量在靶区内的分布较为均匀。因此，相对来说，X 刀的治疗范围更广泛，包括：颅内良性肿瘤（如听神经瘤、脑膜瘤、垂体瘤、颅咽管瘤、松果体区肿瘤等）、脑血管畸形（位于重要功能区和脑深部的脑动静脉畸形、海绵状血管瘤等）、功能性神经外科疾病（如帕金森病、顽固性疼痛、三叉神经痛、癫痫、强迫性精神病等）、颅内恶性肿瘤（对于单发或多发的脑转移瘤可先行 X 刀治疗，再进行全脑照射；对于无法手术切除的颅内恶性肿瘤如胶质瘤等，可以在全脑照射的基础上辅以 X 刀治疗，也可以利用 X 刀进行立体定向分次放射治疗）、术后残留或复发的颅内肿瘤、颅外肿瘤（位于眼眶内、颅底、高颈段或鼻咽部的肿瘤，如眼黑色素瘤、鼻咽癌等）。

第四节　医用超声诊断仪器

一、概述

（一）基本概念

声波是物体机械振动状态（或能量）的传播形式，而振动是指物质的质点在其平衡位置附近进行的往返运动。人耳的听力范围是振动频率为 20Hz～20KHz 的声波，振动频率为 20Hz 以下的声波称为次声波，振动频率为 20KHz 以上的声波称为超声波（简称超声）。临床常用的超声频率为 2～10MHz。

超声的基本物理量有声速、周期与频率、波长、声压、声强、声阻抗等，其中声阻抗是表征介质声学特性的一个重要物理量。介质中某点的声阻抗就是指在一定频率的平面超声波作用下，该点的密度与该点处声波的传播速度的乘积。

超声波具有一定的物理特性，包括定向性、反射与折射、衰减性（有扩散衰减、散射衰减、吸收衰减三种类型）、多普勒效应（当一定频率的超声波由声源发射并在介质中传播时，如遇到与声源做相对运动的界面，则其反射的超声波频率随界面运动的情况而变化）。

超声波是一种依靠介质来传播的声波，它具有机械能，因此在人体内传播过程中将不可避免地和介质相互作用，产生各种效应，这就是超声波的生物效应。生物效应主要包括机械效应、热效应和空化效应。机械效应——超声波在体内传播时，介质质点振动幅度虽小，但频率很高、加速度大、声压强，这种力学效应称为超声波的机械效应。热效应——超声波在机体组织内传播时，介质分子产生剧烈振动，将超声能量转换为热能，并被组织吸收，这被称为超声波的热效应。空化效应——超声波在生物体内传播使液体中产生微小气核(空化核)，当声压达到一定值时，发生空化泡的形成、增大和崩溃，这一动力学过程叫空化效应(具有稳态空化和瞬态空化两种形式)。

利用超声波在人体中传播的物理特性，临床上可以对人体内部脏器或病变进行体层显示，获取活体器官和组织的断面解剖图像，据此对一些疾病进行诊断。由于它具有操作简便、安全、迅速、无痛苦和无剂量积累的优点，临床应用十分广泛。超声波诊断对于人体的许多部位和脏器，如眼、甲状腺、乳房、心血管、肝脏、胆囊、胸腔膜、脾脏、泌尿系统以及女性生殖系统等均显示出极大的使用价值。目前超声诊断学已发展成一门专门学科。另外，一定剂量的超声波作用于人体组织，会产生一定的生物效应，利用这些效应可达到某种医疗目的，这便形成了超声治疗学。

(二)超声成像基本原理

超声诊断仪通过对目标介质发射超声脉冲，经目标反射后，接收其回波，并检出其中所携带的有关目标的信息，从而能够确定目标的方位与距离，这种方法称为脉冲回波测距法，也是当前全部超声诊断仪所采用的方法。人体组织和脏器具有不同的声阻抗，在声阻抗突变的界面会产生回波。将超声脉冲波发射到生物体内，再接收来自生物体的反射回波信号，完成对生物体组织的扫查，这种方法称为超声脉冲反射法，或称脉冲回波扫查技术。由于超声波在人体内的传播速度比 X 射线要慢很多，在发射完持续时间仅几微秒的超声波脉冲后，随着超声脉冲波在人体内的传播，大约有 700 微秒的时间可以用来接收、放大和处理微波信号。因此，大多数超声诊断系统都采用超声脉冲反射法检测技术。

检测时，将回波信号依次接收、放大，并在荧光屏上显示在不同时间所接收到的不同幅度脉冲波形或不同传播时间，可以计算出传播的距离，即根据不同界面上的回波的返回时间，可以求出不同界面与超声探头(换能器)之间的距离。

(三)医用超声诊断仪的基本结构

医用超声诊断仪器的类型较多，但其基本的组成相类似，主要由超声探头和主机组成。主机根据不同的功能组成又包括控制模块、超声发射/接收模块、信号处理模块、图像处理模块、图像输出模块和电源模块，如图 5－26 所示。

(1)超声探头　超声诊断仪器是通过探头产生入射超声波(发射波)和接收反射超声波(回波)的，所以超声探头是超声诊断仪器的重要部件。由于超声探头既能将电能转换成声能(超声波)，又能够将声能转换成电能，所以超声探头又叫超声换能器。超声探头的结构形式多样，但基本结构主要包括压电晶片、匹配层、声透镜、吸声块、外

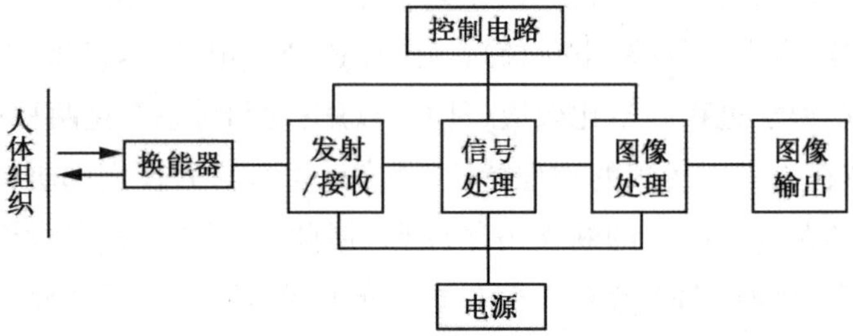

图 5－26　医用超声诊断仪基本结构框图

壳、电缆，其中压电晶片是超声探头的核心器件，超声探头的工作就是基于晶片的压电效应：产生入射超声波时，利用的是逆压电效应，即主机的高频电能激励探头中的晶片产生机械振动，从而发射超声波；接收反射超声波时，探头的晶片将回波的机械振动转换为电脉冲送入主机，利用的是正压电效应。探头可根据晶片数量、诊断部位、临床应用范围、收发方式等进行不同分类。

(2)主机　主机是由多个功能模块构成的。控制电路产生各部分电路的时序信号，协调各电路有序工作，同时对系统进行监测。超声发射/接收电路用来控制超声探头的工作方式，如波束控制、动态聚集等各种技术的完成都由它来控制。信号处理电路用来完成对发射和接收电信号的处理，产生有序发射信号，对接收信号进行放大、降噪等处理。图像处理模块利用回波数据，根据成像算法构建超声图像。图像输出模块作为最后的输出部分，完成记录、显示、存储、打印及图文传输超声图像。电源模块为整机提供所需的各种电源。

(四)超声诊断仪的分类

医用超声诊断仪是利用超声波在人体中的传播特性进行疾病诊断的仪器。根据其原理、功能和显示方式等，医用超声诊断仪可以划分为很多类型，在临床应用中通常以图像显示方式来划分。主要有以下分类方法：

按获取信息的空间分为一维信息设备、二维信息设备、三维信息设备和四维信息设备。

按获取图像信息的方式分为反射法超声诊断仪、多普勒法超声诊断仪和透射法超声诊断仪。

按图像信息显示方式分为 A 型(幅度调制型)、B 型(辉度调制型)、M 型(时间—运动型，亦为辉度调制型)、P 型、BP 型、C 型、F 型、D 型超声诊断仪和超声全息等，除 A 型、M 型及 D 型外，其他各型属广义的 B 型范围。

按用途分为心脏专用型、妇产科专用型、腹部专用型、泌尿科专用型、眼科专用型和多普勒专用型超声诊断仪。

按功能分为高档多功能、中档和普及型超声诊断仪。

随着电子、计算机等技术的快速发展及其与超声技术的结合，超声诊断技术进入了新的发展水平，医用超声诊断仪器也呈现出多样化。以下主要介绍几种典型的医用超声诊断仪器。

二、A 型超声诊断仪

A 型超声诊断仪因其回声显示采用幅度调制（amplitude modulation）而得名，它是一种利用超声波反射（回波）特性测定被测对象（目标）在体内位置的诊断仪器，其定位（测距）原理基于脉冲回波法。A 型显示是超声诊断设备最基本的一种显示方式。探头以固定位置和方向对人体发射并接收超声波，接收到的反射回波被转换为电信号，经处理后在屏幕显示。屏幕上以横坐标代表被探测目标的深度、纵坐标代表回波脉冲的幅度，故由超声探头定点发射获得回波所在的位置可测得人体脏器的厚度、病灶在人体组织中的深度。它在厚度或距离的测量上有很高的精度，常用于眼科诊断。图 5—27 给出了一个 A 型超声诊断仪原理框图。

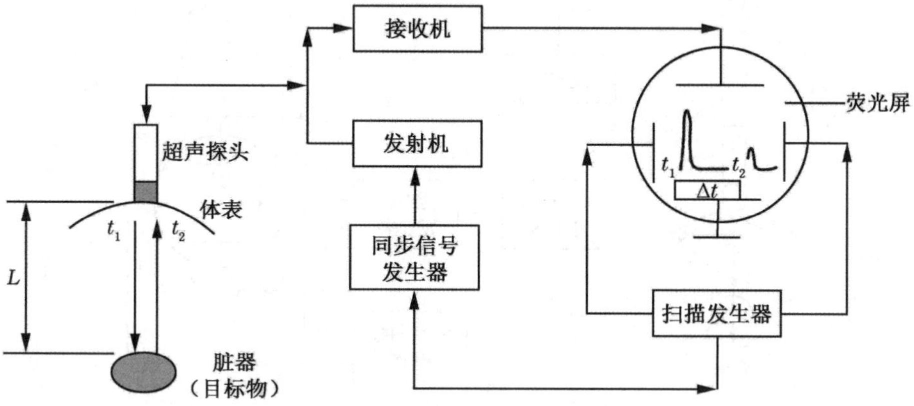

图 5—27　A 型超声诊断仪原理框图

图中同步信号发生器发出的同步脉冲在 t_1 时刻一面控制超声发射机发出高频（超声）脉冲波，同时又触发扫描发生器进行电子扫描，在荧光屏上形成一条扫描时基线。而超声反射回波信号在 t_2 时刻开始被接收，经接收机中的检波器检出视频信号后进行放大，最终在荧光屏上显示出视频脉冲信号。测定发射脉冲与回波脉冲的时间间隔，即可测定目标离体表的距离 L。

由于 A 型显示的回波图只能反映局部组织的回波信息，不能获得在临床诊断上需要的解剖图形，所以现在临床上的应用已经不多了。

三、M型超声诊断仪

M型超声诊断仪发射和接收的工作原理与A型基本相同，不同的是其回声显示采用辉度调制方式，即以辉度的明暗来显示回声的强弱。检查时超声探头以固定位置和方向发射和接收超声波，不同强度的回波信号在荧光屏垂直方向上呈现不同的亮度，即显示光点的亮度与回波振幅大小成比例，反映体内结构的运动状态。同时在水平轴上展开显示这些光点的运动轨迹，即显示体内结构在不同时刻回波的运动点状曲线痕迹（运动轨迹图）。不动的界面则显示成一条直线。

M型超声诊断仪形成了二维图像，将脏器各界面随时间运动沿X轴展开，这样可以从图像上很容易判断脏器各部分运动的振幅、周期和状态。

M型超声诊断仪主要用于测定心脏组织在不同时间的运动曲线图，即超声心动图。由于运动的首字母是M，故此称为M型超声诊断仪。M型超声诊断仪的原理如图5－28所示。

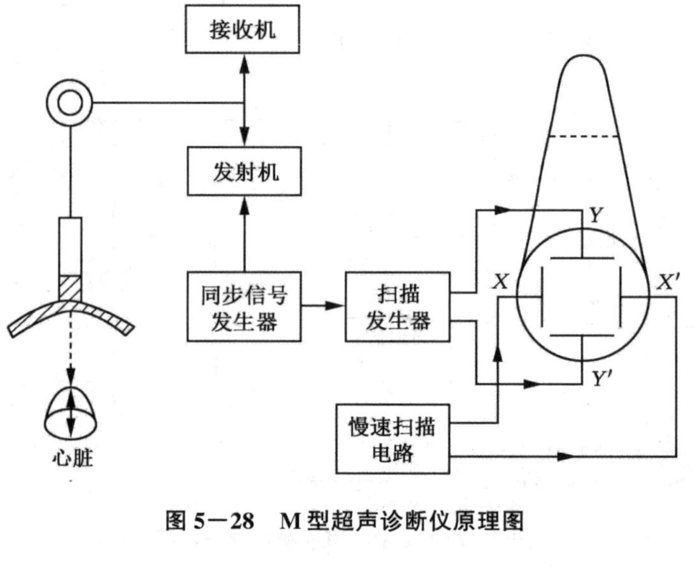

图5－28　M型超声诊断仪原理图

M型超声诊断仪对人体中的运动脏器的检查具有优势，并可进行多种心功能参数的测量，如心脏瓣膜的运动速度、加速度等。但M型显示仍不能获得解剖图像，它不适用于对静态脏器的诊查。临床诊断中，M型超声诊断仪很少单独使用，通常将心电图、心音图与超声心动图三位一体同步显示方式（俗称“三心”图）作为心脏疾病的诊断手段。

四、B型超声诊断仪

B型超声诊断仪是利用超声波在人体不同组织界面产生反射和散射的回波中所

携带的体内解剖形态信息、经过处理形成不同亮度的图像来诊断疾病的超声波图像诊断装置,简称 B 超。

在 B 型超声诊断仪的屏幕上同步显示超声换能器(探头)扫查人体内某一切面声像图:纵坐标代表声波传入体内的时间或深度,亮度受对应空间点上的超声回波幅度调制;横坐标代表声束对人体扫查的方向。

B 型超声诊断仪和 M 型一样采用辉度调制方式显示深度方向所有界面的反射回波,不同点在于 B 超探头发射的超声束不断变动传播方向,即进行平行移动或扇形转动,以获得不同位置的深度方向所有界面的反射回波,所以 B 超能够实时动态地观察脏器或病变的断层图像。正因为此,B 超是目前超声图像诊断中应用最广泛的仪器。

(一)B 型超声诊断仪的组成

B 型超声诊断仪如图 5－29 所示,其基本组成通常包括探头(换能器)、超声发射电路、超声接收电路、数字扫描变换器、控制及定时电路、监控与计测软件、显示器、电源等部分,如图 5－30 所示。

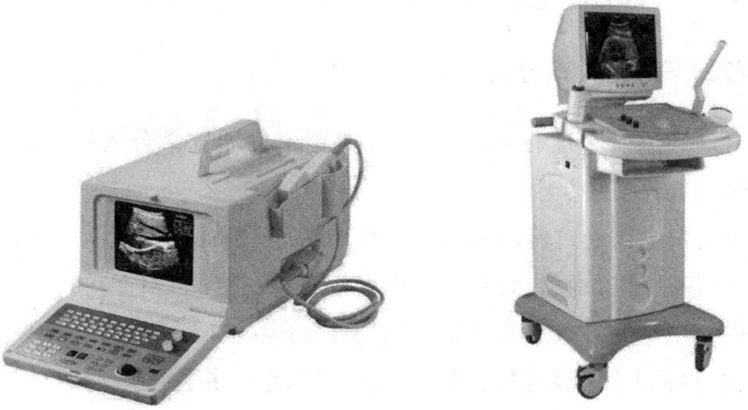

图 5－29　B 型超声诊断仪

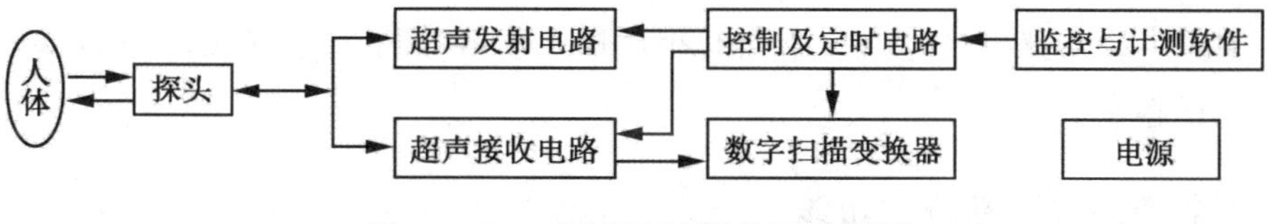

图 5－30　B 型超声诊断仪组成框图

探头的类型在很大程度上决定了 B 型超声诊断仪的扫查方式。探头的基本类型包括机械扇形扫查、线阵、凸阵、相控阵等。探头的选用应视其应用目的和仪器档次而定，一些高档B超还加有各种特殊探头，如体腔探头、穿刺探头、手术探头、血管探头和内镜探头等。

超声发射电路的设计应与探头类型相匹配，如发射通道数、多阵元探头超声束发射方向的控制、发射聚焦控制和发射功率等。

超声接收电路的接收通道数应与发射通道数相对应，接收声束方向应与发射超声束方向一致，接收聚焦控制和切换电路应与发射的有关电路相对应。

数字扫描变换器是B型超声诊断仪的核心部件，它由模数（A/D）变换器、图像存储器、坐标变换、存储器周边电路、图形存储器及数模（D/A）变换器等组合而成。B型超声诊断仪功能的发挥在一定程度上取决于数字扫描变换器的灵活设计。

控制及定时电路用来负责协调数字扫描变换器的工作，它由微处理器来完成。

监控与计测软件用来协调B超各部分的工作及完成医生需要的各种参数计算与制表功能。

显示器用来显示人体脏器的剖面图像，应有高分辨力和宽的显示亮度动态范围，以保证图像能表达B超性能的最终结果。

电源用来完成B超各部分的直流供电。

（二）B型超声诊断仪的分类

按探头对人体扫描探查的方式不同，B型超声诊断仪常分为机械扫查、电子扫查和环阵相控阵扫查等多种类型。

机械扫查是由电机通过传动机构带动换能器晶片做机械运动，从而形成不同方向或位置的声线，包括机械扇形扫查、机械矩形扫查、机械径向扫查。

电子扫查是用电子方式控制排成一线的许多阵元的工作顺序或相位，以控制声线的位置或方向，包括电子线阵扫查、电子凸阵扇扫、电子相控阵扇扫。

环阵相控阵扫查是指超声换能器由若干同心圆环形阵元组成、利用电子动态发射和接收技术实现声束分段聚焦合成，获得声束截面二维聚焦和长的视野深度，从而提高B型超声图像分辨力的一种扫查方式。

B型超声诊断仪可通过配置不同的超声探头实现多种扫查方式，以完成对不同脏器和组织的检查。

（三）B型超声诊断仪的功能

（1）扫描方式　是否具有电子扫查（线阵、凸阵、相控阵）、环阵相控阵扫查、机械扇形扫查等多种功能。

（2）显示模式　是否具有B、B+M和M等多种显示模式。

(3)探头标称工作频率　是否具有多个探测频率(2.5～10MHz)及最高频率值。

(4)信号处理能力　是否具有动态聚焦、数字扫描变换、多种图像显示、功能扩展(图像实时显示、图像冻结、极性反转、图像方位翻转、图像放大、图像回放、时相同步显示)和图像处理技术(插补技术、γ变换处理、直方图、伪彩显示、三维图像合成等)等功能。

(5)多普勒功能　是否具有彩色多普勒血流成像功能、是连续的还是脉冲多普勒、是否具有高重复频率特性等。

(6)声速线数　指一个超声扫查周期内具有多少条扫查线(由换能器所具有的阵元数决定),通常有64阵元、80阵元、128阵元,也有高达192阵元的。

(7)安全　为了确保安全,输出声强一般应不大于$10mw/cm^2$,患者漏电流应小于$100\mu A$。

(四)B型超声诊断仪的图像质量指标

B型超声诊断仪是通过图像来表达获取人体信息的多少、分辨力与定位精度的,因此图像的质量指标是整个B型超声诊断仪质量的表征。图像质量指标通常包括以下几项:

(1)盲区　是指B超可以识别的最近目标距离(深度)。盲区越小,则越有利于检查接近体表的病灶。

(2)探测距离(深度)　指在图像正常显示允许的最大灵敏度和亮度条件下,所能观测到的回波目标的最大距离(深度)。该值越大,在人体内探测检查的范围就越大。决定探测距离的因素有换能器灵敏度、超声发射功率、接收放大的增益和超声工作频率等。

(3)轴向(纵向)分辨力　指沿超声束轴线方向(纵向),B超图像显示中能够分辨两个回波目标的最小距离。该值越小,声像图上纵向界面的层理越清晰。对于超声脉冲回波系统,该值决定于超声脉冲的有效宽度,脉冲越窄,轴向分辨力越高。

(4)侧向(横向)分辨力　指在超声束的扫查平面内,垂直于声束轴线的方向即横向上能够区分两个回波目标的最小距离。该值越小,声像图横向界面的层理便越清晰。决定侧向分辨力的因素包括超声束宽度(声束越窄,侧向分辨力越好)、系统动态范围、显示器亮度和媒质衰减系数等。

(5)几何位置示值误差　指B超显示测量目标实际尺寸和距离的准确度。该值影响到病灶在人体内的正确定位,影响该值的因素有声速设定和扫描规律形式,扇形图像的均匀性通常比平面线阵扫描几何位置的准确度更差。

(五)B型超声诊断仪的临床应用

在临床诊断中，超声医学包括介入性和非介入性两个分支。介入性诊断是指将超声探头插入口腔或经阴道、肛门、尿道、直肠、消化道、血管、手术切口等进行的探查诊断，以及采用超声扫描显像作为监视或引导手段进行穿刺等操作过程。非介入性诊断则是将超声探头耦合至皮肤表面，进而对腹部、心脏、眼睛、脑部等以及一些小器官进行探查诊断的技术，这是最常用的超声诊断方法。

根据B型超声诊断仪显示声像图的各种特征，可用来进行医学形态学定位分析：是否有炎症、积液、肿瘤、纤维化等病理变化；也可以软组织声速1540m/s的数值为标准，进行各种长度、面积、时间及其他导出参数的定量诊断；也可根据声像图上或多普勒超声图上的各种有规律的变化进行某些脏器、组织的生理学诊断；还可用谱分析的方法提取更多的生理与病理信息等。基于B型超声诊断仪的多功能、多用途，其已成为医院普查及各类疾病诊断、治疗时进行图像引导的重要手段。

五、多普勒超声诊断仪

当用超声波测量血流速度时，由于红细胞是一种散射体，基于多普勒效应，声波在运动的血液细胞上发生的背向散射回波频率与静止组织的反射回波频率存在一个频移，称为多普勒频移。只要将回波信号中的频移(大小和方向)解析出来，即可获得运动的方向和速率。在人体内部，运动的组织有血流、心脏等，所以利用多普勒效应可以显示血流和心脏的运动情况。多普勒超声诊断仪包括频谱多普勒和彩色多普勒，频谱多普勒又可分为连续多普勒、脉冲多普勒。

(一)连续多普勒超声诊断仪

连续多普勒是连续地发射和接收超声的一种多普勒系统，超声的发射和接收采用不同的晶片。通过提取回波中的频移信息并转化成一幅二维(时间—速度)坐标图，以显示血流运动的速率信息。一般配合相控阵探头使用，可用于心脏、颅脑等血流的检查。连续多普勒超声诊断仪的优点是灵敏度高、速度分辨力强，能测量很高的血流速度。但由于所有运动目标产生的多普勒信号混叠在一起，所以无法辨识信息产生的确切部位。

(二)脉冲多普勒超声诊断仪

与连续多普勒不同的是，脉冲多普勒超声诊断仪的超声发射是以脉冲方式间歇进行的，所以发射和接收信号可以由探头中的同一个晶阵单元完成。由于超声发射是间断的，脉冲多普勒超声诊断仪既能测距又能测速，因此可以检查某个位置的血流速度，但不能准确检测高速血流。一般配合单阵元探头用于外周血管的血流测量。

（三）彩色多普勒超声诊断仪

脉冲多普勒可以方便地测量某一位置的血流，但要了解血液流动的详细分布就很困难，只能逐点测量，将各点的血流速度记录下来，最后得到一个大致的血流轮廓。目前更先进、更实用的是彩色多普勒超声诊断仪（简称彩超），如图 5－31 所示。彩超是在超声脉冲回波成像的基础上采用多普勒和自相关技术对血流成像，并将彩色编码信息叠加在 B 模式灰阶图像上予以实时显示。彩超血流图像采用国际照明委员会规定的彩色图，用红色表示正向流、蓝色表示反向流，并用红色和蓝色的亮度分别表示正向流速和反向流速的大小；此外用绿色及其亮度表示血流出现湍流或发生紊乱的程度。

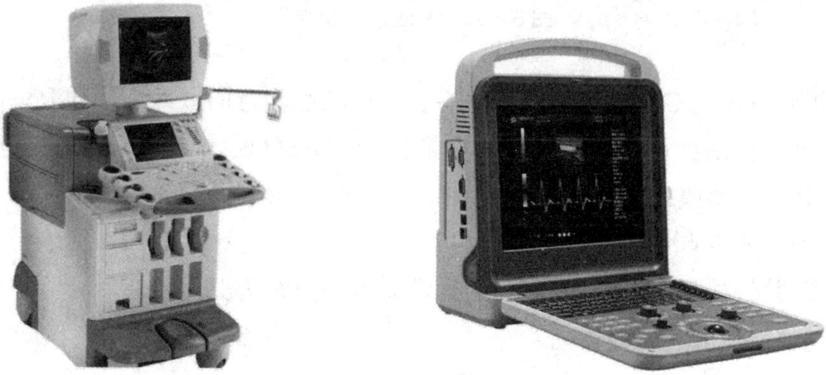

图 5－31　彩色多普勒超声诊断仪

彩超的构成主要包括 B 型超声成像、频谱多普勒信号分析和彩色血流信号显像三大部分，如图 5－32 所示。

工作过程如下：

（1）中心控制器控制超声发射模块发射超声。

（2）超声进入人体，遇到不同声阻抗的组织，产生回波信号（此过程中有部分超声能量被吸收）。

（3）探头接收超声回波，回波信号经过初步处理（放大、滤波等），被送入波束合成模块。

（4）波束合成出来的信号再经过黑白图像信号处理、彩色血流信号处理或者频谱多普勒信号处理模块后，进行扫描变换，最终在显示器上显示。

彩超通过提取回波信号中的不同信息进行处理，利用的信息不同，形成了不同的成像模式，在临床上的应用也不尽相同。常见的模式主要有利用幅度信息的 B/M 模

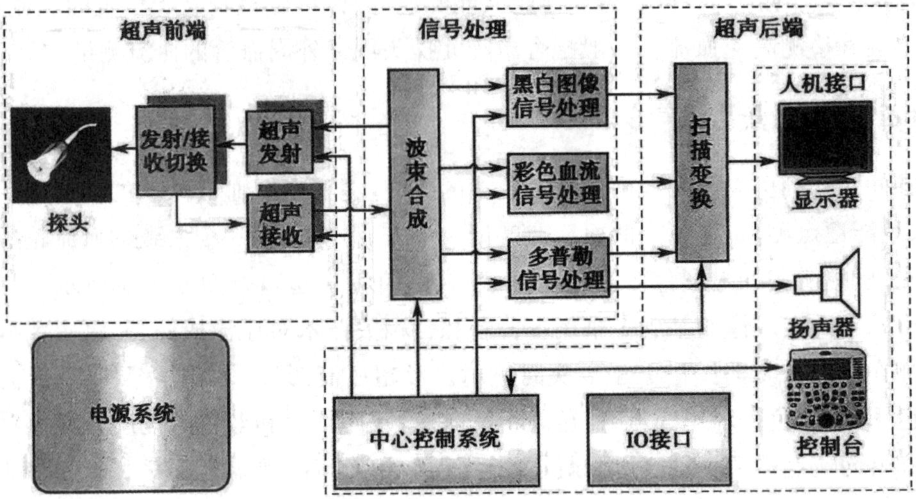

图 5—32　彩超功能模块图

式、利用频率信息的 C/PW/CW/TDI 模式、利用红细胞背向散射信号的 Power 模式以及利用幅度位移的弹性成像模式。现在常见的 3D/4D 模式、CM 模式、造影模式都离不开上述几种主要模式的范畴。

彩超的主要特点如下：

(1)可同时显示心脏某一断面上的异常血流的分布情况。

(2)反映血流的途径及方向。

(3)明确血流性质是层流、湍流或涡流。

(4)可以测量血流束的面积、轮廓、长度、宽度。

(5)血流信息能显示在二维切面像或 M 型图上，更直观地反映结构异常与血流动力学异常的关系。

(6)彩色血流取样必须与 B 型图像的信息重合，因为彩色血流图像通常是显示在 B 型图像上的。

(7)彩色血流显像对血流的显示是直观的，它对于辨别血液流动中的湍流、了解流速在血管内的分布等较脉冲多普勒好。但对于血流的定量测定来说，脉冲多普勒和连续多普勒是必备的工具，目前的彩色血流显像尚不具备定量功能。

六、三维超声成像系统

(一)三维超声成像原理

三维超声成像是在二维超声成像(B 超)的基础上发展而成的人体结构超声立体

成像系统。自20世纪70年代后期开始研究,80年代逐步进入临床应用、迅速发展,并日益发挥出重要作用。

三维超声成像分为静态三维成像和动态三维成像。动态三维成像是加入时间因素并用整体显像法重建感兴趣区域实时活动的三维图像(又称四维)。动态三维超声成像原理与静态基本相同。

三维超声成像的基本步骤包括:图像的采集、图像后处理、三维图像的重建、三维图像的显示及三维定量测定。

图像的采集是三维超声成像的第一步,也是最关键的一步。图像采集的信息有两大类:一是组织灰阶图像信息,用于组织结构的三维重建;二是血流的彩色多普勒图或多普勒能量图信息,用于血管结构及血流的三维重建。

图像后处理是计算机对按照某一规律采集的一系列分立的二维图像进行空间定位及数字化处理、并对相邻切面之间的空隙进行像素插补平滑,从而形成一个三维立体数据库。

三维图像的重建即三维超声显像的计算机立体模型重建,主要基于立体几何构成法、表面提取法(轮廓提取法)和体元模型法,其中体元模型法是目前最为理想的三维超声成像技术,可对结构的所有组织信息进行重建。由于体元模型法重建所需的体元(三维物体被划分成依次排列的小立方体,一个小立方体就是一个体元)数目很大,因此需要相当精密的计算机。近年来,随着高速计算机图像处理技术的不断进步,用体元模型法进行三维重建,已成为目前最具临床实用价值的技术。

三维图像的显示有轮廓法(包括网格型成像法和薄壳型成像法)和总体显示法。轮廓法是早期采用的方法,从体元模型三维重建技术出现后即开始采用总体显示法,可显示组织结构的所有灰阶信息,可从任意角度和方向对重建组织结构进行观察,而且可在设置的任意角度范围内使三维图像作动态显示,这一功能使组织结构的空间位置关系显示得更为清楚。

三维定量测定无须对所扫查结构的立体形态进行假设,而是直接进行体积测量。

(二)三维超声成像的临床应用

三维超声成像在保留二维超声成像所有信息的同时,提供形象直观的三维立体图像,有助于疾病的定性、定位及定量诊断。三维超声成像自应用于临床以来,已显示其临床应用价值:对含液性结构和病变可显示其立体形态、内部结构和内壁特征;对被液体环绕的结构和病变,可清楚显示其表面特征;采用透明成像可显示实质性脏器内部结构的形态和空间位置关系;利用血流彩色多普勒信息可重建实质脏器内的血管三维图像。目前,三维超声成像具体临床应用如下:

(1)颈动脉与脑　彩色多普勒血流三维重建颈动脉能详细显示颈动脉粥样硬化程度;三维超声成像可定位颅脑肿瘤和动静脉畸形等。

(2)眼球及眶内疾病　三维超声能清楚地显示玻璃体内条状及膜状病变、球后的病变,能准确评价球后病变(如肿瘤)与眼球、视神经及眼外肌之间的关系。与MRI和CT相比较,三维超声更省时、费用低、无放射性,并可反复检查而不必担心放射线诱发白内障。

(3)腹部、小器官血管成像　三维图像从不同角度显示正常肝、肾、脾血管树分支,较彩色多普勒血流显像和能量图更多、完整、清楚,且由浅入深、有层次感,并可见二维图像难以显露的微小血管(三维动态图像以血管树主干为中心,主干到末梢连续成像)。

(4)妇产科　三维超声比二维超声更准确地测量卵巢及卵泡大小,清晰地观察卵泡边界、饱满程度,监测排卵,预防卵巢过激症的发生;能透视妇科肿瘤内部情况、表面形态及空间位置关系;可对胎儿体表结构进行表面重建,可用透明成像对胎儿体内结构进行三维成像,可从整体上对胎儿形体结构进行观察,提高胎儿畸形的产前诊断率。

(5)泌尿生殖系统　三维超声能显示膀胱肿瘤形状、肿瘤与壁的空间关系、基底部及表面情况以及肿瘤的数目、大小、方位、与输尿管开口的空间关系。对肾脏肿物尤其是须保留部分肾脏时,三维超声精确地描述肿物与血管树、集合系统和肾包膜的空间关系至关重要。对移植肾的成像,三维超声对肾脏局部血供的可视有助于建立其与早期排斥之间的相关性等。

随着计算机技术和图形处理技术的不断进步,三维超声有望在以下方面有所突破,从而不断扩展其临床应用范围:三维容积探头将缩短检查时间并使操作更为简便,脏器或肿瘤容积的定量分析,更精确地评价血管的情况(如颈动脉粥样硬化斑块的大小和狭窄程度),监测对治疗的反应,三维实时显像,三维彩色血流成像,三维腔内超声检查,三维实时经皮导向穿刺等。

七、超声多普勒胎儿监护仪

超声多普勒胎儿监护仪是利用多普勒效应从母体腹部拾取胎心多普勒信号,经处理后用来对胎儿的心率进行监护和记录胎心率的曲线。

超声多普勒胎儿监护仪的组成如图5—33所示。

超声换能器常用多晶片探头,其发射晶片位于探头的中央,周围是数块接收晶片。接收晶片接收的反射波束形成特有的电信号,经前处理电路(信号放大、滤波、电压检测等)和A/D转换后变成数字信号存入内存,以便计算机对胎心数据进行处理。

事实上,胎心多普勒信号是从心壁、心室中隔、二尖瓣、大动脉及一些血管产生的

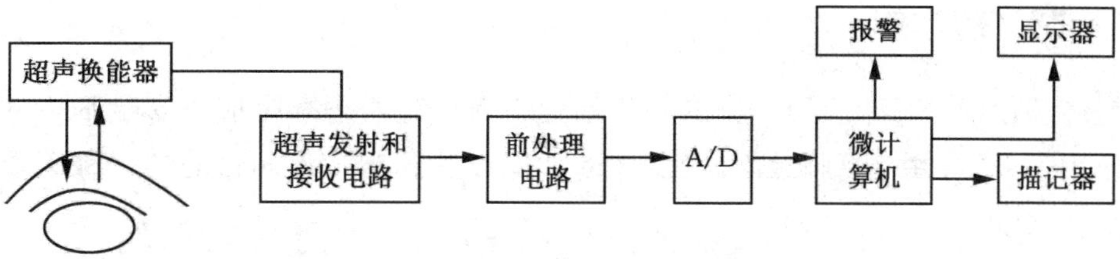

图 5－33　超声多普勒胎儿监护仪组成框图

非常复杂的电信号，因此各种胎儿监护仪均设计了各自特有的信号处理电路，其目的是将一次的心搏整理成一个比较单纯的信号，以便在经过处理的信号间求得心跳间隔，最终描记或显示出误差小的规整曲线图。胎儿监护仪大多采用自相关技术对混杂有噪声的超声多普勒信号进行自相关运算，计算瞬时的胎儿心率。

超声多普勒胎儿监护系统的主要指标包括以下方面：

(1)监测频率　≤2.5MHz。

(2)超声强度　≤9mw/cm^2。

(3)测量范围　50～210bpm 或 30～240bpm，上下限胎心率越限报警可由医生设定，如每分钟 80～160 次。

目前超声多普勒胎儿监护系统一般能对母体的心电、血压、血氧、呼吸、脉率、体温、宫缩内压等生理参数同时进行监护，以确保母子安全。

第五节　医用超声治疗仪器

超声波是一种波动形式，它可以作为检测生物组织信息的载体用于诊断；超声波同时又是一种能量形式，当其强度超过一定值时，它就可以通过与生物组织相互作用，去影响和改变以致破坏生物组织的状态、性质及结构而用于治疗。

利用超声辐射压、空化、机械等生物效应形成的超声治疗学研究了各类超声治疗仪器：如用于缓解疼痛、肌肉痉挛和促进细胞生长代谢的超声理疗仪；利用超声波清除牙结石的超声洁牙机；利用超声乳化技术乳化晶状体的白内障治疗仪；利用瞬态空化效应产生冲击波和高速射流的超声波体外碎石治疗机；用于对人体组织破碎、切割和乳化的超声手术设备；利用超声能量使肿瘤或体内组织凝固坏死的聚焦式超声治疗仪等。根据失控后可能造成的损伤程度，超声治疗仪器可分为中度损伤类、严重损伤类。本节主要介绍超声理疗仪、超声乳化仪、超声雾化器等。

一、超声理疗仪

超声理疗仪是临床应用广泛的超声治疗设备。超声理疗是应用安全剂量的超声能量作用于人体,并产生刺激、改善机体的功能以达到治疗疾病目的的一种无损伤治疗方法。

(一)超声理疗仪的结构

一般超声理疗仪由高频功率发生器及超声换能器(也称超声治疗头或声头)两大部分组成。高频功率发生器通常包括电源电路、高压电路、振荡电路、输出电路及定时电路等。超声换能器上常用的压电晶体有天然石英和人工合成的锆钛酸钡等。图5—34所示为超声理疗仪原理框图。

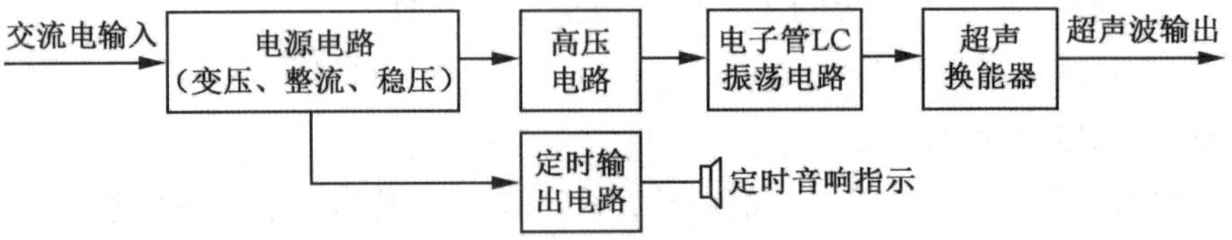

图5—34　超声理疗仪原理框图

电源电路为功率发生器提供必要的高压与功率,一般采用全波整流或半波整流,再经稳压即可供振荡电路使用。振荡电路产生高频振荡,并通过输出电路使之与压电晶片匹配,以有效地激励晶片产生机械振动,发射超声波。定时电路提供定时脉冲,以根据临床具体需要控制治疗时间。

超声理疗仪的探头应满足防水、防振、最大限度传递超声能量及便于超声波传输到治疗部位等要求。

(二)超声理疗仪的作用机制

超声理疗仪的作用机制主要有以下几方面:

(1)局部作用　超声能量作用于人体局部,通过以机械作用为主的、继发由热及其他理化作用产生局部组织的生理或病理变化,如组织温度增高、血流加速、代谢旺盛、组织状态改善、酸碱度变化、组织间生化反应加速、酶系统活力增强等。

(2)神经体液作用　超声作用于人体局部组织,包括周围神经、自主神经末梢,其产生的影响不仅限于局部,还可以波及远离部位或人的整体。在超声作用下,局部组织的代谢产物和理化作用产生的物质,尤其是乙酰胆碱、组胺等活性物质和激素,可以通过人体体液系统作用于靶器官,产生机体效应。

(3)神经反射作用　神经反射作用的机制是以超声作为一种刺激动因,作用于神经末梢感受器,产生神经冲动,引起各级神经反射活动。神经反射作用在超声理疗中尤为重要,体内脏器、机体血管与远离器官的治疗均依赖于神经反射作用完成。

(4)细胞分子学水平的作用　低强度的超声波能刺激细胞内蛋白质复合物的合成过程,加速组织修复。超声波还能改变铜、锌等微量元素在不同组织中的分布,而微量元素与细胞膜、核糖、蛋白质、酶、DNA、RNA 等都有关系。

(5)穴位经络学说　结合中医学的穴位经络学说,以一定剂量的超声波能量取代针刺,使之在足够的深度范围内产生机械按摩和温热效应,从而获得治疗效果。

(三)超声理疗仪的主要参数

(1)频率　一般采用频率为 0.5～5MHz 的超声波。

(2)波形　一般为非聚焦的连续或准连续超声波。

(3)有效声强　一般不大于 3.0W/cm^2,可调。

(4)定时　不超过 30 分钟(≤10 分钟±10%,>10 分钟±1 分钟)。

(四)超声理疗仪的主要治疗作用

超声理疗仪通过超声治疗头起作用。实际应用中,超声治疗头的操作有固定法、移动法、水下法、辅助器治疗法(通过水槽、水枕、水袋等附件进行治疗,适用于不规则或不平的体表)等。超声理疗仪适用于内科、外科、儿科、神经科、皮肤科、眼科、耳鼻喉科及妇科作治疗用。主要治疗作用有:

(1)镇痛解痉　在超声波作用下神经及肌肉组织的兴奋性下降。

(2)促进结缔组织分散　软化瘢痕、松解粘连。

(3)溶栓作用。

(4)减轻或消除血肿　加速局部血液循环,增加细胞膜通透性,改善组织营养,促进渗出吸收。

(5)促进组织再生、骨痂生长,加速骨折修复。

(6)通过作用于神经、体液的反射途径或穴位经络影响全身或调节相关的脏器功能。

(7)治疗肿瘤作用　应用多个声头高强度聚焦,使肿瘤组织内产生高温以杀伤肿瘤细胞。

二、超声乳化仪

近年来,超声乳化技术已成为现代眼科白内障治疗的主要手段。尽管超声乳化仪的种类较多，但基本结构大致相同，通常由超声系统（包括超声波发生器、功率放大器、压电换能器、超声手柄等）、液流系统（包括泵、管道和手柄）、控制系统、辅助装置（包括电凝手柄和玻璃体切割手柄等）等几大部分组成，是集机、光、电、声于一体的精密手术操作系统，如图 5—35 所示。

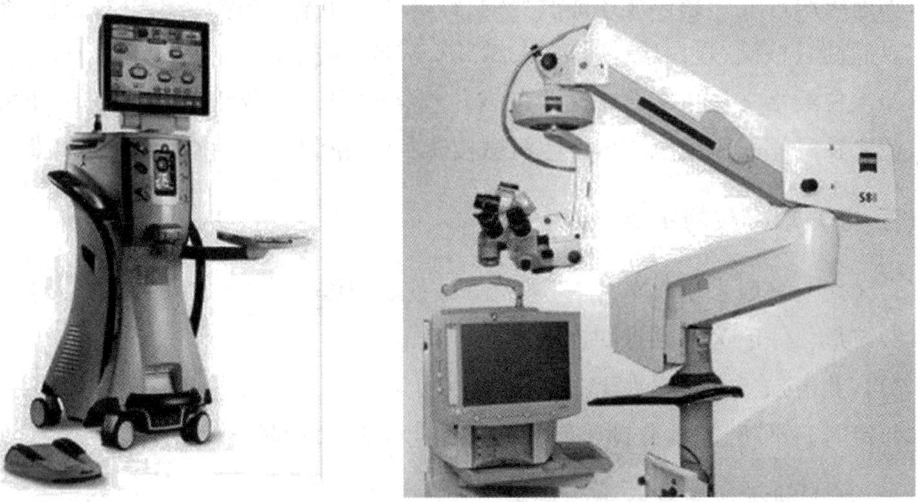

图 5—35　超声乳化仪

超声波发生器通过超声针头以一定频率的超声波反复作用于混浊的晶状体核上；超声在传播时，介质分子受声波能量的振动而发生纵波方向的弹性振动；通过产生一系列的机械效应、空化效应、破碎效应，使晶状体核松动破裂，并与眼内的平衡盐溶液混合成乳糜状，再由抽吸系统吸出眼外；同时植入一枚人工晶状体，使病人的视力得以恢复。

与传统白内障手术方式相比，超声乳化手术具有更好的手术效果，已成为目前国际上公认的最为先进、可靠的白内障治疗方法。

三、超声雾化器

超声雾化器是利用超声波在药物溶液中产生的空化作用，形成大小均一、动量微小、易被气流携走的雾粒，使药物变成颗粒细微的气溶液，被送至患者病灶且被直接吸入，从而进行治疗的仪器。超声雾化器及其结构如图 5—36 所示。

超声雾化器一般包括功率源、雾化缸、电源三部分，如图 5—37 所示。

功率源产生高频电能（由交流电转变而成），经置入雾化缸里的换能器变换为同频率的声能（超声波）；通过雾化缸中的耦合作用，超声波穿过雾化杯底部的透声薄膜，直接作用于杯内药液，液—气分界面（药液表面与空气交界处）在受到垂直于它的超声波

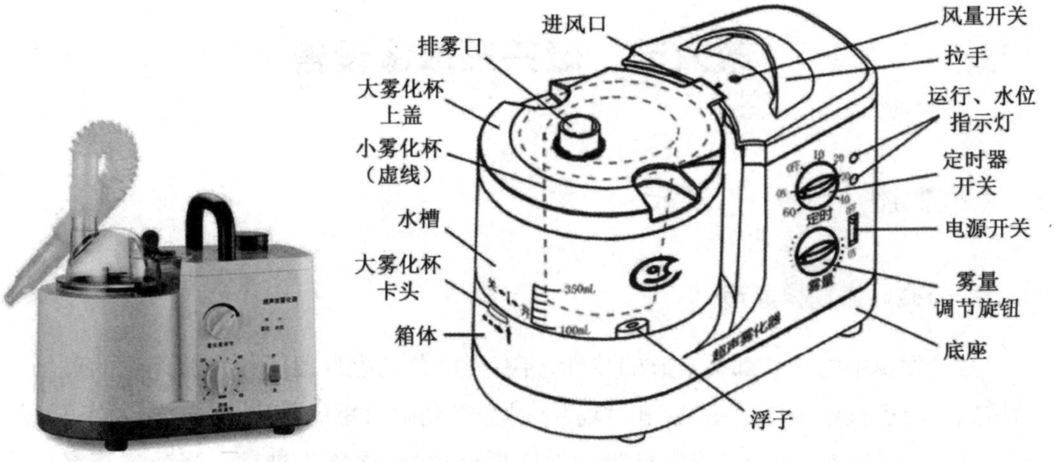

图 5—36 超声雾化器

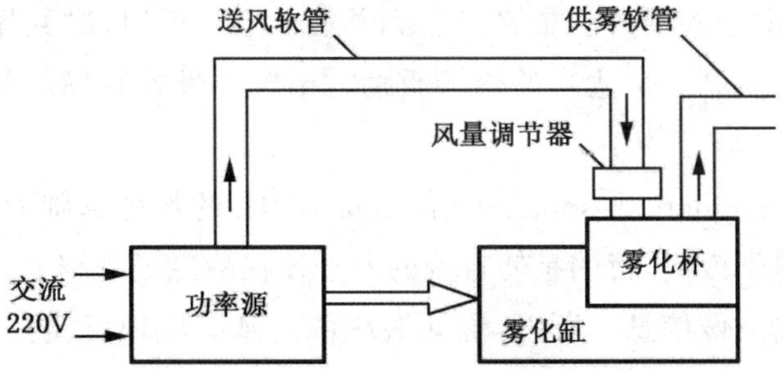

图 5—37 超声雾化器组成示意图

作用时，因声波的干涉而形成表面张力波；当表面张力波足够强时，就会在其波峰处飞出雾粒（此雾粒的尺寸随超声频率的上升而变小）；当频率达 1.45MHz 时，就能在常温下高效地将药液分裂成直径为 1～5μm 的大量微粒（与肺泡直径相近），使之形成雾状的药物气溶液；在功率源内送风机气流的作用下，雾状气溶液经供雾软管传送给患者，微粒充分吸附于患者的支气管、肺泡等患处，从而达到治疗的作用。雾粒的大小直接影响到呼吸疾病的治疗效果。

四、聚焦超声肿瘤治疗系统

超声波在生物组织内具有能量渗透性、方向性、聚焦性、穿透性等特点。聚焦超声肿瘤治疗系统在影像系统引导下，通过体外发射的超声波聚焦于体内肿瘤部位，产生热效应、空化效应、机械效应、生化效应等，使肿瘤组织出现不可逆性的凝固性坏死，或使癌变组织失去增殖、浸润、转移能力，从而达到治疗肿瘤的目的。

第六节　磁共振成像设备

一、概述

(一)磁共振成像原理

微观领域中的核子都有自旋的特性,带有正电荷的磁性原子核自旋产生的磁场称为核磁。原子核处于均匀磁场(静磁场)中时会受到磁力矩的作用,结果导致原子核绕自身轴自旋的同时,又会以静磁场为轴做圆周运动,将之称为进动。当受到频率相同并与静磁场方向垂直的射频脉冲激励时,原子核吸收射频能量而发生能级跃迁,从而会以射频场为轴发生偏转(章动),这种现象即称为原子核的磁共振现象;当外在激励信号停止激励后,原子核释放能量又恢复到平衡状态。所以,磁共振就是某些特定的原子核在静磁场中受到一个适当的磁场激励时出现的吸收和释放射频脉冲磁场的现象。

磁共振成像(magnetic resonance imaging,MRI)的物理基础为磁共振现象,本质是能级间跃迁的量子效应,目的是使自旋的原子核在静磁场中与外加射频脉冲互相作用以获得原子核的成像信息。所以,磁共振成像的基本原理可概括为:利用生物体内原子的磁性核在静磁场中被磁化,通过施加与静磁场垂直的射频场产生共振信号,经空间编码、数据处理和图像重建获得生物体断层图像。可见,磁共振成像是利用原子核在磁场内与外加射频场发生共振而产生影像的一种成像技术,它是一种生物磁自旋成像技术,也是一种断层成像技术。

(二)磁共振成像方法

磁共振成像方法是指将人体组织所发出的微弱的磁共振信号如何重建成一幅二维断面图像的方法,主要有点成像法、线成像法、面成像法、体积成像法等。

(1)点成像法　对每个组织体素信号逐一进行测量成像的方法,主要包括敏感点法和场聚焦法。

(2)线成像法　一次采集一条扫描线数据的方法,主要包括敏感线成像法、线扫描以及多线扫描成像法、化学位移成像法等。

(3)面成像法　同时采集整个断面数据的成像方法,主要包括投影重建法、各种平面成像法以及傅里叶变换成像法等。

(4)体积成像法　是在面成像法的基础上发展起来的,不使用选层梯度进行面的选择,而是施加二维的相位编码梯度和一维的频率编码梯度同时对组织进行整个三维体积的数据采集和成像方法。

磁共振的成像方法很多,但选择 RF 脉冲的带宽和形状,使之能激发一个已知的频带,并控制梯度场来选取一个点、一条线、一个层面,甚至选取整个成像体积来获得信号,是各种成像方法的共同点。任何一种成像法的实现均与机器的软硬件设计紧密相关。

(三)磁共振的分类

磁共振按照磁场强度大小可分为高场(场强高于 1.0T)磁共振、中场(场强在 0.5～1.0T 之间)磁共振和低场(场强低于 0.5T)磁共振。场强越高,则信噪比越高、图像质量越好。

按照磁体类型可分为永磁型磁共振(场强一般在 0.15～0.35T 之间,磁场不可关断)、常导型磁共振(场强一般在 0.1～0.4T 之间)和超导型磁共振(场强在 0.3～9T 之间)。

目前市场上主要的磁共振以低场和高场为主。低场一般为永磁型,低场永磁型磁共振往往做成开放式(有 C 形式或立柱式),一般以出诊断图像为主要目的,图像质量已经能够满足诊断要求;高场一般为超导型,高场超导型磁共振往往做成圆形孔腔式或站立式,主要以功能磁共振为主,图像质量是其基础;常导型磁共振一般也做成圆形孔腔式。

二、磁共振成像系统结构

磁共振成像系统如图 5－38 所示,基本结构主要包括磁体子系统、梯度场子系统、射频子系统、数据采集和图像重建子系统、主计算机和图像显示子系统、射频屏蔽与磁屏蔽、MRI 软件等,如图 5－39 所示。

(一)磁体子系统

磁体子系统是磁共振系统的关键组成部分,用以产生均匀稳定静磁场的主磁场,使处于 该磁场中的人体内的氢原子核被磁化。其主要参数有磁场强度、磁场均匀性、磁场稳定性、孔腔大小、逸散磁场等。其中磁场强度越高,信号幅度越高,图像信噪比会越高;磁场均匀性越好,图像分辨率越高。磁体种类主要有永磁型、常导型、超导型。

(二)梯度场子系统

梯度场子系统是指与梯度磁场有关的一切单元电路,为系统提供线性度满足要求

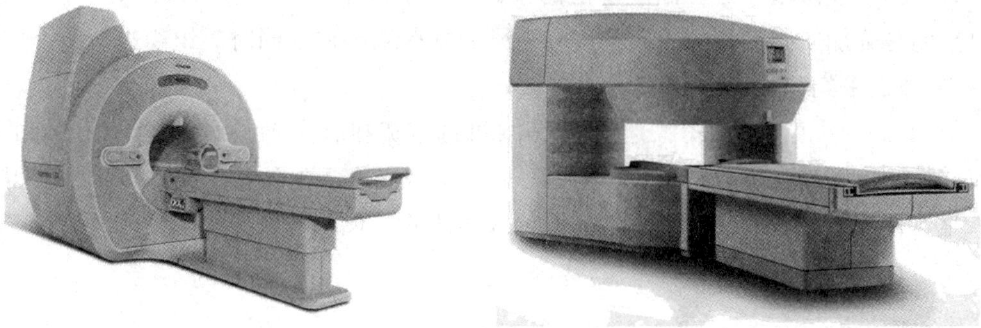

图 5—38　磁共振成像系统

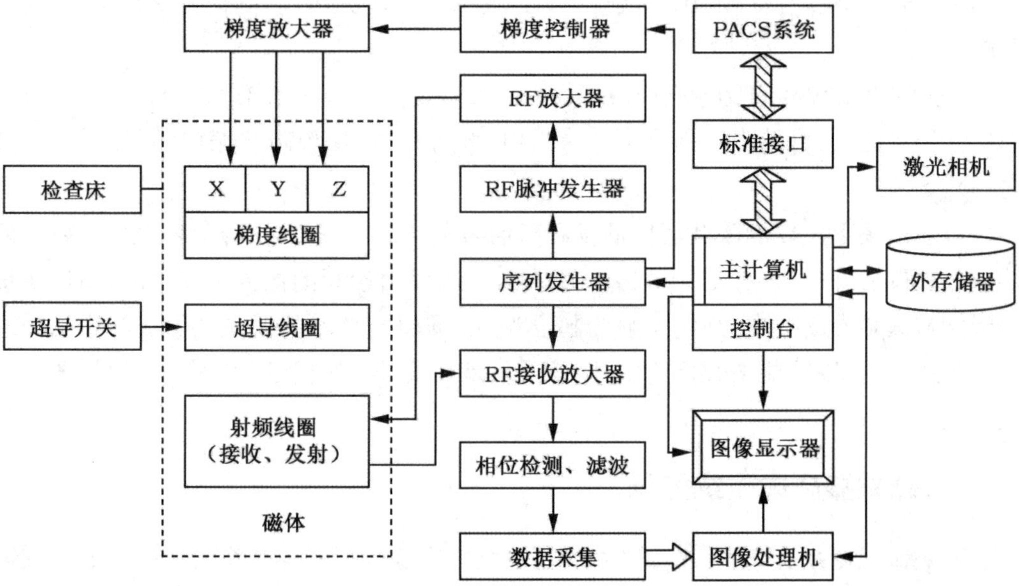

图 5—39　磁共振系统框图

的、可快速开关的梯度场，以便动态地修改主磁场，实现成像体素的空间定位，是 MRI 系统的核心部件之一。梯度场子系统由梯度线圈、梯度控制器、数模转换器、梯度放大器、梯度冷却系统等组成，其主要参数有有效容积、线性、梯度场强度、梯度变换率和梯度上升时间等。其中有效容积越大，可成像区域越大；线性越好，图像质量越好。超导型或常导型磁共振的三个梯度线圈的形状及其组合结构。

（三）射频子系统

射频子系统是 MRI 系统中实施射频激励并接收和处理 RF 信号的功能单元，不仅要根据扫描序列的要求发射各种翻转角的射频波，还要接收成像区域内氢质子的共振

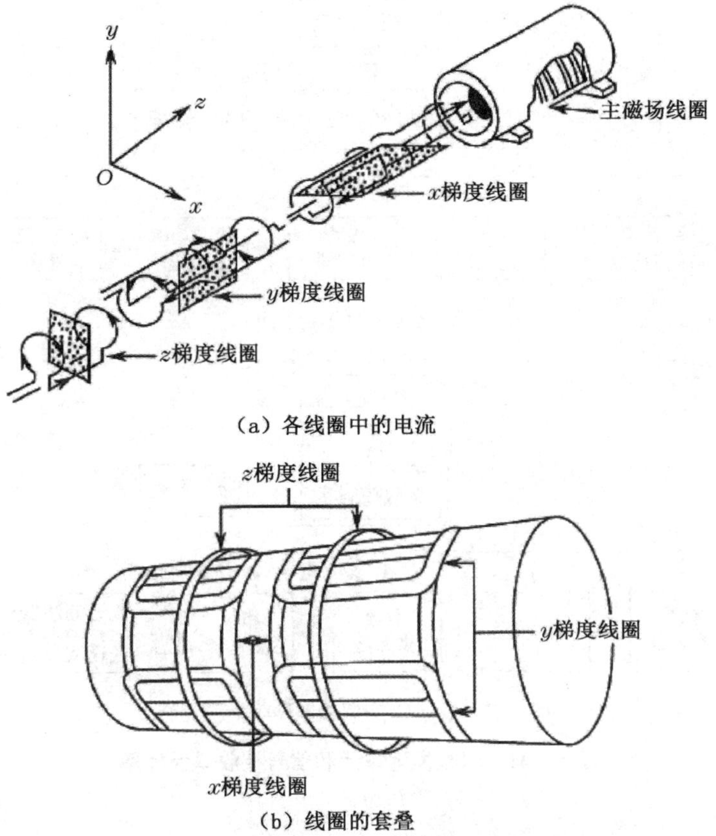

图 5—40　圆孔腔磁体的梯度线圈组成示意图

信号。射频子系统包括射频发射单元和信号接收单元:射频发射单元是在时序控制器的作用下,产生各种符合序列要求的射频脉冲的系统;射频接收单元是在时序控制器的作用下,接收人体产生的磁共振信号的系统。图 5—41 所示为射频发射单元和信号接收单元框图。射频子系统的主要参数有射频场均匀性、灵敏度、线圈填充容积等。

(四)数据采集和图像重建子系统

信号采集的核心是 A/D 转换器,转换精度和速度是重要指标。在 MRI 系统中,一般用 16 位的 A/D 转换器进行 MR 信号的数字化,经一定的数据接口送往接收缓冲器,等待进一步处理,其结构如图 5—42 所示。射频子系统和数据采集子系统被合称为谱仪系统。A/D 转换所得数据不能直接用来进行图像重建,还需要进行数据处理,即拼接带有控制信息的数据。然后通过专用图像处理计算机进行图像处理。图像重建的运算主要是快速傅里叶变换,重建速度是 MRI 系统的重要指标之一。

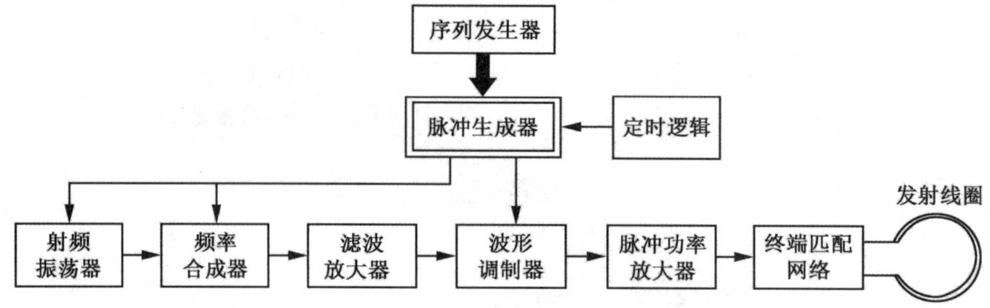

（a）射频发生单元框图

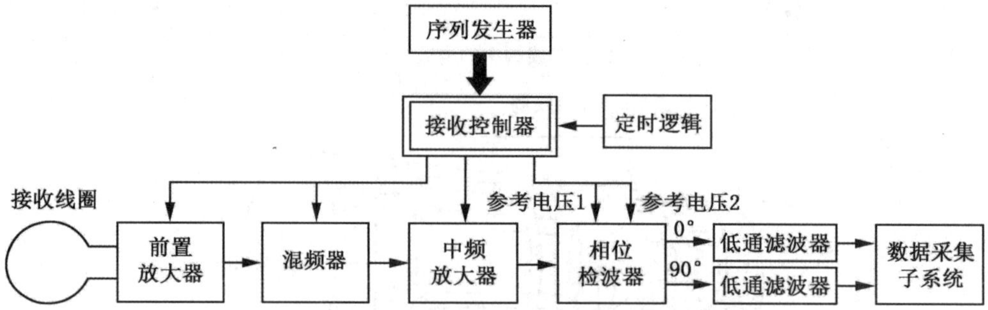

（b）信号接收单元框图

图 5－41　射频发射单元和信号接收单元框图

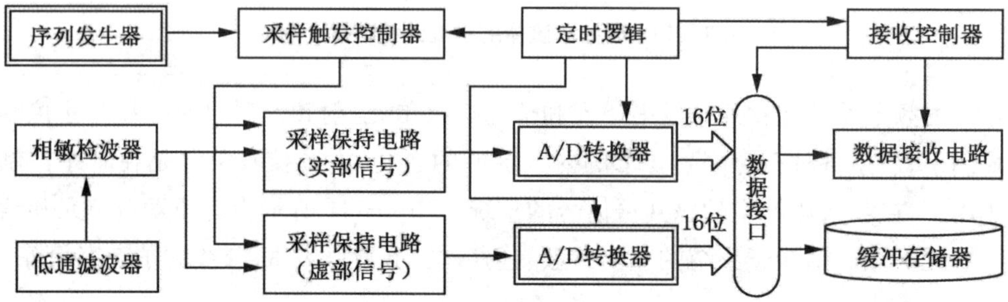

图 5－42　信号采集子系统框图

（五）主计算机和图像显示子系统

MRI 系统中，计算机的应用非常广泛，各种规模的计算机、单片机、微处理器构成了 MRI 系统的控制网络。主计算机介于用户与 MRI 系统的测量系统之间，其功能主要是控制用户与磁共振子系统之间的通信，并通过运行扫描软件来满足用户的所有应用要求，具体包括扫描控制、患者数据管理、归档图像、评价图像以及机器检测等功能。

另外,随着医学影像标准化的发展,还必须提供标准的网络通信接口。

(六)射频屏蔽与磁屏蔽

用于将外界和磁共振扫描系统之间严格屏蔽的系统,防止彼此之间的干扰和危害。磁共振的屏蔽一般采用铜片或铜板来完成。

(七)MRI 软件

MRI 软件包括系统软件、磁共振操作系统、磁共振图像处理系统。系统软件是指主计算机进行自身管理、维护、控制运行的软件,即计算机操作系统。磁共振操作系统包括患者信息管理系统、图像管理系统、扫描控制系统、系统维护、报告打印、图片输出等。磁共振图像处理系统是指图像重建软件以及对图像进行一系列后处理,包括柔和、平滑、锐化、滤波、局部放大等处理功能软件。

三、磁共振指标及范围

临床使用的磁共振基本技术参数有以下几部分。

1. 磁体系统指标

(1)磁体类型　一般为永磁型、常导型、超导型。

(2)磁场方向　一般为水平或垂直方向。

(3)场强　目前主要为 0.1～3.0T。

(4)液氦蒸发速率　超导磁体制冷剂液氦的消耗速率,液氦补充间隔 24 个月。

(5)稳定性　一般<0.1ppm/H。

(6)磁场均匀性　一般定义为以磁场中心点为球心的多少厘米半径范围内的磁力线均匀性。

(7)逸散磁场(5 高斯线)　一般定义为 5 高斯逸散磁场距离,分为轴向和径向。

(8)磁体形状　一般为开放式(包括 C 形、立柱式、宽孔腔式)或封闭式(圆柱体孔腔式)。

(9)匀场方式　无源匀场(又称被动匀场、贴小磁片匀场)和有源匀场(又称主动匀场,使用通电小线圈匀场)。

2. 梯度系统指标

(1)梯度线圈形状　平面型(一般做永磁梯度)、马鞍型、线圈对型。

(2)梯度场强度　梯度斜率,如 25mT/m。

(3)梯度上升率　梯度场达到最大强度的快慢,如 65mT/(m·s)。

(4)梯度非线性　梯度场的线性好坏,如<5%。

(5)冷却方式　冷却梯度线圈产生热量的方式,一般为水冷却或空气冷却,永磁型一般不需要冷却。

3. 射频系统指标

(1)射频功率　射频功率放大器的最大输出功率,一般为 5～45kw。

(2)射频带宽　射频脉冲的频带宽度,如 500kHz。

(3)信号检测方式　正交检测还是线性检测。

(4)接收线圈　接收线圈的种类一般有头、体、脊椎、乳房、各种关节、腔内等线圈,按性质分为表面线圈、容积线圈、正交线圈、相控阵列线圈等。

(5)前置放大器增益　前置放大器的放大倍数,如 20dB。

(6)输入/输出阻抗　分为高阻和低阻,如 50Ω。

4. 谱仪图像取样功能

(1)预采样　一般包括自动校正中心频率、自动校正 90°射频脉冲、频率锁定、RF 自动增益设定、梯度自动优化等。

(2)图像种类　一般包括 T1、T2、T2*、Pd 等权重像,以及 MRA、DWI、ADC、PI、脂肪抑制图像、水抑制图像、水图像以及用 BOLD 法产生的大脑功能图像等。

(3)扫描视野　磁共振可以扫描的人体范围,一般为 10～50cm。

(4)采集矩阵　磁共振对扫描视野进行采集所划分的矩阵范围,一般为 64～256mm,可为长方形或矩形。

(5)显示矩阵　显示磁共振图像的矩阵大小,一般可为 256～1280mm,也可以为长方形。

(6)空间分辨率　图像可以反映(或分辨)的最小的组织大小,一般为 0.2～1.0mm。

(7)断面视角　磁共振一般可以获取任意视角断面的图像。

(8)层厚　磁共振图像的断面厚度,一般为 1～20mm。

(9)层间距　数据采集层面之间的间隔,一般大于 0 而小于层厚。

(10)序列　获取磁共振图像所使用的成像序列的配备情况。

(11)门控技术　为了抑制运动伪影而采用的运动控制技术,一般包括心脏门控、心电门控、呼吸门控、脉搏门控等。

5. 计算机系统指标

(1)计算机性能　包括处理器速度、显示器最高分辨率、内存大小、存储器、外存储介质等。

(2)网络性能　一般指图像输出设备的 DICOM 接口。

(3)测试与诊断功能　系统进行自身性能测试、远程诊断等。

6. 图像显示、处理和分析

(1)图像显示　图像显示的各种手段，如手动或自动、图像灰阶调整、多格式显示、参数显示、文档显示等。

(2)图像处理　主要包括图像降噪、大小缩放、旋转、边缘增强、平滑等功能。

(3)图像分析　距离和角度测定、感兴趣区设定、病灶大小测定以及病灶标识等功能。

四、磁共振成像的特点

磁共振成像是随着计算机技术的飞速发展以及在 X 线 CT 的临床应用基础上发展起来的一种医学数字成像技术，被认为是医学诊断中最重要的进展，它既能显示人体形态学结构，又能显示原子核水平上的生化信息，还能显示某些器官的功能状态，具有图像分辨率高、图像信噪比高、可对任意断层进行成像、对人体无电离辐射等优点，现已越来越广泛地应用于临床各系统的检查中，且随着 MRI 技术的不断改进，其功能日趋完善，应用范围不断拓宽，目前几乎被应用于身体任何部位的检查，是当今医学影像学领域发展最快、最有潜力的一种成像技术。

磁共振成像具体有以下六大优点：

(1)无电离辐射危害、安全、无痛苦　磁共振设备的激励源为短波或者超短波段的电磁波，波长在 1m 以上(<300MHz)，所含的能量仅为 10^{-7}eV，无电离辐射损伤，因此 MRI 被认为是没有辐射损伤的安全检查手段。

(2)多参数成像、可提供丰富的诊断信息　一般的医学成像技术都使用单一的成像参数，如 CT 的成像参数仅为 X 射线吸收系数、超声成像只依据组织界面所反射的回波信号等。目前使用的磁共振成像的组织参数至少有质子密度、纵向弛豫时间、横向弛豫时间等，它们既可以分别成像，也可以相互结合获取对比图像，从而为临床 MRI 诊断提供丰富的组织信号，提高病变诊断的准确率。

(3)高对比度成像　在所有医学影像技术中，磁共振成像的软组织对比分辨力最高。这主要由于磁共振成像与质子有关，而人体中 70%以上是水，这些水中的质子是磁共振成像的主要来源；还有一部分质子存在于脂肪、蛋白质和其他化合物中，由于质子在体内分布极为广泛，故可以在人体内的任意部位成像。此外，由于水中的质子与脂肪、蛋白质和其他化合物中的质子的磁共振信号强度不同，所以磁共振成像的图像必然是高对比度的，从而对组织的形态及病变改变的显示比 CT 具有较高的敏感性。

(4)可以任意方位的层面成像　磁共振成像设备可获得横断面、冠状断面、矢状断面和不同角度的斜断面图像，可以多方位立体观察病变，这优于 CT 单一的横断位。利用 MRI 设备的任意方位断层的特点，可以在三维空间从不同角度直观地观察、分析组织结构及其病变，可以显示 CT 通常难以显示的颅底、后颅窝、正常脊髓以及髓内、髓外硬膜下和硬膜外等处的病变。

(5)多种特殊成像、无须使用对比剂　磁共振成像具有多种特殊的成像技术，例如各种血管成像、水成像、脂肪抑制成像。磁共振血管成像可以行血管造影，即显示血管，可发现血管狭窄和闭塞的部位。与传统的血管造影相比，磁共振血管造影(magnetic resonance angiography，MRA)的最大优点是无创伤、不需要造影剂。

(6)可消除骨伪影干扰　X 射线、CT 及超声等检查时，往往因气体和骨骼的重叠而形成伪影，给某些部位病变的诊断带来困难，而 MRI 无此类骨伪影，从而使相关解剖结构和病变的观察更为清晰。可见，MRI 的应用价值优于其他影像设备。

五、磁共振成像临床应用

随着磁共振成像系统硬件和软件的发展，磁共振成像在临床上的应用也越来越广泛。它不仅可以提供软组织的各种图像，还能反映其中的新陈代谢，因此已经迅速发展成为生物医学中的一种重要的应用技术。

(一)磁共振应用领域

磁共振成像的多参数成像(相对于其他影像技术的单参数成像，磁共振的图像对比反映的是组织间的多种物理参数的差别)、任意截面成像、出色的软组织对比度、不受伪影干扰、没有电离辐射或其他危害、定性诊断准确率高等特有的优越性，使它越来越多地应用到各个组织各种病变的临床诊断中，主要应用于中枢神经系统、心血管系统、头颈部、肌肉关节系统、纵隔腹腔盆腔 FMRI、介入 MRI 等方面的成像，可以使很多疾病得到早期诊断，如各个部位先天性发育异常、炎性疾病、血管性疾病、良恶性肿瘤、外伤，以及退行性和变性疾病等，并且磁共振成像对于很大范围内的组织特性都有敏感性。因此，磁共振成像设备被公认为是一种强大的、能够对人体内部结构实现可视化且没有伤害的断层成像设备。

(二)磁共振伪影

磁共振成像是目前几大医学影像技术中原理最复杂、涉及面最广的技术，也是最具潜力的技术，但同时也是出现伪影最多的影像技术。所谓伪影，是指在磁共振扫描或信息处理过程中，由于某一种或几种原因出现了一些人体本身并不存在的、致使图像质量下降的影像，也称假影或鬼影。根据伪影产生的原因，可将伪影分为原理伪影、参数伪影、装备伪影、运动伪影、金属异物伪影五大类。

原理伪影是指在磁共振成像过程中由于磁共振成像原理必然导致的伪影(主要有

化学位移伪影、磁化敏感非均匀性伪影、激励回波伪影等），它往往不可能完全消除，只能通过调节参数尽量减轻伪影的影响。

参数伪影是在扫描过程中由于不正确的参数设置导致的伪影，主要包括卷褶伪影、截断伪影、部分容积伪影、层间干扰伪影等，这些伪影基本上可以通过设置正确的参数得以消除。

装备伪影是由于机器设备的某个或几个硬件的质量问题产生的伪影，主要有射频非均匀性伪影、射频干扰伪影等，这些伪影可以通过精确的安装调试使各项指标达到标准范围而消除。

运动伪影是由于受检者身体某部位生理性或自主性的运动导致的伪影，一般包括胸腹部的呼吸运动、心脏及大血管的搏动、脑脊液的波动以及血液的流动、吞咽运动、某些内部脏器的蠕动、眼球的转动等造成的伪影，这些伪影一般不可能完全消除，只能通过受检者的竭力控制，或加一些辅助控制设施得以减轻。

金属异物伪影是受检者体内外的任何形状、大小的铁磁性金属所引起的伪影，因为这些铁磁性金属（如骨钉、固定用钢板、手术设备残片、节育环、发夹、胸针、胸罩钩、拉链及一些包含铁磁性成分的饰品如发胶、睫毛膏、眼影、口红等）使图像会产生严重的变形扭曲，甚至使图像根本出不来，所以检查时应尽量避免携带这些铁磁性金属。

所有 MR 图像中都或多或少地含有伪影，有些伪影可以消除，有些则只能尽量减少而不能完全消除。但正确认识伪影产生的原理，见识各种伪影的图像特征，就可以有效地限制、抑制甚至消除伪影，提高图像质量，提高诊断价值。

（三）磁共振的局限性

磁共振成像虽然有很多优点，并且在现代的临床检查中已经是相当普遍的检查手段，但是磁共振成像仍然有其局限性，主要体现在以下几个方面：

（1）MRI 和 CT 一样，也是解剖性影像诊断，很多病变单凭磁共振检查仍难以确诊。

（2）信号采集过程耗时长。由于受到弛豫时间和编码过程的约束，磁共振扫描成像时间较长。在扫描成像过程中，患者往往容易出现自主性运动和难以避免的生理性运动，从而导致重建图像带有运动伪影和卷褶。也正是成像速度的问题，使得磁共振成像难以对运动器官（如心脏、肺、血管等）进行扫描成像。

（3）禁忌情况较多。如装有胰岛泵者、装有心脏起搏器者、体内有铁磁性金属止血夹者、装有金属或磁性血管支架者、安装义肢者、装有人工髋关节者均不适合进行磁共振检查；对装有义齿的患者，须取下义齿，才可做颌面扫描；对宫内有节育环的妇女，需取出节育环，才可做髋部扫描；对肺部病变（纵隔除外）者、疑为钙化病灶者一般不做磁共振检查；对病情危急者也不宜进行磁共振检查。

第六章　急救医疗设备

第一节　呼吸机

通常情况下，人通过自主呼吸摄取空气中的氧气来满足各器官组织的氧化代谢需要。如果呼吸系统受到损伤，如药物中毒、溺水、休克，或由于其他生理功能的紊乱引起呼吸衰竭，单靠病人自身的呼吸功能已不够或根本不能满足各器官对氧气的需求，这时就需要借助呼吸机对病人进行抢救治疗。呼吸机是可以代替或辅助人的呼吸功能的仪器，能增加肺通气量、改善呼吸功能、减少呼吸功耗、节约心脏储备能力，能帮助病人吸收氧气、排出二氧化碳，是挽救某些危重病人生命的重要工具。

一、呼吸机的基本原理

人类肺泡的膨胀和收缩使得肺部与大气压之间产生压力差，从而形成呼吸。呼吸机的基本原理就是用机械的办法建立这一压力差，从而实现强制的人工呼吸过程。呼吸机的工作原理如图 6－1 所示。

呼吸机的工作原理是：从呼吸道开口处（如口腔、鼻腔或气管插管、套管）用机械方法直接施压，压力超过肺泡压时，空气即自体外通过管道流向肺泡，产生通气；除去呼吸道开口的压力并依靠胸廓及肺的弹性回缩力，肺泡压大于大气压，肺泡中的气体从肺泡排出，产生呼气；待肺泡压降至等于大气压时，呼吸停止。参照图 6－1，呼吸机的控制过程为：

（1）吸气过程　风箱压缩→风箱内气压增大→单向阀“1”关闭（橡皮瓣膜向外鼓起）→单向阀“2”关闭、单向阀“3”打开→吸气通道打开→空气经面罩进入病人呼吸道

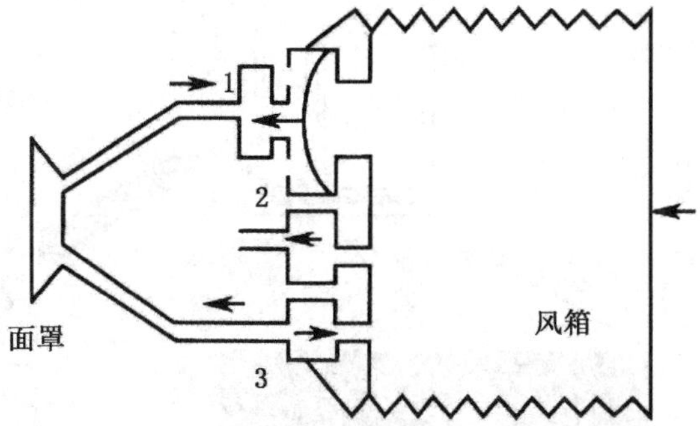

1—呼气单向阀，2—空气进入单向网，3—吸气单向阀

图 6—1　呼吸机的工作原理

到达肺部。

(2)呼气过程　风箱伸展→风箱内气压减小→橡皮瓣膜复位→单向阀“1”打开(呼气通道打开)、单向阀 3 关闭(吸气通道阻断)→肺部气体经呼吸道面罩和单向阀“1”向外排出，同时单向阀“2”打开、空气进入风箱，为下次吸气过程做好准备。呼吸机如此反复循环，从而建立起人工模拟的肺呼吸功能。

二、呼吸机的结构组成

呼吸机主要由电子控制系统和气路系统两大部分组成。气路系统实现气体供应(气体储存、压力支持)、气体传输、压力流量监测和校正。压缩空气、氧气按所需的比例混合后，通过管道及相关阀门以设定的气压、流速送到病人端，流量传感器将检测到的实际值反馈回电子控制系统并与面板设置值进行比较，通过控制伺服阀门来调节吸入和呼出气体。电子控制系统的主要功能是控制呼吸机以一定的频率、潮气量进行通气，同时监测相应传感器的反馈数据，超过限定范围时报警提示。

图 6—2 为呼吸机主要部件与流程图。在动力系统的作用下，一定比例的空气和氧气通过吸气模块、湿化器和吸气管道进入病人的呼吸道，呼出气体则经过呼气管道和呼气模块呼出。由于呼吸机有很多参数需要调节，通常有一个很复杂的操作面板，新型的呼吸机都具有较大的显示屏幕，不仅可通过图形界面以菜单方式选择呼吸参数，还能够显示通气参数和波形，从而使机械通气治疗更加直观和安全。

呼吸机的核心部件包括动力源、调控系统、气体模块、湿化器、安全阀、呼气阀。

机械呼吸机的动力来源于电力、压缩气体或两者的结合。压缩气体由中心供气管道系统提供或由呼吸机配备的专用空气压缩机产生。调控系统可对呼吸机吸气通道的氧气压力、吸入气道中的氧分压、气道压力、温度和湿化器中的液平面等进行监测，对呼出道中的压力和流量进行监测，对任何异常进行报警和采取相应的措施。气体模

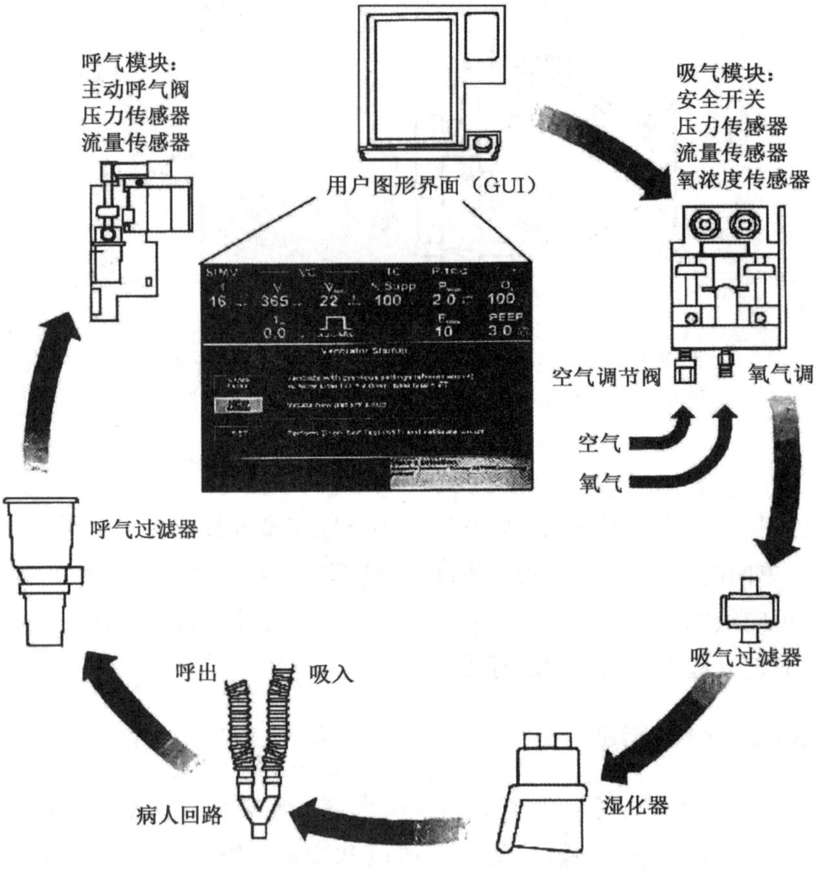

图 6—2 呼吸机主要部件与流程

块是指吸气模块和呼气模块，其中吸气模块的关键部件是空氧混合器。湿化器用于增加吸入气体的湿度，湿化方式有冷水湿化、加热湿化、雾化湿化和热湿交换，其中热湿交换器是一次性使用的，它集中了前几种加湿器的优点，能保持体温，具有较小的内部顺应性，容易使用，但有一定的阻力。安全阀有压力安全阀和旁路吸气阀两种。呼气阀是在呼气相时开启，阻力较小，为患者提供通畅的呼气通道。

三、呼吸机的类型

呼吸机根据使用对象可分为婴儿型、儿童型和成人型几种；根据动力来源可分为气动机械型、电动机械型、电控气动机械型呼吸机；根据呼吸切换方式可分为定压型、定容型和定时型呼吸机等；根据与病人的连接方式可分为无创型和有创型呼吸机；根据使用情形可分为常规呼吸机和急救呼吸机。图 6—3 所示为各类呼吸机。

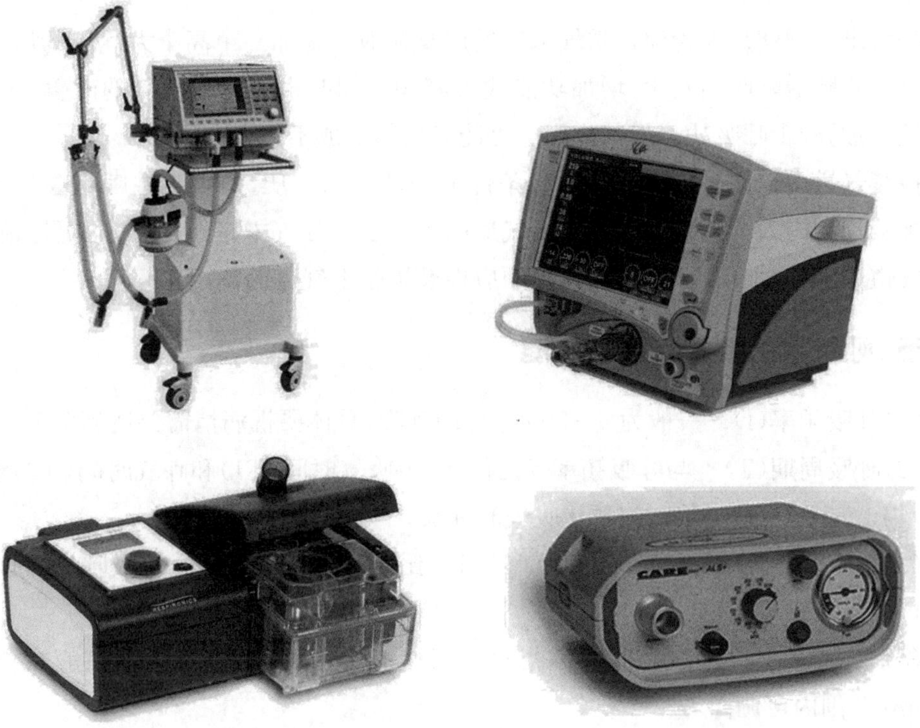

图 6—3　呼吸机

四、呼吸机的工作模式

呼吸机的工作模式是指呼吸机以什么样的方式向患者进行送气，以达到最好的通气治疗效果。呼吸机的工作模式有强制性通气、强制性深呼吸、辅助强制性通气、间歇性同步间歇强制呼吸、延长指令通气、呼气末正压、持续气道内正压。

强制性通气是在患者没有任何呼吸能力的情况下采用的通气方式。

强制性深呼吸一般是经过 30～40 次呼吸之后加入一个深吸气过程。

辅助强制性通气方式是：只要患者有自主呼吸，就触发呼吸机产生一个自动跟踪患者实际需要的送气过程，如果患者没有自主呼吸能力，呼吸机仍然工作在强制性通气方式。

间歇性同步间歇强制呼吸是在患者经过长时间治疗、开始有自己的呼吸、能够不完全依靠呼吸机时可使用的通气方式，其目的是为了让患者逐渐地脱离呼吸机，逐渐降低强制性通气的密度，更多地进行自主呼吸。

延长指令通气是一种新型的通气方式，主要是能依照患者自主呼吸的强弱，而随时自动调节强制性机械通气。这种呼吸方式使患者总能得到所设置的每分钟通气量，它适合于任何类型的患者。

呼气末正压就是人为地在呼气末气道内及肺泡内施加一个高于大气压的压力，这样可以防止肺泡陷闭的发生，增加功能残气容积。同时由于肺泡充气的改善，可使肺顺应性增加，减少呼吸功。但其应用也可能对机体造成不良影响。

持续气道内正压也称为自主呼吸条件下的呼气末正压，是在自主呼吸条件下，在整个呼吸周期内人为地施加一定量的气道内正压。与呼气末正压相比，能更好地达到防止气道萎陷、增加功能残气量、改善顺应性及扩张上气道的作用。

五、呼吸机的技术参数与性能

(1)呼吸频率(f)　一般为6～20次/分的呼吸，具体要视病情需要适当调节。

(2)呼吸周期(T)　与呼吸频率互为倒数，由吸气时间(T1)和呼气时间(T2)组成，即 T＝T1＋T2，一般呼气时间要比吸气时间长。

(3)吸呼比(R)　吸气时间与呼气时间之比，即 R＝T1/T2，通常吸呼比可取1∶1.5、1∶2、1∶2.5和1∶3。

(4)一次通气量　又叫潮气量，指每次吸气时进入肺腔的空气量，一般在100～1 200ml范围内可调。

(5)每分钟通气量　又称流率，指每分钟吸入气体的总量。一般在0～200L/min范围内可调。

(6)供气压力　呼吸机在吸气相产生正压，将气体压入肺部。供气压力范围为196～588Pa或20～60mmHg。供气装置可以是空气压缩机、中心供氧或氧气瓶或空氧混合器。

(7)氧浓度　提供给病人吸入氧气的浓度，一般是21～100%浓度可调的高含氧气。

(8)呼吸模式控制　呼吸模式和辅助呼吸模式。

(9)输入气体湿化　为了保护病人的器官、支气管黏膜，呼吸机向病人供气时必须先经过湿化处理，使输入气体含有一定量的水蒸气或水的雾粒。

(10)报警　呼吸机一般装有漏气、停电、管道压上下限报警、潮气量上下限报警、呼吸暂停间隔时间报警、每分钟通气量上下限报警和呼吸频率上下限报警功能。

第二节　麻醉机

随着生物医学工程的不断发展和临床工作的实际需要，利用麻醉机作为吸入全身麻醉是广泛采用的麻醉方式。在麻醉过程中不仅利用麻醉机给药，还用机械通气来替代危重病人的自我呼吸，以及监护病人的生命体征。

一、麻醉机的原理和特点

麻醉机是麻醉常用的重要工具，其功能是向病人提供氧气、吸入麻醉药物及进行呼吸管理。麻醉机的原理是：利用人体能从吸入气体中摄取一部分药物到体内，通过血液的传送到达体内各器官，这些药物能在一定时间内使器官暂时失去知觉和反射，以达到麻醉的目的。经过一定时间后，这些药物能通过呼吸道排除，使人体暂时失去知觉和反射的器官恢复正常。麻醉机还利用呼吸管道、阀门、呼吸器、气体流量和压力检测部件来控制患者的吸入气体浓度、流量和压力，控制其麻醉呼吸过程，实现全身麻醉的同时保证患者安全。

最初的麻醉机只是一种利用简单的呼吸管路和阀门、依靠简单的气体测量表，完全由人工实施通气的机械装置。在最近30年来，借助于电子技术的发展，麻醉机有了很大改进，由简单型朝着功能全面化、部件标准化、监护系统化以及使用和患者安全化方向发展。现代麻醉机通常具备以下特点：①配有功能完善的呼吸机，保证供氧充足、排出二氧化碳完全；②配备高精度麻醉药物蒸发罐，能提供浓度精确、稳定、容易控制的吸入麻醉药；③使用适合多种麻醉方式（如半开放式、半紧闭式、全紧闭方式配合自主呼吸、手动控制呼吸和机械呼吸等）的患者回路系统；④有可靠的安全装置及报警系统；⑤配有麻醉废气（残余气）清除装置；⑥各部件向ISO标准化方向发展。

二、麻醉机的分类

麻醉机现在已成为重大手术不可缺少的器械。麻醉机可按功能结构、流量高低、适用年龄进行分类。

（一）按功能结构分类

（1）全能型麻醉机　即多功能麻醉机，其结构复杂、功能齐全，具有电子或电脑控制的呼吸管理系统、监测仪器、报警系统，有的还有自动记录系统。

（2）普及型麻醉机　结构及功能较前者简单，但仍具备基本和重要的结构和部件，使用相对简单。

（3）轻便型麻醉机　具备麻醉机的基本功能，但结构简单、轻便、搬动灵活、可携带。

（二）按流量高低进行分类

（1）高流量麻醉机　氧化亚氮最低流量大多在0.5L/min以上，只能进行高流量麻醉。

(2)低流量麻醉机　氧化亚氮最低流量可达 0.02 L/min 或 0.03L/min,既可进行最低流量麻醉,亦可实行高流量麻醉。

(三)按适用年龄进行分类

(1)成人用麻醉机。

(2)小儿用麻醉机。

(3)成人小儿兼用麻醉机　成人麻醉机附有小儿回路和小儿呼吸风箱。

三、麻醉机的结构组成

麻醉机的基本结构包括供气装置、流量计、麻醉蒸发罐、麻醉呼吸器、监测和报警装置、残余气体清除装置和各种附件与接头等,如图 6—4 所示。

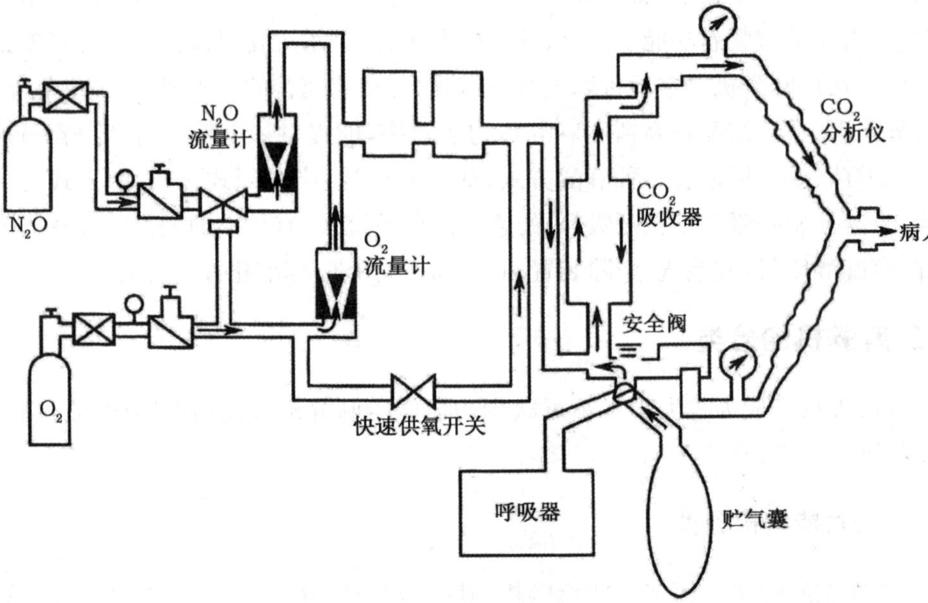

图 6—4　麻醉机基本结构示意图

1. 供气装置

供气装置包括气源、贮气筒、压力调节器、压力表等。麻醉用气源应为液化气体或压缩气体。贮气筒是贮存压缩空气、二氧化碳、麻醉气体的密闭容器,是由能抗物理因素和化学因素影响、耐高温的全钢制成,分为筒体、阀门和保护帽三部分。压力调节器又称减压阀,其作用是将贮气筒内高而变化的压力降为低而稳定的压力,以供麻醉机安全使用。压力表一般连接在气筒阀口与减压阀之间,指示压缩气筒气体压力。

2. 流量计

流量计可精确控制气源减压后的气体流量，也是麻醉机的重要部件之一，分为进气口可变型和进气口固定型流量计两种。

3. 麻醉蒸发罐

麻醉蒸发罐是一种能将液态的挥发性吸入麻醉药转变为蒸汽并按一定剂量输入麻醉回路的装置，是麻醉机的核心部件，它的质量不仅标志着麻醉机的水平，也关系到吸入麻醉的成败和病人的安危。它应能保证有效地蒸发挥发性吸入麻醉药和精确地控制挥发性吸入麻醉药的输出浓度。

4. 麻醉呼吸器

麻醉机所配的呼吸器是用于自动呼吸或控制呼吸的，比呼吸机简单得多，但应满足患者的基本需要。

5. 监测和报警装置

麻醉机监护的主要参数包括吸入氧浓度、潮气量/每分通气量、气道压力、呼气末 CO_2 分压以及吸入麻醉药浓度等，经数据处理后显示动态的数值或波形。在监测的同时，通过附设的报警装置及时反映异常情况，以提醒医护人员采取相应措施。

6. 残余气体清除装置

残余气体清除装置的作用是收集麻醉机内多余的残气和患者呼出的废气，并通过管道将其排出手术室外，以免造成手术室内空气污染。残余气体清除装置的设计和选择应遵循简单、有效、自动、方便、经济和安全的原则，通常包括五个基本组成部件：残气收集装置、输送管道、连接装置、残气处理系统、排出装置。

图 6—5 为不同型号的麻醉机。

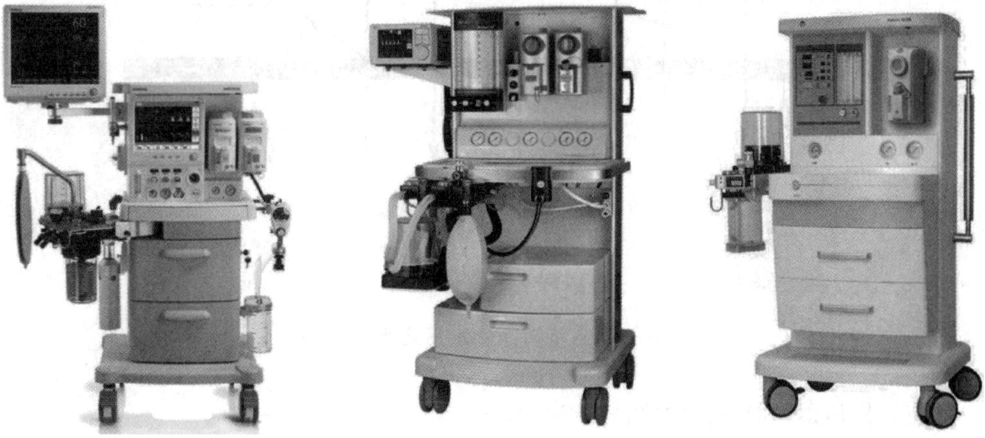

图 6—5　麻醉机

第三节 血液透析机

血液透析简称血透，通俗的说法称之为洗肾，是安全易行和应用广泛的一种血液净化方法。在肾病的保守疗法、透析疗法和肾移植三种可选治疗方案中，透析疗法是当前治疗肾病最有效的方法。血液透析除了应用于慢性肾衰竭替代治疗外，还广泛应用于不同原因引起的急性肾衰竭、多器官功能衰竭、严重外伤、急性坏死性胰腺炎、高钾血症、高钠血症、急性酒精中毒等治疗。血液透析机（又称人工肾）就是用于实现血液透析的装置。

一、血液透析的基本原理

血液透析是利用半透膜原理，通过扩散、对流将体内的各种有害以及多余的代谢废物和过多的电解质移出体外，达到净化血液、实现纠正水电解质及酸碱平衡的目的。图 6—6 表示了血液透析时的情形：膜两侧的溶质在浓度梯度作用下以弥散和对流方式进行跨膜移动，而水在压力梯度作用下以渗透方式移动，进入透析液，通过超滤过程离开血液而被清除。

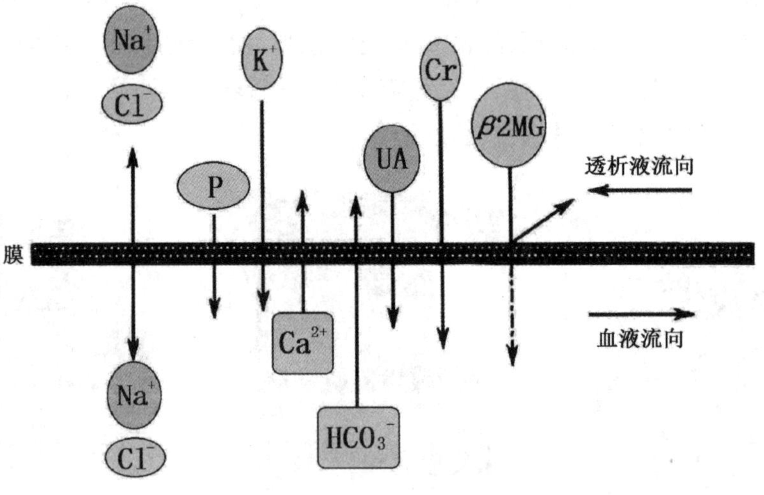

图 6—6 透析膜两侧溶质及水的运动

血液透析机的工作原理如图 6—7 所示。

现代的血液透析机包括透析液供给系统、体外循环系统和控制监测电路。

透析液供给系统将透析液输送至透析器，患者血液在体外循环系统的血泵作用下

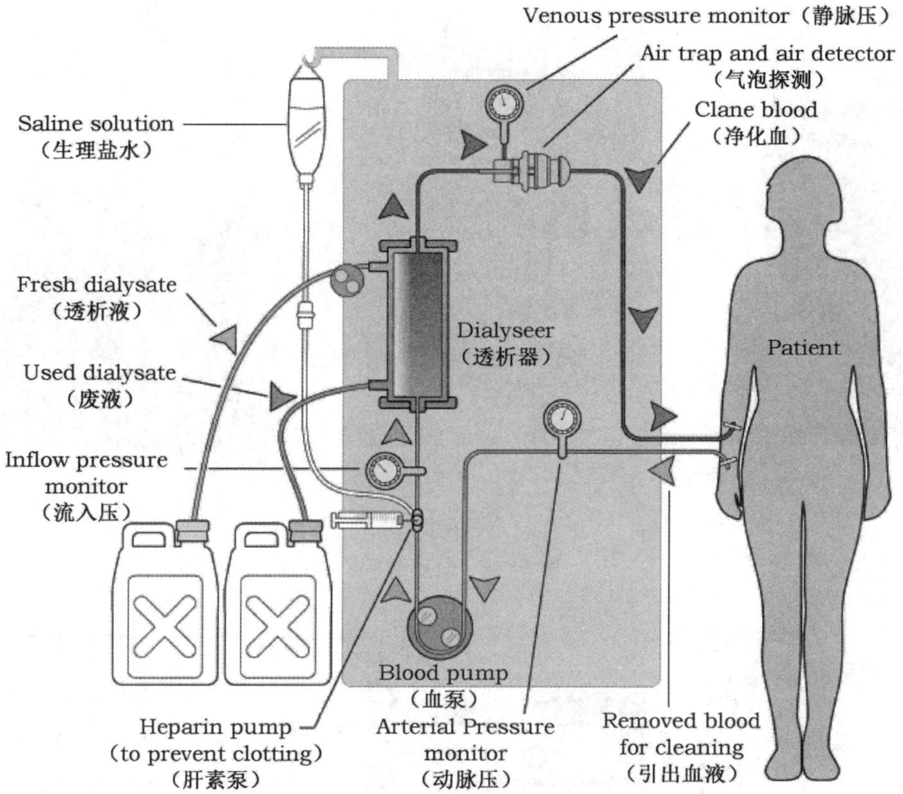

图 6—7　单通道血液透析机的工作原理

从人体动脉端引出、经动脉管道到达透析器；在透析器中，透析液与血液通过扩散、对流等完成透析过程；之后，血液通过静脉管道返回到体内，而透析液最后被排出。

二、血液透析机的结构组成

图 6—8 所示为不同类血液透析机，其中(a)为单泵透析机，(b)为双泵透析机，(c)为便携式透析机。

血液透析机的组成可以用体外血液循环通路、透析液通路以及控制监测电路来描述。简单来说，是由血路、水路、电路三部分构成，如图 6—9 所示。其中，透析器是血路和水路共同经过的组成部分。

1. 体外血液循环通路(血路)

血液通路是指患者血液由血泵提供血液体外循环的动力，自动脉引出、经动脉管道再回到人体静脉的闭合回路。体外血液循环通路上有血泵、肝素泵、动静脉压力监测系统、空气探测器及静脉夹等，如图 6—10 所示。

血泵是驱动血液在体外血液循环通路中流动、克服管道和透析器内部阻力的动力

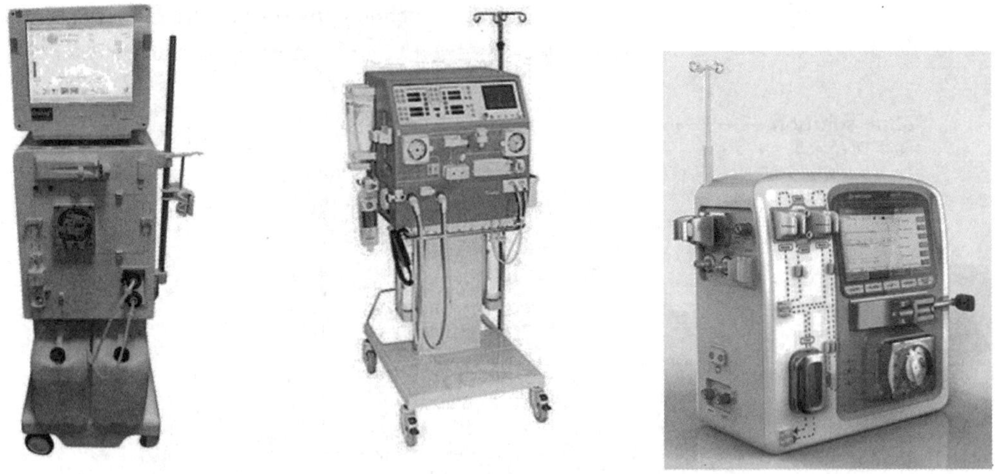

(a)　　　　(b)　　　　(c)

图 6—8　血液透析机

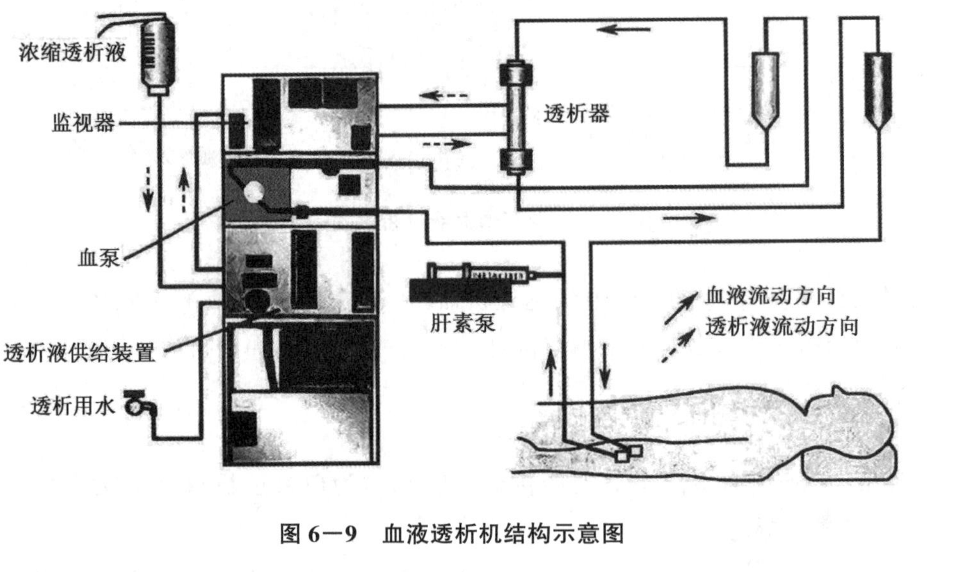

图 6—9　血液透析机结构示意图

源。血泵大多采用蠕动泵。

肝素泵的作用是持续注入肝素，以达到均衡地延长凝血时间的目的。

动、静脉压力监测系统用于监测动脉血流量（在血泵前测量动脉压）或透析器内的血流压力（在血泵后测量动脉压）、动脉血经过透析器后与静脉端压力之差。

空气探测器及静脉夹是为了防止血液管道中的空气气泡进入人体内而形成空气栓塞。由于血液管道连接不紧密、穿刺针接头松动、管道有小破损、透析器膜内微小气泡未排净以及动脉输液和肝素入口进入空气等，使血液管道中形成气泡。空气探测器可以在

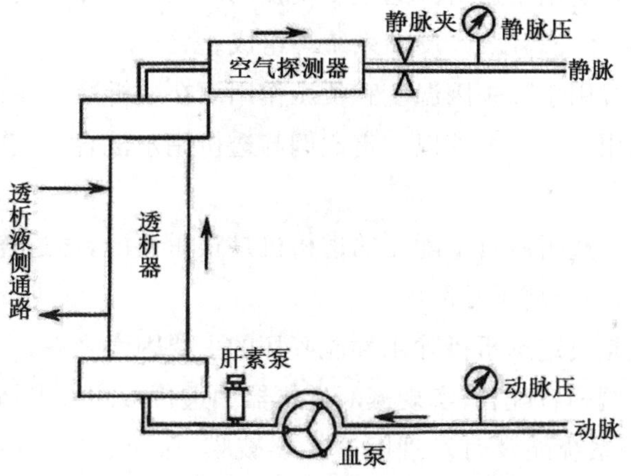

图 6—10　透析血液侧通路

气泡通过其位置时检测出该气泡，并将血液回路用静脉夹夹住，使气泡无法通过，同时血泵停止运转，蜂鸣器发出警报等。待气泡排出后，按动开关可恢复正常透析。

2. 透析液通路(水路)

透析液通路是指浓缩的 A、B 液通过透析配比装置与反渗水按比例配制成合格的透析液，然后在透析器内和患者的血液发生弥散、对流、超滤等透析的基本过程，最后排出废液的回路。不同血液透析机产品的透析液通路是有差异的。图 6－11 是一般透析液流程图。

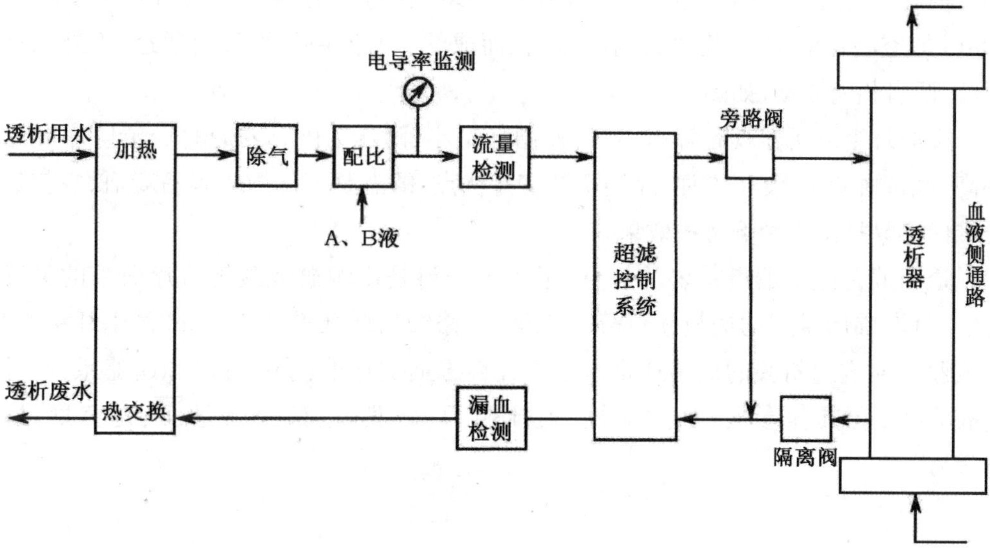

图 6—11　透析液通路

温度自动控制系统用于透析液的温度调控(37～40℃)和机器消毒温度调控(80～95℃),由电加热器、多处温度计、反馈系统等组成。

透析液脱气装置用于除去因温度和负压作用而在透析液中存在的气体。

配比装置的作用是将浓缩液以一定比例与透析用水混合,以获得有适当离子浓度的透析液。

电导率监测对于透析液自动配比的透析机是很重要的,通过连续测定透析液的电导率,可以监测透析液中离子总浓度。

流量控制系统是决定透析机除水性能好坏的主要因素之一。

旁路阀与隔离阀两者配合,实现截断透析器中透析液的进出,做到透析器"隔离"。

漏血检测报警系统能及时发现因透析器破膜、血液透过半透膜而造成的漏血现象,并进行报警,预防血液损失过多、防止细菌进入人体而导致感染。

3. 控制监测电路

在血液透析过程中,控制监测电路能实现操作人员的指令输入、控制和监测透析液通路和血液通路的各种参数,以保证整个透析过程连续、安全地进行。

4. 透析器

透析器是血液透析机中最重要的组成部分,体外血液循环通路和透析液通路均经过该部分,并在此完成血液中多余水分和废物的清除。透析器由透析膜和支撑结构组成,有三种类型:平板型透析器、蟠管型透析器和空心纤维透析器,目前,前两者已基本淘汰。

空心纤维透析器的内芯是由 8 000～10 000 根直径为 200～300μm、壁厚为 20～30μm 的空心纤维(半透膜材料制成)捆扎而成的。血液由纤维管内通过,管外则是透析液,两者相向流动,如图 6－12 所示。

空心纤维透析器具有容积小、体外循环量小、耐压力强、破损率低、清除率和超滤率高、残余血量少、复用方便、复用次数多等优点,缺点是因纤维内容易凝血、空气进入纤维内不易排出而影响透析效果。

透析膜是透析器最重要的部分,透析膜材料是影响血液透析治疗效果的关键因素。目前,临床常用的透析膜可分为三类:未修饰的纤维素膜、改性或再生纤维素膜、合成膜。判定透析膜的优劣通常有以下几个方面的标准:①清除率和超滤系数;②生物相容性;③其他参数(如顺应性、血流阻力、破膜率、残余血量、预充容量、抗凝率等)。

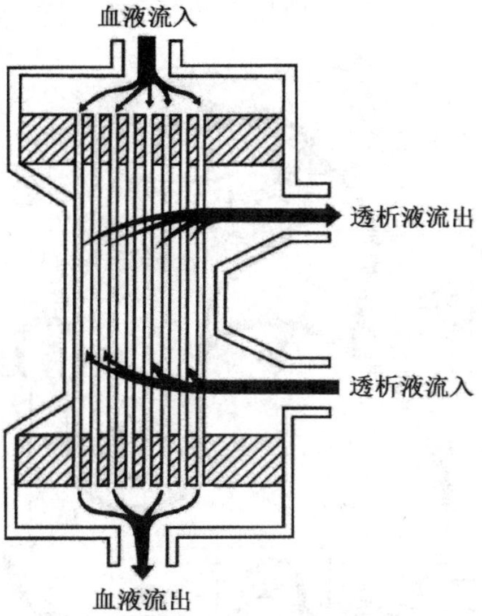

图 6－12　空心纤维透析器结构示意图

第四节　人工心肺机

在进行心脏或心肺的大血管手术时，需要中断血液循环，同时，在手术中若将胸腔打开，肺不能完成正常的吸气过程，血液中的氧合作用过程将终止，此时需要采用体外循环以保证人体供血供氧。体外循环是指用一种特殊装置暂时代替人的心脏和肺工作、进行血液循环及气体交换的技术，实现体外循环的装置分别称为人工心和人工肺，亦统称为人工心肺机或体外循环装置。

一、人工心肺机的工作原理

进行体外循环时，静脉血经上、下腔静脉引入人工肺进行氧合并排出二氧化碳，氧合后的血液又经人工心保持一定压力泵入人体内动脉系统，从而既保证了手术时安静、清晰的手术视野，又保证了心脏以外其他重要脏器的供血。所以，体外循环是心脏外科手术及其发展的重要保证措施。

人工心肺机就是由氧合器和血泵及辅助设备组成、具有氧合功能和泵血功能、能实现体外循环以在短期内代替体内心肺功能的装置。人工心肺机的工作原理如图 6－13 所示。实际上，就是出于手术需要，当血液不能流向心脏和肺时，人工心肺机利用血泵（人工心）的作用，通过管路将上、下腔静脉原本要回流至心脏的血引出到体外的氧合器(人工肺),完成充氧并排出二氧化碳后,再经导管输回动脉系统,送至全身各处。

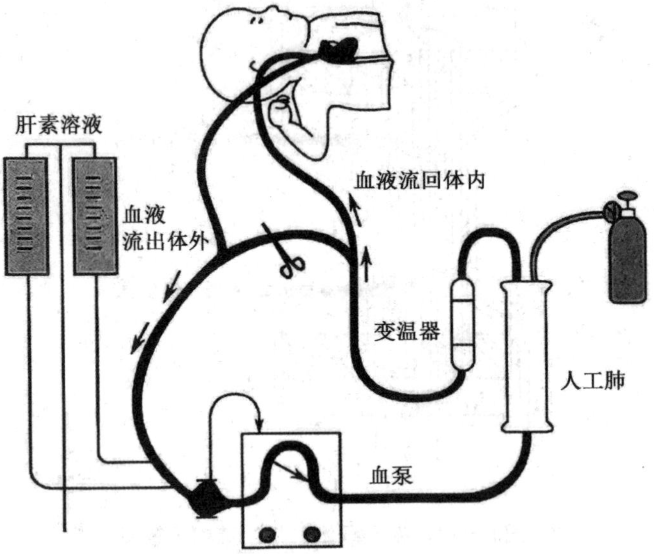

图 6—13　人工心肺机的工作原理

二、人工心肺机的结构组成

人工心肺机如图 6—14 所示。进行体外循环的基本结构包括血泵、氧合器、变温器、贮血室和过滤器五个部分(参见图 6—13)。

血泵即人工心,代替心脏排血功能,是驱动血液在体外单向流动、回输入体内动脉并供应全身血液循环的装置。根据排血方式分为无搏动泵和搏动泵两种。图 6—15 所示为滚柱蠕动泵,患者体内的血液被引入一根消毒处理过的塑料插管内,滚柱臂上的滚柱滚压塑料插管,迫使血液向前流动。类似于心脏的功能,蠕动泵的作用就是在管内产生一个波浪式脉动的血流。

氧合器即人工肺,代替肺使静脉血氧合并排出二氧化碳。目前常见的氧合器有鼓泡式和膜式两大类型。鼓泡式氧合器是利用血液被氧气或氧气与二氧化碳的混合气体吹散的过程进行气体交换,根据形态又分为有筒式和袋式。膜式氧合器是利用半透膜使血液和气体在互相不直接接触的情况下进行气体交换,根据其外形又分为平膜式和中空纤维式。

变温器是调节体外循环中血液温度的装置,可作为单独部件存在,但大多与氧合器组成一体。变温器的水温与血温差应小于 10～15℃,水温最高不得超过 42℃。

贮血室是一容器,内含过滤网和去泡装置,用于贮存预充液、心内回血等。

过滤器用于过滤体外循环过程中可能产生的气泡、血小板凝块、纤维素、脂肪粒、

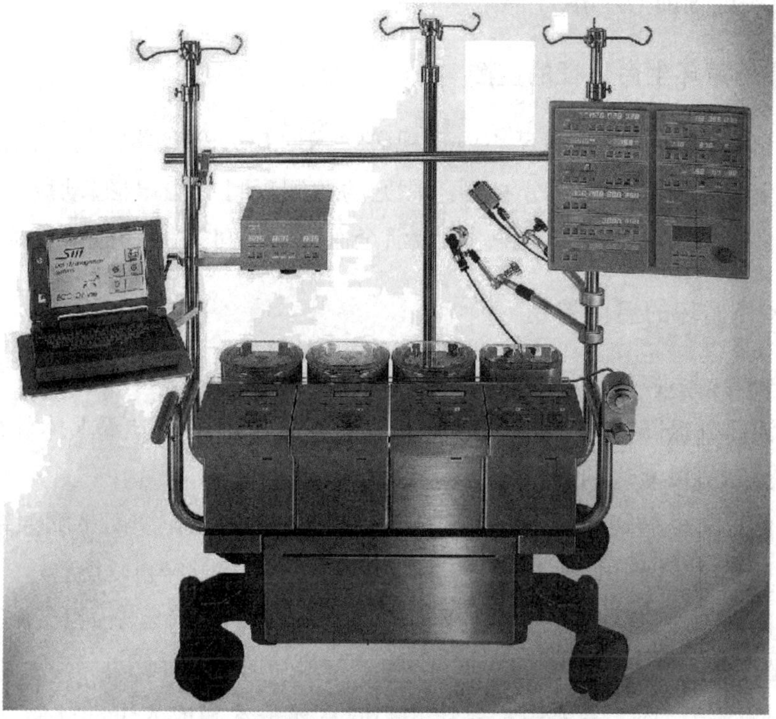

图 6－14　人工心肺机

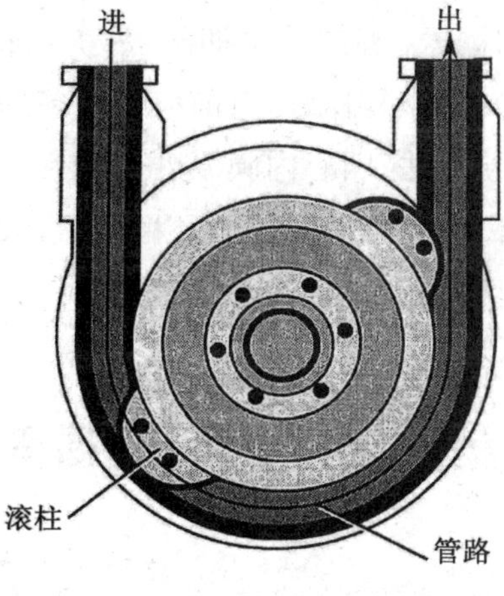

图 6－15　滚柱蠕动泵

硅油栓以及患者体内脱落的微小组织块等，不同部位应用的过滤器的网眼各异。

三、人工心肺机的临床应用

人工心肺机可用于心脏手术（如心内直视手术）的体外循环、肺移植的辅助呼吸、急性呼吸衰竭的辅助治疗等。

(一)体外循环生命体征的监测

在进行体外循环时,为满足心内直视等手术时病人全身器官的血液灌注和氧供应,对各项生命体征的监测十分必要。常见的监测项目有心电图、动脉压、中心静脉压、左房压、体温、尿量、血气及电解质、激活全血凝固时间等。

(二)体外循环的温度控制

根据手术需要,体外循环可以在不同温度范围内进行。

(1)常温体外循环　用于心内操作简单、时间短暂的手术。要求体外循环氧合性能好,能满足高流量灌注的需要。

(2)浅低温体外循环　采用体外循环血流降温,心内操作期间鼻咽温维持在 28℃左右;心内操作结束时开始血液复温,鼻咽温至 35～36℃时停止复温。

(3)深低温微流量体外循环　多用在心功能差、心内畸形复杂、侧支循环丰富的患者。微量灌注实际上对机体是停止循环,要尽量缩短时间。

(4)深低温停循环　主要用于婴幼儿心内直视手术和成人主动脉瘤手术,术中将体温降至 20℃以下,停止血液循环,可提供良好的手术视野,但需具备良好条件和熟练的灌注技术。

(5)心内手术时的低温保护　心内手术期间,为了在获得无血手术视野的同时能使心肌得到妥善保护、术后功能恢复良好,目前应用最多的是全身中度低温、心脏局部深低温、主动脉内灌注冷停跳液法;因心内膜温度偏低,必要时需进行心腔内降温。心内操作结束后,心脏复苏、停止体外循环,待循环稳定后,拔出心内插管,用鱼精蛋白中和肝素。

第五节　心脏起搏器

人体的血液循环依赖于心脏的节律性搏动,而心脏的搏动则依赖于窦房结自发、有节律地发放电脉冲,并沿着固定传导途径由上向下传遍整个心脏,使心脏各个腔室顺序收缩,完成运送血液的工作。在某些病理条件下,窦房结和传导系统发生病变,会使心脏不能正常地向人体各处输送足够的营养和氧气,患者就会出现乏力、头晕、黑矇、晕厥,严重时将危及生命。

用一定形式的脉冲电流刺激心脏、使有起搏功能障碍或房室传导功能障碍等疾病的心脏按一定频率应激收缩的方法称为人工心脏起搏。人工心脏起搏器(artficial pacemaker)是实施人工心脏起搏的装置,它可替代窦房结发放一定频率的电脉冲,甚至替代一部分传导纤维将电脉冲按一定顺序传递到心脏的相应部位、刺激心肌收缩,使心肌产生搏动,从而维持正常的血液循环。

一、心脏起搏器的基本构造和工作原理

心脏起搏器是一个以电池为动力、可产生连续稳定电脉冲的装置,其体积小、质量轻、能植入人体内。心脏起搏器是指整个心脏起搏器系统,由起搏脉冲发生器(俗称起搏器)、起搏电极导线及程控器组成。其中,起搏脉冲发生器和起搏电极导线连在一起并植入人体,发放和传导电脉冲;程控器在体外,通过射频与体内的起搏脉冲发生器实现发送指令和接收信息的功能。

1. 起搏脉冲发生器与起搏电极导线

起搏脉冲发生器由钛金属外壳及内部的电路和电池组成。起搏电池提供起搏所需的能量(即微小电脉冲)。脉冲发生器电路就像一台微型计算机,由控制单元、感知单元和脉冲输出单元组成,能持续检测、分析和记录患者的心跳,能在需要时发放电脉冲。机壳顶部有环氧聚合物树脂浇铸成型的电极连接口,可连接起搏导线,如图6－16所示。

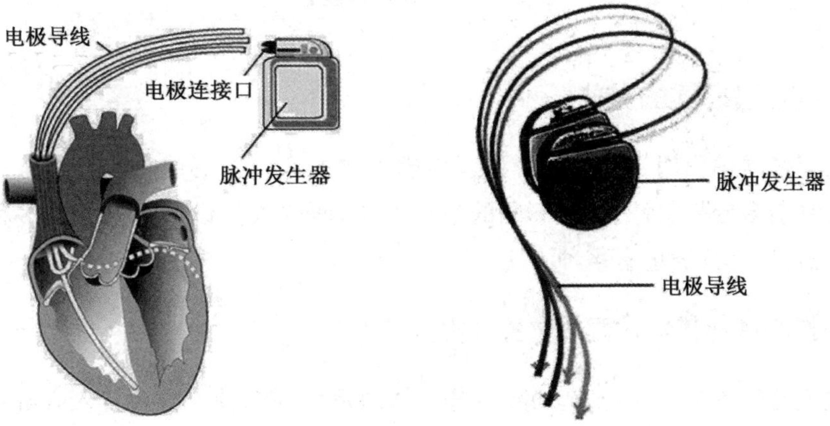

图6－16　起搏脉冲发生器与电极导线

起搏电极导线是连接至心脏起搏器的一段绝缘导线,主要有两项功能:传输由起搏器发送至心脏的微小电脉冲,刺激心肌产生兴奋;将心脏的电活动传回起搏器以进行分析与处理。起搏电极导线由连接针脚(插入起搏器连接口的部分)、电极导线体、固定结构(将电极导线固定于心脏肌肉)、电极导线头(传送电能至心脏组织和回传心脏电活动信息至起搏器)四部分组成。起搏电极导线兼有起搏刺激和检测的功能,要

求具有良好的电性能、耐生物老化性能、抗腐蚀性能、生物相容性以及柔性。常用的起搏电极导线材料有铂、铂—铱合金、埃尔基合金、高纯度热解碳，近年又有激素缓释起搏导线问世。

2. 起搏程控器

起搏程控器如图 6—17 所示，是用于监测和调整起搏器的一种特殊的计算机。使用时，将磁性棒（或程控电极导线）放置于起搏器上方，这样使得程控器一方面能够从患者的起搏器接收信息，并根据这些信息了解起搏器和心脏是如何工作的、决定是否需要改变治疗方案；另一方面将相关指令（如：需要改变治疗方案时）直接传送至起搏器，而无需任何手术。

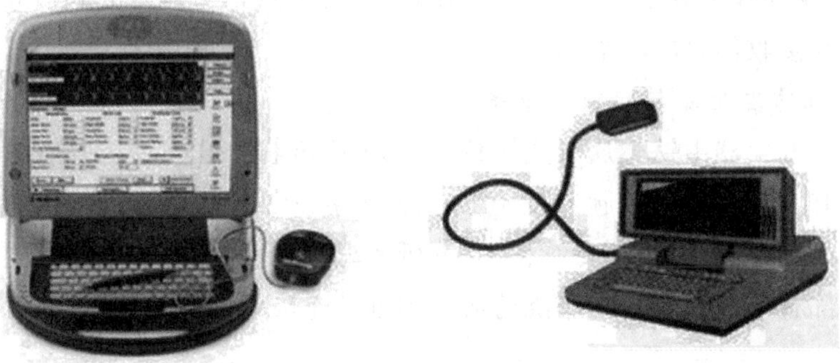

图 6—17　起搏程控器

二、心脏起搏器的分类

心脏起搏器的作用是恢复适合患者生理需要的心律及心脏输出脉冲。为了适应不同患者复杂多变的病情、提供不同的治疗方法，研究人员设计与开发了多种多样的心脏起搏器，且其分类也有多种方法。

（一）按心脏起搏器放置的位置分类

按放置的位置不同，心脏起搏器可分为体内及体外两种。两者置入心脏导管的位置及方法均一样，唯独不同的是起搏器（起搏脉冲发生器）置入人体皮下称为体内起搏器，而放置于体外者称为体外起搏器。体外起搏器体积较大，但能随时更换电池及调整起搏频率，另外若出现快速性心律失常，可进行超速抑制，但携带不方便，且导线入口处易感染，现多用于临时起搏。体内起搏器体积小、携带方便、安全，用于永久性起搏，但在电池耗尽时需手术切开囊袋更换整个起搏器。

(二)按起搏电极分类

按起搏电极进行分类,心脏起搏器可分为单极型起搏器和双极型起搏器。单极型起搏器的阴极从起搏导管或导线经静脉或开胸送至右心房或右心室,阳极(开关电极)置于腹部皮下(体外携带式起搏器)或置于胸部(埋藏式起搏器,外壳即是阳极)。双极型起搏器的阴极和阳极均与心脏直接接触(固定在心肌上,或阴极与心内肌接触而阳极在心腔内)。

(三)按心脏起搏器的性能分类

心脏起搏器按性能可分为心房按需型、心室按需型、双腔型、频率自适应型、程序控制功能型、特殊功能型起搏器。心房按需型起搏器的电极置于心房,起搏器按规定的周长或频率发放脉冲起搏心房,并下传激动心室,以保持心房和心室的顺序收缩,且能根据有无自身的心房搏动,重整脉冲发放周期、避免心房节律竞争。心室按需型起搏器的电极置于心室,起搏器按规定的周长或频率发放脉冲起搏心室,且能根据有无自身的心搏,重整脉冲发放周期、避免心律竞争,但只保证心室起搏节律,而不能兼顾保持心房与心室收缩的同步、顺序、协调,因而是非生理性的。双腔型起搏器是在心房和心室都放置电极,如果自身心率慢于起搏器的低限频率,导致心室传导功能有障碍,则起搏器触发心室起搏(呈心室按需型工作方式);如果心房的自身频率过缓,但房室传导功能是好的,则起搏器起搏心房,并下传心室(呈心房按需型工作方式);这种双腔型起搏器总能保持心房和心室得到同步、顺序、协调的收缩。频率自适应型起搏器的起搏频率能根据机体对心输出量(即对需氧量)的要求而自动调节与适应,起搏频率加快,则心输出量相应增加;目前使用的频率自适应型起搏器多数是体动型的,也有部分是每分通气量型的。程序控制功能型起搏器是指埋藏在体内的起搏器,可以在体外用程序控制器改变其工作方式及工作参数,使起搏器发挥最好的效能、保持最长的使用寿限,有些情况下还可无创性地排除一些故障,程控功能的扩展还可使起搏器具有贮存资料、监测心律、施行电生理检查的功能。特殊功能型起搏器用于慢性充血性心力衰竭患者的左、右心室再同步化治疗,以实现增加左心室充盈时间、改善室间隔的异常运动、减少二尖瓣反流的再同步化机制。

三、心脏起搏器的临床应用

(一)长期性起搏的适应症

(1)房室传导阻滞　无论是由于心动过缓还是由于严重心律失常而引起的脑综合

征(阿—斯综合征)或者伴有心力衰竭者。

(2)三束支阻滞伴有心脑综合征者。

(3)病态窦房结综合征(病窦综合征)　心动过缓及过速交替出现并以心动过缓为主、伴有心脑综合征者。

(二)临时性起搏的适应症

临时性起搏是指心脏病变可望恢复、紧急情况下保护性应用或诊断应用的短时间使用的心脏起搏,一般仅使用几小时、几天到几周或诊断及保护性的临时性应用等。

(1)急性前壁或下壁心肌梗死,伴有三度或高度房室传导阻滞、经药物治疗无效者。

(2)急性心肌炎或心肌病,伴发心脑综合征。

(3)药物中毒伴有心脑综合征发作者。

(4)心脏手术后出现Ⅳ度房室传导阻滞者。

(5)电解质紊乱,如高血钾引起高度房室传导阻滞者。

(6)诊断以及治疗其他治疗方法已经无效的室性或室上性心动过速(使用超速驱动起搏)。

(7)在必要时可应用于安置长期心外膜或心肌起搏电极之前,也可作为冠状动脉造影、电击复律手术、重大外科手术及其他手术科室的手术中或手术后的保护性措施。

(8)其他需要紧急抢救的垂危病人。

四、心脏起搏器的输出参数

起搏器的输出参数是指起搏器输出脉冲的性质特征,是起搏器的固有性质。输出参数主要有:

(1)起搏频率　起搏器发放脉冲的频率,可根据患者情况调节,一般认为能维持心输出量最大时的心率最适宜。

(2)起搏脉冲的幅度和宽度　幅度是指起搏器发放脉冲的电压强度;宽度是指起搏器发放单个脉冲的持续时间。脉冲的幅度越大,宽度越宽,对心脏的刺激作用就越大;反之作用就小。

(3)感知灵敏度　起搏器被抑制或被触发所需最小的相关波的幅值。

(4)反拗期　各种同步型起搏器都具有一段对外界信号不敏感的时间,这个时间相当于心脏心动周期中的不应期,而在起搏器中称为反拗期。其作用主要是防止误触发。

(5)阻抗　导线—心肌阻抗,它并不是起搏器所固有的输出参数,而是在起搏器被植入人体后、整个心脏起搏器中所存在的参数，以 Ω 为单位。阻抗值也是安装起搏器时进行电极定位的主要参考指标之一：过高，到达心肌的激能量就小，有导致起搏失效的可能性；过低，则使传输电流加大，加速起搏器的能源消耗。

(6)检测灵敏度　起搏器对自身心电信号检测的能力。检测灵敏度过低，则可能出现不能检测合适的电信号，因而失去同步功能，导致起搏器心律与自身心律的竞争；检测灵敏度过高，则可能出现检测过度，对一些不适当的信号均可检测，从而抑制起搏脉冲的发放，造成起搏中断，对患者造成伤害。检测灵敏度也是程控型起搏器的主要程控参数。

第七章　其他医用治疗仪器

第一节　口腔治疗设备

一、概述

根据《医疗器械分类目录》，口腔治疗设备是“口腔科器械”子目录（包括口腔诊察设备与器具、口腔治疗设备与器具、口腔科材料等）中一级产品，其二级产品有牙科治疗机、牙科用椅、口腔洁治清洗设备及附件、牙科手机及附件、口腔正负压设备、固化设备、牙科种植用设备、牙齿漂白设备、根管治疗设备、口腔麻醉推注设备、银汞合金调和器、口腔用骨粉制备设备。

牙科治疗机用于口腔科诊断、治疗、手术，通常由牙科治疗装置和附件组成，可能含有牙科用椅。牙科治疗装置通常包括侧箱、口腔灯、器械盘、漱口给水装置、三用喷枪、吸唾器、漱口盆、观片灯、脚踏开关等。牙科治疗机品名有：牙科综合治疗机、可移动式牙科治疗机，其管理类别属于Ⅱ类。本节简要介绍牙科综合治疗机的结构及其技术性能。

二、牙科综合治疗机

牙科综合治疗机是一种口腔科综合治疗设备，其外形如图 7－1 所示。

1. 牙科综合治疗机的结构

牙科综合治疗机配有高速车头、低速直车头、低速弯车头及气动马达、冷光手术灯、三用喷枪、观片灯、电风扇等。车头系统采用气动控制，性能可靠、布局合理、便于

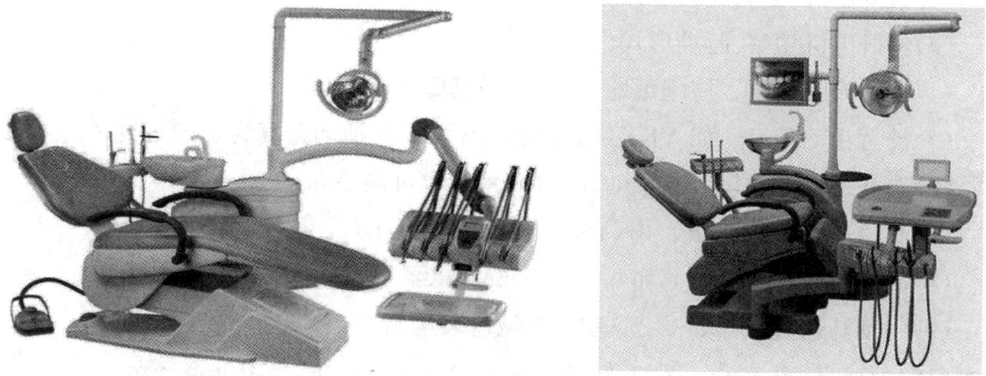

图 7—1 牙科综合治疗机的外形

操作,可完成口腔科综合性治疗手术。以典型的牙科综合治疗机为例,其整机结构如图 7—2 所示。

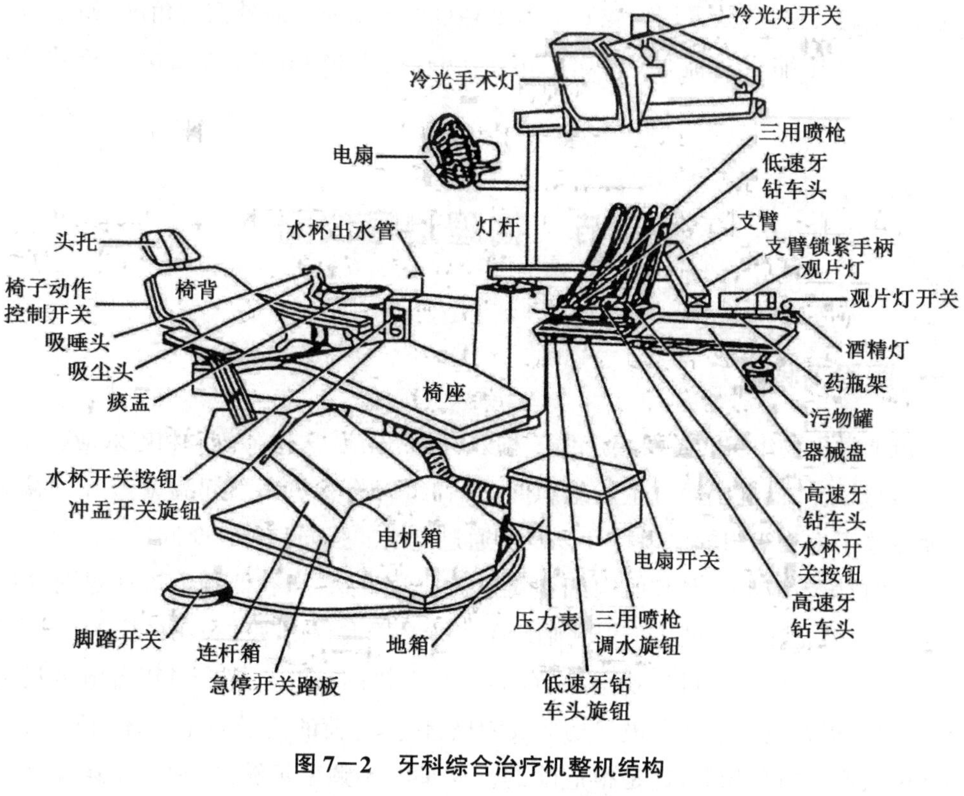

图 7—2 牙科综合治疗机整机结构

2. 主要技术参数及性能

(1)电源 交流 220V,50Hz。

(2)升降电机功率、起动形式(如电容起动)。

(3)仰卧电机功率、起动形式(如电容起动)。

(4)椅子升降高度　椅座距地面最低、最高距离。

(5)椅背活动角度　如 YKYD-1 型电动牙科椅的活动角度为 105°～160°。

(6)头托　可沿导轨上下移动和定位,角度也可调整和定位。

(7)高速车头转速　如 2.6×105～3×105(r/min)。

(8)高速车头使用压力　如 0.2～0.25MPa(器械盘表压)。

(9)气动马达气压　如 0.25MPa(器械盘表压)。

(10)低速直、弯车头　例如,转速>14 000(r/min),扭矩≥10mN·m。

(11)三用喷枪　可喷水、气、雾。

(12)冷光手术灯　例如,亮度≥6 000Lx,焦距 750mm,电压 24V,功率 100W。

(13)吸唾器　负压值(例如,>26.7kPa),抽水速率(例如,>400L/min)。

(14)器械盘　尺寸(如 380mm×280mm),升降范围(如 400mm)。

(15)痰盂　材料(如采用陶瓷),上口外径(如 265mm),向外摆动角度(如 15°)。

(16)空气压缩机　流量(如 0.05m^3/min),压力(如 0.6MPa),电动机功率(如 550W)。

第二节　物理治疗仪器

一、医用高频电刀

电流通过生物组织时主要会产生三种效应:热效应、法拉第效应和电效应。

(1)热效应　当电流通过生物组织时,生物组织将受热而引起温度上升。温度上升程度取决于生物组织的电阻特性以及所通过电流的强弱和持续时间。

(2)法拉第效应　神经和肌肉细胞对电流非常敏感,当有低频电流通过时会因刺激而收缩,这就是法拉第效应。但在临床手术中是不允许出现法拉第效应的。

(3)电效应　电流通过生物组织时,会引起生物细胞的电解。当直流电通过生物细胞时,带正电荷的离子向负极移动形成阴极,带负电荷的离子向正极移动形成阳极,从而在两极产生电荷积聚,这是很危险的。如果电流频率足够高,则离子运动方向将在高频电流作用下来回变化,从而可避免生物细胞的电解。

由上可见,利用电流通过生物组织进行疾病治疗时一般需采用高频电流。应用高频电流(频率大于 100 kHz)治疗疾病的方法称为高频电疗法。

高频电刀利用高频电流通过机体组织时、因机体振荡产生的热能效应，将电极下的组织分解蒸发掉，形成一个有一定深度的、不出血的、窄而平坦的切口。高频电刀采用 300～500kHz 的高频电流信号对人体产生的刺激作用，只表现出热能效应。高频电刀的工作原理如图 7—3 所示。

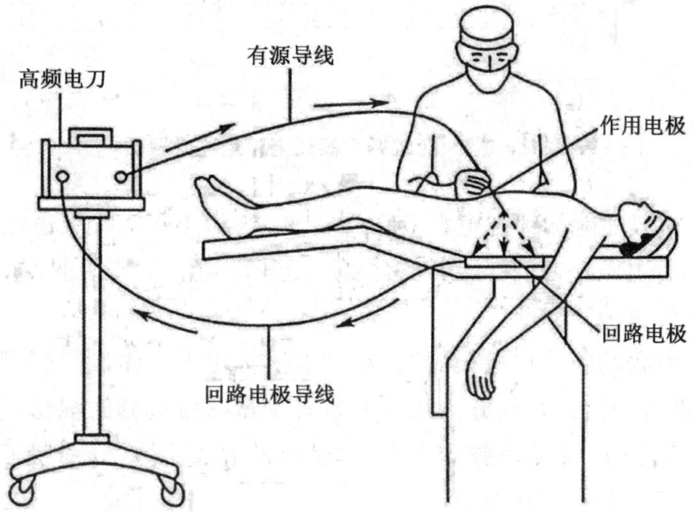

注：箭头表示高频电流方向。

图 7—3　高频电刀的工作原理

医用高频电刀(medical electric knife)是一种医用外科手术仪器，其在临床手术中的独到之处是能切开和电凝机体组织，使切断的毛细血管表面凝固而止血。高频电流还具有杀菌作用，也减少了手术中感染的风险。

高频电刀从电路结构上分为火花式振荡高频电刀、电子管式或半导体式振荡高频电刀，后者向小型化、大功率和智能化发展。从工作频率和功能性能上又可分为超声高频电刀、微波高频电刀和氩气高频电刀等。

以下就国内外应用比较广泛的火花式振荡高频电刀进行介绍，其组成如图 7—4 所示。

1. 组成原理

火花式振荡高频电刀通常由主电源变压器、脚踏开关、低频扼流圈、钨合金火花塞、高频振荡电容器、自耦变压器和手术电极等部分组成。

在做电切割时，由脚踏开关控制对主电源变压器转入交流 220V 电压，经转换为 1 600V 高压后，由钨合金火花塞、高频振荡电容和自耦变压器中电感组成高频振荡回路，产生高频减幅波，从手术电极输出。

在进行电凝止血治疗时，电切、电凝转换开关置于电凝挡，220V 输入电压要先经

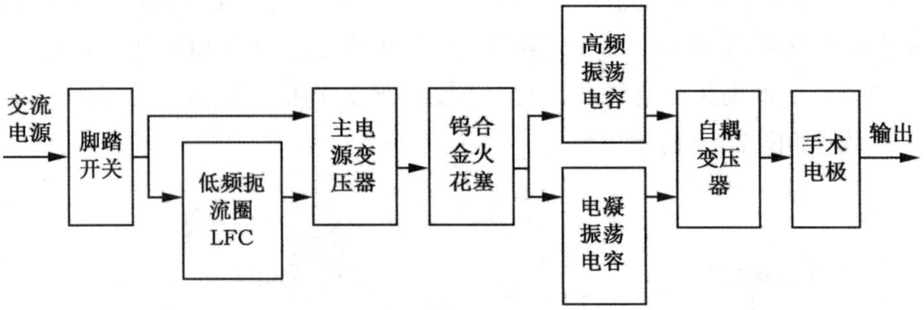

图 7—4　火花式振荡高频电刀组成原理图

低频扼流圈(LFC),才能加到主电源变压器初级,电源变压器次级也经转换开关切换至电凝回路,高频电压经自耦变压器耦合变压提升,产生高频减幅波,自手术电极输出。

2. 核心技术

(1)单极与双极功能　单极模式时,高频电流作用于人体,通过负极板流回电刀,有切割和凝血两种功效。切割分为线切和带有少量凝血成分的混切。凝血有普通点凝和大面积喷洒凝血。对于小肢体手术,单极容易形成血栓,分别用于普通外科和内镜手术,功率一般为 120～300W。

双极模式时,电流通过双极镊子尖端放电,产生凝血的效果,可以更精细地控制小出血点,大多用于如颅脑外科等精细手术,功率大多不超过 50W。

(2)COV 技术　COV(control output voltage)意为控制输出电压。COV 技术可以对人体组织的电阻差异(如电阻低的肌肉组织与电阻高的脂肪组织)进行自动检测,并以每秒 200 次的频率迅速调节输出电压,从而将热损伤减至最小限度。据相关医疗文献统计,这项技术可使创面的损伤减少 24%,大大改善电刀的使用效果。目前已有电脑控制、组织密度即时反馈技术的高频电刀,这一技术确保电刀头无论遇到何种组织,均能保持同样的切割和凝血效果。

(3)ARM 回路监测技术　ARM(aspen return monitor)技术可以实时显示负极板的粘贴面积,以显示条的形式给医护人员直观的显示。当双回路负极板粘贴完毕后,医护人员按动确认键,ARM 即开始监测;当负极板粘贴面积减小的变化超过 20%时,ARM 将产生声光报警,同时停止功率输出,因而凡使用 ARM 技术的电刀均能避免烧伤事故,提供手术的安全保证。

3. 技术指标

(1)电源电压　220V±10%,50Hz;

(2)输入功率　1 600W;

(3)工作频率　1.5MHz(指产生高频衰减振荡的频率);

(4)输出功率　电切 150W,电凝 110W。

4. 应用领域

在脑外科、骨科、胸外科、五官科、泌尿外科、小儿外科及妇科等做临床外科手术及手术中凝血之用。

现代医疗技术的发展使得以高频手术器为主的复合型电外科设备有了相应的发展：高频氩气刀、高频超声手术系统、高频电切内镜治疗系统、高频旋切去脂机等设备在临床中都取得了显著的效果，而随之派生出来的各种高频手术器专用附件（如双极电切剪、双极电切镜、电切镜气化滚轮电极等）也为临床手术开拓了更广泛的使用范围。

二、射频热疗仪

射频是一种频率达到每秒15万次的高频振动（频率范围为150kHz～50MHz），面对生物体的作用主要是热效应。在高频电疗中，应用大于治疗一般疾病几倍或几十倍的剂量对肿瘤组织进行透热，使组织温度升高至足以杀灭癌细胞的疗法，称为射频透热法治癌，实现射频透热法治疗的仪器即为射频热疗仪（如图7—5所示）。

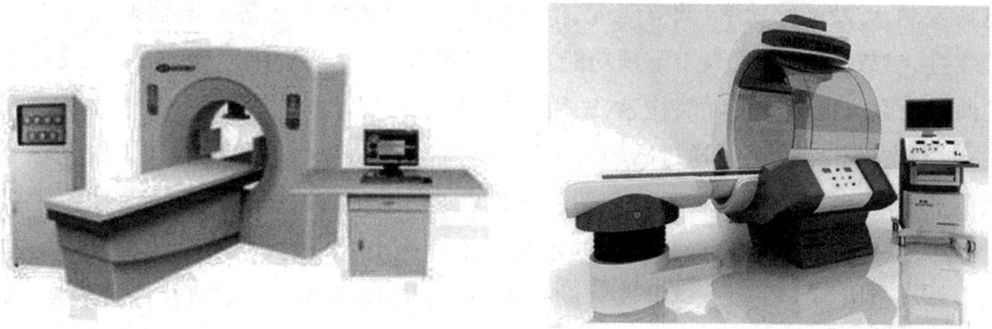

图7—5　射频热疗仪

利用射频透热消融治癌的关键是要把肿瘤组织加热至能杀灭癌细胞的温度，利用肿瘤内血管异常结构，使肿瘤组织比正常组织形成高5～10℃温度差，造成肿瘤组织内热量积聚（温度40℃以上），以杀灭癌细胞而不损伤正常组织细胞。

1. 射频热疗仪的结构与原理

以SR1000热疗机为例，其结构如图7—6所示。

SR1000热疗机主要由射频振荡部分、控制部分、主机和治疗床、温度测量部分和操作控制台组成。

（1）射频振荡部分　SR1000热疗机的工作频率为（40±1）MHz、波长7.3m；最大输出功率为1.5kW。透热功率调整范围：0～1.2kW；功率调整方式：自控、手控可选。工作时，可分别通过手控器和操作台上相应按键调节机器的匹配状态，并能在电脑屏

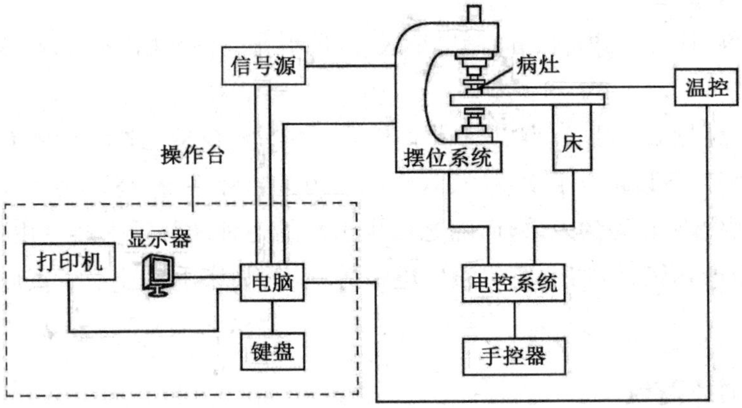

图 7—6　射频热疗仪结构框图

幕上显示入射功率和反射功率(实际输出功率为入射功率与反射功率之差)及匹配状态(反射功率与入射功率的比值)。

(2)控制部分　机械控制设有联锁功能,整个治疗过程可用电脑实时监控,如通过电脑控制,增减治疗功率,调节匹配、治疗时间,选择测温方式等。电脑控制还设有保护装置、参数设定功能、人工干预功能及病案管理功能。患者治疗情况、参数及功率温度曲线可存入电脑并可随时检索、调用和打印。

(3)主机和治疗床　通过高频发生器的同轴电缆将射频能量传输到工作电容器的上下极板之间,将电极对置于治疗部位作介质透热。治疗时根据部位调节摆位主机和治疗床,使电极紧密接触皮肤表面的水袋。治疗床上、下最大移动范围为 18cm,左右最大移动范围为 120cm。电极尺寸设有 15cm、20cm、25cm、30cm 直径四种规格,可自行组合。对深部肿瘤可选择一对相同规格的电极(常用 20cm 和 25cm 的直径),对部位表浅的肿瘤可选择一对不同规格的电极,其中直径较小的电极置于近体表病灶侧。

治疗时,在电极与皮肤之间放置水袋,既可作为人体与电极间的耦合介质,同时又对治疗部位的皮肤起散热冷却作用,以减轻皮肤和脂肪层过热的现象,提高透热的均匀性,增加透热温度。

(4)温度测量部分　设有四通道和八通道测温传感器以供选择。温度传感器检测的温度信号分别被送到测温、控温系统进行处理,然后再送入系统的计算机,与设定的治疗温度做比较和计算,并将计算结果转换成模拟量以控制功率的大小,实现闭环实时自动控制。计算机进行治疗中实时温控,实现高精度智能温度自动调节,确保所测温度的准确和控制治疗上限温度,并设有人工干预功能,确保系统安全工作。

(5)操作控制台。为整个治疗系统提供电源配电、遥控操作、信号控制、治疗参数设定、功率调节、过程监视和病案管理。

2. 射频透热治疗特点

射频透热治疗中射频加温装置的常用频率为 40.68MHz、13.56MHz 和 8MHz 等。射频热疗法一般采用振荡回路装置，对机体有较强的穿透能力，适用于深部肿瘤的透热治疗。

透热方式有电容场法、电感法、组织射频插植消融法等。

(1)电容场法　治疗部位在两电极板之间，适用于治疗深部肿瘤。

(2)电感法　将电感线圈电极置于肿瘤表面，适用于治疗较表浅的肿瘤。

(3)组织射频插植消融法　用数根电极针插入病变组织相应位置，对局部病变加热。

射频透热治疗的生物物理效应和治疗作用可分为热效应和非热效应，其中，超短波(射频分为中波、短波、超短波)射频电容场法在皮下脂肪产热较大，且非热效应最为明显，因此，不仅可以消炎、促进神经组织与肉芽组织再生，还可用于治疗深部肿瘤。

三、射频消融仪

射频消融仪作为一种有效的微创电外科手术设备，在临床医学应用中受到越来越多的关注。射频消融的优点是可产生一个精确的小凝固坏死灶，从而达到治疗的目的。早期的射频仪主要用于神经外科与心脏，随着射频技术的发展，现代射频消融仪已经能够产生较大体积的凝固坏死灶，可满足肿瘤射频治疗的需要。

射频消融术是通过专用电极的头端将高频交流电送入周围组织(常采用 300kHz 以上的高频电流)，组织内的离子随高频交变电流方向的变化而来回运动；同时，会使组织温度升高，产生热效应，当达到一定程度就会杀死组织细胞。一般温度对生物组织的损伤程度可分为以下几种情况：①温度＜40℃，损伤为可逆性；②温度＞40℃，为不可逆性损伤；③温度＜100℃，组织轻度干化；④温度＞100℃，细胞膜严重被破坏，组织水分及血液蒸发，在表面形成水汽，妨碍电极紧密接触，葡萄糖成分变黏性物质，阻抗升高，传导性能下降；⑤温度＞200℃，组织炭化。因此，在射频消融手术中温度一般控制在 50℃～80℃，电极针周围的组织细胞被永久破坏，达到热凝固，生成一个边界清楚的球状凝固坏死区，达到治疗目的。射频消融仪如图 7－7 所示。

1. 系统构成及工作原理

射频消融仪主要用于心脏射频消融治疗、肿痛局部透热治疗及五官科消融治疗，其治疗机制是一样的，都是使病变组织坏死而达到治疗目的。下面以心脏射频消融治疗为例介绍射频消融术的原理及系统构成。

射频消融治疗心律失常的基本机制是使心律失常的起源灶或心律失常的折返通路上的心肌细胞变性、坏死、丧失电活动，使之不能产生或传导异常的电活动，从而治

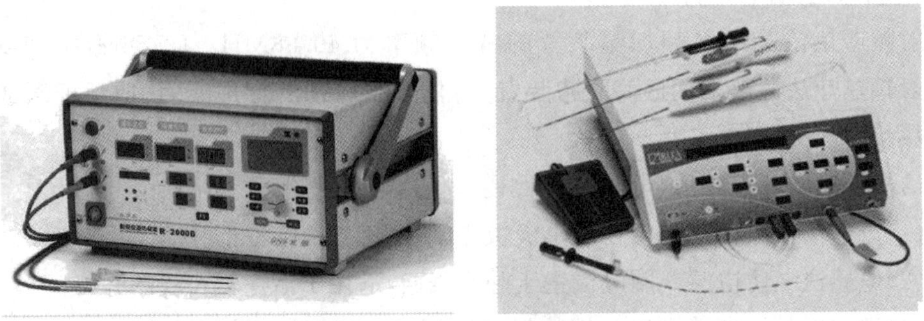

图 7—7 射频消融仪

愈心律失常。射频消融系统按各部件功能可分为射频源和智能数字显示两部分，如图7—8所示，其外部设备包括消融电极、外电极（患者板）、脚踏板、射频输出转接盒和计算机等。

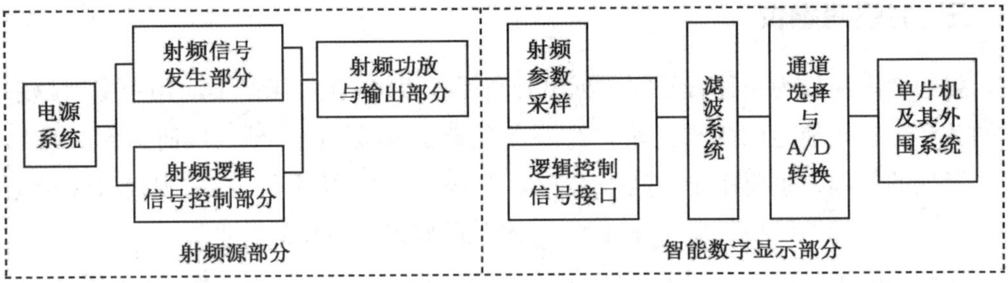

图 7—8 射频消融仪系统框图

数字显示部分可实时显示功率、阻抗、时间和温度等参数。射频消融手术必须在心导管室中完成，消融电极在X线图像引导下通过静脉送入电极导管缓慢地进入心脏，通过导管前端的导向装置沿着血管前进并将电极准确定位。在导管而内部有两根导线引到导管尾部接头处，该接头与多道生理记录仪连接，以记录和标测腔内的心电信号，并根据此心电信号确定电极与病灶的精确定位。确认电极定位正确后，此接头与射频消融仪连接，导入射频电流以消融病灶部位。现在有些导管电极可直接进行温度检测。

2. 核心技术

（1）在射频消融治疗控制中一般有阻抗、功率和温度控制，其中对病灶温度的准确测定与控制是至关重要的，因而直接反映温度测量准确度的消融电极、温度控制部分是整个系统的核心部件。消融电极直接影响凝固坏死区的大小、形状和产生凝固坏死区的速度，目前有单针形和多针形两种，采用多针形消融电极一次消融的直径最大可达55mm。理想的凝固坏死区形状应为球形或扁球形。

(2)临床中通过监测消融放电功率及阻抗的变化来估测局部组织损伤程度的方式不是很可靠，只有采用直接监测并可控制电极—组织界面温度的自动温控方式，才可以更精确地评估射频手术中组织损伤的程度，才能使病灶组织凝固坏死而又不会导致电极周围组织的炭化。

(3)射频电流可能达到的三种不同电手术效应：①电手术切割；②电手术凝血；③电手术干燥。经心导管向心脏导入的射频电流损伤范围仅在1～3mm，故不会对人体构成伤害。

(4)用电生理标测技术找到异常传导通道或异位起搏点，通过导管将射频电流导入局部心肌，使局部组织温度升高，产生凝固性坏死，达到阻断异常传导通道或消灭异位起搏点的目的，从而根治心动过速，其成功率可达95%以上。

四、微波治疗仪

能产生波长为1～1 000mm、频率为300MHz～300 000MHz特高频电磁波，并用来治疗疾病的仪器称为微波治疗仪(见图7—9)。微波疗法是一种定向性电磁波辐射疗法，也属于高频电疗法。微波治疗仪产生的特高频电磁波通过波导管(或同轴电缆线)和辐射器中的天线辐射作用于人体，穿透人体组织深度可达3～6cm，具有镇痛、抗炎、脱敏、改善组织代谢和营养等作用。

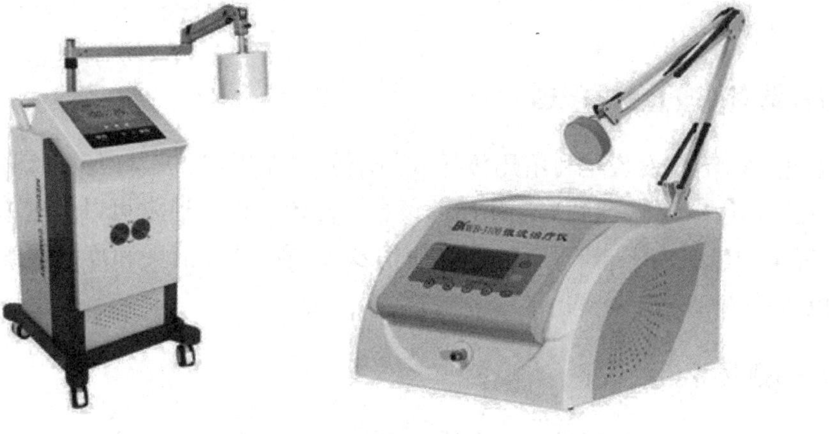

图7—9　微波治疗仪

根据不同波长穿透组织的深度不同及相应的治疗目的，将微波分为分米波(10～100cm)、厘米波(1～10cm)以及毫米波(1～10mm)三个波段。

微波治疗仪的电路结构主要由电源、微波发生器、同轴传输电缆、辐射器及时间控制等部分组成，如图7—10所示。

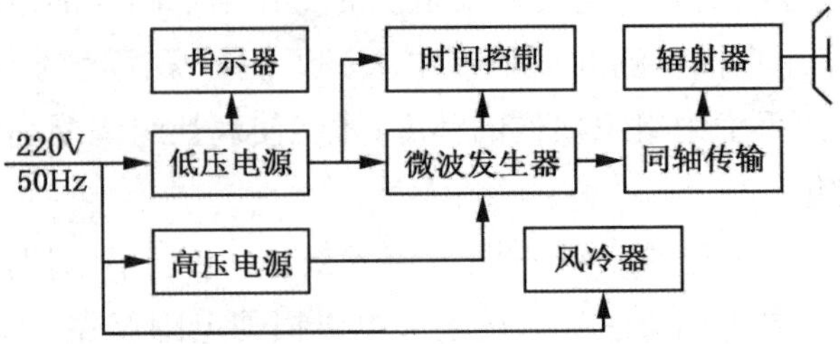

图 7—10　微波治疗仪电路结构框图

低压电源由灯丝变压器供给微波发生器磁控管 5V 交流电压；由高压电源变压器输出 1 000V 高压，经桥式整流、电容器滤波后输出略高于 1 000V 的直流负高压至磁控管阴极（阳极接地），磁控管在电场和磁场的共同作用下产生高频振荡，通过高频接头（环形器）和同轴电缆线传输至辐射器，照射病灶。

机内设时间控制电路控制磁控管灯丝预热一段时间后接通磁控管负高压；磁控管得高压后输出的微波能量功率大小可随调压器碳刷转动的角度而定。机内还设有定时继电器，当达到治疗时间时可切断磁控管电源，停止治疗。

微波治疗仪适用于炎症性浸润、软组织损伤、伤口溃疡、关节炎、坐骨神经痛等；分米波、厘米波高热疗法适用于体表及体腔内的恶性肿瘤，如皮肤癌、乳癌、恶性淋巴癌、宫颈癌、直肠癌等；凝固疗法适用于体表赘生物治疗及经内腔镜治疗胃出血、胃息肉、鼻息肉、宫颈炎等。

五、温热(冷)治疗设备

温热(冷)治疗设备是利用热传导或热辐射的作用，将机器产生的热/冷能通过一定的方式作用于人体，达到治疗作用的设备。热治疗设备通常可以促进人体局部血液循环、缓解神经肌肉疼痛等，用于组织损伤及颈、肩、腰等消炎和疼痛缓解。冷治疗设备可以进行物理降温、冷冻治疗。

(一)热传导治疗设备

由主机产生的热量通过一定介质或直接传导作用于人体，达到一定的治疗目的。常见产品有体腔热灌注治疗仪、热垫式治疗仪、医用加温毯、热敷贴等。

(二)热辐射治疗设备

通常由主机、热源辐射器、防护罩、控制装置等组成。治疗时仪器各部分不接触人体，以辐射的方式将热量传递至人体，以促进人体局部血液循环、缓解神经肌肉疼痛等。可用于组织损伤及颈、肩、腰、腿等消炎和疼痛缓解。

(三)物理降温设备

物理降温设备大致可分为三类。

一类由液氮贮液罐、连接管、冷冻头等组成。设备依靠液氮使冷冻头产生治疗用的低温,用于局部组织的冷冻治疗。

另一类由制冷装置温控电路、控制结构及应用部分(降温毯、降温帽等)组成,采用半导体制冷或水循环热传导方式进行物理降温或温度调节,用于调控人体体温。

还有一类由不含有发挥药理学、免疫学或者代谢作用的成分的降温物质和各种形式的外套及调定器具组成,用于人体物理退热。

六、光治疗设备

光治疗设备是指利用各种形式的光能与人体组织的相互作用而达到治疗目的的设备。常见的有激光治疗设备、强脉冲光疗设备、红光治疗设备、蓝光治疗设备、紫外治疗设备。因为不同的光波长、传导特性和所携带的能量不同,故在治疗过程中能起到不同的功效,当然也应该采取不同的防控措施以保证医患安全。

(一)激光治疗设备

激光治疗设备由激光器、冷却装置、传输装置、目标指示装置、控制装置和防护装置等部分组成。利用强激光与人体组织的相互作用机制,可用于银屑病、白癜风、血管性病变、痤疮、毛囊炎、皮肤浅表性病变、色素性病变、黄褐斑、雀斑、妊娠纹、肥胖纹、烧伤焦痂等整形科、皮肤科的治疗以及脱毛。利用弱激光与人体组织的光化学或生物刺激作用机制,可用于鼻腔、口咽部、体表等局部照射辅助治疗、消炎、缓解疼痛。

(二)红光治疗设备

红光治疗设备由光辐射器(如发光二极管)、控制装置、支撑装置(可有定位装置)等组成,也可配备导光器件。红光治疗设备利用红光波段(部分设备可兼有部分红外波段)照射人体某些部位,与人体组织发生光化学作用和(或)生物刺激作用,以达到辅助治疗的目的。用于以下方面:①对浅表良性血管与色素性等病变的辅助治疗;②辅助消炎、止渗液、镇痛、加速伤口愈合等;③辅助缓解过敏性鼻炎引起的鼻塞、流鼻水、打喷嚏等症状。

(三)蓝光治疗设备

蓝光治疗设备有两类:一类由蓝光波段的光源、控制装置、防护装置、婴儿托盘

(床)或床垫(包括可包裹婴儿的输出光垫或毯)以及支撑装置等组成,可配套婴儿培养箱共同使用。利用蓝光波段照射婴儿皮肤表面,发生光化学作用,达到治疗由病理和生理因素造成的新生儿血胆红素浓度过高引起的黄疸的目的。另一类由光辐射器、控制装置、支撑装置(可有定位装置)等组成,利用蓝光波段(部分设备可有紫光波段)照射人体皮肤表面、与人体组织发生光化学作用和(或)生物刺激作用,从而达到治疗或辅助治疗痤疮、毛囊炎等体表感染性病变的目的。

(四)紫外治疗设备

紫外治疗设备由特定波长的光辐射器、控制装置和电源等部分组成,利用紫外线照射皮肤或体腔表层,与组织发生光化学作用,达到辅助治疗的目的。有全身治疗仪、局部治疗仪、手持式治疗仪之分。用于白癜风、银屑病、湿疹等皮肤病的辅助治疗。

七、体外反搏器

反搏又称反搏动。在心脏舒张前期,通过外力加压作用使血液从动脉远端回流主动脉内,从而提高主动脉舒张压,增加冠状动脉及人体各主要器官的血流灌注。在心脏舒张末期,除去外力,以减轻心脏的负荷,从而降低收缩压。体外反搏器是在人体外部对肢体施加与心电周期同步的外压、以达到实施反搏辅助循环治疗的装置。

当心脏某一部分血流灌注差时,将会造成组织损伤或死亡,这部分面积称为梗死。医生用与心脏泵作用相反的反搏方法来治疗心肌梗死、冠心病、心绞痛等疾病。体外反搏还可以治疗动脉硬化、血液循环障碍所引起的其他缺血性疾病,如脑缺血、肾缺血、脑梗死及脑血栓形成所引起的偏瘫后遗症、视网膜动脉栓塞等疾病。

体外反搏器由电子控制台、反搏床、配气箱、储气罐及气泵等几个部分组成,如图7—11所示。

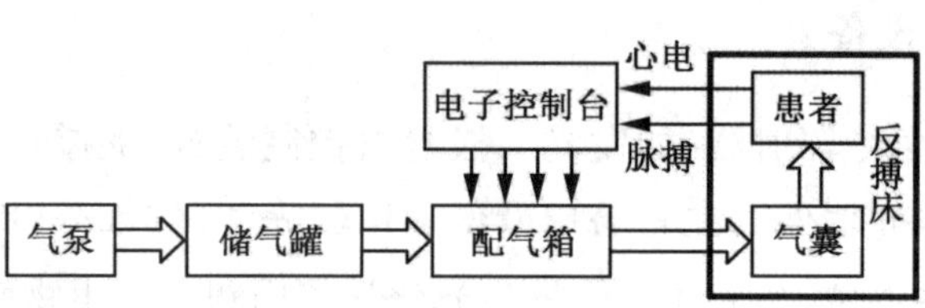

图7—11 体外反搏器结构框图

体外反搏器在患者的肢体及臀部包上两段或三段特别气囊(见图7—12),利用患者心电信号中的QRS波作为触发信号,在心脏进入舒张期时,先后驱动各组充气电磁阀,使储气罐中的定压气体以额定的时限迅速对捆绑在肢体上的气囊充气,从身体远端到近端序贯地加压肢体和臀部(其间递延时间为50毫秒),压迫肢体及臀部的结果是使血流返回躯干及头部，从而提高主动脉的舒张压。而在心脏舒张末期，气囊迅速排气，肢体压力解除，周围血管扩张，主动脉迅速排空，降低心脏射血时的外周阻力，以减轻心脏的后负荷，达到降低收缩压的目的。

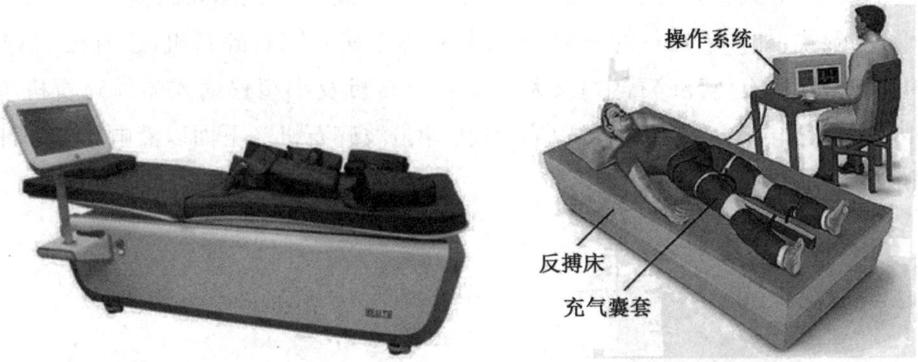

图 7—12　体外反搏器

体外反搏器控制部分的作用是保证气囊在心脏舒张期对患者肢体等部位加压、在心脏舒张末期压力减至零，以保证充、排气动作的正确执行及其时间。图 7—13 所示为体外反搏充、排气一个周期示意图。

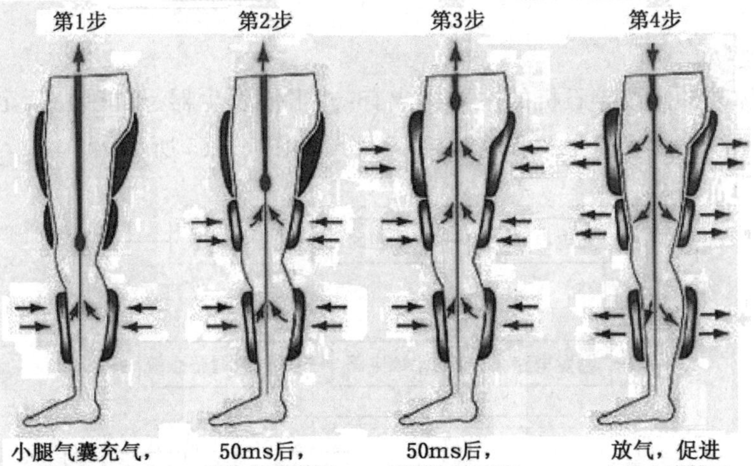

图 7—13　体外反搏周期示意图

八、体外冲击波碎石机

用机械波粉碎人体结石，分为体内接触式与体外非接触式两种。体外冲击波碎石术（extracoqporeal shock wave lithotripsy，ESWL）属于非接触式碎石，它是在人体之外产生冲击波能量，通过人体组织传入体内，并予以会聚，使之在结石处提高能量密度，将结石击碎。

目前，对体外冲击波碎石机的分类方法颇多。如按冲击波发生器的原理分类，可分为液电式、爆炸式、压电式及电磁式等；如按冲击波源到人体间的耦合方式分类，可分为干式、湿式；如按治疗目的分类，可有肾石碎石机及胆石碎石机；还有按 ESWL 系统的规模分类，可有体外碎石中心、大型体外碎石机及小型移动式体外碎石机等。图 7－14 所示为液电式（左）和电磁式（右）体外冲击波碎石机。下面以液电式体外冲击波碎石机为例介绍其结构、技术等。

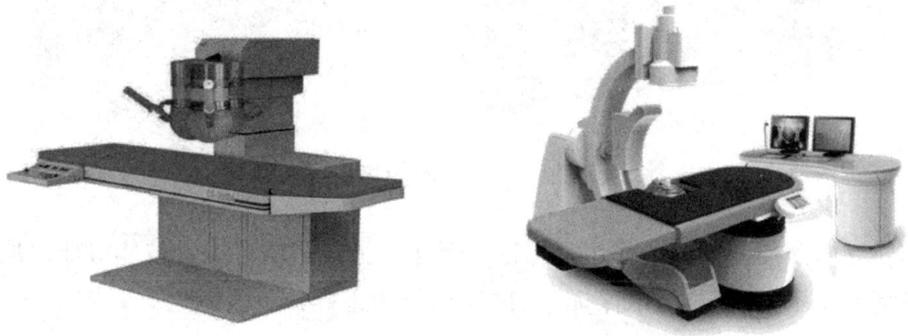

图 7－14　液电式（左）和电磁式（右）体外冲击波碎石机

1. 结构组成

液电式体外冲击波碎石机的主要构成有：冲击波发生器、聚能装置、定位系统（包含机械调整系统）、触发信号及心电监护等部分，如图 7－15 所示。

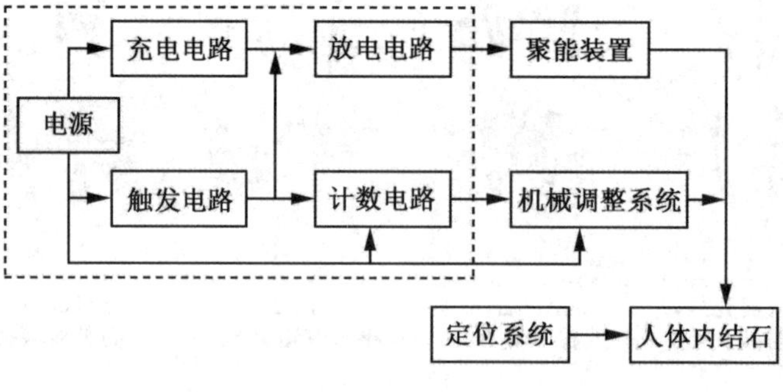

图 7－15　液电式体外冲击波碎石机构成框图

（1）电路及火花放电部分（冲击波发生器）　如图 7－15 中虚线部分，包括电源、充电电路、触发电路、计数电路及放电电路。充电电路将来自电源的电能储存在高压储能电容器内。触发电路用触发脉冲来触发放电电路中的点火开关，使电容器中储存的电能得以通过点火开关进入放电电路。计数电路则用来计数冲击波发生(即放电)的次数。

(2)聚能装置　采用半椭球反射体作为聚能装置,将在椭球第一焦点处由高压放电产生的冲击波能量会聚到第二焦点处的较小区域内,以提高冲击波的压力,粉碎位于该处的结石。高压放电通过"液电效应"产生冲击波,即放电必须在液体中进行。一般是在水(水槽或水囊)中进行。

(3)定位系统　包括定位器及机械调整系统两部分。定位器是指对体内结石显像观察设备(如X射线机、B型超声显像仪)的探头与反射体组合的整体。借助于定位器与显像观察设备,可以通过机械调整反射体与人体的相对位置,使体内结石准确地位于反射体的第二焦点处。定位系统中的机械调整系统是用于调整反射体与人体的空间相对位置,以达到碎石前的定位要求。

(4)触发信号及患者心电监护部分　在ESWL机器上一般备有患者心电信号和呼吸信号接口,以备同步触发冲击波发射之用。为了患者安全,在治疗过程中仍需要配备心电监护装置,以对碎石患者进行实时监护,一旦出现心电异常,应立即停止碎石治疗和关机,同时采取相应的检查或救护措施。

2. 核心技术

(1)高压放电　高压放电电路包括高压储能电容器、点火开关及放电电极三部分。高压储能电容也是充电电路的重要组成部分。电极是将电容器中储存的电能转换为冲击波的关键部件。

(2)聚能　将高压放电产生的冲击波能量进一步会聚,以提高冲击波的压力、粉碎结石。

(3)定位与调整　使体内结石准确地位于反射体的第二焦点处,以使会聚的冲击波能量最有效地粉碎结石,而不损伤周围组织。定位可采用X射线机或B型超声显像仪实现。图7—16所示为B型超声定位体外碎石机(左)和X线与B超双定位体外碎石机(右)。

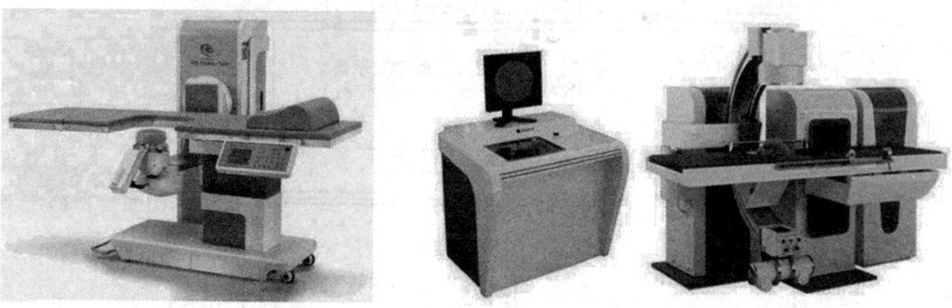

图7—16　具有不同定位系统的体外碎石机

体外冲击波碎石机临床可用于肾脏、输尿管、膀胱和胆结石的粉碎治疗。

九、电动牵引床

牵引疗法是理疗学中常用于肢体和脊柱牵引的方法，借助牵伸软组织以治疗关节障碍和挛缩畸形。脊柱牵引中颈椎牵引用于治疗颈椎病、腰椎牵引用于治疗腰椎间盘突出症。此外，对特发性脊柱侧凸，也可应用专门的脊柱牵引装置进行治疗，以矫正或减轻侧凸。

腰椎牵引是对腰椎施加牵引力，使紧张和痉挛的腰部肌肉松弛、腰椎间距增大、椎间盘内压降低，从而缓解突出物的压迫症状，让疼痛得以消除。

腰椎牵引的作用机制可归纳为：

(1)消除椎间盘突出压力，有利于突出物还纳，减轻压迫症状；

(2)增加椎管和椎间管容积，减轻对神经根的压力，改善感觉和运动功能；

(3)缓解肌肉痉挛，减轻疼痛症状，纠正侧凸前屈的病理体位。

腰椎牵引最初由人工牵拉的按摩手法逐渐发展为动力牵引法。近年来已有采用微电脑控制的结构，提高了电动牵引床(electric traction bed，ETB)的智能化水平，而且增添了成角、旋转的功能，提高了治疗效果。电动牵引床可实现快速牵引，牵引力大、作用时间短，减少了患者在牵引中的不适，同时又节省时间，受到了临床欢迎。图 7—17 所示为电动(颈、腰椎)牵引床。

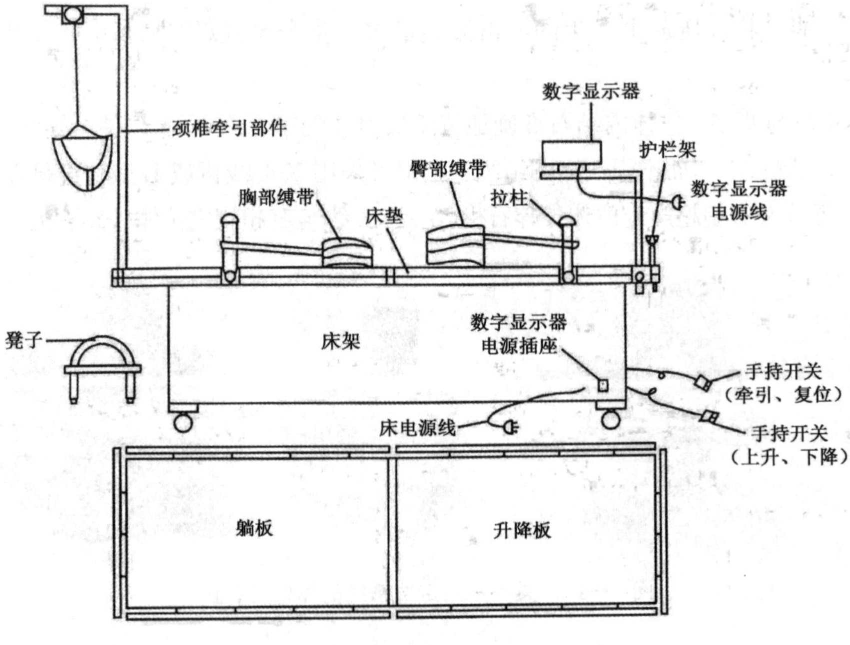

图 7—17　电动(颈、腰椎)牵引床

1. 牵引床的主要结构

(1)颈椎牵引部件　用于颈椎牵引、治疗颈椎病。

(2)牵引床身　牵引床的设计首先要以消除摩擦力、增加牵引的效果为目的。最常用的是滑动分离牵引床,在腰椎牵引床的床尾为一通过骨盆牵引带相连的电动牵引力来源系统。

(3)骨盆牵引带　是腰椎牵引用具之一,其形状类似围腰,应具有承受高负荷、无滑动的能力。其中由乙烯材料成的骨盆牵引带较为合适。

(4)反向牵引带　用于固定躯干,最常用的是胸廓牵引带(胸部缚带)。对伴有坐骨神经痛的下腰痛患者,在X线、肌肉测试等全面检查确诊后尝试性地应用踝部牵引带,对下肢进行牵引有临床意义。

(5)衬垫和护垫　采用约1.2cm厚、耐磨的橡胶海绵或棉布作衬垫材料。

(6)枕头　其主要目的不仅是让患者舒适、放松,而且可有效地改变脊柱的曲度或髋、膝等关节的位置,使脊柱牵引更为有的放矢。

(7)脚凳　其作用主要是在腰椎牵引时放置患者双下肢,以通过双髋、双膝的屈曲改变腰椎的曲度,从而提高牵引的效果。

2. 主要技术参数

(1)床外形尺寸　常用规格为1940mm×500mm×610mm。

(2)升降板折起角　0°～30°,以适应腰椎、颈椎治疗要求。

(3)躺板平移距离　0～240mm。

(4)颈椎钢丝绳牵引距离　0～240mm。

(5)牵引力　10～80kg,测量误差为±3kg。

图7—18为三维电动牵引床,临床应用中可进行纵向牵引、成角牵引(俯卧时为负压牵引)、旋转牵引,既可单独使用,亦可以组合使用,实现三维牵引。

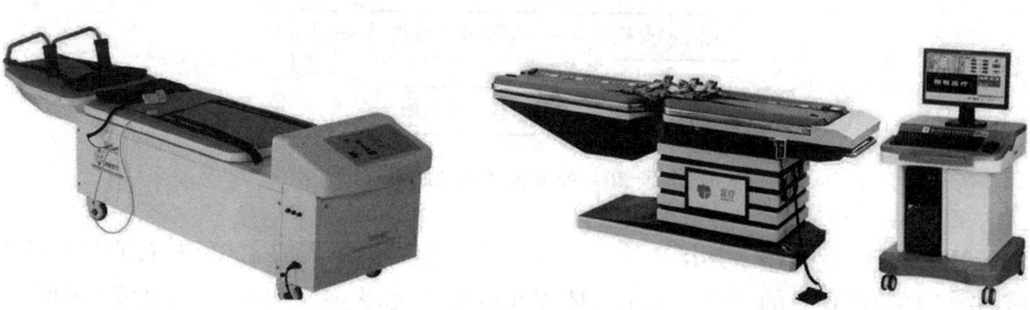

图7—18　三维电动牵引床

第三节 电治疗仪器

电疗设备/器具是指工作时产生一定的电场电流或电流刺激作用于人体、达到特定的治疗效果的医疗器械。其临床用途有缓解疼痛、改善血液循环、促进炎症消散，可用于炎症、疼痛的辅助治疗，某些设备可用于肿瘤的辅助治疗。

一、经皮神经电刺激器

经皮神经电刺激器(transcutaneous electrical nerver stimulation，TENS)是一种周围神经粗纤维电刺激疗法仪器，如图 7—19 所示。电刺激疗法是采用特定的低频脉冲电流作用于人体表面部位，以减少或消除疼痛、恢复神经或肌肉功能的方法。

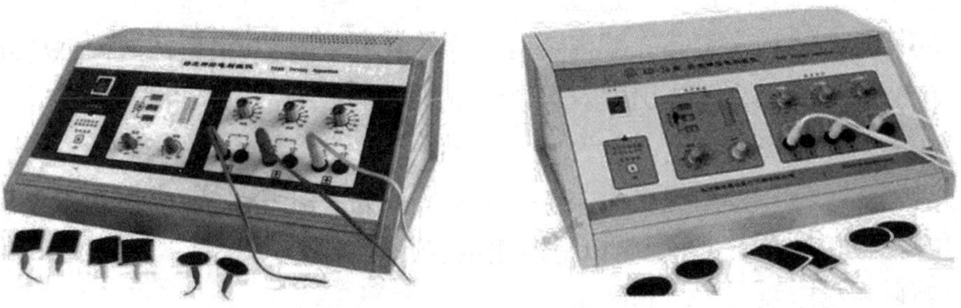

图 7—19 经皮神经电刺激器

经皮神经电刺激器产生低频脉冲电流的线路由 DC-DC 变换器、脉冲发生器和恒流开关电路三部分构成，其结构框图如图 7—20 所示。

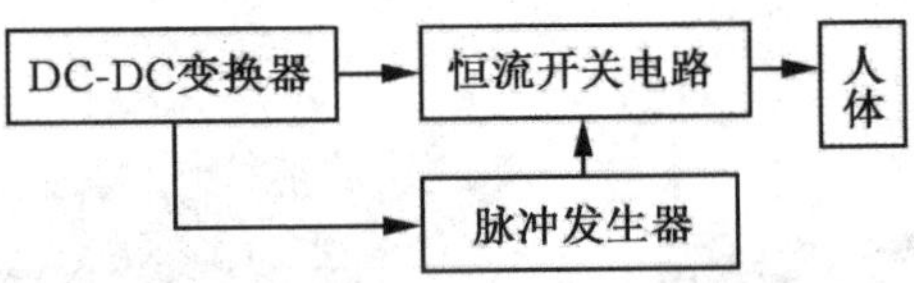

图 7—20 经皮神经电刺激器框图

(1)DC-DC 变换器 其作用是将 3～6V 电源提升到所需的 400V 左右的刺激电压值，并产生一组 12V 的电源。由于人体皮肤阻抗较大，要达到 80mA 的足够的刺激电流，需要 400V 左右的刺激电压。

(2)脉冲发生器 它产生频率和脉宽连续可调的窄脉冲。目前大多数脉冲发生器均由微机(单片机)来实现，各种刺激模式的程序存储在存储器中，由模式开关控制输出各种调制脉冲波形，实现“敲”“按”“揉”等刺激感受。

(3)恒流开关电路　该电路受脉冲发生电路输出控制。当输出脉冲到来时，开关管导通、将电容上的电荷施加到人体上，产生刺激电流。

经皮神经电刺激器(TENS)使用频率低于 1 000Hz 的电脉冲，每一脉冲都可以引起神经肌肉的一次兴奋，发生运动反应。它可以用于治疗神经损伤后肌肉丧失活动而引起肌肉萎缩，防止肌纤维挛缩和束间凝集，并可促进神经的再生过程，还可以达到镇痛和促进血液循环的作用。

二、电位治疗仪

根据设备产生电场的电压大小，可将电位治疗设备分为高电位治疗仪(Ⅲ类)和电位治疗仪(Ⅱ类)。高电位治疗仪通过 1 000～30 000V 的高压电产生电场进行治疗；电位治疗仪通过低于 1 000V 的电压产生电场进行治疗。

电位治疗仪通常由主机、治疗垫、局部治疗头、踏板电极、地电极、治疗椅等组成。该设备将人体全部或局部置于电场中进行治疗，可用于头痛、失眠、慢性便秘和软组织损伤引起的疼痛等症状的辅助治疗。

三、其他电治疗仪器

(一)低或中频治疗设备

低、中频治疗设备通常由主机和电板等附件组成。低频治疗设备的主机产生低频(1kHz 以下)电流，电流通过电板流经人体组织，使人体发生电化学和(或)电生理反应。中频治疗设备的主机产生中频(1～100kHz)电流，通过低频调制或产生干扰波的方式流经人体组织，使人体发生电化学和(或)电生理反应。低频治疗设备可用于兴奋神经肌肉组织、镇痛、消炎、促进局部血液循环等。中频治疗设备用于镇痛、改善局部血液循环、促进炎症消散、软化瘢痕、松解粘连。

(二)直流电治疗仪

直流电治疗仪通常由主机、电极等组成，用于肿瘤的辅助治疗。其原理是通过直流电流使肿瘤区域发生电化学和(或)电生理反应，从而达到辅助治疗的目的。

(三)静电贴敷器具

该类产品由能产生静电的物质和包该物质的医用贴敷材料组成，是利用低压静电场对置于场中的人体组织进行治疗，可缓解颈、肩、腰、腿等部位的关节和软组织损伤引起的疼痛。

第四节　公共医疗设备

一、自动输液泵

静脉输液是临床治疗中常用的一种给药方式。目前，临床上广泛应用的普通输液器主要依靠液位差压力向受体输入液体，依靠护理人员肉眼观察、手调轮夹控制输液速度，缺少阻塞报警、气泡报警、液体输毕报警等功能，增加了临床护理负担。

自动输液泵是医学临床上用于对患者进行输液时自动控制输液流速、流量、总量并能及时报警的输液控制装置，常用于需要严格控制输液量和药量的情况，且输液速度不受人体背压和操作者影响，输注准确可靠，有助于降低临床护理工作强度，提高输注的准确性、安全性以及护理质量。

自动输液泵的产品型号多样、性能各异。按其工作特点可分为蠕动控制式输液泵、定容控制式输液泵及针筒微量注射式输液泵三类。下面以蠕动控制式输液泵为例进行介绍。

1. 自动输液泵的结构与原理

自动输液泵主要由微机系统、泵装置、监测装置、报警装置和输入及显示装置组成，如图 7—21 所示。

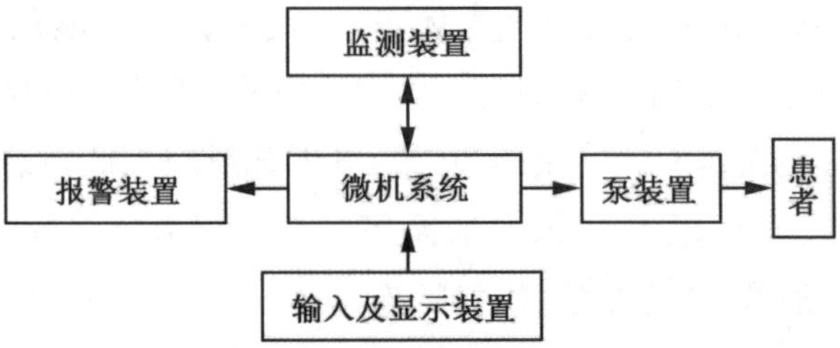

图 7—21　自动输液泵组成框图

微机系统是自动输液泵的“大脑”，对整个系统进行智能控制和管理，并对检测信号进行处理，一般采用单片机系统。

泵装置是自动输液泵的“心脏”，是输送液体的动力源，一般采用指状蠕动泵。这种泵有一根由步进电机驱动的凸轮轴，轴上有多个凸轮，这些凸轮的运动规律相差一定的角度，每个凸轮与一个手指状滑块相连，工作时，滑块按照一定顺序和运动规律往复运动，像波一样依次挤压静脉输液管，使输液管中的液体以一定的速度定向流动。指状蠕动泵具有体积小、重量轻、定量准确及输液管装卸方便等特点，使用最为广泛。

指状蠕动泵比较精确，当“手指”的数目超过 8 个（一般为 12 个）时，泵的线性度良好，输液时不易产生脉动，使输液泵具有安全性和稳定性。

监测装置主要由红外滴数传感器、压力式传感器和超声波气泡传感器等组成，分别用于液体流速和流量、堵塞压力及漏液和气泡的检测。

报警装置的功能是对报警控制信号（传感器感应到的、经微机处理后得到的异常信号）进行响应，以引起人们的注意，同时进行正确的处理。报警内容包括：输液过程中出现断电、泵门未关、低温、输液完成、电池欠压、管路阻塞和管路中出现气泡等异常情况。

输入及显示装置的输入部分负责设定输液的各个参数，如输液量、输液速度等；显示部分负责显示各参数和当前的工作状态等。

图 7—22 所示为蠕动控制式自动输液泵。

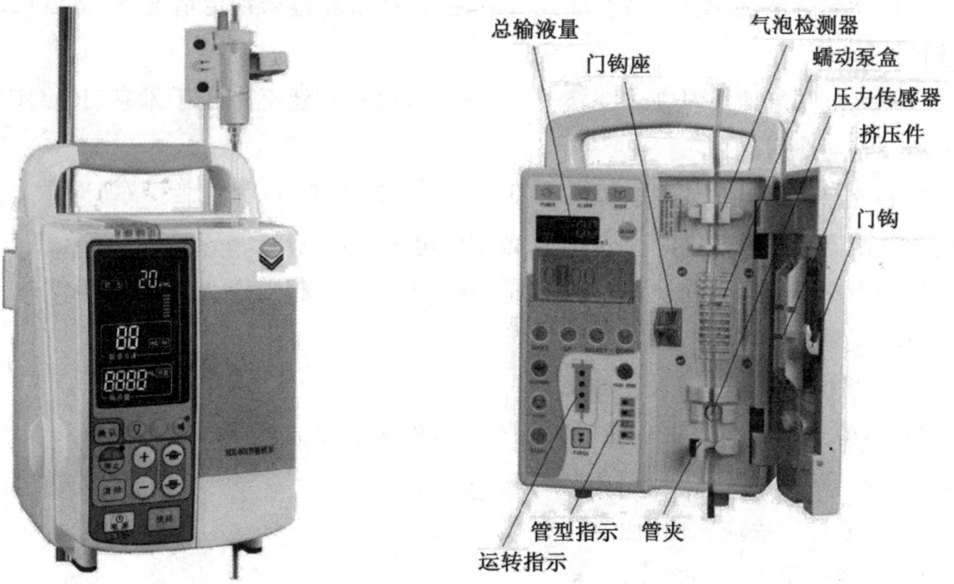

图 7—22　自动输液泵

2. 自动输液泵的功能

自动输液泵能实现以下功能：

（1）自检功能　电源打开，仪器的微处理器自动执行诊断程序以检测功能是否正常；在输液期间，监控器始终工作，一旦发生意外故障，会立刻显示出来。

（2）与各种输液器相配　有已编好的为各种输液装置而设定的程序，用按钮进行设置和调整。

（3）记忆功能　电源打开，仪器将自动显示在此以前的流速、输液总量。

(4)监测功能　能对输液过程中的流速、流量、压力、气泡、阻塞、漏液等进行监测。

(5)报警功能　能对气泡、阻塞、输液完毕、漏液、开门、故障等异常情况进行声光报警,并自动切断输液通路。

(6)显示功能　所有操作状态能清晰地显示,可以很容易地找出当前状态和各种操作指示(流速、流量、总量、报警状态、净化及电荷状态等)。

(7)精确测定和控制输液量、输液速度。

(8)实现输液的智能控制。

(9)保持血管畅通功能　当输液完毕,输液泵自动继续以最低的流速(lml/h)输入,这是为了防止静脉装置的末端被堵塞。流速可以有不同挡的选择。

(10)大流量保护　当门打开以后,管夹(塞子)装置自动关闭静脉管,防止溶液无限制地流入患者体内。

(11)外部清除(选项)　当护理人员不在时,在清除键未锁定情况下,患者可以自行选择清除。

(12)大范围流速　从 1ml/h 至 1 200ml/h,以便广泛运用于手术室、ICU、CCU、恢复室及普通病房。

(13)外部电源与大范围电源　在没有室内电源的地方(如在救护车、汽车上),可以通过适配器连接外部电源;能适应大范围的电源线路电压(90～270V AC)。

(14)用户可选择不同设置　输液器规格、闭塞等级、报警声音、精确率等。

(15)配置护士呼叫接口。

3. 典型输液泵的主要技术指标

(1)电源　交流电源 90～270V,50/60Hz,外接 12V 直流电。

(2)流速范围　1～1200ml/h(1ml/h 的增量)。

(3)精确度　输液流速的±3% 。

(4)已输液量　0～9999ml。

(5)一次流量　700ml(或可选)。

(6)流量范围　0～9999ml。

(7)耗电量　小于 28VA 。

(8)电池电源　可充电的镍镉电池(电池充电 15 小时,在输液速度 150ml/h 状态下可连续运转大约 2 小时)。

4. 发展趋势

(1)功能会更全面　既能静脉给药,也能输血、输送肠内营养液等。

(2)耗材会更廉价　无须使用专用的压力输液器作为耗材,普通的重力输液器会更方便、更廉价。

(3)安全问题更突出　使用普通的重力输液器特别容易出现耗材混淆问题，由此产生的精度误差和其他风险会更大。

(4)使用范围更广　同时解决好了耗材廉价性和安全性问题之后，所有的床旁输液都可采用自动输液泵，用量将会井喷。

(5)监管将会更严格　随着用量的增加以及耗材的多元化，对医疗风险的监控将会更加严格。

二、婴儿培养箱

婴儿培养箱是初生婴儿的一种保育设备，其外形结构如图 7—23 所示。设备的微机系统快速、准确调节箱内温度、湿度、氧浓度，能称取婴儿体重，并能提供所有参数的实时波形及数据趋势。

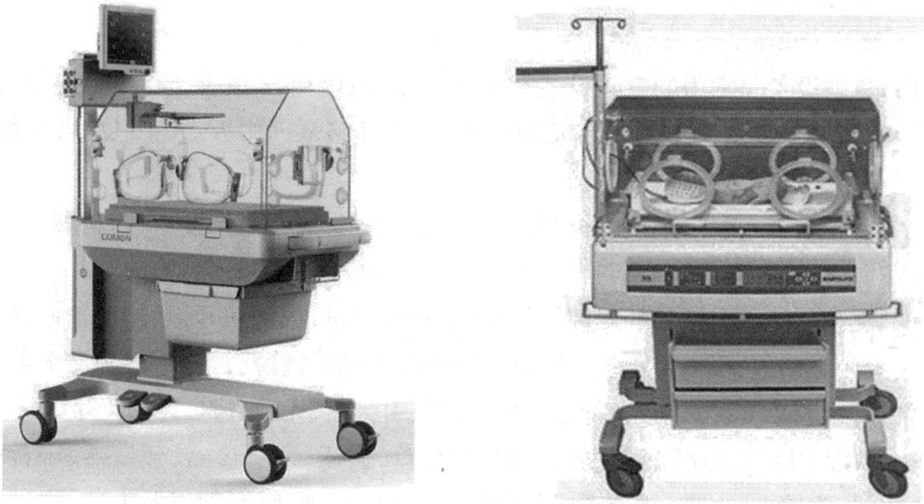

图 7—23　婴儿培养箱

婴儿培养箱主要由主机、婴儿舱、培养箱机箱、蓝光辐照灯箱、温度控制仪及皮肤/空气温度传感器、氧浓度传感器、湿度传感器等组成。主要功能有：

(1)温度控制　电脑伺服控温，设置温度与实际温度分屏显示。在空气温度控制下，控温范围为 25℃～37℃；在特别操作下，最高温度控制为 38℃，该工作方式的设置，有黄色警示灯指示。在皮肤温度控制下，控制温度范围为 32℃～37℃；在特别操作下，最高温度控制为 38℃，该工作方式设置，有黄色警示灯指示。

(2)加热功能　对内部空气采用热对流原理进行自动调节，营造一个空气适宜、温湿度适宜、温暖舒适、类似母体子宫的优良环境，从而对婴儿进行培养和护理。加热功率百分比可自动调节并显示。

(3)报警功能　具有温度偏差、超温、传感器故障、风机低转速和断电等报警功能。

(4)床身调节　婴儿床的倾斜角度可在0～5°范围内无级调节。

(5)保温风帘　当恒温罩前大门开启时，将自动产生保温风帘。

(6)其他功能　双层恒温、超静操作窗、辅助空气温度传感器、保护扶栏等。

婴儿培养箱主要是为低体重婴儿、病危病弱婴儿、早产儿提供一个空气洁净、温湿度适宜的培养治疗环境，用于恒温培养、体温复苏、输液、输氧、抢救、住院观察等。转运培养箱还用于安全地转运婴儿。

三、急救车

急救车是急救中心、医院在抢救危重患者时使用的院前救护专用汽车。急救车应具备完善的急救功能，医疗专用设施齐全，达到医疗先进水平。急救车的布局分为救护室和驾驶室两部分。

1. 救护室配备设备与物品

(1)急救设备　常用的急救设备有吸氧设备、电吸引器、电除颤器和心脏起搏器、呼吸机和简易呼吸器、心电图机和心脏监护仪、心肺脑复苏用板、人工气胸器和闭式引流装置等。

(2)急救用药　包括中枢兴奋药、升压药、强心药、抗心律失常药、纠正酸碱和电解质失衡药、止血药、镇静镇痛药、解毒药、激素类药、脱水剂等。

(3)无菌物品　包括各种无菌急救包(静脉切开包、气管切开包、输液输血导管包、胸腔及腹腔穿刺包、腰椎穿刺包、导尿包、心脏按压包、气管插管包)、各种注射器、各种型号针头、橡胶手套、刀、剪、各种型号的导管及引流瓶、无菌敷料、无菌治疗巾等。

(4)其他用品　包括消毒皮肤用物、治疗盘、血压计、听诊器、开口器、压舌板、舌钳、手电筒、喉镜、止血带、绷带、夹板、宽胶布、玻璃接管、吸痰管以及火柴、酒精灯、立灯、多头电插销盘、输液瓶固定架、紫外线消毒灯等，另外还配有自动上车担架(带固定装置)和可伸缩铲式担架、供氧系统(氧气瓶、含湿化器的氧气终端)、电源系统(UPS智能电源系统、免维护蓄电池组、车用外接电源系统、移动电缆轴)等。

2. 驾驶室配置

急救车驾驶室常配有全息影像视频后视系统、GPS全球卫星定位系统、多功能操作面板等。全息影像视频后视系统可内设摄像头；GPS全球卫星定位系统可全天候为用户提供实时、准确、可靠的当前时间、位置(经纬度)、速度、航向等信息，可将移动目标、固定目标所处的位置实时不断地在指挥中心的地图上显示，同时还可以显示目标信息，使指挥中心管理人员及时掌握目标的情况，便于指挥。

第八章　无源医疗器械

第一节　概　述

一、定义及分类

无源医疗器械(non active medical devices)是指其作用或效力直接由人体自身或重力产生、而不是依靠电能或其他外部能源产生的医疗器械，主要包括不接触人体的器械和接触或进入人体的器械。前者如护理设备或器械、体外诊断试剂、其他辅助试剂等；后者按接触人体的部位分为表面接触器械和外部侵入或介入器械，或按使用时限可分为暂时使用(24 小时内)、短期使用(24 小时～30 日)、长期使用(30 日以上)的器械。表面接触器械是指接触无损伤的皮肤、黏膜及损伤表面的器械，如一些避孕计生器械、医用敷料、重复使用的外科手术器械等。外部侵入或介入器械是指借助外科手术、全部或部分进入人体的器械，包括接触血管某一点、组织或骨或牙本质、血液循环系统以及中枢神经系统的器械，如植入器械、药液和血液输送保存器械、一次性无菌外科手术器械等接触或植入人体的器械。

在管理上，可将无源医疗器械按风险程度分为Ⅰ、Ⅱ、Ⅲ类(具体见第一章医疗器械分类判定表)。

在临床应用时，无源医疗器械虽然仅依靠人体自身或重力产生作用或效力，不存在电能及其他能量方面的危害，但它们是针对不同应用目的、由不同生物材料按特定形态结构设计制成、大多与人体接触或植入体内的，其安全性和有效性不仅取决于材料自身的理化性能，且与器械自身的结构、形态设计、制造和消毒灭菌工艺、包装等相关,还与手术设计、质量及术后护理相关。因此,使用前需要进行生物学评价、材料和器械理化性能检验、形态结构设计审查及生产厂商提供的其他相关信息审查。

本章将以《医疗器械分类目录》为依据,介绍无源手术器械、神经和心血管手术器械、骨科手术器械、无源植入器械、眼科器械(无源)、口腔科器械(无源)及其他无源医疗器械的典型产品。

二、无源医疗器械常用材料

无源医疗器械产品是各种生物医用材料的加工和使用。从这个意义上讲,材料质量的优劣直接对产品的安全性和有效性具有决定性的意义。生物医用材料(biomaterials)或叫生物材料,是用以诊断、治疗、修复或替换机体中的组织、器官或增进其功能的物质,可以是天然的,也可以是人造的,或两者的复合。生物医用材料不是药物,其功能的实现不需要通过新陈代谢或免疫反应,但可与药物或药理作用结合使用,是保持人类身体健康和生命安全的另一类必需品。生物医用材料与其他材料的主要区别是:它必须具有良好的生物相容性,即对人体组织、器官、血液不致产生不良反应,同时也不会受人体组织的反作用而无法正常工作。

生物医用材料按其组成和性质可分为生物医用金属材料、生物医用高分子材料、生物陶瓷材料、生物医用复合材料、生物衍生材料;按其在体内的稳定性可分为生物稳定材料和可降解生物材料;按其临床应用可分为矫形材料、心血管系统修复材料、软组织修复材料、眼科材料、口腔材料等。生物医用材料的研究与开发必须与应用目标的器械相结合,因此,通常意义的生物医用材料不仅指材料自身,还包括由其制成的医疗器械。常规生物医用材料均指无生命的材料。当代医学对组织、器官的修复或替换已发展到再生或重建新的组织、微创伤治疗和个性化治疗,常规生物医用材料已难以满足医学发展的要求。因此组织工程技术迅速发展起来,即以生物医用材料为支架或衬底,体外培养活体细胞或外加生长因子,形成活体器械,植入体内诱导组织或器官再生重建,恢复其功能,这类产品称为组织工程化产品或器械,被归入新的一类生物医用材料或医疗器械。

三、无源医疗器械的通用性能要求

1. 物理性能

(1)物理机械性能　人体是一个复杂的生命体,各组织以及器官间普遍存在着动态相互作用。材料的强度、透明度、耐疲劳性等物理性能不仅是有效性的指标,也是关系到产品安全性的指标。植入体内的材料应考虑在应力作用下的性质,如人工关节要有良好的力学性能,人工心脏材料要有良好的耐疲劳性能,义齿要有良好的耐磨性、热膨胀系数、低导热性、高硬度等性能，承力的材料还应具有良好的生物力学相容性（又叫材料的弹性模量），应尽量接近于修复部位的组织。

（2）成型加工性能　材料必须通过各种专门的加工技术制成所要求的形状、尺寸的修补件和人工器官，才能付诸临床应用。有些材料尽管性能不错，但由于加工成型困难而限制了它的使用。更有甚者，因加工处理不当而造成失败。因此，近年来对材料的加工技术越发重视。易于加工是对生物医用材料的一项基本要求，同时加工工艺（包括灭菌封装工艺）常常影响器械的生物安全性和可靠性，因而必须给予相当的关注。

2. 化学性能

作为与人体接触的生物医用材料，其组成、结构及化学性质必须满足严格的要求，才能保证材料的安全可靠性。

（1）有害溶出物　特别是渗出物及残留的降解产物必须能为人体可接收或容忍。材料植入体内后的许多生理反应都与溶出物、渗出物和降解产物的存在有关，因此对于材料的有害溶出物、有害金属元素、可渗出物、降解产物及其残留量要进行限定，必须将其含量控制在人体可接受范围，从而保证产品使用的安全性。通常控制指标有pH、重金属含量、氧化还原物、蒸发残留量等，但有些残留物的降解产物无法确定和控制，只有通过生物学评价才能进一步确认这些医疗器械是否安全。

（2）消毒灭菌性能　各种生物医用材料及其制品必须在无菌状态下方可使用。由于生物医用材料及其制品种类繁多，需要的灭菌方式和条件各异，所以必须根据不同的材料选择不同的灭菌方法，从而达到安全使用的目的。消毒灭菌的常用方法主要有：湿热灭菌、干热灭菌、环氧乙烷灭菌、辐照灭菌和低温等离子体灭菌等。

3. 生物相容性

为了确保医疗器械在临床使用时的安全性，在完成物理和化学性能及形态和结构等有效性设计后，必须进行生物学试验和评价，从而满足临床对材料生物相容性的各种要求，包括：无毒、不致癌、不致畸、不引起人体细胞的突变和不良反应；与人体生物相容性好，不引起毒性反应、溶血、凝血、发热和过敏等现象；具有与天然组织相适应的力学性能；针对不同的使用目的还应具有特定的功能。因此，良好的生物相容性是生物医用材料应具备的主要特征。

生物相容性是指生命体组织对非活性材料产生反应的一种性能，一般是指材料与宿主之间的相容性。生物材料植入人体后，对特定的生物组织环境产生影响和作用，生物组织对生物材料也会产生影响和作用，两者的循环作用一直持续。材料接触或植入人体后将引起机体对材料的反应，称之为宿主反应，包括邻近材料的组织或器官的局部反应，以及远离材料部位的组织或器官、甚至整个机体的全身反应。这种反应可能是短期的、积极的，即有利于被损坏的组织或器官的康复；也可能是消极的，即不利的。另一方面，机体中生理液、细胞、酶等也将对材料发生作用，称之为材料反应，包括材料被腐蚀、吸收、降解、性能蜕变等。因此，生物医用材料的生物相容性取决于材料和人体两个方面。在材料方面，影响生物相容性的因素有材料的类型、制品的形态、结构及表面、使用环境以及材料的组成、物理化学性质、力学性质等。在人体方面，影响因素有植入部位、生理环境、材料存留时间、材料对人体免疫系统的作用等。材料接触或植入人体后发生的这些反应不能超过人体和材料自身可接受的水平。

生物相容性是生物医用材料极其重要的性能，是其区别于其他材料的标志，是生物医用材料能否安全使用的关键。因此，产品在设计阶段，就要求对其所使用的原材料及制成的器械进行生物相容性评价。

第二节　无源手术器械

根据《医疗器械分类目录》，无源手术器械包括各种通用无源手术器械、内窥镜下用无源手术器械和医用缝合材料及黏合剂（不包括神经和心血管手术器械、骨科手术器械、眼科器械、口腔科器械、妇产科器械、辅助生殖和避孕器械）。内容涉及通用刀、凿、剪、钳、镊、夹、针、钩、刮匙、剥离器、牵开器、穿刺导引器、吻（缝）合器械及材料、冲吸器及其他无源手术器械。按照用途不同，无源手术类器械可以分为基础外科手术器械、显微外科手术器械、耳鼻喉科手术器械、腹部外科手术器械、泌尿肛肠外科手术器械、烧伤（整形）科手术器械、医用光学器具仪器及内镜设备（内镜无源手术器械部分）和医用缝合材料及黏合剂产品等。下面主要介绍手术刀、手术剪、手术钳、剥离器、吻（缝）合器械及材料。

一、手术器械—刀

根据《医疗器械分类目录》，无源手术器械中一级产品“手术器械—刀”包括手术刀、血管刀、备皮刀、环切器、内窥镜用刀二级产品。

手术刀通常由刀片和刀柄组成，刀片通常有刃口和与手术刀柄对接的安装槽，一般采用纯钛、钛合金、不锈钢或碳钢材料制成。手术刀用于切割组织或在手术中切割器械。品名有：一次性使用无菌塑柄手术刀、一次性使用无菌手术刀、一次性使用无菌导管切开刀、一次性使用无菌手术刀片、一次性使用无菌取皮刀、手术刀、组织环切刀、皮片刀、急救切割器、耳用刀、鼻手术刀、扁桃体挤切刀、显微喉刀、皮瓣刀片、医用取皮刀等。一次性使用的手术刀均为无菌提供，其管理类别属于Ⅱ类；其余的为非无菌提供，管理类别属于Ⅰ类。图 8－1 为一次性使用无菌塑柄手术刀，图 8－2 为扁桃体挤切刀。

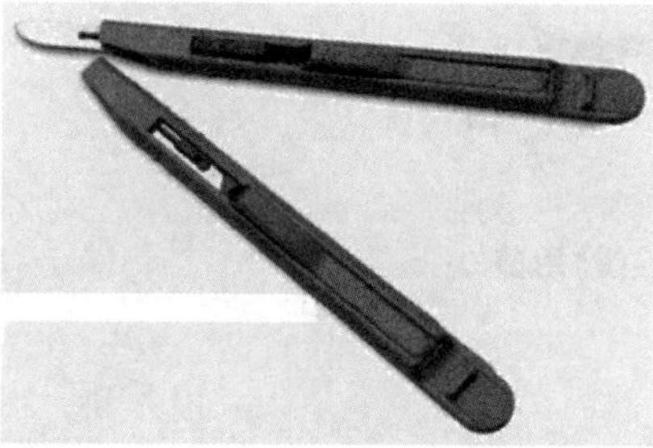

图 8－1　一次性使用无菌塑柄手术刀

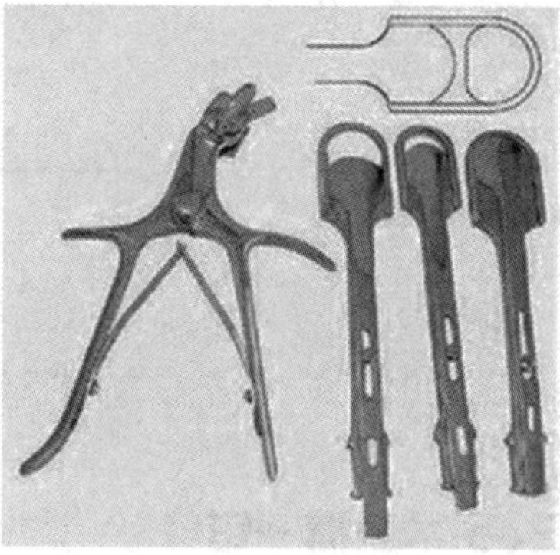

图 8－2　扁桃体挤切刀

二、手术器械—剪

根据《医疗器械分类目录》，手术器械—剪包括组织剪、器械剪、内窥镜用剪。

1. 组织剪

组织剪通常由中间连接的两片组成，头部有刃口，一般采用不锈钢材料制成，用于剪切组织，非无菌提供，管理类别属于Ⅰ类，品名有：手术剪、组织剪、血管剪、胆道剪、胃剪、前列腺剪、膀胱切除剪、肠剪、甲状腺剪、耳鼻喉用剪、显微剪、显微组织剪、显微手术剪等。图 8－3 所示为组织剪。

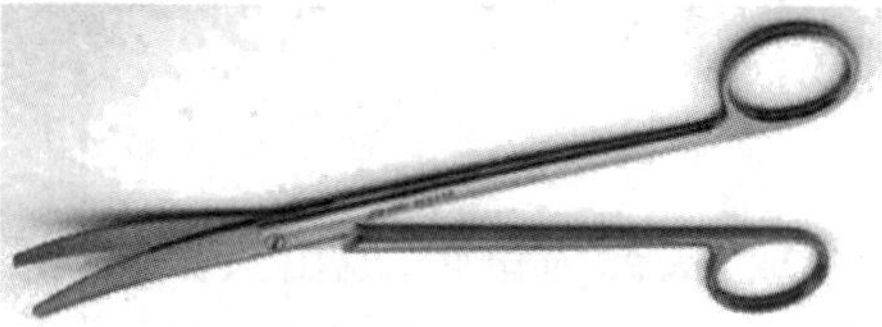

图 8－3　组织剪

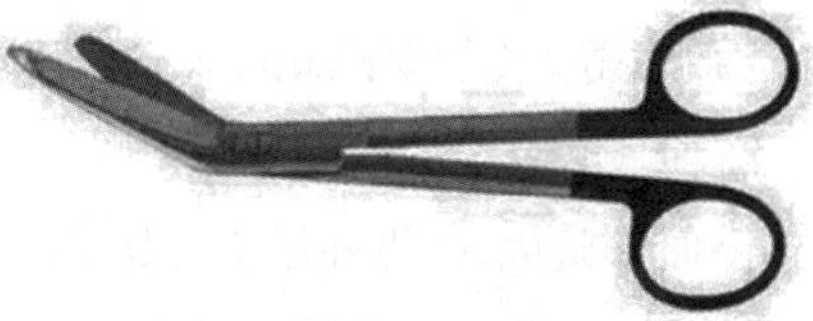

图 8－4　器械剪

2. 器械剪

器械剪通常由中间连接的两片组成，头部有刃口，一般采用不锈钢材料制成，用于剪切器械，非无菌提供，管理类别属于Ⅰ类，品名有：敷料剪、拆线剪、纱布绷带剪。器械剪如图 8－4 所示。

3. 内窥镜用剪

内窥镜用剪通常由头部、杆部或软性导管和手柄组成，头部为一对带刃口的叶片，通过手柄操作传递、控制头部工作，头部一般采用不锈钢材料制成。内窥镜用剪是在内镜手术下操作，用于剪切组织，管理类别属于Ⅱ类。品名有：内窥镜手术剪、鼻窦镜手术剪、腹腔镜手术剪、内窥镜结扎线剪刀、内窥镜光学剪。内窥镜用剪如图 8—5 所示。

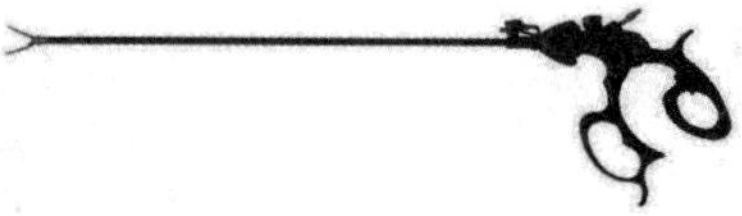

图 8—5 内窥镜(腹腔镜)用剪

三、手术器械—钳

根据《医疗器械分类目录》，手术器械—钳包括组织钳、取样钳、分离钳、牵引钳、异物钳、止血钳、扩张钳、器械钳、内窥镜用组织钳、内窥镜用取样钳、内窥镜用分离钳、内窥镜用异物钳、内窥镜用器械钳。

1. 组织钳

组织钳有两类三种形式：第一种通常由内套管、外套管和弹力环组成，无菌提供，一次性使用于钳夹组织，管理类别属于Ⅱ类，品名有：一次性使用无菌负压吸引痔核钳、一次性使用无菌荷包钳。第二种通常由中间连接的两片组成，头部为钳喙。第三种由头部、杆部和手柄组成，头部为一对带钳喙的叶片。第二、三种一般采用不锈钢材料制成，非无菌提供，用于钳夹组织，管理类别属于Ⅰ类，品名有：荷包钳、组织钳、息肉钳、淋巴结钳、皮肤钳、头皮钳、胆管钳、胃钳、造影钳、器官固定钳、夹持钳、肝门吻合钳、显微钳等。组织钳如图 8—6 所示。

2. 止血钳

止血钳通常有两种形式：由中间连接的两片组成，头部为钳喙；或由头部、杆部和手柄组成，头部为一对带钳喙的叶片。一般采用不锈钢材料制成，非无菌提供，用于钳夹血管、分离组织以止血，管理类别属于Ⅰ类。品名有：止血钳、血管钳、血管止血钳、分离止血钳、鼻止血钳、上颌窦止血钳、扁桃体止血钳、喉止血钳。止血钳如图 8—7 所示。

3. 内窥镜用组织钳

内窥镜用组织钳通常由头部、杆部或软性导管和手柄组成，头部为一对带钳喙的叶片，通过手柄操作传递、控制头部工作，头部一般采用不锈钢材料制成。内窥镜用组织钳是在内镜手术下操作，用于钳夹组织，管理类别属于Ⅱ类。品名有：内镜手术钳、内镜抓钳、内镜组织抓钳、腹腔镜手术钳、内镜钳夹器。内窥镜用组织钳如图 8—8 所示。

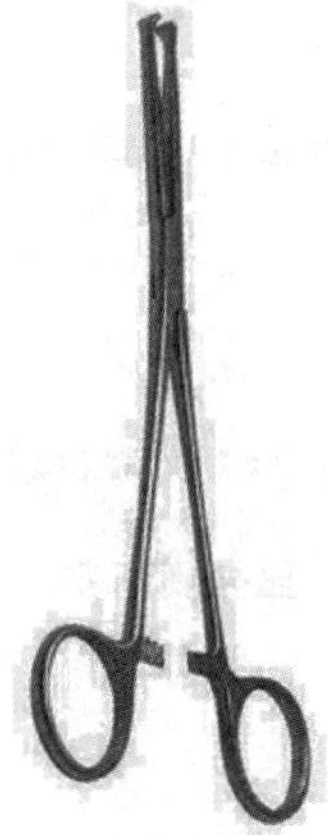

图 8—6　组织钳

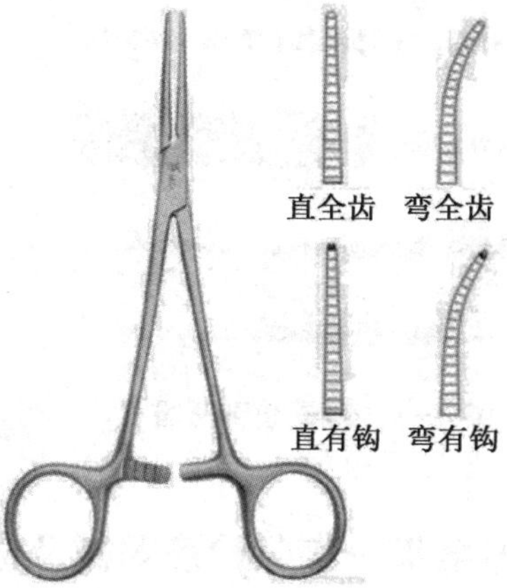

图 8—7　止血钳

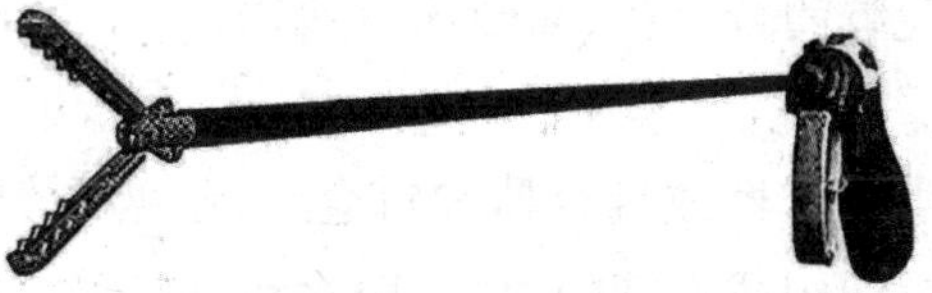

图 8—8　内窥镜用组织钳

四、手术器械—剥离器

根据《医疗器械分类目录》，手术器械—剥离器包括剥离器和内窥镜用剥离器。

1. 剥离器

剥离器有两种形式：第一种通常由剥离头、杆部和柄部组成，头端带光源，一般采用不锈钢材料制成，无菌提供，一次性使用于剥离或分离黏膜、组织，管理类别属于Ⅱ类，品名有：一次性使用无菌软组织剥离器。第二种通常是杆形设计，头部为钝口或微锐，一般采用不锈钢材料制成，非无菌提供，用于剥离或分离黏膜、组织，管理类别属于Ⅰ类，品名有：剥离器、肌腱剥离器、乳房分离器、鼻骨膜剥离器等。图 8—9 所示为鼻骨膜剥离器。

2. 内窥镜用剥离器

内窥镜用剥离器通常由头部、杆部和手柄组成，头部为钝口或微锐，通过手柄操作传递、控制头部工作，一般头部采用不锈钢材料制成，它是在内镜手术下操作，用于剥离或分离黏膜、组织，管理类别属于Ⅱ类，品名有：内窥镜手术用剥离子、鼻窦镜手术剥离子等。图 8—10 所示为显微剥离器。

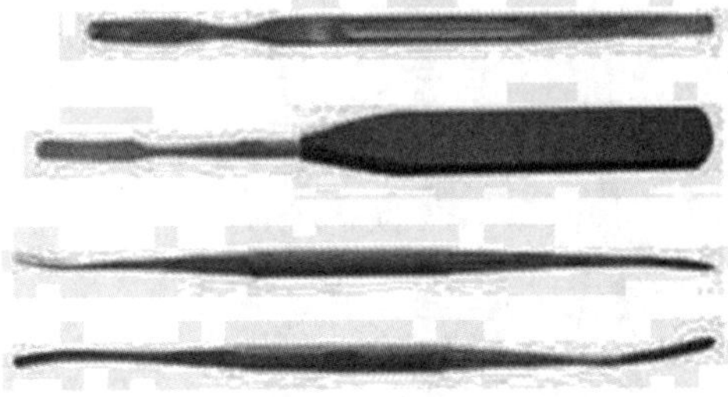

图 8—9　鼻骨膜剥离器

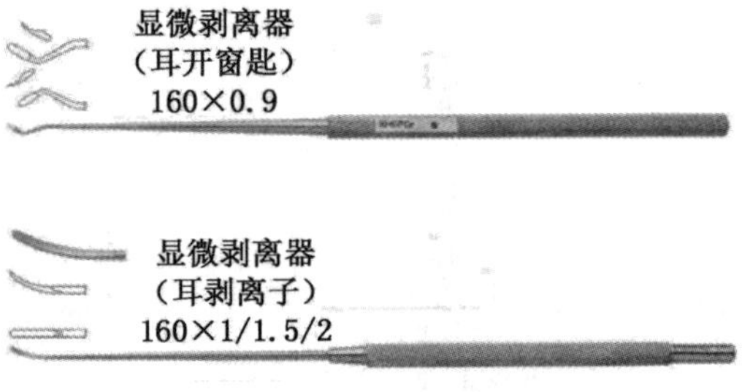

图 8—10　显微剥离器

五、手术器械—吻（缝）合器械及材料

根据《医疗器械分类目录》，手术器械—吻（缝）合器械及材料包括吻合器（带钉）、吻合器（不带钉）、内窥镜用吻（缝）合器械（不带钉）、血管缝合装置、施夹器、可吸收缝合线、不可吸收缝合线、免缝闭合器械、黏合剂、黏堵剂。

1. 吻合器（带钉）

吻合器（带钉）通常由吻合器或缝合器和钉仓组成，吻合钉一般由钛合金、纯钛等材料制成，用于体内器官、组织或血管的离断、切除和（或）建立吻合。品名有：吻合器、切割吻合器、内窥镜吻合器、内窥镜切割吻合器、缝合器、内窥镜缝合器、血管吻合器、血管切割吻合器、内窥镜血管吻合器。其中，血管吻合器、血管切割吻合器、内窥镜血管吻合器的管理类别属于Ⅲ类，其余的属于Ⅱ类。图 8－11 和图 8－12 所示分别为切割吻合器和血管吻合器。

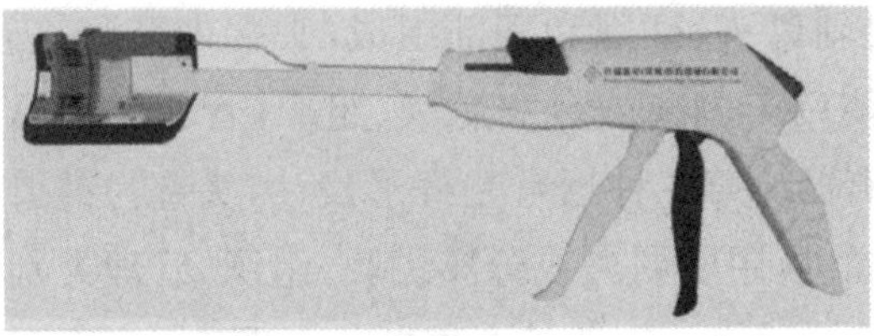

图 8—11　切割吻合器

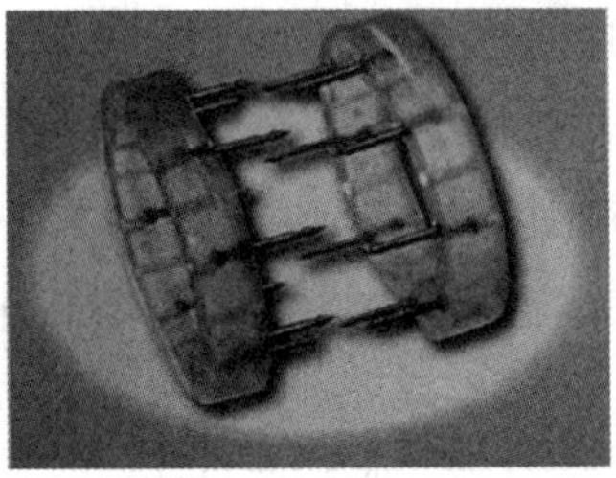

图 8—12　血管吻合器

2. 血管缝合装置

血管缝合装置有多种形式，其结构也各不相同，相关品名有血管穿刺口缝合器系统、微血管吻合装置、血管吻合轮、显微合拢器等。以微血管吻合装置为例，通常由高密度聚乙烯缝线和不锈钢针组成，装配有防护盖和钳夹保护套环，用于血管、移植血管

或其他管状结构的吻合，管理类别属于Ⅲ类。

3. 可吸收缝合线

可吸收缝合线分为两种：第一种通常是由各种非动物来源的单体材料聚合或多个单体共聚制成的、可降解吸收的缝合线，其表面可有涂层，又分为带针和不带针两种（不包括预期用于骨结合的缝线），无菌提供，一次性使用于体内软组织、器官、皮肤的缝合和（或）结扎，品名有：合成可吸收缝合线、聚乙醇酸可吸收缝合线、聚乳酸可吸收缝合线、带针合成可吸收缝合线、带针聚乙醇酸可吸收缝合线、带针聚乳酸可吸收缝合线、可吸收性外科缝线。第二种通常是由动物来源的组织材料制成的、可降解吸收的缝合线，分为带针和不带针两种（不包括预期用于骨结合的缝线），无菌提供，一次性使用于体内软组织、器官、皮肤的缝合和（或）结扎，品名有：动物源可吸收缝合线、带针动物源可吸收缝合线、羊肠缝合线、胶原蛋白缝合线、带针羊肠缝合线、带针胶原蛋白缝合线。可吸收缝合线的管理类别属于Ⅲ类。

4. 不可吸收缝合线

不可吸收缝合线分为两种：第一种通常是由天然材料制成的、不可降解吸收的缝合线，其表面可有涂层，又分为带针和不带针两种（不包括预期用于骨结合的缝线），无菌提供，一次性使用于软组织、器官、皮肤的缝合，品名有：天然不可吸收缝合线、蚕丝缝合线、真丝缝合线、带针天然不可吸收缝合线、带针蚕丝缝合线、带针真丝缝合线。第二种通常是由聚合材料或金属材料制成的、不可降解吸收的缝合线，其表面可有涂层，又分为带针和不带针两种（不包括预期用于骨结合的缝线），无菌提供，一次性使用于软组织、器官、皮肤的缝合。品名有：合成不可吸收缝合线、带针合成不可吸收缝合线、聚丁酯缝合线、不锈钢缝合线、聚丙烯缝合线、尼龙缝合线、钛缝合线、聚酯缝合线、聚酰胺缝合线。不可吸收缝合线的管理类别属于Ⅱ类。

5. 免缝闭合器械

免缝闭合器械分为两种：第一种通常是由两拉链带和黏附于其背面靠外侧的胶带组成，可替代传统缝线愈合伤口，无菌提供，一次性使用于体表各部位伤口的闭合，管理类别属于Ⅱ类，品名有：免缝拉链（见图 8－13）。第二种通常为多个条状胶带平行贴于离型纸上，无菌提供，管理类别属于Ⅱ类，使用时横跨手术切口，平行地将条形胶带以一定的间隔一条条地横贴于手术切口、使其闭合（为一次性使用产品），品名有：免缝胶带（见图 8－14）。

6. 黏堵剂

通常由液体和粉剂组成，通过固化反应机械性地封堵血管或组织缝隙，无菌提供，一次性使用于血管重建时通过机械封闭方式辅助止血，也用于封堵组织上或组织间的缝隙，管理类别属于Ⅲ类。品名有：外科用封合剂、血管封堵剂、外科用止血封闭胶。

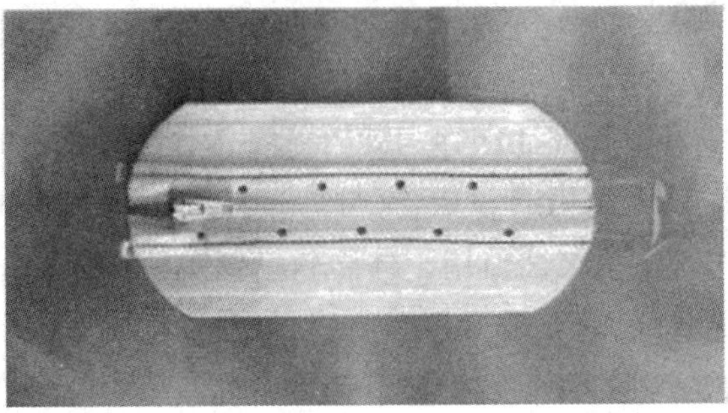

图 8—13　免缝拉链

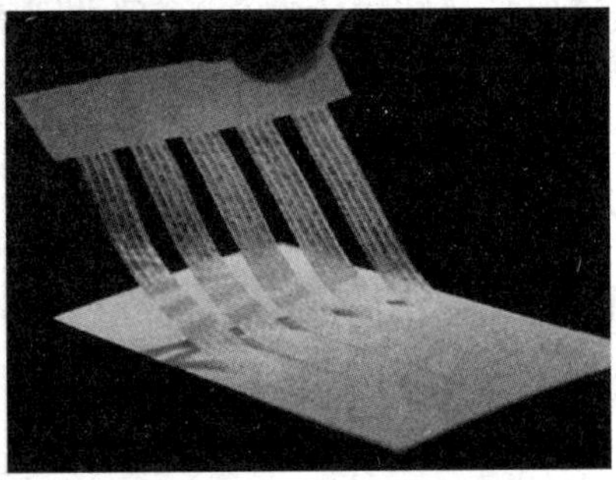

图 8—14　免缝胶带

第三节　神经和心血管手术器械

根据《医疗器械分类目录》，神经和心血管手术器械包括神经外科手术器械、胸腔心血管手术器械和心血管介入器械。内容主要涉及刀、剪、钳、镊、夹、针、钩、刮匙、剥离器、牵开器、穿刺导引器、冲吸器、心血管介入器械及其他神经和心血管手术器械。

一、神经和心血管手术器械—刀

神经和心血管手术刀分为两种：第一种通常由刀片和刀柄组成，一般采用不锈钢或钻石材料制成，用于切割组织，管理类别属于Ⅱ类，品名有：鞍隔刀、神经外科用钻石刀、脑神经刀、脑膜刀，图 8—15 为神经和心血管手术器械—鞍隔刀。第二种通常由刀片和刀柄组成，一般采用不锈钢材料制成，非无菌提供，不接触中枢神经系统或血液循环系统，用于切割组织，管理类别属于Ⅰ类，品名有：胸骨刀（见图 8—16）。

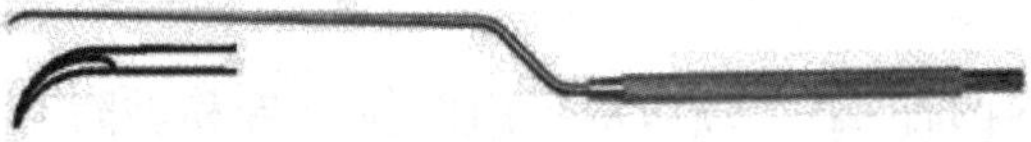

图 8—15　神经和心血管手术器械—鞍隔刀

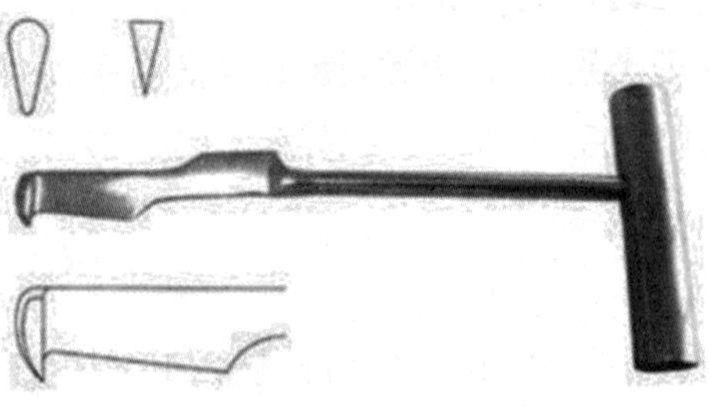

图 8—16　手术刀—胸骨刀

二、神经和心血管手术器械—钳

根据《医疗器械分类目录》，神经和心血管手术器械—钳包括组织钳、取样钳、分离钳、止血钳、异物钳、器械钳。

1. 组织钳

组织钳分为两种：第一种通常由中间连接的两片组成，头部为钳喙，一般采用不锈钢材料制成，用于钳夹组织，品名有：脑内用钳、心房钳、腔静脉钳、心耳钳、瓣膜手术用钳、瓣膜夹持钳，管理类别属于Ⅱ类。图 8－17 为组织钳—腔静脉钳。第二种通常由一对中间连接的叶片组成，头部为钳喙，不接触中枢神经系统或血液循环系统，非无菌提供，用于钳夹组织，品名有：胸腔组织钳、肺叶钳、肋骨咬骨钳，管理类别属于Ⅰ类。图 8－18 为组织钳—肋骨咬骨钳。

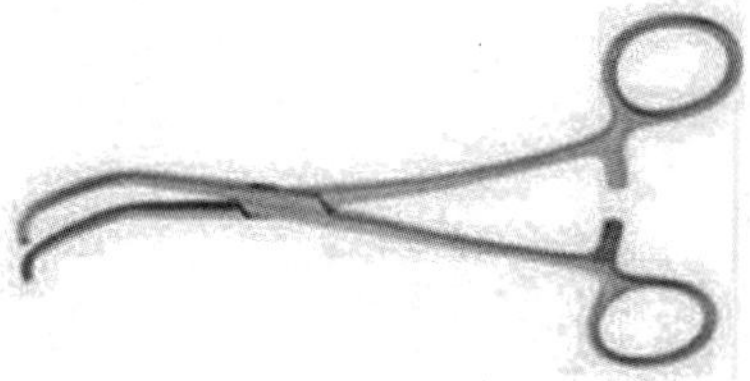

图 8－17　组织钳—腔静脉钳

图 8－18　组织钳—肋骨咬骨钳

2. 器械钳

通常有两种形式：由中间连接的两片组成，头部为钳喙；或由头部、杆部和手柄组成，头部为一对带钳喙的叶片。一般采用不锈钢材料制成，非无菌提供，不接触中枢神经系统和血液循环系统，用于胸腔心血管手术及神经外科手术中钳夹器械，管理类别属于Ⅰ类。品名有：U 型夹钳、动脉瘤夹钳、头皮夹钳、银夹钳、胸腔心血管外科用持针钳、心房持针钳、结扎钳、套管束紧钳。图 8－19 所示为器械钳—动脉瘤夹钳，图 8－20 所示为器械钳—银夹钳。

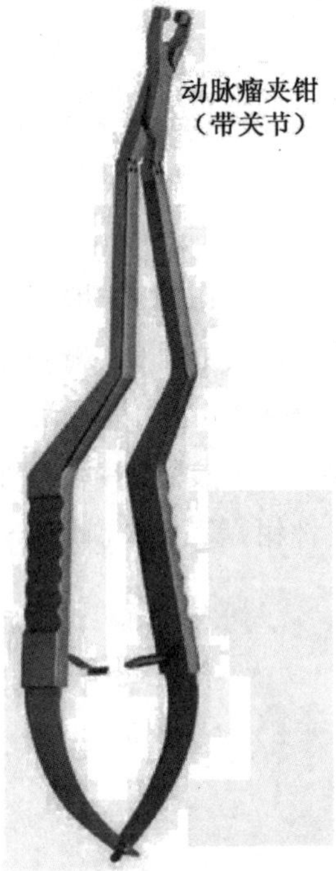

图 8－19　器械钳—动脉瘤夹钳

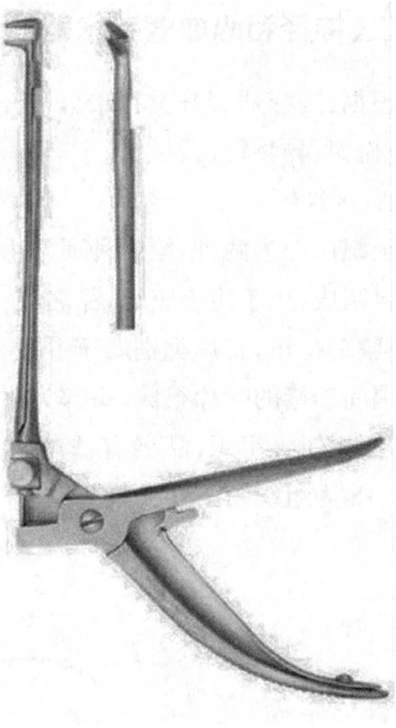

图 8－20　器械钳—银夹钳

三、神经和心血管手术器械—镊

神经和心血管手术器械—镊包括组织镊和摘除镊。

1. 组织镊

组织镊通常由一对尾部叠合的叶片组成，一般采用不锈钢材料制成，用于夹持组织，管理类别属于Ⅱ类，品名有：脑用镊、脑膜镊、肿瘤夹持镊、垂体瘤镊、脑内用镊、微创心外手术用镊、心肌镊、大隐静脉镊。组织镊—脑用镊如图 8－21 所示。有些组织镊不接触中枢神经系统或血液循环系统，非无菌提供，其管理类别属于Ⅰ类，品名有：胸腔镊、肺组织镊、胸腔组织镊。

2. 摘除镊

摘除镊通常由一对尾部叠合的叶片组成，一般采用不锈钢材料制成，接触中枢神经系统或血液循环系统，用于夹持并摘除组织，管理类别属于Ⅱ类，品名有：肿瘤摘除镊，如图 8－22 所示。

四、神经和心血管手术器械—心血管介入器械

根据《医疗器械分类目录》，神经和心血管手术器械—心血管介入器械包括造影导

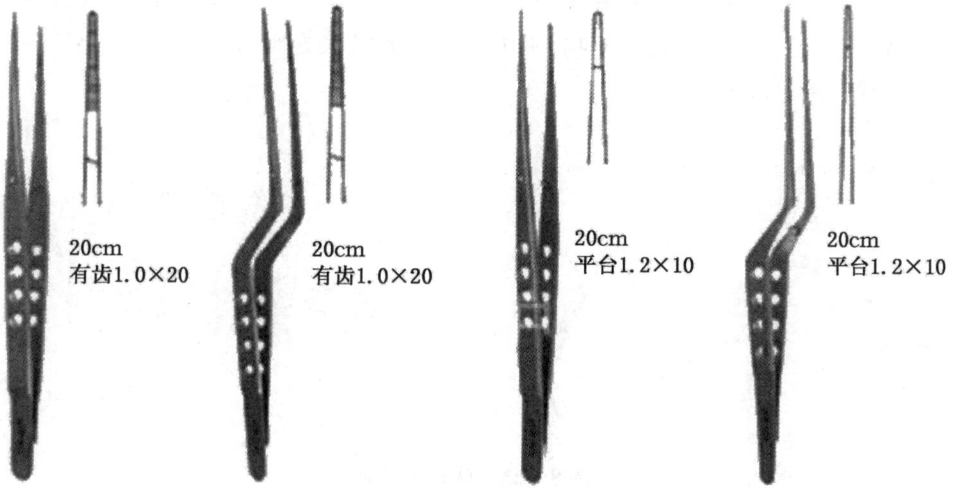

图 8—21 组织镊—脑用镊

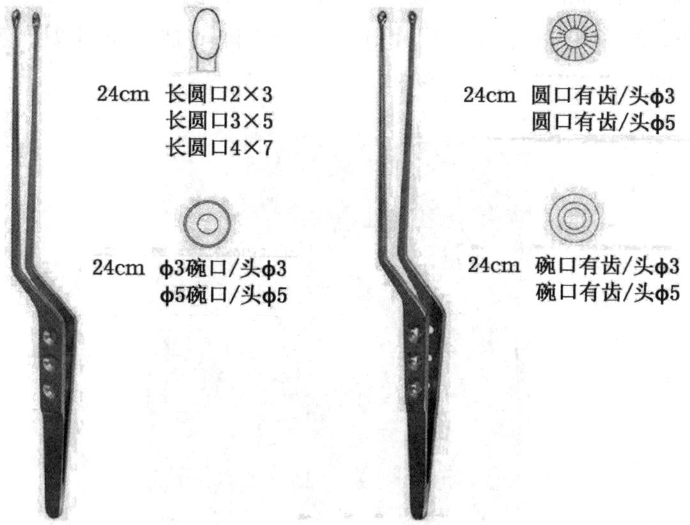

图 8—22 组织镊—肿瘤摘除镊

管、导引导管、中心静脉导管、灌注导管、球囊扩张导管、切割球囊、造影球囊、封堵球囊、血栓抽吸导管、穿刺针、扩张器、环柄注射器、微导管等 26 类二级产品。下面简要介绍球囊扩张导管和环柄注射器。

1. 球囊扩张导管

球囊扩张导管通常由导管管体、球囊、不透射线标记、接头等结构组成，管体具有单腔或多腔结构，在靠近其末端处装有球囊；用于插入动脉或静脉，以扩张血管系统或某些植入物；管理类别属于Ⅲ类；品名有：冠状动脉球囊扩张导管、PTCA 导管、PTA

导管、PTCA 球囊扩张导管、非顺应性 PTCA 球囊扩张导管、主动脉内球囊导管、快速交换球囊扩张导管。如果含有药物,则为带药球囊扩张导管(药械组合产品)。球囊扩张导管如图 8—23 所示。

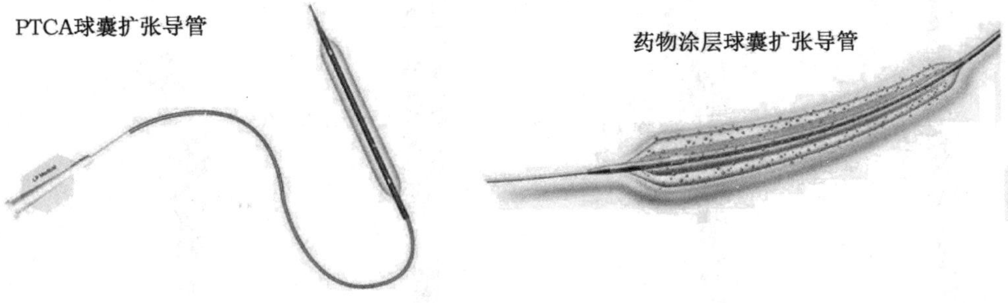

图 8—23　球囊扩张导管

2. 环柄注射器

环柄注射器通常由推杆组件、端盖、外套组件、胶塞、接头保护帽组成,一般采用聚碳酸酯等材料制成,用于介入手术中对患者进行药液或造影剂注射,管理类别属于Ⅲ类,如图 8—24 所示。

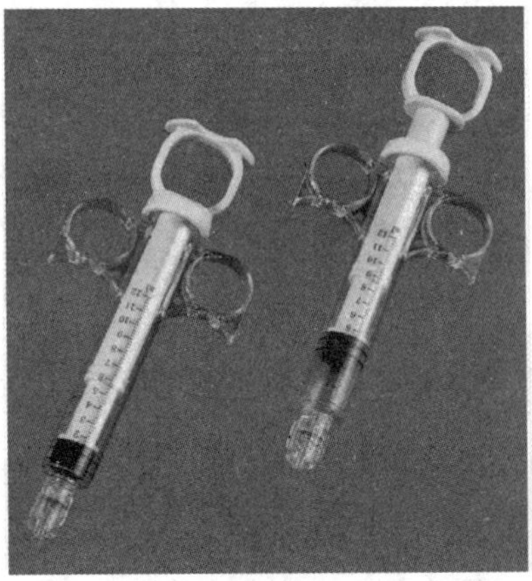

图 8—24　环柄注射器

第四节　骨科手术器械

根据《医疗器械分类目录》,骨科手术器械包括在骨科手术术中、术后及与临床骨科相关的各类手术器械及相关辅助器械,不包括在骨科手术后以康复为目的的康复器具，也不包括用于颈椎、腰椎患者减压牵引治疗及缓解椎间压力的牵引床（椅）、牵引治疗仪、颈部牵引器、腰部牵引器等器械。内容主要涉及刀、剪、钳、钩、针、刮、锥、钻、锯、凿、锉、铲、外固定及牵引器械、创伤外科辅助器械、骨科其他手术器械等。本节仅介绍骨凿、骨锉、外固定及牵引器械、剥离器等几种无源骨科手术器械。

一、骨科用凿

骨凿是骨科用凿的二级产品，是切削器具，通常由柄部和刀头组成，刀头是斜面锋利刃口。骨凿一般采用不锈钢材料制成，或刀片为不锈钢材料、手柄采用合成材料（聚四氟乙烯）。非无菌提供，用于骨科手术时修整骨骼、取骨和凿骨，管理类别属于Ⅰ类。品名有：腰椎用梯形骨凿、颈椎测深凿、颈椎骨凿、椎板骨凿、椎体骨凿、椎骨骨凿、骨凿、小圆刮凿、丁字凿、弧形凿、髋关节成型凿、肘关节肱骨成型骨凿、座导凿、平骨凿、圆骨凿、脱臼凿、峨眉凿、股骨滑车凿、髁间骨凿。骨凿如图 8－25 所示。

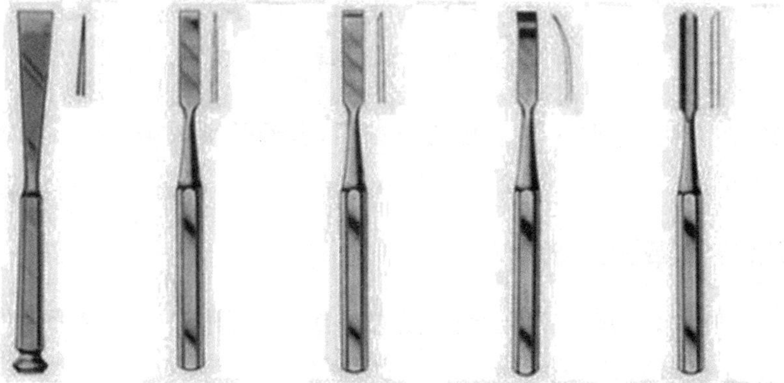

图 8－25　骨凿

二、骨科用锉、铲

骨科用锉、铲的二级产品类别有骨科用锉和骨科用铲。

骨科用锉有两种形式：第一种通常由锉身和手柄组成，锉身一般采用不锈钢材料制成，用于关节微创手术中在内窥镜下操作，对病变组织进行磨削，管理类别属于Ⅱ类。品名有：关节镜用手术骨锉。第二种通常由锉身和手柄（可不含）组成，有扁平和弯曲等形式，锉身一般采用不锈钢材料制成，非无菌提供，用于骨科手术时锉削骨骼、锉平骨断端，管理类别属于Ⅰ类。品名有：椎管锉、椎管锉刀、椎间锉、脊柱手术用骨锉、骨锉、髓腔锉、髋臼锉。骨锉如图 8－26 所示。

骨科用铲通常由刀柄和刀头组成，刀头一般采用不锈钢材料制成，非无菌提供，用

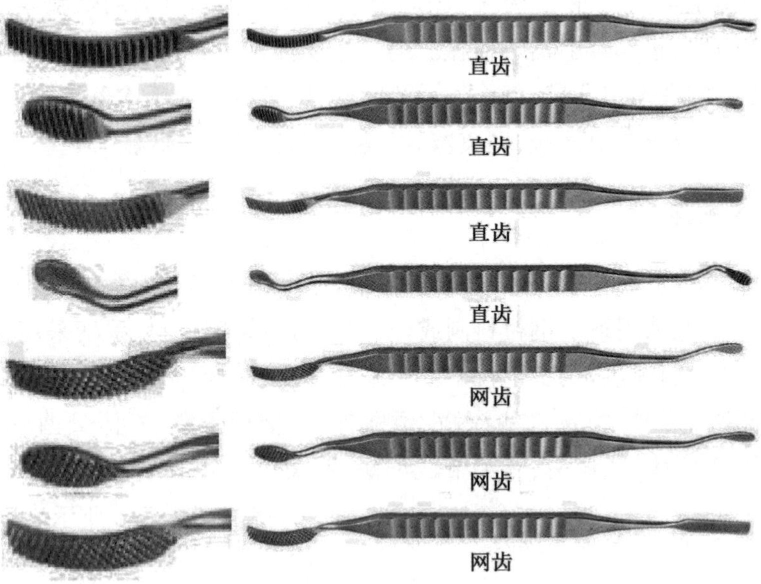

图 8—26 骨锉

于脊柱手术中在脊柱上铲除骨片及修正骨骼用，管理类别属于Ⅰ类。品名有：椎管铲刀、骨铲、梯形铲。

三、外固定及牵引器械

外固定及牵引器械类别下的二级产品有髌骨爪、外固定支架、夹板及固定带、牵引器、术中牵引架及配件、骨科牵引床及配件、紧固与支撑工具。

1. 外固定支架

外固定支架有两种形式：第一种通常由连接装置、固定装置及无源植入物组成，一般采用金属材料制成，无源植入物在体内滞留时间大于等于 30 天，用于骨折、肢体固定或进行关节制动或关节桥接，管理类别属于Ⅲ类，品名有：带植入物外固定支架、带植入物骨科外固定支架。第二种通常由针杆连接装置、杆、环、连接部件等组成（不包括骨针），一般采用铝合金、不锈钢、碳纤维、钛合金材料制成，用于连接体内骨针，通过固定、加压或牵拉骨端，实现骨科畸形矫形、骨折复位等治疗目的，管理类别属于Ⅱ类。品名有：骨科外固定器、骨科外固定支架、单侧外固定支架、单侧外固定器、骨科拱环外固定架、骨科管式外固定架、环形支架、组合式外固定支架、肢体延长架、单臂一体骨科外固定支架、单臂式外固定支架、四肢骨外固定器、环棒组合骨科外固定支架、镶嵌式外固定支架、测力式半环骨科外固定支架。图 8—27 所示为骨科外固定支架。

2. 牵引器

牵引器通常包括一个整体式结构的弓架，弓架左、右两牵引杆的前端分别设置有

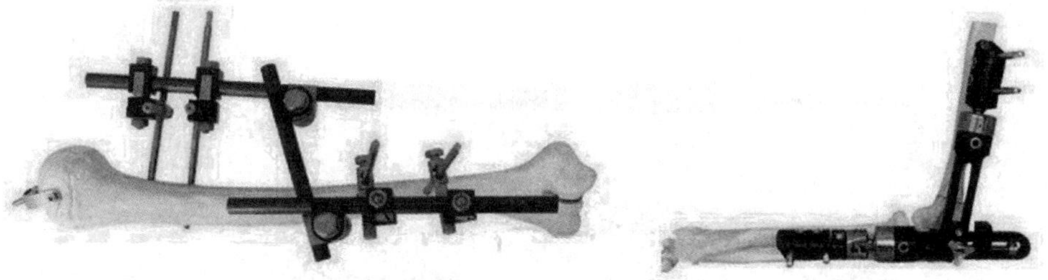

图 8—27 骨科外固定支架

用于穿装牵引钢针的牵引耳，一般采用不锈钢材料制成，非无菌提供，通过施加牵引力于牵引钢针，用于骨折牵引复位、拉直骨牵引针及颅骨牵引，管理类别属于Ⅰ类，品名有：骨科牵引弓、颅骨牵引弓、斯氏针牵引弓、克氏针牵引弓、骨科牵引器、颅骨牵引器、粗钢针牵引器、下颌骨牵引装置。图 8—28 所示为骨科牵引器。

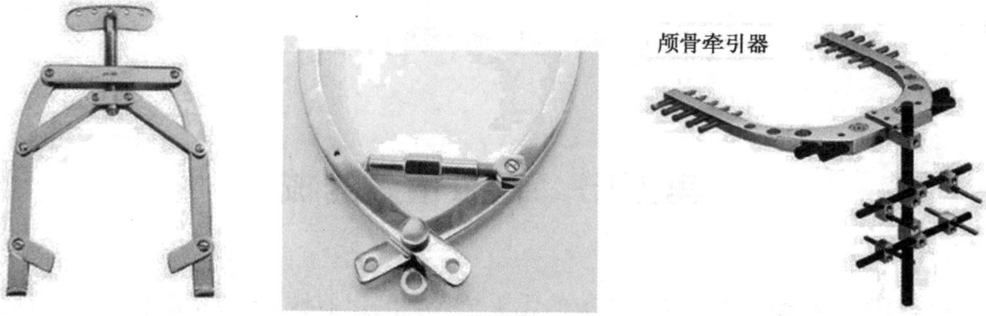

图 8—28 骨科牵引器

四、骨科其他手术器械

骨科其他手术器械类别下的二级产品有剥离器、颅骨矫形器械、剥离保护器、韧带手术器械、骨科组织保护器具、骨科手术体位固定架及软骨整形器械。

剥离器通常由头部和柄部组成，柄的顶端为椭圆形或弧形的片状板，其刃有锐性和钝性之分，一般采用不锈钢材料制成，用于剥离附着于骨面上的骨膜及软组织，管理类别属于Ⅱ类，品名有：椎体前方剥离器、椎板剥离器、C-D 椎板剥离器。若为非无菌提供，则用于剥离或分开附着于骨面上的骨膜及软组织，管理类别属于Ⅰ类，品名有：骨膜剥离子、神经剥离子、可变神经剥离子、骨膜剥离器、神经剥离器、可变神经剥离器。图 8—29 所示为骨膜剥离器。

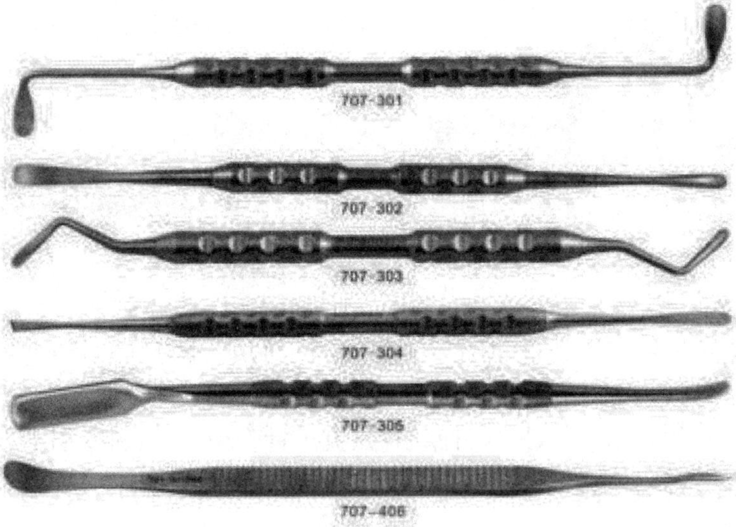

图 8—29 骨膜剥离器

第五节 无源植入器械

根据《医疗器械分类目录》，本节的无源植入类医疗器械，不包括眼科器械、口腔科器械及妇产科、辅助生育和避孕器械中的无源植入器械，也不包括可吸收缝合线。内容主要涉及骨接合植入物、运动损伤软组织修复重建及置换植入物、脊柱植入物、关节置换植入物、骨科填充和修复材料、神经内/外科植入物、心血管植入物、耳鼻喉植入物、整形及普通外科植入物以及其他植入物。本节仅介绍几种典型的无源植入器械。

一、骨接合植入物

骨接合植入物产品类别下有单/多部件金属骨固定器械及附件、单/多部件可吸收骨固定器械、单/多部件记忆合金骨固定器械、金属髓内装置、金属固定环扎装置、光面或带螺纹的金属骨固定紧固件等二级产品。

1. 单/多部件金属骨固定器械及附件

金属骨固定器械通常由一个或多个金属部件(如板、钉板、刃板)及金属紧固装置(如螺钉、钉、螺栓、螺母、垫圈)组成，一般采用纯钛及钛合金、不锈钢、钴铬钼等材料制成，其中金属部件通过紧固装置固定就位。金属骨固定器械用于固定骨折之处，也可用于关节的融合及涉及截骨的外科手术等。可植入人体，也可穿过皮肤对骨骼系统施加拉力(牵引力),管理类别属于Ⅲ类,品名有:金属锁定接骨板、金属非锁定接骨板、金属锁定接骨螺钉、金属非锁定接骨螺钉、金属股骨颈固定钉、金属接骨板钉系统、金属U型钉。图8—30所示为金属锁定接骨板。

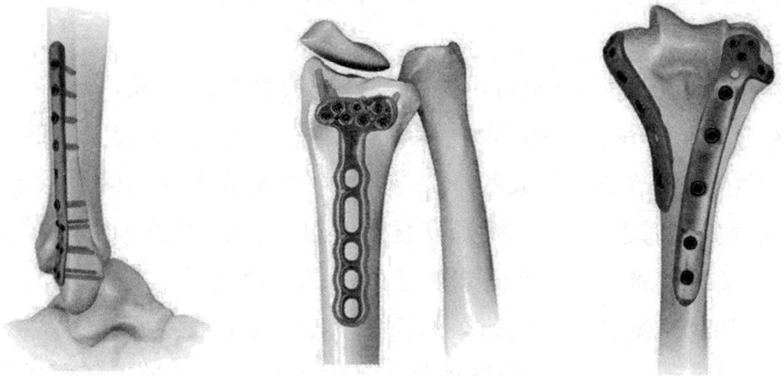

图8—30　金属锁定接骨板系统

2. 单/多部件可吸收骨固定器械

可吸收骨固定器械一般采用聚乳酸或其共聚物、复合材料等制成,用于非承重部位的骨折内固定术、截骨术、关节融合术中骨折部位的固定,管理类别属于Ⅲ类。品名有:可吸收接骨螺钉、可吸收接骨板、可吸收接骨棒、可吸收板钉系统。

3. 金属髓内装置

金属髓内装置通常由主钉和/或附件组成,主钉通常为管状、棒状或针状。主钉和附件一般采用钛合金和不锈钢等材料制成,用于骨折内固定(植入骨髓腔内由螺钉等连接固定),管理类别属于Ⅲ类。品名有:金属髓内钉、金属带锁髓内钉、金属髓内针、金属髓内钉系统、金属带锁髓内钉系统。图8—31所示为金属带锁髓内钉系统。

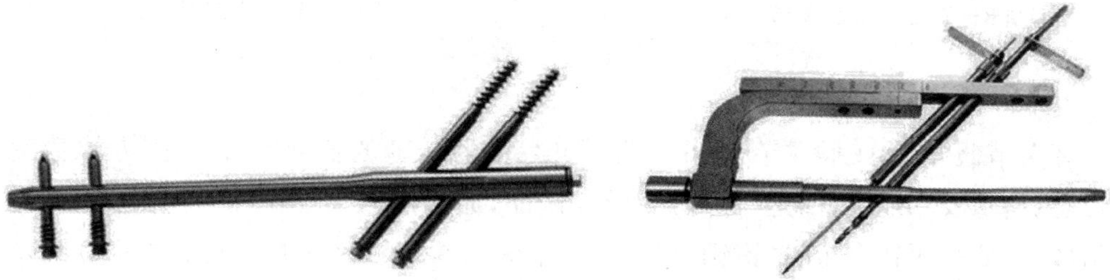

图8—31　金属带锁髓内钉系统

二、关节置换植入物

关节置换植入物产品类别下有髋关节假体、膝关节假体、肩关节假体、肘关节假体、指关节假体、腕关节假体、踝关节假体、颞下颌关节假体等二级产品。

1. 髋关节假体

髋关节假体（人工髋关节）通常由髋臼部件和股骨部件组成，一般采用钛合金、钴铬钼、不锈钢、超高分子量聚乙烯、陶瓷等材料制成。根据人体髋关节的形态、构造及功能设计，以替换髋关节的一个或两个关节面；通过关节面的几何形状来限制其在一个或多个平面内的平移和旋转。髋关节假体通过外科手术植入人体，代替患病髋关节，达到缓解髋关节疼痛、恢复髋关节功能的目的。髋关节假体管理类别属于Ⅲ类。品名有：髋关节假体系统、髋关节假体、髋臼假体、髋关节股骨假体。人工髋关节假体系统如图 8－32 所示，包括髋臼假体、假体球头和假体柄。仿照人体髋关节的结构，将假体柄插入股骨髓腔内，利用头部与关节臼或假体金属杯形成旋转，实现股骨的屈伸和运动。

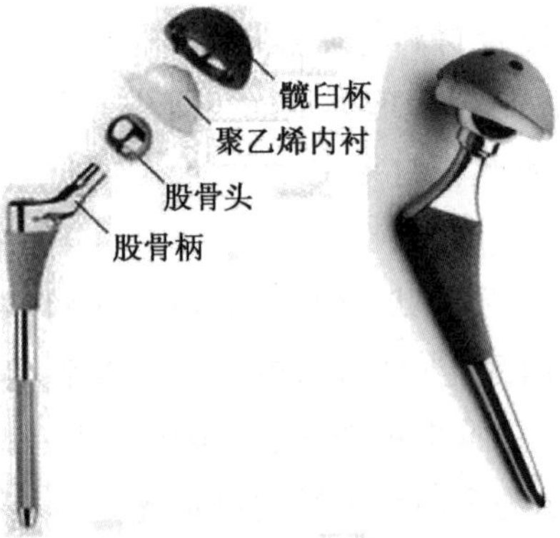

图 8－32　人工髋关节

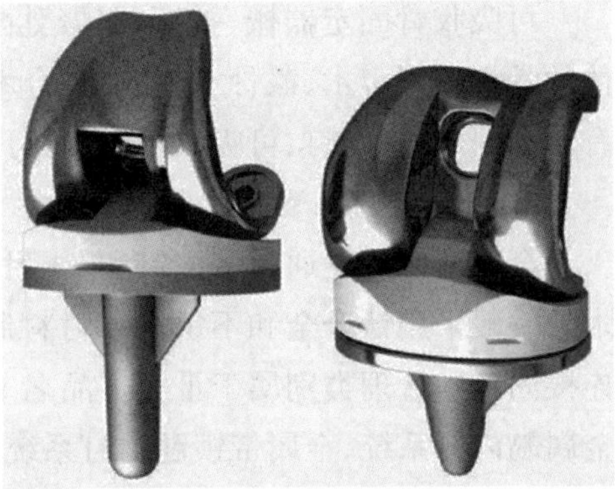

图 8－33　人工膝关节

2. 膝关节假体

膝关节假体（人工膝关节）完全参照了正常人膝关节的解剖形状，根据人体膝关节的形态、构造及功能设计，是一种仿生设计制品，通常由股骨部件、胫骨部件和髌骨部件组成，一般采用钛合金、钴铬钼、超高分子量聚乙烯等材料制成。人工膝关节可以替代膝关节的一个、两个或三个间室的关节面，通过外科手术植入人体，代替患病膝关节，达到缓解膝关节疼痛、恢复膝关节功能的目的。膝关节假体管理类别属于Ⅲ类。品名有：膝关节假体系统、膝关节假体、膝关节股胫假体、膝关节髌股假体、膝关节髌股胫假体、膝关节股骨假体、膝关节髌骨假体、膝关节胫骨假体。人工膝关节如图 8－33 所示。

三、骨科填充和修复材料

骨科填充和修复材料有丙烯酸树脂骨水泥、钙盐类骨填充植入物、同种异体骨修复材料、金属填充物。

1. 丙烯酸树脂骨水泥

丙烯酸树脂骨水泥通常由粉体和液体组成，一般采用甲基丙烯酸甲酯、聚甲基丙烯酸甲酯、丙烯酸酯或聚甲基丙烯酸甲酯和聚苯乙烯共聚物等材料制成，粉体和液体一般经混合搅拌后使用。用于关节成形术、脊柱或创伤手术中金属或高分子植入物与活体骨的固定；也可用于椎体的填充、固定椎体的骨缺损，或与内固定产品一同用于上下肢或骨盆的骨质疏松性骨折治疗。丙烯酸树脂骨水泥管理类别属于Ⅲ类。如果在其组分中加入具有抗菌功能、用于辅助预防感染的药物，则含药丙烯酸树脂骨水泥为Ⅲ类药械组合产品。

2. 钙盐类骨填充植入物

钙盐类骨填充植入物通常由颗粒或非颗粒状产品组成，一般采用羟基磷灰石、磷酸钙、硫酸钙、生物玻璃或由以上物质组合制成，也可含有胶原蛋白(不含重组人骨形态发生蛋白质-2)等材料。用于填充四肢、脊柱、骨盆等部位由于创伤或手术造成的、不影响骨结构稳定性的骨缺损。该类植入物管理类别属于Ⅲ类。品名有：人工骨、骨修复材料、羟基磷灰石生物陶瓷、磷酸钙生物陶瓷、β-磷酸三钙人工骨、硫酸钙人工骨、胶原基骨修复材料、钙磷盐骨水泥、生物玻璃骨填充材料、骨诱导磷酸钙生物陶瓷。

3. 同种异体骨修复材料

同种异体骨修复材料通常由同种异体骨经过加工制备而成，不含活细胞成分。用于骨缺损、骨不连、骨延迟愈合或不愈合的填充修复，以及脊柱融合、关节融合及矫形植骨修复。其管理类别属于Ⅲ类。

4. 金属填充物

金属填充物一般采用钽金属、钛或钛合金等材料制成，具有多孔结构或粗糙表面。根据使用部位的不同，具有特定形状。用于重建因严重退化、创伤或其他病理改变造成的髋关节、膝关节骨缺损；或用于翻修、补救既往关节重建术和植入物失效时的骨缺损；或用于治疗未发生股骨头塌陷的股骨头坏死。金属填充物管理类别属于Ⅲ类。品名有：填充块、股骨头坏死重建棒。

四、心血管植入物

心血管植入物产品类别下有血管内假体、血管支架、腔静脉滤器、人工血管、心血管补片、人工心脏瓣膜及瓣膜修复器械、心脏封堵器、心血管栓塞器械等二级产品，管理类别属于Ⅲ类。

1. 血管支架

血管支架通常由支架和/或输送系统组成。支架一般采用金属或高分子材料制成,结构一般呈网架状。其作用原理是:经腔放置的植入物扩张后通过提供机械性的支撑,以维持或恢复血管管腔的完整性,保持血管管腔通畅。支架可含或不含表面改性物质(不包含药物),如涂层。为了某些特殊用途,支架可能有覆膜结构。血管支架用于治疗动脉粥样硬化以及各种狭窄性、阻塞性或闭塞性等血管病变。品名有:冠状动脉支架、外周动脉支架、肝内门体静脉支架。如果支架载有药物,则为药械组合产品,品名有:药物洗脱冠状动脉支架、药物洗脱外周动脉支架。冠状动脉支架及植入如图 8—34 所示。

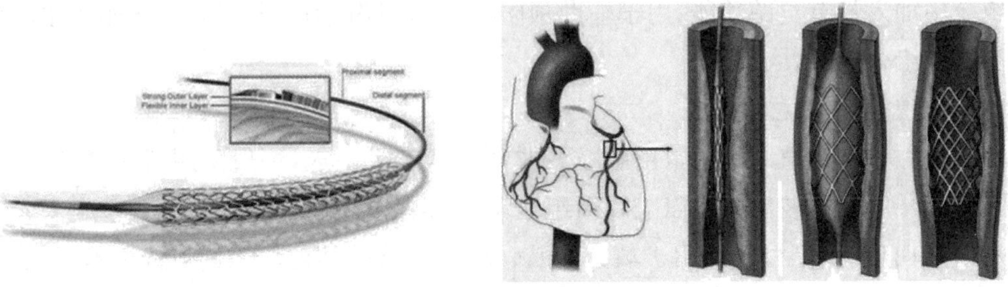

图 8—34　冠状动脉支架及植入

2. 人工血管

20 世纪 50 年代,无缝的人造血管已经研制成功,并开始临床应用于置换血管、在血管间旁路移植或形成分流。对人造血管的要求是:物理和化学性能稳定、网孔度适宜、具有一定的强度和柔韧度、做搭桥手术时易缝性好、血管接通放血时不渗血或渗血少且能即刻停止、移入人体后组织反应轻微、人体组织能迅速形成新生的内外膜、不易形成血栓以及令人满意的远期通畅率。人造血管一般采用完全或部分的生物材料、合成编织型材料、合成非编织型材料制成,主要原料有涤纶、聚四氟乙烯、聚氨酯和天然桑蚕丝,织造的方法有针织、编织和机织。目前已经商品化的多种高分子材料大口径人造血管均已达到实用水平,包括涤纶人造血管、真丝人造血管、膨体聚四氟乙烯(ePTFE)人造血管,而小口径人造血管的研制与开发一直是国际上近十年来的热点,但是到目前为止都没有正式的产品诞生,原因就在于小口径人造血管的生物相容性和抗凝血的要求远远高于普通的大口径人造血管。

随着生物医学技术的飞速发展,现已利用 3D 立体打印技术成功研制出了一种人造血管,该项研究成果将有望被用于人体试验和药物测试。同时,科学家们也已经成功制造出了人造肠道和人造气管等小型人体器官。但大型人造器官的制造却频频遭遇瓶颈，其主要原因是缺乏制造毛细血管的相应技术，进而不能给大型人造器官输送必要的养料，也就不能维持其正常存活和运行。

3. 人工心脏瓣膜

人工心脏瓣膜(Heart Valve Prothesis)是可植入心脏内代替心脏瓣膜(主动脉瓣、三尖瓣、二尖瓣)、能使血液单向流动、具有天然心脏瓣膜功能的人工器官，可用于心脏瓣膜病变严重而不能用瓣膜分离手术或修补手术恢复或改善瓣膜功能的病人心脏瓣膜置换。换瓣病例主要有风湿性心脏病、先天性心脏病、马凡氏综合征等。

人工心脏瓣膜于 1960 年首次应用于临床，之后经历了机械瓣、生物组织瓣、介入瓣等阶段，目前已成为心血管治疗领域一种非常重要的医疗器械。机械瓣膜是全部由人工材料制成的，有球形瓣膜、倾斜圆板型瓣膜及两叶状瓣膜等，目前临床上使用的有双叶瓣和单叶瓣两种；生物组织瓣膜分为同种生物瓣和异种生物瓣两种，通常具有良好的生物相容性和血流动力学特性，在临床中应用广泛；介入瓣又叫支架瓣膜，是随着介入心脏病学的迅速发展而产生的微创介入心瓣。

人工心脏瓣膜的基本结构包括金属瓣架、阻塞体和缝合环三部分。金属瓣架一般用不锈钢、钛、钴镍合金或其他超硬金属等制成；缝合环是将人工瓣膜缝到人体心脏瓣环的部分，由针织材料缝制而成，曾用聚丙烯、涤纶、聚四氟乙烯，近年还用碳纤维。

人工心脏瓣膜可含或不含表面改性物质，品名有：外科生物心脏瓣膜、外科机械心脏瓣膜、经导管植入式心脏瓣膜、心脏瓣膜成形环。人工心脏瓣膜如图 8－35 所示。

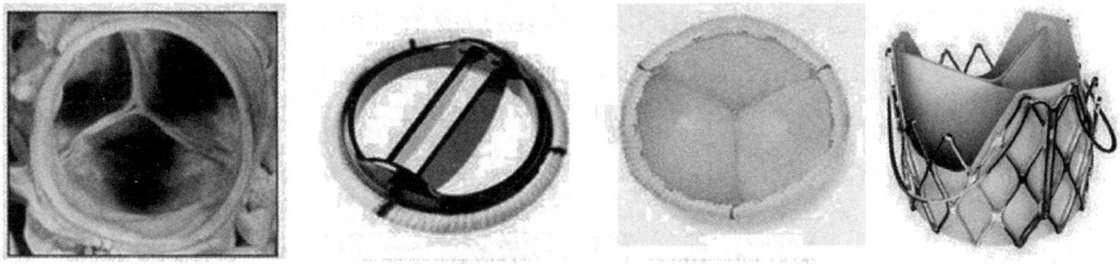

正常主动脉瓣　　机械型人工瓣膜　　生物型人工瓣膜　　介入人工心瓣

图 8－35　人工心脏瓣膜

五、组织工程支架材料

组织工程支架材料产品类别下包括以下二级产品：脱细胞皮肤、脱细胞真皮基质、胶原蛋白支架材料、神经修复材料、含重组人骨形态发生蛋白质的骨修复材料，管理类别属于Ⅲ类。

1. 脱细胞皮肤(不含活细胞成分)

脱细胞皮肤通常由异种或同种异体皮肤组织经一系列处理后制成，包括真皮层及表皮层,其主要成分为胶原蛋白。脱细胞皮肤用于皮肤缺损创面的修复,引导患者皮肤组织的修复和再生。品名有:脱细胞猪皮、脱细胞异体皮肤。

2. 脱细胞真皮基质(不含活细胞成分)

脱细胞真皮基质通常由异种或同种异体皮肤组织经一系列处理后制备的脱细胞真皮基质制成,其主要成分为胶原蛋白。用于真皮层缺损的创面修复,引导患者皮肤组织缺损的修复和再生。品名有:猪皮脱细胞真皮基质、脱细胞异体真皮基质。

3. 胶原蛋白支架材料(不含活细胞成分)

胶原蛋白支架在皮肤中构成了一张细密的弹力网,锁住水分,如支架般支撑着皮肤,维持结缔组织的湿度与弹性。胶原蛋白支架材料通常为胶原蛋白,用于皮肤、真皮的修复和再生。品名有:医用胶原修复膜。

4. 神经修复材料(不含活细胞成分)

神经修复材料通常由异种或同种异体的神经或肌腱组织经脱细胞处理后获得的细胞外基质制成,或者由人工合成高分子材料或天然高分子材料制成,不含活细胞成分。神经修复材料用于修复各种原因所致的外伤性神经缺损。品名有:脱细胞同种异体神经修复材料、脱细胞人工神经鞘管、聚乳酸人工神经管、神经套管。

5. 含重组人骨形态发生蛋白质的骨修复材料

该类材料通常在异种骨、同种异体骨、胶原、无机钙盐类材料、可吸收高分子材料中的一种或两种以上的复合材料中加入骨形态发生蛋白质-2(BMP-2)所制成,用于骨缺损、骨不连、骨延迟愈合或不愈合的填充修复,以及脊柱融合、关节融合及矫形植骨修复。品名有:含蛋白质-2(rhBMP-2)的骨修复材料、含蛋白质-2(rhBMP-2)的胶原基骨修复材料,属于Ⅲ类药械组合产品。

第六节　眼科器械(无源)

根据《医疗器械分类目录》,眼科器械主要包括眼科诊察、手术、治疗、防护所使用的各类眼科器械及相关辅助器械,但不包括眼科康复训练类器械。本节内容主要涉及眼科无源手术器械、眼科无源辅助手术器械、眼科植入物及辅助器械。

一、眼科无源手术器械

眼科无源手术器械产品类别下包括以下二级产品:眼用刀、眼用凿、眼用剪、眼用钳、眼用镊、眼用夹、眼用针、眼用钩、眼用刮匙、眼用剥离器、眼用牵开器、眼用扩张器、眼用冲吸器、眼用钻、眼用锯、眼用铲。

1. 眼用剪

眼用剪通常由一对中间连接的叶片组成，头部有刃口，一般采用不锈钢或钛合金材料制成，用于剪切眼组织。若为一次性使用眼用剪，则无菌提供，管理类别属于Ⅱ类，品名有：一次性使用无菌眼用剪。若非一次性使用，则非无菌提供，管理类别属于Ⅰ类，品名有：眼用剪、眼用组织剪、眼用手术剪、角膜剪、虹膜剪、巩膜剪、结膜剪、囊膜剪、膜状内障剪、眼内网膜剪、眼球摘除剪、小梁剪、切腱剪、斜视剪、显微眼用剪、显微巩膜剪、显微虹膜剪、眼内剪。用于剪切小梁、虹膜、囊膜等眼组织的眼用剪如图 8－36 所示。

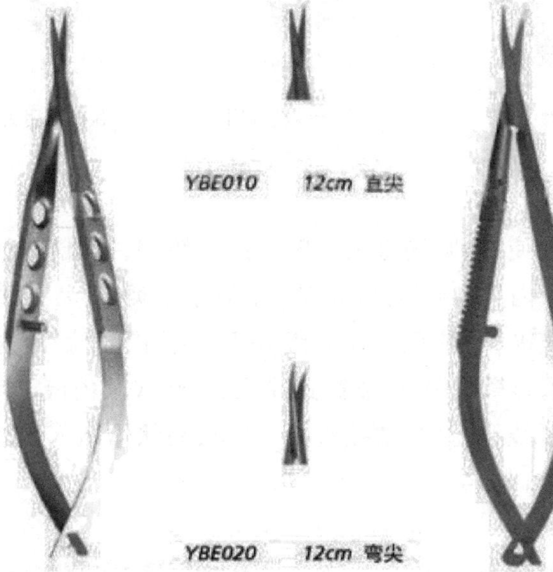

图 8－36　眼用剪

2. 眼用钳

眼用钳一般采用不锈钢材料制成，非无菌提供，管理类别属于Ⅰ类。有两种类型：第一种通常由中间连接的两片组成，头部为钳喙，用于钳夹眼组织或器械，品名有：眼用钳、眼用止血钳、眼用咬骨钳、环状组织钳、撕囊钳、眼内钳、显微眼用钳、眼用持针钳、布巾钳、晶状体植入钳、显微眼用持针钳。第二种通常由头部、杆部和柄部组成，头部为爪头，用于眼科手术时夹取眼部异物，品名有：眼内异物爪。眼用钳如图 8－37 所示。

3. 眼用镊

眼用镊通常由一对尾部叠合的叶片组成。若为一次性使用，眼用镊则一般采用不锈钢材料制成，无菌提供，用于夹持眼组织，管理类别属于Ⅱ类，品名有：一次性使用无

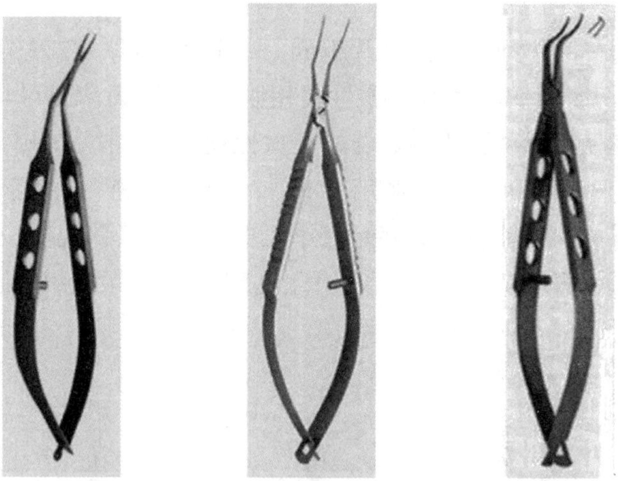

图 8—37 眼用钳

菌眼用镊。若非一次性使用，眼用镊则一般采用不锈钢、钛合金材料制成，非无菌提供，用于夹持眼组织、眼内异物或器械，管理类别属于Ⅰ类，品名有：眼科镊、眼内镊、眼用镊、眼用组织镊、虹膜镊、视网膜镊、角膜镊、角膜移植镊、膜瓣镊、剥膜镊、撕囊镊、角膜固定镊、显微结膜镊、显微眼用镊、显微虹膜镊、旋转式眼内镊、旋转式剥膜镊、眼内异物镊、镜片夹持镊、系线镊、显微结扎镊、夹钉镊、晶状体植入镊、晶状体折叠镊等。图 8—38 所示为系线镊。

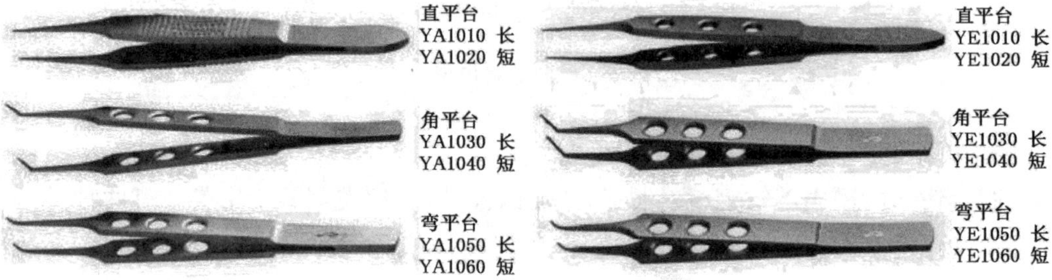

图 8—38 系线镊

二、眼科无源辅助手术器械

眼科无源辅助手术器械包括眼用穿刺器、眼用注入器、点眼棒、眼用压迫器、眼用保护与支持器、眼用器械手柄、眼用固位器、眼用测量器、眼用取出器、眼用抛光器、眼用置物台、眼用碎核器、眼用咬除器、眼用止血器、眼用浸泡环。

1. 眼用固位器

眼用固位器一般采用钛合金材料制成，为非无菌提供器械，管理类别属于Ⅰ类。眼用固位器有四种类型：第一种通常由尖端与柄身组成，用于定位或调节眼组织，品名有：超声乳化调节杆、超声乳化调核器、眼用定位器、调节定位器、拔核定位器、眼用调节器、眼科巩膜标示器、斜视手术眼球拨板、晶体核移动器。第二种通常由固定圈和柄部组成，用于固定眼组织，品名有：眼球固定器、眼球固定环、眼用固定环、角膜固定环。第三种通常由近端手柄、远端针体连接一体组成，用于眼组织复位，品名有：虹膜复位器、虹膜恢复器、晶状体复位器。第四种通常由压环及螺帽环组成，用于眼科手术中固定器械，品名有：角膜接触镜片固定环。

2. 眼用止血器

眼用止血器通常由工作尖端和头端组成，头端主要有球形、橄榄形两种形式，一般采用不锈钢或铜材料制成，是非无菌提供的无源产品，管理类别属于Ⅰ类。眼用止血器是通过加热头端后烧灼血管断端止血用。品名有：眼用烧灼止血器。

三、眼科植入物及辅助器械

眼科植入物是指用于眼视光学领域的无源医疗器械产品。眼科植入物及辅助器械产品类别下包括以下二级产品：人工晶状体、眼内填充物、青光眼引流装置、眼用粘弹剂、泪点塞、义眼台、囊袋张力环、人工玻璃体球囊、组织工程生物羊膜、角膜基质片、角膜基质环、泪道管、硅胶环扎带、义眼片、人工晶状体与人工玻璃体植入器械、囊袋张力环植入器械。

1. 人工晶状体

人工晶状体是模仿自然晶状体、由人工合成材料制成的一种特殊透镜，通常由光学主体和支撑部分组成，其成分包括硅凝胶、聚甲基丙烯酸甲酯、水凝胶等。人工晶状体光学区部分通过一定的光学设计，从而获取需要的聚焦能力并达到较好的成像质量。人工晶状体主要分为前房人工晶状体和后房人工晶状体两种；若按光焦度分类，则可分为单焦人工晶状体、双焦人工晶状体、多焦人工晶状体以及无级连续视程人工晶状体等。人工晶状体可代替人眼晶状体，用于囊外摘除术的白内障手术后或超声乳化术后植入，以矫正或修正人眼视力。人工晶状体管理类别属于Ⅲ类，品名有：人工晶状体、后房人工晶状体、亲水性丙烯酸人工晶状体、预装式人工晶状体、折叠式非球面人工晶状体、一件式人工晶状体、三件式后房型人工晶状体、折叠式人工晶状体、可调节人工状晶体、前房型聚甲基丙烯酸甲酯人工晶状体、后房型屈光晶状体、带虹膜的人工晶状体等。人工晶状体如图 8—39 所示。

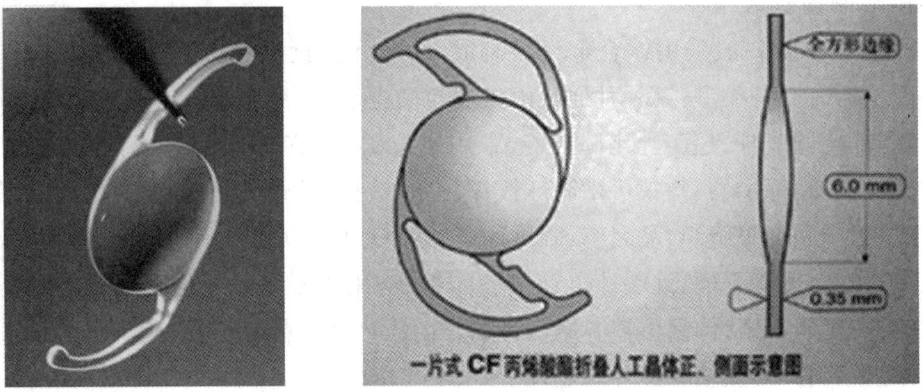

图 8—39　人工晶状体

人工晶状体的性能指标有：

(1)光学性能指标　主要有光焦度(又称屈光度、折光度)、成像质量、光谱透过率。

(2)机械性能指标　主要有光学偏心、光学倾角、压缩力衰减、动态疲劳耐久性和强度等。

(3)物理化学指标　主要有浸提物和水解稳定性、光稳定性、激光稳定性。

(4)与人体的生物相容性。

(5)产品稳定性。

2. 人工玻璃体球囊

人工玻璃体球囊通常是由高分子材料制成的透明结构,填充介质后可作为玻璃体替代物,用于暂时或永久替代眼球内玻璃体,并具有支撑视网膜、维持眼内压以及屈光功能。人工玻璃体球囊管理类别属于Ⅲ类,品名有:人工玻璃体球囊、折叠式人工玻璃体球囊。图 8—40 所示为折叠式人工玻璃体球囊示意图。

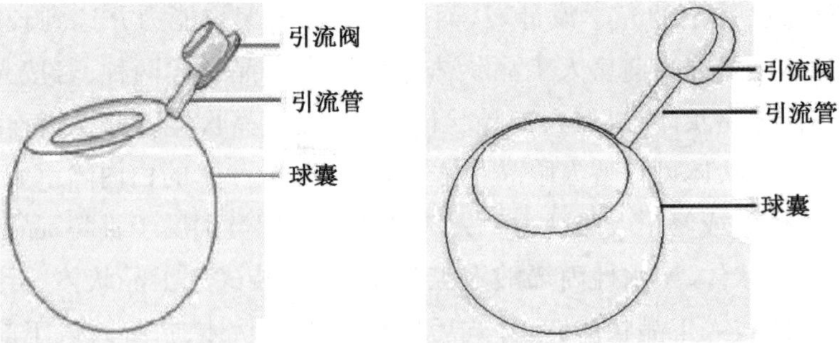

图 8—40　折叠式人工玻璃体球囊示意图

3. 组织工程生物羊膜

组织工程生物羊膜通常是由健康剖宫产产妇的胎盘组织经处理(去除脂肪、可溶性抗原等)、保留基本网架结构、灭菌后制成的产品,用于眼表创伤及眼表损害创面的修复,其管理类别属于Ⅲ类,品名有:生物羊膜、组织工程羊膜。

第七节　口腔科器械(无源)

根据《医疗器械分类目录》,口腔科器械包括口腔科用设备、器具、口腔科材料等医疗器械,不包括口腔科治疗用激光、内窥镜、显微镜、射线类医疗器械。本节涉及的是口腔科器械中的无源器械部分,主要介绍口腔充填修复材料、口腔义齿制作材料、口腔植入及组织重建材料的相关内容。

一、口腔充填修复材料

口腔充填修复材料产品类别下包括以下二级产品:水门汀、黏结剂、根管充填封闭材料、复合树脂、复合体、银汞合金、临时充填材料、盖髓材料。

1. 根管充填封闭材料

根管充填封闭材料呈固体、糊状、粉液剂或液状。固体通常为古塔胶,也可为金属或其他高分子材料;糊状或液状主要成分可以是氧化锌、氢氧化钙、树脂、填料、水杨酸酯、丁香酚或硅酸盐等。古塔胶通过加热使用或与封闭材料配合使用;糊状或液状材料可以发生固化反应,也可以不固化。根管充填封闭材料用于根管治疗过程中充填或封闭牙髓腔和根管内空隙,其管理类别属于Ⅲ类,品名有:牙科根管充填材料、液体根充材料、固体根充材料、根管充填剂、根管封闭材料、根管封闭剂、根管修复材料、回填牙胶、热凝牙胶尖、牙根管充填尖、牙胶尖、牙根管塞尖。

2. 银汞合金

银汞合金通常为粉液双组分或胶囊型。液剂为汞、粉剂为银合金,通过汞齐化反应生成银汞合金,用于牙体缺损的直接充填修复,其管理类别属于Ⅱ类,品名有:银汞胶囊、银汞合金、银合金粉。

3. 盖髓材料

盖髓材料有糊剂、液剂或粉液型,通常有氢氧化钙类、氧化锌丁香酚类、硅酸盐类等,用于直接盖髓、活髓切断或者间接盖髓,其管理类别属于Ⅲ类,品名有:盖髓剂、光固化氢氧化钙间接盖髓剂。

二、口腔义齿制作材料

口腔义齿制作材料产品类别下包括以下二级产品:义齿用金属材料及制品、义齿用陶瓷材料及制品、义齿用高分子材料及制品、定制式义齿、固位桩、牙托梗。

1. 义齿用金属材料及制品

义齿用金属材料通常包括钴铬合金、镍铬合金、纯钛、钛合金、贵金属合金等，可以通过铸造、锻造、计算机辅助设计/制造(CAD/CAM)、沉积等工艺制备成需要的制品形状，用于制作嵌体、支架、牙冠、桥、基托、卡环、金属烤瓷修复体等，但不可用于基台的定制，其管理类别属于Ⅱ类。义齿用金属材料及制品品名有：镍铬合金、牙科用镍基铸造合金、钴铬合金、牙科用钴铬钼铸造合金、牙科纯钛、牙科钛合金、牙科铸造钛、牙科镍烤瓷合金、牙科钴铬钨烤瓷合金、钴铬钼烤瓷合金、牙科钴铬烤瓷合金、牙科贵金属烤瓷合金、牙科金沉积液、牙科锻造合金、焊接合金、牙科磁性附着体、牙科精密附着体、预成金属冠、不锈钢预成型牙冠、牙科修复用加固网。

2. 义齿用陶瓷材料及制品

义齿用陶瓷材料呈粉末状或块状，另配套用染色材料。义齿用陶瓷材料通常为无机非金属材料经过高温处理后形成的多晶聚集体，主要包括氧化锆、氧化铝、长石、石英、玻璃等，一般通过烧结、铸造、计算机辅助设计/制造(CAD/CAM)、热压、玻璃渗透等工艺制备成需要的制品形状，用于制作嵌体、贴面、牙冠、桥、人工牙及其他形式的修复体或义齿，不可用于基台的定制，其管理类别属于Ⅱ类。义齿用陶瓷材料及制品品名有：牙科瓷粉、低温烤瓷粉、高温烤瓷粉、染色瓷粉、牙科金属烤瓷瓷粉、牙科烤瓷粉、牙科全瓷瓷粉、牙科全瓷瓷块、牙科氧化锆瓷块、瓷牙。

3. 义齿用高分子材料及制品

义齿用高分子材料有两种：第一种主要成分为丙烯酸酯类，呈双组分糊剂、粉液剂、粉剂或单组分糊剂，用于制作嵌体、贴面、牙冠、桥、基托、人工牙、桩核、义齿等，不可用于基台的定制，其管理类别属于Ⅲ类，品名有：热凝或自凝义齿基托树脂、义齿基托修补用树脂、造牙树脂、双凝基牙修复树脂、冠桥用复合树脂、牙冠用染色树脂、冠桥用光固化复合树脂、复合或双重固化树脂桩核材料、义齿软衬材料、石英纤维夹板、固位纤维、牙科可切削树脂块、合成树脂牙等。第二种主要成分为聚丙烯酸酯类、聚乙烯基酯类、聚碳酸酯类等，呈双组分糊剂、粉液剂或单组分糊剂或预成制品，用于制作临时修复体及临时性辅助义齿固位，其管理类别属于Ⅱ类，品名有：义齿稳固剂、临时冠桥树脂、临时冠、可塑型树脂冠。

4. 定制式义齿

定制式义齿一般采用钴铬合金、镍铬合金、纯钛、钛合金、贵金属合金、瓷块、瓷粉、基托树脂、合成树脂等具有注册证的材料制成，根据需要而定。定制式义齿可以是固定或活动(可摘)的，固定义齿是病人不可自行摘戴的义齿，由固位体、桥体和连接体组成，也包括牙体缺损的固定修复体，如冠、嵌体、桩核、贴面及种植义齿的上部结构，如

图 8—41 所示。

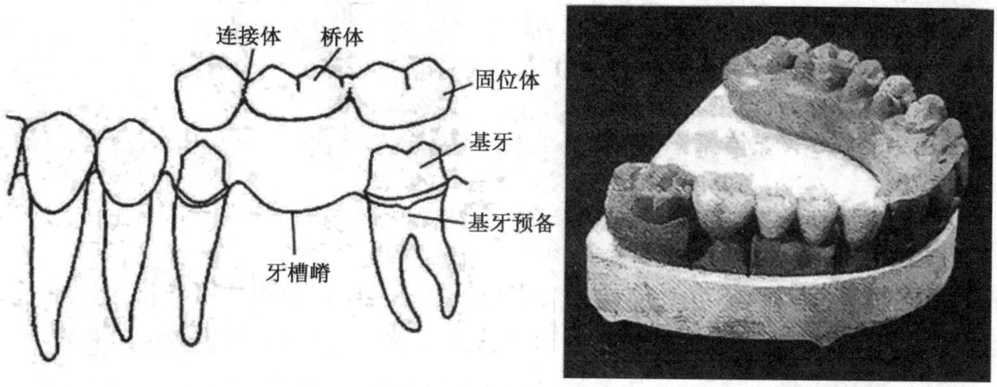

图 8—41　固定义齿结构图

定制式义齿置于患者口内，用于治疗牙齿缺损、牙列缺损或缺失，不包括定制式基台。定制式义齿管理类别属于Ⅱ类，品名有：定制式固定义齿、定制式活动义齿、定制式混合固位义齿。图 8—41 为固定义齿结构图。

三、口腔植入及组织重建材料

口腔植入及组织重建材料产品类别下包括以下二级产品：牙种植体、基台及附件、种植支抗、种植体密封材料、种植辅助材料、骨填充及修复材料、颌面固定植入物、颌面部赝复及修复重建材料及制品、基台定制材料。

1. 牙种植体

牙种植体为螺柱状或其他形状固体，如图 8—42 所示，相当于真牙的牙根，对于整个牙齿的固定起到了至关重要的作用。牙种植体采用的材料有：金属与合金材料（包括金、316L 不锈钢、铸造钴铬钼合金、钛及其合金等）、陶瓷（包括生物惰性陶瓷、生物活性陶瓷、生物降解性陶瓷等）、高分子材料（包括丙烯酸酯类、聚四氟乙烯类、聚枫等）、碳素材料（包括玻璃碳、低温各向同性碳等）及复合材料（即以上两种或两种以上材料的复合，如金属表面喷涂陶瓷）。牙种植体是通过外科手术的方式植入人体缺牙部位的牙槽骨内，用于为义齿等修复体提供固定或支撑，以恢复患者的咀嚼功能。牙种植体管理类别属于Ⅲ类，品名有：牙种植体、纯钛牙种植体、羟基磷灰石涂层牙种植体、钛合金牙种植体等。

2. 骨填充及修复材料

骨填充及修复材料通常为异体、动物源性或合成的骨修复材料，可以是块状、网状、颗粒或膜，如羟基磷灰石等无机材料以及金属和高分子材料，也可以是经处理后的、取自动物或人体的软硬组织。该类修复材料用于颌面骨或牙槽骨等的缺损、牙周

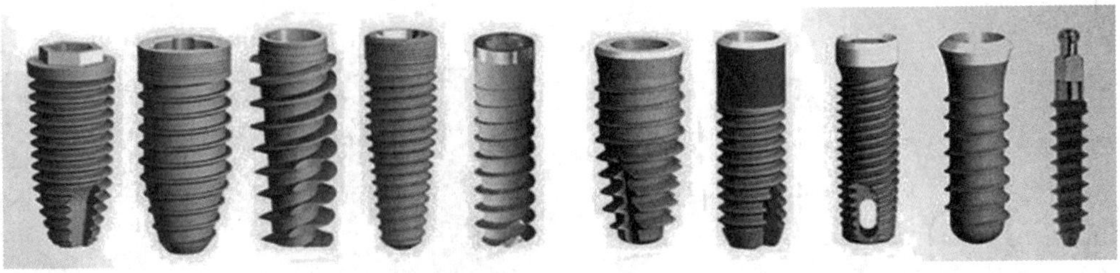

图 8－42　牙种植体

损伤及与牙科种植修复相关的骨隙或骨缺损的填充、修复，或用于引导骨、组织的再生或成型。骨填充及修复材料管理类别属于Ⅲ类，品名有：牙科骨粉、骨修复材料、口腔人工骨、口腔用生物玻璃人工骨、天然煅烧骨修复材料、生物膜、可吸收生物膜、可吸收β磷酸三钙、引导组织再生膜、牙科骨粉用支撑钛膜、口腔修复膜。

第八节　其他无源医疗器械

除上述介绍的各类无源医疗器械外，还有许多其他无源器械，如：注输、护理和防护器械中的注射与穿刺器械、输液器械、止血器具、非血管内导(插)管与配套用体外器械、清洗灌洗吸引给药器械、外科敷料(材料)、创面敷料、包扎敷料、造口与疤痕护理用品、手术室感染控制用品、医护人员防护用品、病人护理防护用品等；患者承载器械中的手动手术台(机械)、手动诊疗台及诊疗椅、手动病床、手动推车与担架等患者转运器械、防压疮(褥疮)垫等；妇产科、辅助生殖和避孕器械中的妇产科手术器械、妊娠控制器械、辅助生殖器械等。

一、注射与穿刺器械

1. 无菌注射器

无菌注射器通常由器身、锥头、活塞和芯杆组成，器身一般采用聚丙烯材料制成，活塞一般采用天然橡胶制成，其表面由聚二甲基硅氧烷进行润滑。无菌注射器采用无菌提供，用于抽吸液体或在注入液体后注射，管理类别属于Ⅲ类，品名有：一次性使用无菌注射器(如图 8－43 所示)、一次性使用无菌自毁式注射器、一次性使用无菌胰岛素注射器、自毁型固定剂量疫苗注射器、一次性使用低阻力注射器、泵用注射器。图 8－44 为一次性使用无菌回缩式自毁注射器，其结构主要由外套、芯杆、活塞、针座、弹簧、针管组成，在注射完预定剂量的注射剂后注射针自动回缩到注射器芯杆内，以防止注射器后续重复使用。

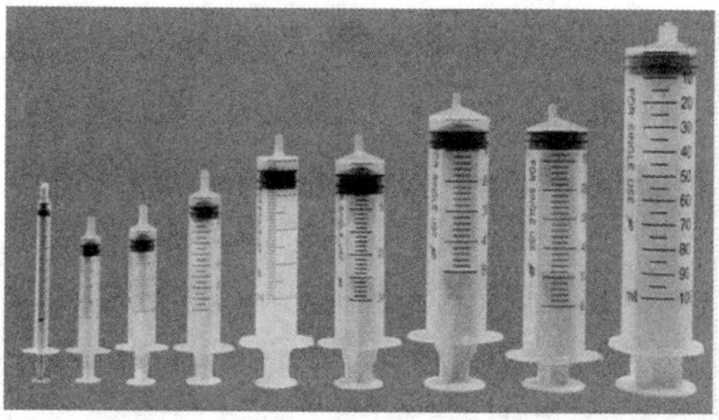

图 8—43　一次性使用无菌注射器

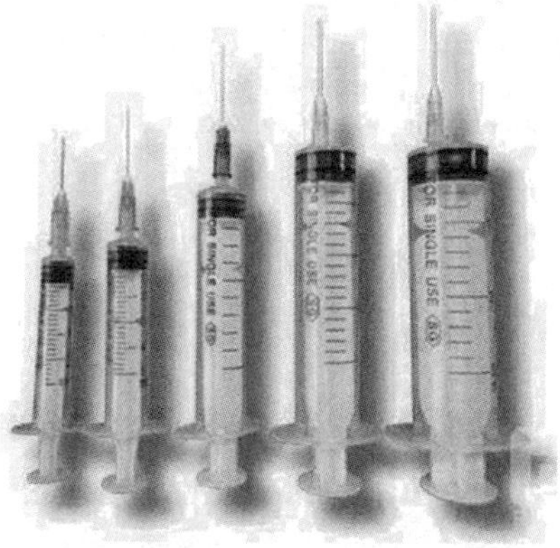

图 8—44　一次性使用无菌回缩式自毁注射器

2. 无针注射器

无针注射器通常由注射器、复位器、抽药针、安瓿、适配器或其他部件组成(不含药液),注射器、复位器非无菌提供、可重复使用,抽药针、安瓿、适配器无菌提供,一次性使用。无针注射器是通过压力使药液穿透皮肤或黏膜表面输送入体内,用于药液的注射,其管理类别属于Ⅲ类,品名有:无针注射器。无针注射器如图 8—45 所示。

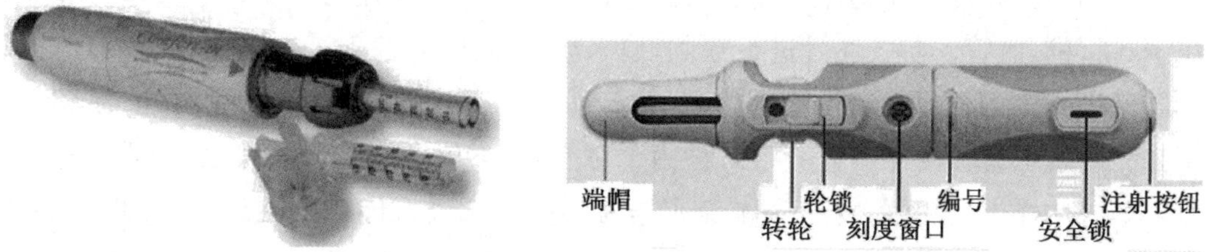

图 8—45　无针注射器

图 8—45 中端帽用于保护药管内部的推杆;转轮可以使推杆上下移动,从而带动药管内的活塞运动,起到吸药和排除气泡的作用;轮锁起锁死转轮的作用(图中为打开状态);刻度窗口显示需要注射的剂量;编号是产品的唯一标识;安全锁是为了防止误操作,只有在安全锁按下时注射按钮才可以工作;注射按钮按下即开始注射。

3. 注射针

注射针通常由针管、针座和护套组成,有两种类型:第一种为无菌提供,可带有自毁装置,针管一般采用不锈钢材料制成,针座一般采用聚丙烯等高分子材料制成,用于人体皮内、皮下、消化道黏膜下、肌肉、静脉等注射或抽取液体,其管理类别属于Ⅲ类,品名有:一次性使用无菌注射针、一次性使用无菌牙科注射针、一次性使用胰岛素笔配套用针、植入式给药装置注射针,图 8—46 为一次性使用无菌注射针。另一种为非无菌提供，针管和针座一般采用不锈钢材料制成，可重复使用，用于人体皮内、皮下、消化道黏膜下、肌肉注射或抽取液体，其管理类别属于Ⅱ类，品名有：一次性使用未灭菌注射针，如图 8－47 所示。

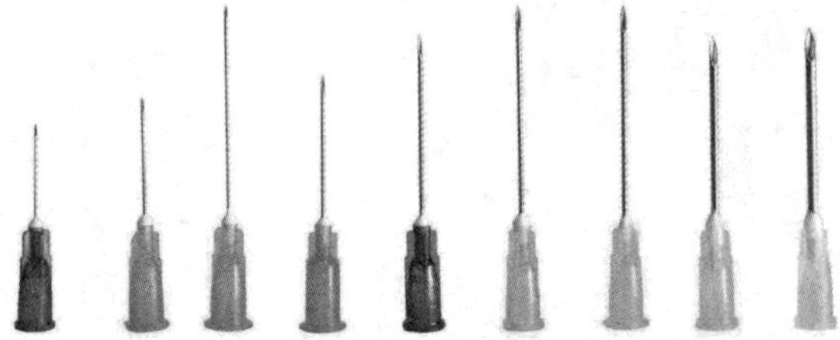

图 8－46　一次性使用无菌注射针(去包装)

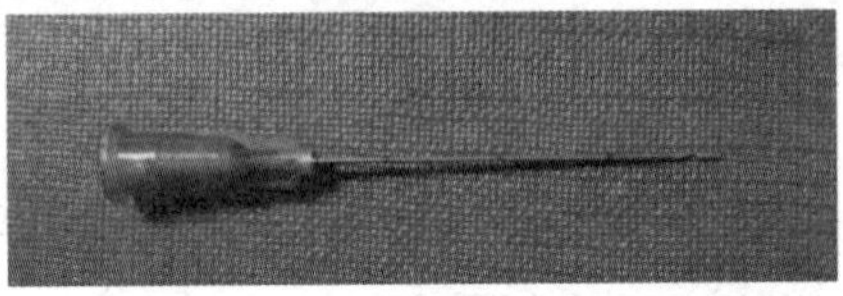

图 8－47　一次性使用未灭菌注射针

4. 穿刺器械

穿刺器械通常由穿刺针、穿刺器、保护套组成。根据应用可分为两种类型：第一种用于对腰椎、血管、脑室、髂骨进行穿刺，以采集人体样本、注射药物与气体等或作为其他器械进入体内的通道，其管理类别属于Ⅲ类，品名有：脑室穿刺针、腰椎穿刺针。图 8－48 所示为腰椎穿刺针。第二种用于对人体(不包括腰椎、血管、脑室)进行穿刺，以采集人体样本、注射药物与气体等或作为其他器械进入体内的通道，其管理类别属于Ⅱ类，品名有：胸腔穿刺针、肾穿刺针、多用套管针、上颌窦穿刺针、肝脏活体组织快速穿刺针、肝脏活体组织穿刺针、经皮穿刺器械、环甲膜穿刺针、吸脂针、穿刺细胞吸取器、点刺针、经皮肝穿刺胆管造影针、气胸针、髂骨穿刺针。图 8－49 所示为髂骨穿刺针。

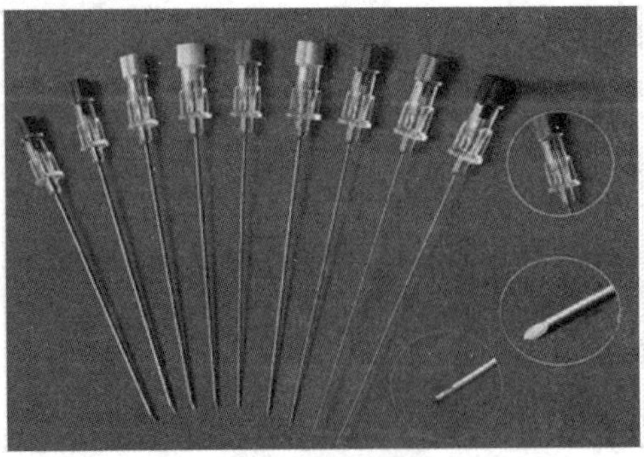

图 8－48　腰椎穿刺针

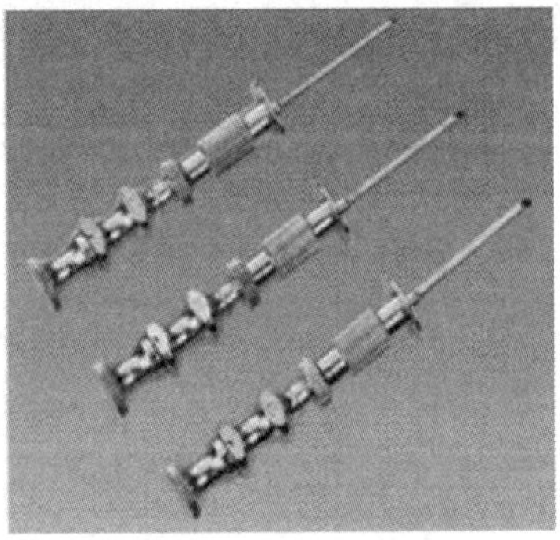

图 8－49　髂骨穿刺针

二、血管内输液器械

1. 无源输注泵

无源输注泵通常由弹力储药囊(不含药)、加药装置、延长管和流速控制器组成,以机械弹性为动能,为泵体提供动力。无源输注泵为无菌提供(环氧乙烷灭菌)、一次性使用(用后即销毁),临床用于手术后镇痛、慢性疼痛治疗、无痛分娩及其他需要持续微量注射药液的场合,可供患者自控调节注入体内(静脉、皮下、硬膜外腔)的药液流量(不用于动脉及肌肉注射),其管理类别属于Ⅲ类,品名有:一次性使用输注泵,如图 8－50 所示。

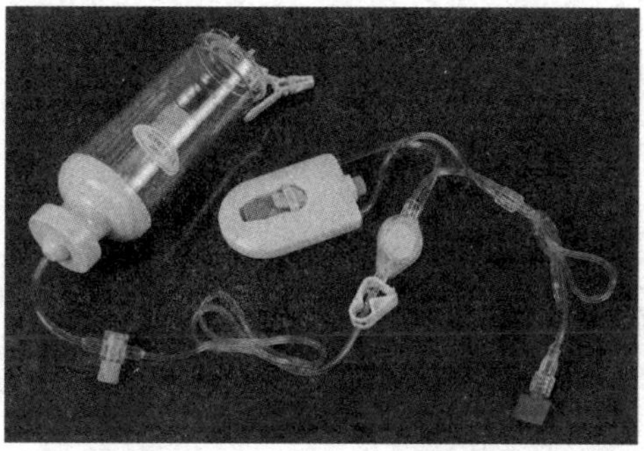

图 8—50　一次性使用输注泵

2. 输液器

输液器通常由鲁尔圆锥接头、管路、滴斗、流量调节器、瓶塞穿刺器、药液过滤器等组成,部分输液器带有空气过滤器的进气器件、药液注射件,其管路一般由聚氯乙烯或其他材料制成。输液器的设计能使其在重力或压力作用下,将输液容器中的药液通过静脉穿刺器械向静脉内输入。输液器为无菌提供、一次性使用,用于静脉输注药液,其管理类别属于Ⅲ类,品名有:重力输液器、重力式输液器、压力设备用输液器、滴定管式输液器、分液袋式输液器、吊瓶式输液器、静脉营养袋式输液器、避光输液器、泵用输液器、压力输液器、自动排气输液器等。图 8－51 所示为一次性使用输液器。图 8－52 所示为一次性使用自动排气精密过滤输液器。

3. 血管内留置针

血管内留置针通常由护套、导管组合件(包括导管、楔形物和导管座)、针头组合件(包括针管和针座)和透气塞组成,可带有防针刺装置,一般采用高分子材料和医用不锈钢材料制成。血管内留置针为无菌提供,与输液器、输血器配套使用,可在血管内留置一段时间,用于穿刺并输入人体液体、采血或动脉血压监测及连续动脉血气监测用,其管理类别属于Ⅲ类,品名有:一次性使用静脉留置针、一次性使用动静脉留置针、一

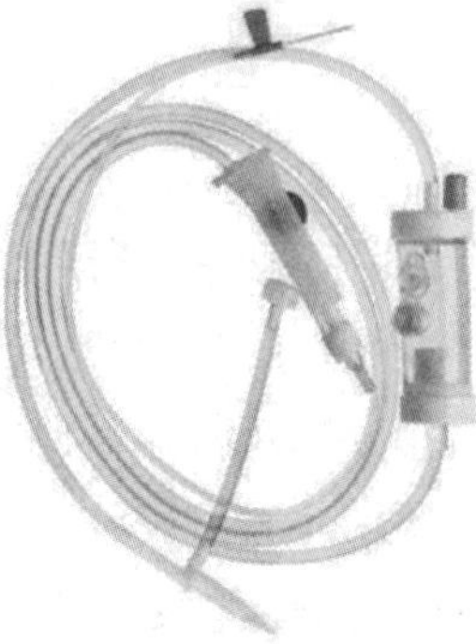

图 8—51　一次性使用输液器

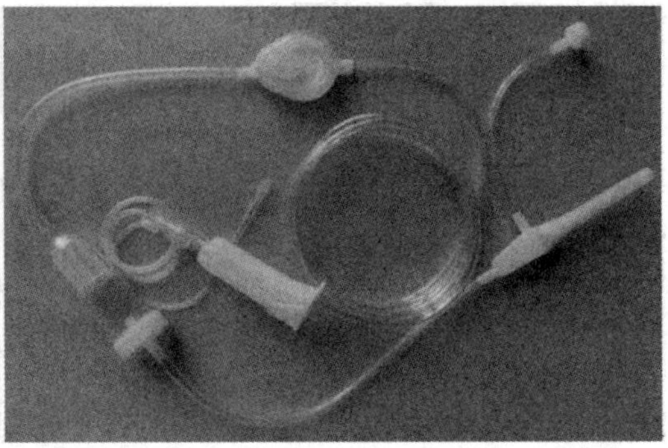

图 8—52　一次性使用自动排气精密过滤输液器

次性使用动脉留置针、一次性使用防针刺静脉留置针。图 8—54 所示为一次性使用静脉留置针。

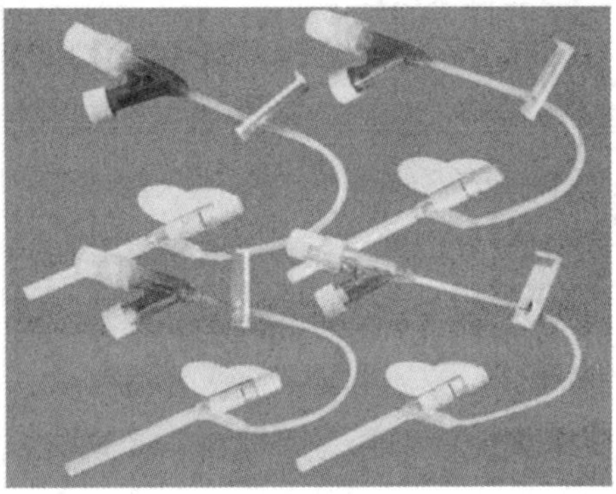

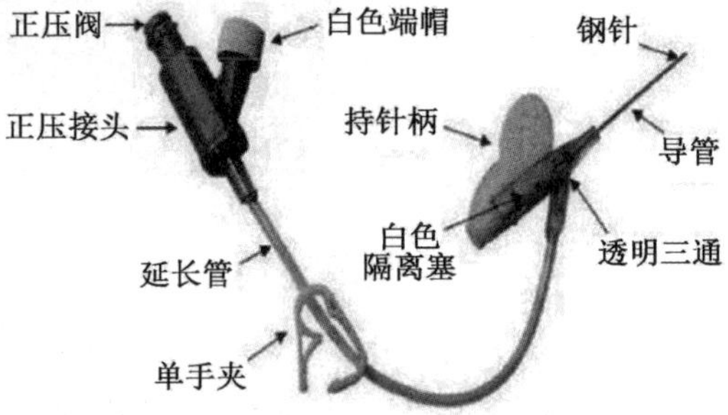

图 8—53　一次性使用静脉留置针(Y 型)

三、手动手术台(机械)

手动手术台(机械)通常由床体(包括支撑部分、传动部分和控制部分)和配件组成。支撑部分包括台面、背板、臀板、腿板等,可调节;升降形式为机械升降式,体位调整均为人力操纵。手动手术台(机械)为无源产品,用于常规手术以及外科(神经外科、胸外科、普外科、泌尿外科)、五官科(眼科等)、骨科、妇科手术等医疗过程的患者多体位支撑与操作,使其躺卧成不同的姿势。手动手术台(机械)的管理类别属于Ⅰ类,品名有:手术床(台)、手动手术床(台)、机械手术床(台)、手动机械手术床(台)、脚踏升降手术床(台)、机械综合手术床(台)、综合手术台(床)、手动机械综合外科手术床(台)、头部操纵式机械综合手术床(台)、侧面操纵式机械综合手术床(台)、手动机械眼科手术床(台)、手动机械骨科手术床(台)。手动手术台如图 8—54 所示。

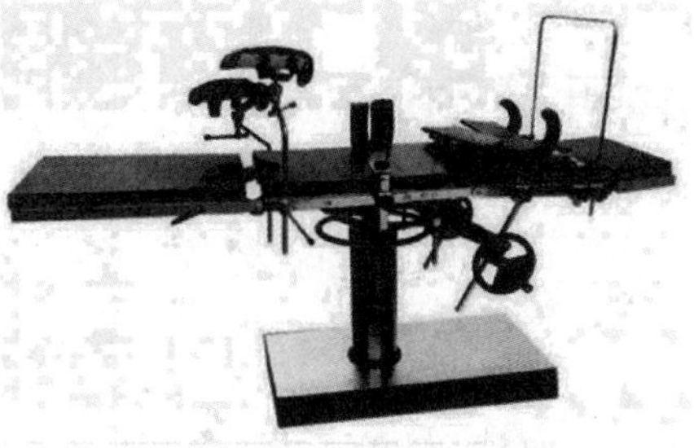

图 8—54　手动手术台

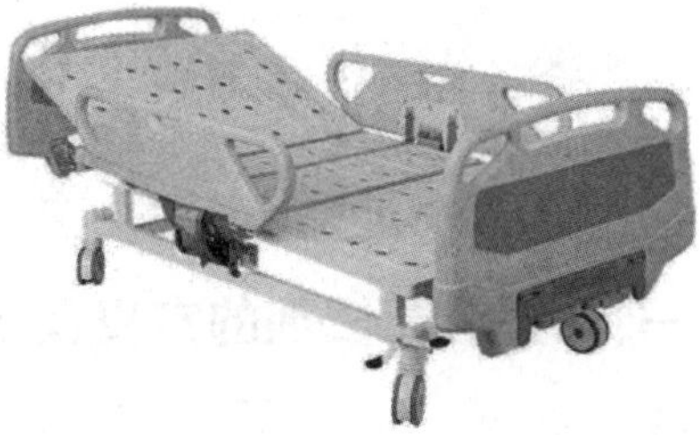

图 8—55　手动病床

四、医用病床(手动)

手动病床通常由床面部分、床架部分、控制部分(包括手摇或脚踏等)和配件组成，床面部分可在最大折起角度范围内任意调节(板状无法调节)。手动病床为无源产品，用于医疗监护下的成年或儿童患者的诊断、治疗或监护时使用，用以支撑患者身体，形成临床所需体位。手动病床管理类别属于Ⅰ类，品名有：手动病床、手摇式病床、手摇式二折病床、医用平床、手动儿童病床、烫伤翻身床。手动病床如图 8—55 所示。

五、手动推车、担架等器械

手动推车、担架等器械属于患者转运器械，通常由床面(推车面板、担架面)、支撑架组成，可附加输液架、护栏、定向轮踏板、脚轮、刹车等，分为单车或双车。手动推车、担架为无源产品，用于医疗机构运送、移动患者，其管理类别属于Ⅰ类，品名有：手动推车、手动推床、手动静态搬运车、手摇式抢救车、担架、担架车、急救担架、楼梯担架、椅式担架、折叠担架、医用转运车、手术对接车、手术推车、液压升降平车、医用液压推床、医用转移车。图 8—56 所示为医用担架车；图 8—57 所示为医用转移车，其框架采用铝合金轨道车架，车面及护栏采用 PP 工程塑料注塑成型，三角形支架采用冷轧钢板一次性冲压成型。

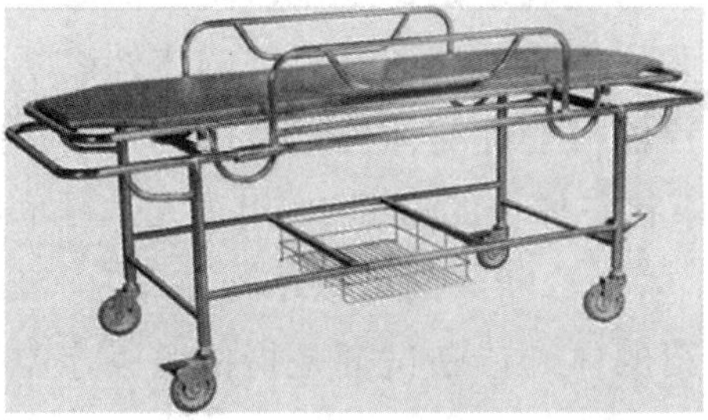

图 8—56　担架车

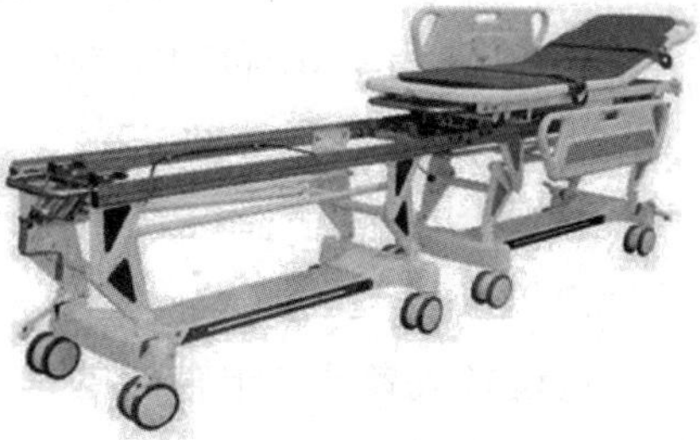

图 8—57　医用转移车

第九节 体外诊断试剂

一、体外诊断试剂的定义及分类

体外诊断(in vitro diagnosis,IVD)是指将样本(血液、体液、组织等)从人体中取出后进行检测,进而获取临床诊断信息、判断疾病或机体功能的诊断方法。目前,体外诊断已经成为人类进行疾病预防、诊断、治疗所必不可少的医学手段,其在疾病预防、诊断、监测以及指导治疗的全过程中发挥着极其重要的作用,是现代疾病与健康管理不可或缺的工具,因此也被誉为医生的"眼睛"。体外诊断涉及免疫检测、基因诊断学、转化医学等众多学科,与试剂、校准材料、控制材料、成套工具、仪表装置、设备或系统等相关。国内IVD发展起步较晚,1985年才研制成功我国第一批国产生化诊断试剂,但受益于医疗体制改革的推动、国家产业政策的扶持等,我国体外诊断产业也在快速地发展。

体外诊断按检测原理或检测方法分类,主要分为生化诊断、免疫诊断、分子诊断、微生物诊断、尿液诊断、凝血类诊断、血液和流式细胞诊断等诊断方法,其中生化、免疫、分子诊断是目前我国体外诊断的主要方法。生化诊断主要是利用各种生化反应,对人体指标进行检测,主要包括肝功能、肾功能、血脂、电介质、血糖、心肌酶谱等检测。免疫诊断主要是利用抗体与抗原的特异性反应,对疾病或者人体生理状态进行检测,主要包括体内激素、微量蛋白、血型、皮肤活性、女性妊娠以及肿瘤、乙肝、HIV、病毒、细菌、传染性疾病等检测。分子诊断技术又称基因诊断技术,是应用分子生物学的方法检测患者体内遗传物质的结构或表达水平的变化,主要包括病毒、细菌以及人类基因图谱和遗传疾病的检测。

体外诊断试剂按照管理类型分类,可分为按药品管理的体外诊断试剂和按医疗器械管理的体外诊断试剂两大类。按照药品管理的体外诊断试剂没有统一的定义,如:用于血源筛查(非临床诊断)的体外诊断试剂和采用放射性核素标记的体外诊断试剂就属于此类(按照药品受理和审评)。按照医疗器械管理的体外诊断试剂是指在疾病的预测、预防、诊断、治疗监测、预后观察和健康状态评价的过程中,用于人体样本体外检测的试剂、试剂盒、校准品、质控品等产品。体外诊断试剂可以单独使用,也可以与仪器、器具、设备或者系统组合使用。本节介绍的体外诊断试剂是指按照医疗器械管理的体外诊断试剂。

对于按照医疗器械进行管理的体外诊断试剂,以检测目标为主要依据,根据风险程度由低到高，将其分为一、二、三类。

1. 第一类产品

(1)微生物培养基(不用于微生物鉴别和药敏试验)。

(2)样本处理用产品，如溶血剂、稀释液、染色液等。

2. 第二类产品

除已明确为第一类、第三类的产品，其他为第二类产品。

(1)用于蛋白质检测的试剂。

(2)用于糖类检测的试剂。

(3)用于激素检测的试剂。

(4)用于酶类检测的试剂。

(5)用于酯类检测的试剂。

(6)用于维生素检测的试剂。

(7)用于无机离子检测的试剂。

(8)用于药物及药物代谢物检测的试剂。

(9)用于自身抗体检测的试剂。

(10)用于微生物鉴别或者药敏试验的试剂。

(11)用于其他生理、生化或者免疫功能指标检测的试剂。

3. 第三类产品

(1)与致病性病原体抗原、抗体以及核酸等检测相关的试剂。

(2)与血型、组织配型相关的试剂。

(3)与人类基因检测相关的试剂。

(4)与遗传性疾病相关的试剂。

(5)与麻醉药品、精神药品、医疗用毒性药品检测相关的试剂。

(6)与治疗药物作用靶点检测相关的试剂。

(7)与肿瘤标志物检测相关的试剂。

(8)与变态反应(过敏原)相关的试剂。

体外诊断试剂命名时一般可以由三部分组成：第一部分是被测物质的名称；第二部分是用途，如诊断血清、测定试剂盒、质控品等；第三部分是方法或者原理，如酶联免疫吸附法、胶体金法等，本部分应当在括号中列出。如果被测物组分较多或者有其他特殊情况，可以采用与产品相关的适应症名称或者其他替代名称。第一类产品和校准品、质控品一般依据其预期用途进行命名。

二、体外诊断试剂的发展

体外诊断产业的发展伴随生物化学、免疫学、分子生物学等领域的发展而发展，可分为四个阶段，如图 8—58 所示。第一阶段为 20 世纪之前的萌芽时期，使用一些传统的医学诊断技术，其中以镜检技术为代表。第二阶段为 20 世纪初期到中期，随着现代医学的发展及酶催化反应与抗原抗体反应的发现，体外诊断逐步兴起。其中，分光光度技术、离心技术、层析技术的发展和相应仪器的问世，为临床生化检验提供了更灵敏、更可靠的检测方法。同时，酶在生命活动中的重要作用以及有关酶在器官组织中的分布规律也逐步为人类所认识。第三阶段为 20 世纪中后期，随着分子生物学的发展，DNA 序列测定、基因扩增(PCR)、单克隆抗体、大分子标记等技术的运用推动整个体外诊断产业跨越式发展。第四阶段为 2000 年以后，随着基因测序、分子影像学等技术的发展，推动整个体外诊断产业向精准医疗的方向迈进。

当前，体外诊断的发展主要体现在以下几个方面：

(1)改进现有的检测方法和检测技术。如检测过程自动化、基于抗体—抗原反应的多种免疫学定量和定性检测方法的建立和应用、基于基因技术的疾病易感基因组及疾病相关蛋白组的高通量快速测定、基于生物传感技术的微型芯片实验室研制和应用。

(2)寻找高特异性和高灵敏度的诊断标志物并建立可靠的检测方法。

(3)分子诊断学。如感染性疾病的分子诊断、遗传性疾病的分子诊断、肿瘤分子的诊断、器官移植的分子诊断、药物遗传学的分子诊断以及耐药性分析与疗效监控等方面。

(4)治疗药物监测(therapeutic drug monitoring，TDM)。在临床药物治疗过程中，定时采集患者的体液，测定其中的药物浓度，探讨药物的体内过程，以便根据患者具体情况制定个体化给药方案，以达到满意的疗效、避免发生毒副反应，同时也为药物过量中毒的诊断和处理提供依据，将临床用药从传统的经验模式提高到相对科学的水平。

(5)全程质量管理。依据实验室信息系统，建立实验室质量管理体系，提高实验室检测质量，促进实验室质量管理和质量控制。

(6)床旁检验或即时检验(point-of-care testing，POCT)。可从空间和时间两方面理解：空间上，在患者身边进行检验，即“床旁检验”；时间上，可进行即时即检，即“即时检验”。POCT 具有快速、简单、综合成本低等特点。

(7)循证检验医学。将各种临床检测经验上升到科学的高度，以解决现代检验诊断所面临的各种困惑和挑战，选择最佳、最有效的检验诊断项目，为患者提供当时条件下最合理的服务。

(8)个性化医疗(个性化诊断和精准医疗)。以个人基因组信息为基础，结合蛋白质组、代谢组等相关内环境信息，并以互联网医疗的闭环和基因技术基础上的诊疗为基石，为患者量身设计出最佳治疗方案，以期达到治疗效果最大化和副作用最小化。

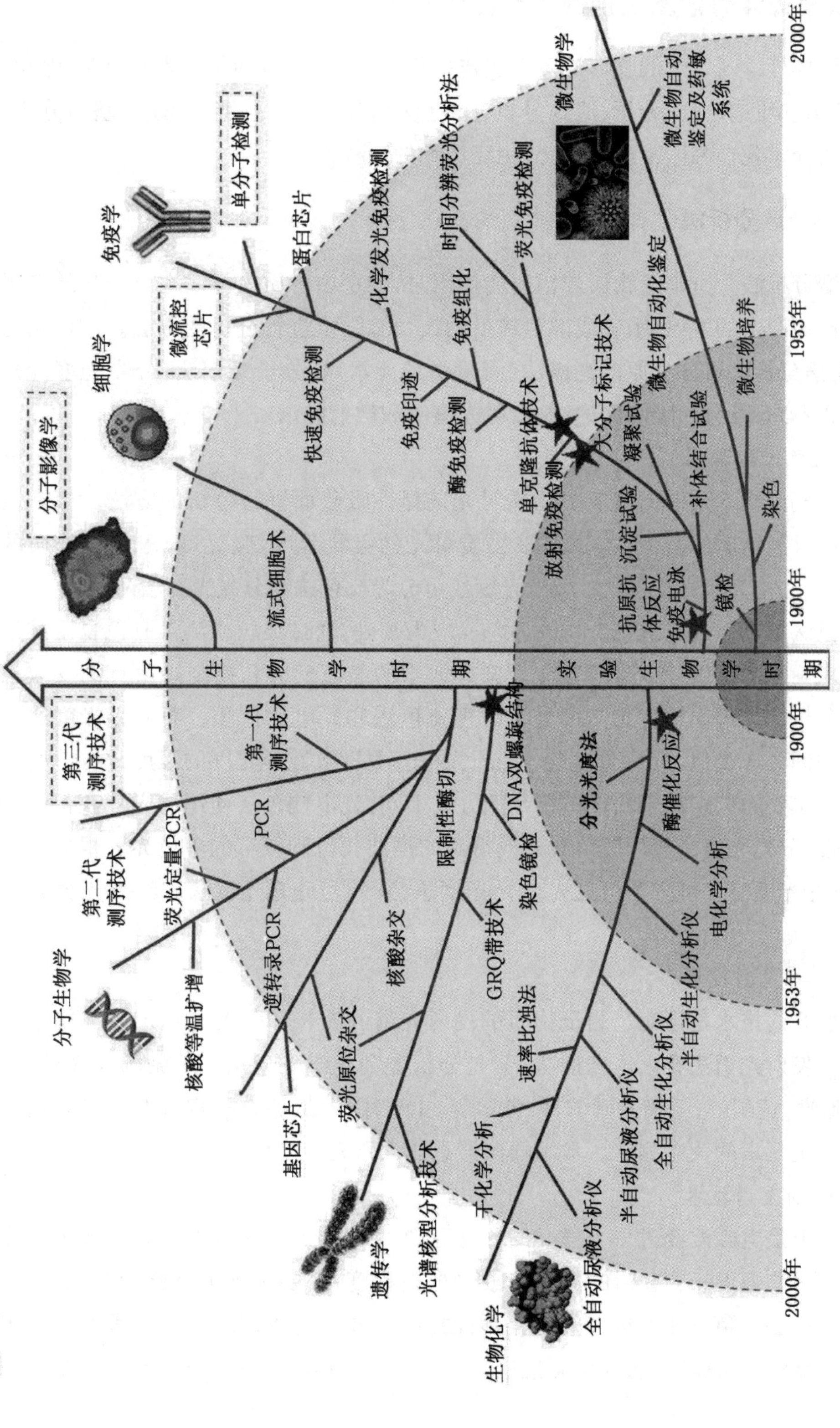

图 8-58 体外诊断试剂的发展阶段

三、常见体外诊断试剂的临床检测方法

常见体外诊断试剂的临床检测方法包括化学发光和荧光免疫、放射免疫、电化学、电泳、色谱和质谱、血气分析、流式分析、染色技术以及聚合酶链式反应、基因分析等。以下主要介绍现在临床常用的生化、免疫试剂的几种检测方法。

(一)光谱分析法

光谱分析法——基于物质与辐射能作用时，测量由物质内部发生量子化的能级之间的跃迁而产生的发射、吸收或散射辐射的波长和强度进行分析的方法。按作用对象不同，光谱分析法可分为原子光谱法（测量微量元素）和分子光谱法（分光光度计）；按获得方式不同，可分为吸收光谱法、发射光谱法和散射光谱法。

1. 吸收光谱技术

吸收光谱技术是根据溶液中物质对光选择性吸收而进行分析的方法。当一定波长的光通过某物质的溶液时，根据该物质对光的吸收程度（吸光度）求出该物质的含量，这种方法称为吸光光度法。吸光光度法可分为比色法和分光光度法两大类。

比色法是以生成有色化合物的显色反应为基础，通过比较或测量有色物质溶液颜色深度来确定待测组分含量的方法。选择适当的显色反应和控制好适宜的反应条件是比色分析的关键。比色法又可分为目视比色法和光电比色法。而分光光度法与光电比色法的原理类似，都是通过光电池或光电管测量溶液透光度的强度进行分析的方法。两者主要的区别在于获得单色光的方式不同：光电比色法使用滤光片获得的是一般光谱带，分光光度法使用棱镜或光栅得到的是波长范围较窄的单色光。根据光源的不同，分光光度法又可分为可见光分光光度法、紫外光分光光度法和红外光分光光度法三种。

2. 发射光谱技术

发射光谱技术是指通过测量物质的发射光谱的波长和强度进行定性和定量分析的方法。发射光谱法有火焰光谱法、荧光分析法和化学发光法。常见的荧光试剂有：8-羟基喹啉、黄酮醇、石榴茜素 R、桑色素等，主要用于铍、铝、硼、镓、硒、镁等无机元素及某些稀土元素的荧光测定。常用的仪器有化学发光免疫分析仪等。

3. 散射光谱技术

光散射是电磁波经过一个样品时作用于微粒的结果。散射光谱分析法主要是测定光线通过溶液混悬颗粒后的光吸收或光散射程度，主要用于免疫检测系统中，常称为免疫浊度法。免疫浊度法可分为：透射浊度法、散射光浊度法（终点、散射）、粒子强化免疫浊度测定法（乳胶法或称凝集反应），主要用于各种蛋白质、载脂蛋白、半抗原及

微生物等的检测。

(二)干化学分析法

干化学分析法是指建立在某些特殊固相支持物上的检测分析技术。通常将测定某些项目所需的全部或部分试剂固定在具有一定结构的载体上，通过滴加液态样品溶解载体上的试剂，使试剂与样品中的待测成分发生反应，在支持物的局部区域产生信号变化，再通过检测以获取待测物的浓度。干化学分析方法具有速度快、检测灵敏度和准确度较高的特点，并可采用仪器进行检测。结构可分为：双层膜法、多层膜法（如胶体金、尿试纸）等。可用于尿、血糖、生化、免疫（如早早孕）等检测项目。常用的仪器有干式尿液分析仪、干式血糖分析仪、干式血氨分析仪、自动干式电解质分析仪、干式生化分析仪（检测项目可达十几至几十项，有的干式生化系统最多可检测50个项目）。

第九章　医用康复器械

第一节　康复器械概述

一、基本概念

1. 康复

从广义上讲，康复（rehabilitation）是指复原、复权（恢复人的权利、财产、名誉、地位）等。从1910年开始，"rehabilitation"一词被正式用于特指残疾人（功能障碍者）身心功能的复原、恢复正常生活能力（包括生活自理能力、就业能力以及社会生活的参与能力）。1981年，世界卫生组织（World Health Organization，WHO）有关文件对康复的定义是：综合地应用医学的、教育的、职业的与社会的措施对伤病后可能出现或已出现的功能障碍进行以功能训练为主的干预，尽可能改善患者的功能，提高其生活质量，以帮助其回归社会。障碍状况应分别在器官系统、生活能力和参与社会能力三个层面上进行认定。

从WHO对康复的定义可知，康复领域的涉及面非常广，它包括医疗康复、教育康复、职业康复和社会康复四个方面。在康复的四方面中，以医疗康复为主要内容的康复医学（rehabilitation medicine，RM）是发展最快的一个分支，它是与医学、心理学、社会学、工程学等相互渗透而形成的边缘学科，是促进病、伤、残者康复的医学分支。

2. 康复医学

康复医学（rehabilitation medicine）是指应用以物理因子为主的医学手段达到预防患者功能障碍、恢复或代偿患者功能目的的医学分支学科。康复医学与预防医学、临床治疗医学、保健医学一起被认为是现代医学的四大支柱，由这四大支柱共同组成全面医学（comprehensive medicine）。

康复医学的对象十分广泛，其中主要有四种人群：急性伤病后及手术后的患者、各类残疾者（功能障碍者）、各种慢性病患者、年老体弱者。

康复医学是一门独立的医学分支，也是应用性很强的临床学科。康复医学的内容主要包括功能评定、康复治疗、康复预防等。测试和评估康复对象功能障碍的程度、范围称为康复医学功能评定（functional evaluation）。综合应用多种康复治疗方法以促使伤残后患者功能康复即称为全面康复，包括医学康复（医疗康复）、社会康复、教育康复和职业康复四个领域。康复预防有三级：一级康复预防是指伤病发生的预防；二级康复预防是指伤病后积极开展临床治疗以及早期和恢复期康复，促进伤病的好转以及预防因伤病所致的功能障碍和残疾的发生；三级康复预防是指虽然伤病后造成残疾，但应积极开展后遗症期功能康复，同时避免原发病的反复发作，达到人残而功能不残、残而不废。

3. 康复工程

康复工程（rehabilitation engineering，RE）是工程技术人员在全面康复和有关工程理论指导下，与康复工作者、功能障碍者及其家属密切合作，研究并应用现代科学技术手段，帮助功能障碍者最大限度地开发潜能，以恢复其独立生活、学习、工作、回归社会、参与社会能力的学科。

康复工程与康复医学有着密切的联系。首先，它们的最终目标都是尽可能地恢复功能障碍者的各种功能，使他们回归社会，并在生理、心理和社会上恢复功能障碍者独立性的最高水平。其次，它们有着相辅相成的关系：康复医学为康复工程提供了目标和方向指导，并能直接应用于观察康复工程产品的效果；而康复工程为康复医学提供了技术手段和工程方法，使功能障碍者康复，促使其功能恢复、重建或代偿，这也正是康复工程在康复医学中的主要任务。因此，康复工程在康复医学中占有重要地位，起着不可替代的作用。从这个意义上说，一个国家康复医学水平的高低与康复工程技术的发展水平有密切关系。在实际临床过程中，落实医工结合的理念是康复工程技术取得康复疗效的关键之一。

康复工程是工程学在康复医学中的应用，是生物医学工程领域中一个重要的分支学科，是利用工程学的手段代偿、弥补功能障碍者功能的不足，并为功能障碍者能最大限度地实现生活自理、回归社会创造条件。因此康复工程学科又是一个典型的多学科交叉的综合性很强的学科，主要涉及解剖学、生理学、医学、生物力学、机械学、材料学、电子学、控制论与信息科学等。

由上所述可知，康复工程的任务是应用一切现代科学和工程技术的手段，研究“残疾”和“健全”状态之间的“边界”，提取功能障碍者本身存在的残留控制信息，建立“功能障碍者—机器设备—社会及空间环境系统”的接口装置，为他们提供工具和环境，使他们能从事健全人所能做的一切事情。因此，康复工程这种实际应用学科的最终成果是形成产品，即康复工程产品或称功能障碍者用具。

二、康复器械

1. 康复器械的范畴

康复工程产品包括两大类：一类是康复治疗、理疗设备，如康复训练床、关节训练设备等；另一类是各种辅助技术装置，如医用轮椅车、辅助行走站立器械等。具体而言，将功能障碍者使用的、特别生产或一般有效地防止或补偿或抵消残损（病损）或残疾（失能）或残障的任何产品（器械、设备或技术系统）均称为功能障碍者辅助器具，一般又称这类特殊设备为康复器械（rehabilitation devices）。狭义的康复器械通常是指康复医疗中用于康复训练与治疗、帮助功能提高或恢复的器具。广义的康复器械是指为改善功能障碍者功能状况而采用适配的或专门设计的任何器具、设备、仪器、技术和软件。所以，康复器械主要就是帮助功能障碍者开展被动运动和日常活动的设备，也可以帮助功能障碍者利用器械进行自主训练或在治疗师的指导下训练等。康复器械既同医疗器械相互交叉，但又有其特点：①广泛性——它包括市场现有的、改进的或定做的相关产品；②强调对功能能力的补偿，这是唯一用来衡量辅助技术装置（康复器械）成功与否的标准；③个体性——每一种装置的应用都是独立的、特殊的。

2. 康复器械的分类

当前，随着现代科学技术的发展及各学科领域的相互渗透，世界上已为功能障碍者初步建立和形成了衣、食、住、行、休闲娱乐、社会交往、教育、就业和创造发明等生存发展全方位、多层次回归社会的辅助器具体系。ISO-9999：2016《残疾人辅助器具分类》（Technical Aids for Disabled Persons-Clasification）将残疾人辅助器具即康复器械分为十二大类。

（1）用于个人医疗的辅助器具　此类器具同一般医疗器械及健身器材最大的不同点在于：在一般器械基础上，加上一个残疾人能够识别与操作的特殊设备，以利于残疾人独自使用（检查、辅助、训练或代偿身体功能）。包括用于改善、监控和维护个人医疗条件的辅助器具，如：呼吸治疗辅助器具、供氧器、血液循环治疗辅助器具、光疗辅助器具、透析治疗辅助器具、药品分发辅助器具、消毒器具、生化和生化检测设备及材料、认知测试与评估材料、认知治疗辅助器具、各类刺激器、防压疮辅助器具、感知训练辅助器具、脊柱牵引辅助器具、运动和力量及平衡训练设备、创伤护理产品等。

（2）教育与技能训练辅助器具　包括沟通疗法与训练辅助器具、自制能力训练辅助器具、认知技能训练辅助器具、基本技能训练辅助器具、教育学科训练辅助器具、技艺训练辅助器具、社会能力训练辅助器具、处理物品管理训练辅助器具、日常生活训练辅助器具、改变和保持体位训练辅助器具等。

(3)矫形器和假肢　矫形器是用于改变神经肌肉和骨骼系统的结构和功能特性的外置装置，如脊柱矫形器、上肢矫形器、下肢矫形器等。假肢是用以代替人体缺失的某一部位的全部或部分的体外器具，如上肢假肢、下肢假肢、装饰用和非功能性上肢或下肢假肢等。

(4)生活自理及防护辅助器具　包括特殊用途的衣服和鞋、裹身防护辅助器具、体重和生理指标测量辅助器具、穿脱衣服辅助器具、如厕辅助器具、气管切开术辅助器具、造瘘术辅助器具、护肤和洁肤产品、尿流装置、尿液粪便收集与吸收辅助器具、预防排泄失禁泄漏辅助器具、盆浴和淋浴辅助器具、美甲与修脚辅助器具、美容美发辅助器具、牙齿护理辅助器具等。

(5)个人移动辅助器具　包括单臂操作助行器、双臂操作助行器、助行器附件、特制汽车及车辆附件、轻便摩托车和电动车、手动轮椅、电动轮椅、轮椅附件、人力运载车、翻身辅助器具、升降辅助器具、导向辅助器具等。

(6)家务管理辅助器具　包括食物和饮料预备的辅助器具、洗碗辅助器具、食饮辅助器具、房内清洁用辅助器具、家用纺织品制作和维护辅助器具、家庭园艺草坪辅助器具等。

(7)家庭及其他场所使用的家具及配件　包括用于休息或工作的家具、厨具和辅助器具的附件，如桌子、电灯组件、坐用器具及附件、床具与床上用品、家具高度调节辅助器具、扶手和栅栏、门窗和窗帘开关器、家庭和其他场所的结构件、梯子和阶梯、家庭和其他场所的安全设施、储藏用家具等。

(8)沟通与信息管理辅助器具　包括视觉辅助器具、听力辅助器具、说话辅助器具、画图和书写辅助器具、计算辅助器具、记录和展示音像资料的辅助器具、面对面交流辅助器具、电话和通话辅助器具、报警辅助器具、阅读辅助器具、特殊用法计算机及输入输出装置、电脑交互装置等。

(9)产品及物品管理辅助器具　为解决功能障碍者生活自理而建立的一些管理、搬移、操控产品及物品的特殊设备，如操作容器的辅助器具、操作控制产品的辅助器具、远距离操控辅助器具、协助或代替上肢功能的辅助器具、延伸取物辅助器具、定位辅助器具、固定辅助器具、搬运和运输辅助器具(个人用)、储物容器等。

(10)环境改善辅助器具　用于功能障碍者管理、调节或测量环境要素，包括环境改善辅助器具、测量器具等。

(11)就业与工作活动辅助器具　包括工作场所家具与陈设、工作场所搬运物品辅助器具、工作场所提升和布置物品辅助器具、工作场所固定和抓取物品辅助器具、工作场所使用的机具、工作场所检测与监控装置、办公行政与信息存储管理辅助器具、工作场所健康防护与安全辅助器具、职业评估与培训辅助器具等。

(12)休闲娱乐辅助器具　包括游戏玩耍、业余爱好、运动和其他休闲活动使用的环境改善的辅助器具，如游戏用具、体育运动辅助器具、音乐器材、相片与影像制作辅助器具、手工工艺工具及材料和设备、打猎捕鱼辅助器具、露营度假辅助器具、吸烟辅助器具、宠物护理辅助器具等。

随着对康复工程及其技术的深入研究，康复器械将会不断出现高新技术产品以满足功能障碍者日益增长的需求。

由于康复器械种类多、产品范围广，所以本章仅对《医疗器械分类目录》中“医用康复器械”进行介绍，内容包括认知言语视听障碍康复设备、运动康复训练器械、助行器械、矫形固定器械。

第二节　认知言语视听障碍康复设备

认知言语视听障碍康复设备是《医疗器械分类目录》中“医用康复器械”的一级产品，其二级产品有认知障碍康复设备、视觉康复设备、听觉康复设备、言语障碍康复设备、真耳测试仪、助讲器及助听器。认知言语视听障碍康复设备的管理类别属于Ⅱ类(但本章涉及的植入类器械除外)。

一、认知障碍康复设备

认知障碍康复设备通常由主机、软件等组成，通过视觉、听觉等刺激对认知障碍患者进行康复训练。

1. 认知康复训练平台

图 9－1 所示为认知障碍诊疗仪，主要用于各种痴呆、记忆力下降、社会活动能力下降、先天性弱智等认知功能障碍的诊断筛查和训练，具体包括由脑血管(中风)、老年性痴呆、神经心理障碍、脑外伤、脑肿瘤、脑炎、帕金森病、癫痫以及儿童神经发育障碍、言语发育障碍、自闭症、唐氏综合征、聋儿、儿童脑气质损坏等引起的认知或语言功能障碍。

认知障碍诊疗仪的功能特点如下：

(1)专家诊治系统一般包括系统介绍、病历管理、筛查评估、康复训练四大模块。

(2)通过计算机辅助认知障碍筛查系统使神经行为测量形式得到简化，检测结果

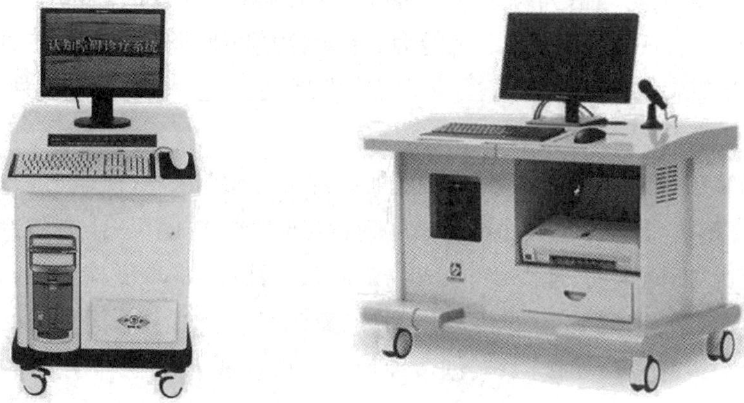

图 9—1　认知障碍诊疗仪

的输出既直观又准确，且客观、规范、定量化。

(3)具有与诊断相匹配的七种能力(结构能力、定向能力、专注能力、语言能力、记忆能力、计算能力、推理能力)的康复训练项目。

(4)人机即时反馈克服了人工矫正患者一对一治疗费时、费力的缺点，降低治疗成本，改善患者认知功能。

图 9—2 所示为认知障碍康复评估训练系统，包括软、硬件两大部分。系统采用计算机技术，使神经行为认知状况由人工测量转变为计算机测量。

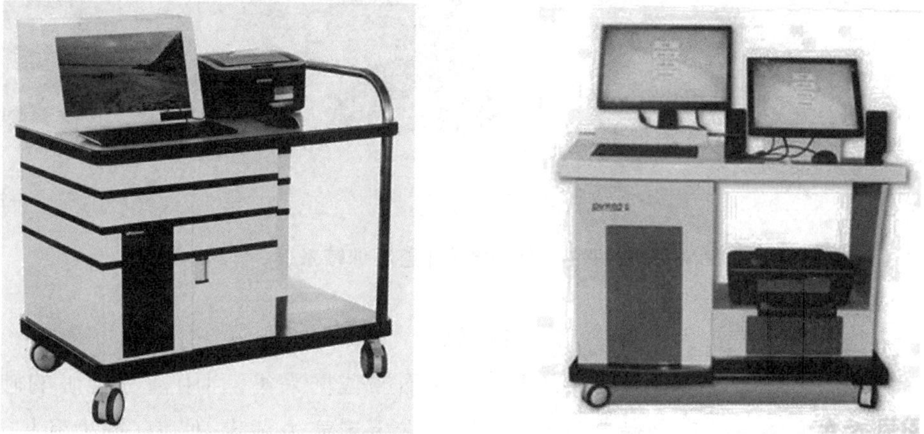

图 9—2　认知障碍康复评估训练系统

认知障碍康复评估训练系统的功能特点与认知障碍诊疗仪的类似：具有专家诊治系统；全部测试由计算机程序控制，使检测结果准确、客观、快速、简便；人机即时反馈等。所不同的是以下方面：

(1)认知障碍康复评估训练系统筛查部分的测量内容包括意识水平、结构能力、定向能力、专注能力、语言能力、记忆能力、计算能力和推理能力八个方面。其中语言能力又包括听理解、复述和命名三个方面;推理能力包括类似性和判断能力两个方面。

(2)认知障碍康复评估训练系统康复训练部分主要针对六种能力,并将每种能力分成三个难度梯度,即结构能力(难度梯度为:空间理解、空间综合、方位判断)、定向能力(难度梯度为:时间定向、地点定向、人物定向)、专注能力(难度梯度为:视觉专注、听觉专注、连线游戏)、记忆能力(难度梯度为:形象记忆、逻辑记忆、运动记忆)、计算能力(难度梯度为:直接运算、间接运算、创造性运算)、推理能力(难度梯度为:次序推理、图像推理、事件推理)。

2. 上肢与认知整合训练系统

图 9—3 所示为两种上肢与认知整合训练系统,是将上肢综合功能康复评估与认知训练整合在一起的系统,专注于上肢粗大运动和手部精细运动能力的评定与训练,实现全面的上肢综合功能测量与安全有效的认知功能训练。

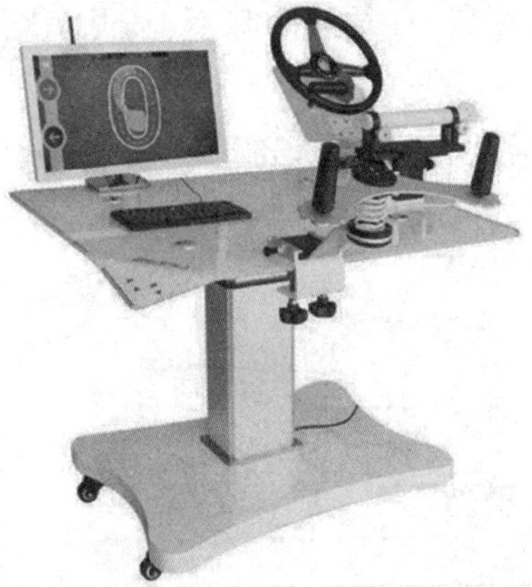

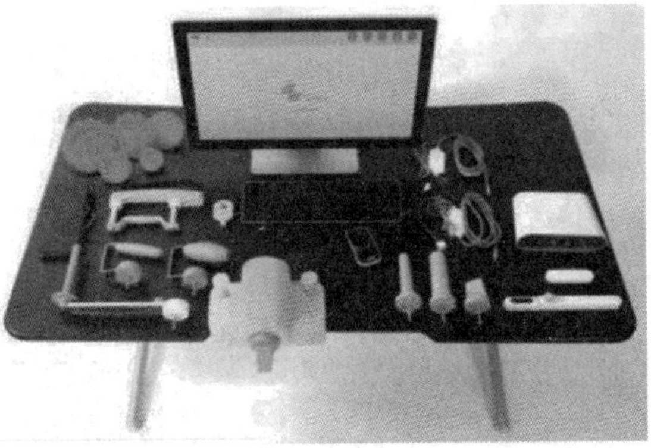

图 9—3　上肢与认知整合训练系统

上肢与认知整合训练系统的功能特点如下:

(1)采用国际标准评估方法,通过快速准确的数据采集,利用精密准确的硬件设备,对上肢综合功能进行测试和评估,包括日常生活能力评定、肌力(握力和捏力)测量、关节活动度测量等。

(2)基于神经重塑理论、虚拟现实和场景互动技术,向患者提供大量重复性的功能导向运动、认知功能训练,帮助患者提升训练效果、缩短康复疗程。

(3)可进行主动关节活动范围的康复训练、肌力与耐力训练、神经损伤后的认知训练,并可输出临床报告,方便医护人员对患者的恢复状况进行评估,从而制定下一步的康复指导方案。

(4)采用坐式训练,适用于神经系统引起的轻度认知障碍、脑血管意外引起的上肢功能障碍、骨科疾病引起的上肢异常障碍、整形手术导致的上肢功能障碍等患者,还可以运用于记忆力、注意力、手眼配合能力等有障碍的患者。

二、视觉康复设备

视觉康复设备包括主机和软件两部分,通过视觉刺激对视觉障碍患者进行康复训练,即通过综合及复合增视的方法,改善视觉环境,对眼的生理机能有效地激发和挖掘,强化眼的视觉功能,逐步提升大脑对模糊影像的处理能力,从而促进视力发育,最终达到提升视力和改善状态的效果。

针对近视康复来说,其康复训练仪器可按远视化作用原理分为五代:

第一代:无远视化抵消“看近”的作用,间接影响眼的屈光状态。如眼穴按摩、电疗、药贴等。

第二代:可静态远视化抵消看近及后离焦成像。如虚焦远化镜等。

第三代:可动态远视化抵消看近后调焦成像。如近视调焦灵敏仪等。

第四代:可综合静—动态远视化作用,抵消看近后离焦及后调焦成像。如自动远化镜、远化灵敏仪、综合型视力康复训练仪等。综合型视力康复训练仪的优点是同时拥有调节灵敏度训练器及手动调焦远化镜(即牛眼),可明显提高远视力;缺点是需要医护人员参与手动调焦以形成后离焦雾化影像,受训者必须每天到视力保健中心集中训练。

第五代:是在第四代基础上增加自动远视化及视觉敏感性刺激功能的复合型视力康复训练仪。其优点是增加了自动调焦远化镜、视觉细胞激活体系、耳穴高频刺激等先进功能,可显著提高远视力。由于是自动调焦形成后离焦雾化影像,受训者可利用家用型康复训练仪自己完成训练。

视觉康复设备的主要品名有:视力训练仪、视觉训练仪、视力康复仪、视力康复训练仪、视觉优化训练仪等。

视力康复训练仪是一种用于视觉康复的医疗器械,其基本原理是:通过训练眼球内外旋能力来提高眼球及晶状体调焦运动灵敏度,使两眼视轴不停地运动来训练主导视力的睫状肌、眼外肌、虹膜肌及视网膜与视中枢细胞的敏感性,通过协同锻炼来缓解以上肌肉的麻痹僵直状态,使其强壮和灵活,从而提高眼肌的调节能力,最终达到物体在视网膜上清晰成像、恢复视力的目的。

视力康复训练仪外观形式多样,针对的患者和锻炼目的也不相同,常见的直线视力康复训练仪如图 9—4 所示。

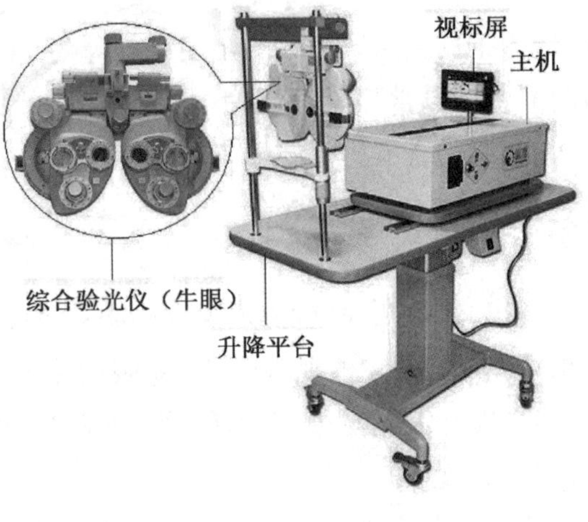

图 9—4　直线视力康复训练仪

直线视力康复训练仪的功能特点如下：

(1)通过转换综合验光仪(牛眼)上的镜片，矫正受训者近视、远视及散光，使其看清训练目标，为优化与提高视力提供基础。

(2)提高眼球“调焦—松弛”转换的灵敏度，使受训者看远时能及时松弛眼球而不出现模糊，从而达到防治近视的目的。

(3)通过在综合验光仪(牛眼)上加片雾视化造成一定量的远视化(即前离焦)状态，以抵消近视形成的后离焦，促进眼内肌过度松弛、晶状体变扁，从而进一步抵消近视，提高远视力。

(4)进行看远看近调节—集合紧张及松弛灵敏度训练(即晶体操训练)，可促进 100 度～300 度近视向好的方向发展，并可防止近视的发生及发展。

(5)进行眼球灵敏度训练，即双眼做视野极限协调运动(眼球操)，可协调斜视术后眼外肌功能，并扩大视野，有助于防止近视发生及发展。

(6)视觉细胞敏感性刺激、促进远视化过程，即利用特殊色光、图标及闪光刺激，提高视网膜 RGY 三种视觉细胞敏感性及视觉中枢敏感性而促进视力发育、提高，并防止近视发生、发展。

(7)双眼单视功能训练，即提供特殊闪光模式及视差图标，进行眼外肌协调运动，建立、完善双眼单视三级视功能。

(8)通过耳部眼穴高频刺激，改善眼视功能状态，防止近视发生、发展。

直线视力训练仪适用的人群有：经常“看近”、需要预防近视的学生，父母一方有高度近视、需要及早预防近视的学生，轻度近视、不愿戴眼镜的学生，近视变化较快的学生，高度近视的学生，各种弱视患者，远视患者。

三、听觉康复设备

听觉康复设备通常由主机、软件等组成，通过听觉刺激对听觉障碍患者进行康复训练。

1. 听觉康复训练仪

听觉康复训练仪由电脑主机及输入/输出设备、触摸式显示器、话筒、耳机、单通道低通滤波器(选配)、音频回放设备、患者专用监控摄像头、工作台、专用软件等组成，如图 9—5 所示，是集听觉评估和听觉训练于一体的听觉言语学习训练系统，它以国际通行的听觉发育的四个阶段(听察知、听分辨、听识别、听理解)理论为指导，将翔实、科学、丰富的视觉和听觉材料有机结合，配有专业、生动有趣的视觉反馈动画，以强化对特殊患者的听觉康复训练。

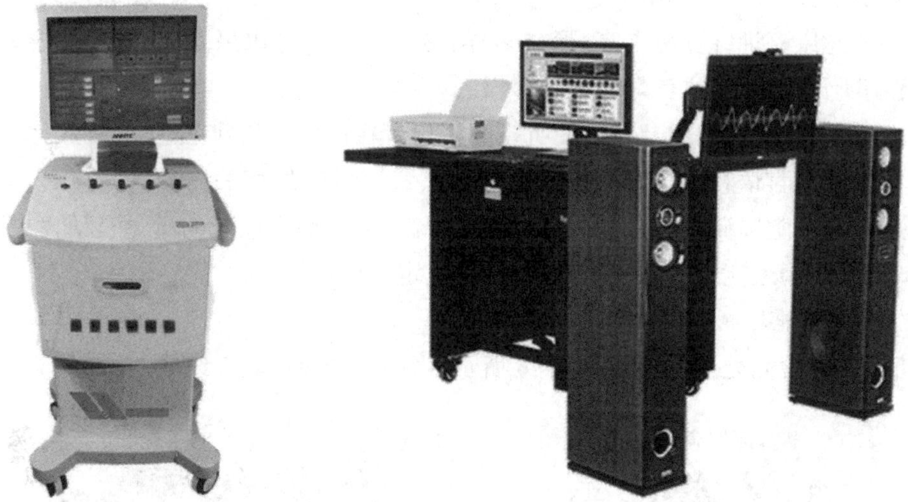

图 9—5　听觉康复训练仪(系统)

听觉康复训练仪包含听觉康复训练、听觉识别能力评估、听觉理解能力评估、共振峰合成模块以及康复效果全程监控五大模块，可实现以下功能：

(1)主频特性明确的听察知训练。

(2)滤波复合音的视听训练。

(3)基于超音段分辨条件下的听分辨训练。

(4)基于音位对比条件下的音位识别训练。

(5)基于单、双、三条件及词组和短句的听理解评估与训练。

(6)基于音位对比条件下的音位识别评估、错误走向分析。

(7)共振峰合成，即可根据录入的语音分析合成共振峰分析图和模拟出声道形状图。

(8)对受训者的康复过程、效果进行全程监控。

(9)可对同一用户不同次数的评估结果进行对比、统计,并显示直方图。

听觉康复训练仪(系统)的适用范围如下:可用于各级残联康复机构、各大医院康复科、儿童医院、各级特殊教育机构、各类康复训练机构对听障儿童及语言发育迟缓、精神发育迟滞、自闭症、脑瘫等各类有听觉障碍或伴随听觉障碍的人群进行听觉康复训练。

听觉康复训练仪具有以下特点:

(1)充分利用现代科学技术手段,有效提高听觉障碍患者的康复效果,缩短康复时间,为听觉障碍患者的后续发展打好基础。

(2)训练内容架构有声音认知、声音分辨、声图听选、声音认选、声音的文字理解、听选六大模式。

(3)听觉康复训练资源丰富、形式多样,能帮助听觉障碍患者充分利用残余听力,逐步提高听觉能力,形成良好的聆听习惯。

(4)评估和训练康复相结合,使听觉障碍患者在评估的基础上进行训练。

(5)听觉与言语相结合,即融入听觉康复、言语矫治的相关内容,并将二者有机结合起来,符合听觉障碍患者生理和心理发展规律,从而促进患者的听觉言语发展、提高听觉口语交往沟通能力,为其回归主流社会奠定基础。

2. 听觉功能检测处理系统

听觉功能检测处理系统如图 9—6 所示,由硬件和专用软件组成。

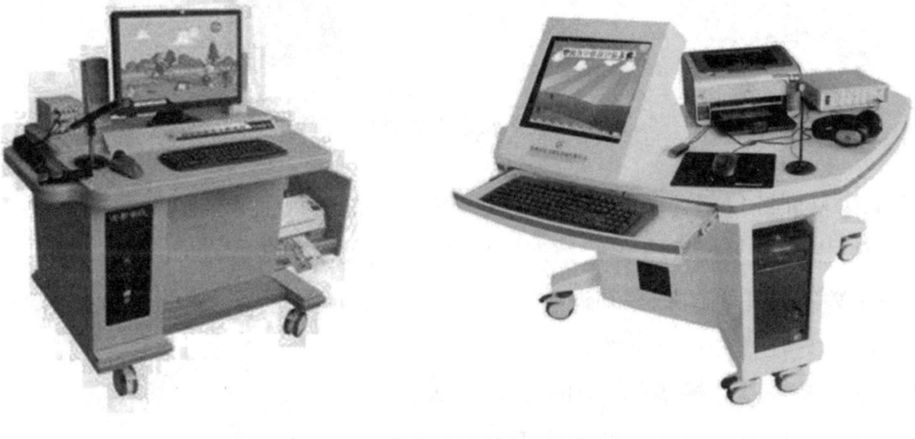

图 9—6　听觉功能检测处理系统

功能全面的听觉功能检测处理系统硬件包括:单通道低通滤波器、话筒、电脑主机及输入/输出设备、显示屏、台车;专用软件包含六个功能模块(子系统):听力筛查软件、听觉评估软件、听觉康复训练软件、听处理评估与训练软件、听觉统合训练软件、视听统合训练软件。整个系统的功能可归纳为：对语言信号进行检测、处理、编辑、存储，包括键盘输入、信号输入、编辑、幅度控制、信号输出、存储、打印，可供医疗机构的耳鼻喉科、儿科、康复科、神经科等对听觉障碍患者进行筛查、诊断、评估、康复训练。

四、言语障碍康复设备

在人类用于交流的各种手段中，语音是最基本、最有效和最重要的一种。影响语言交流的残疾有以下几个主要原因：听力障碍、发音障碍、语言或听觉中枢障碍等。言语障碍康复设备就是针对言语障碍患者，通过视觉、听觉刺激对其进行康复训练。此类设备有多种品名，如语音障碍康复训练仪、构音障碍康复训练仪、语言评估与训练系统、语言认知能力评估与训练系统等。

语音障碍康复训练仪通常由主机硬件及软件等组成。硬件包括：单通道低通滤波器、话筒、双通道低通滤波器、口鼻分录器、言语功能评估与训练用具、电脑主机、显示器、音箱、键盘、鼠标、打印机、台车等。软件可包含实时言语测量软件、语音障碍训练软件、鼻音障碍训练软件、言语康复效果监控软件、综合康复支持系统软件等不同功能模块（一般基本配置 1 个，其余可以选配及组合）。当然，不同产品所含软件功能有所不同，但都是围绕诊断与康复两大功能的。

图 9—7(a)为某型号语言障碍诊治仪，可进行诊断筛选和康复训练。诊断筛选是整个诊治仪的核心之一，包括听检查、视检查、语音检查和口语表达四部分。患者按指令完成四部分内容，不需任何额外的提示，计算机可以全智能化地客观评估患者目前语言状况，模糊识别与计算各种智能因子，分离出失语、构音障碍、听觉障碍、智能障碍和其他障碍，并可具体诊断出多种语言障碍，显示出语言功能直方图及语音参数。康复训练是与诊断检查有机结合的，对每个患者每项诊断，可直接进入该诊断的个体化康复处方，实现康复个体化，做到为每个患者度身订制康复训练方案（康复内容可包括听康复、视康复、语音康复、口语表达、发音器官、学老师等内容）。另外，康复训练充分体现了多媒体技术和智能识别与控制在计算机中的应用，做到即时反馈、精彩图像显示、栩栩如生的动画表达、人机互动等，使患者体验到康复训练的乐趣，在不断的康复游戏中超越疾病的束缚，达到语言最大程度的恢复。

图 9—7(b)所示为另一型号语言障碍诊治仪，它以开放式接口计算机、音频输入/输出、打印机为硬件基础，通过言语障碍诊治软件系统，进行失语症检查分级评估（包括听力、复述能力、口语表达能力、读出声能力、阅读能力、描写能力、听写能力、计算能力的评估）、构音障碍评价（包括反射功能、呼吸功能、构音功能、言语能力的评估）及语言认知功能障碍康复训练（包括视觉、听觉、语音、构音、口语表达、互动引导等）。

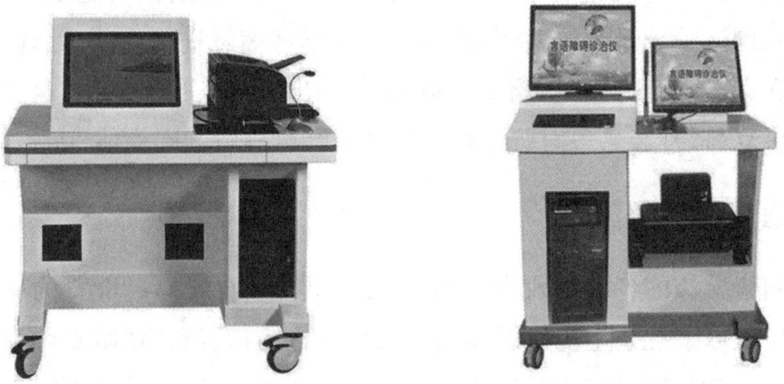

(a) (b)

图 9—7 语言障碍诊治仪

语音障碍康复训练仪供医疗机构耳鼻喉科、儿科、康复科、神经科等部门对失语症、构音障碍、听觉障碍及智能障碍的患者进行诊断和康复治疗。

图 9—8 所示为两种语言认知能力评估与训练系统，其功能与上述语言障碍诊治仪相似，均可进行言语障碍诊断（言语认知能力评估）和言语障碍康复训练。

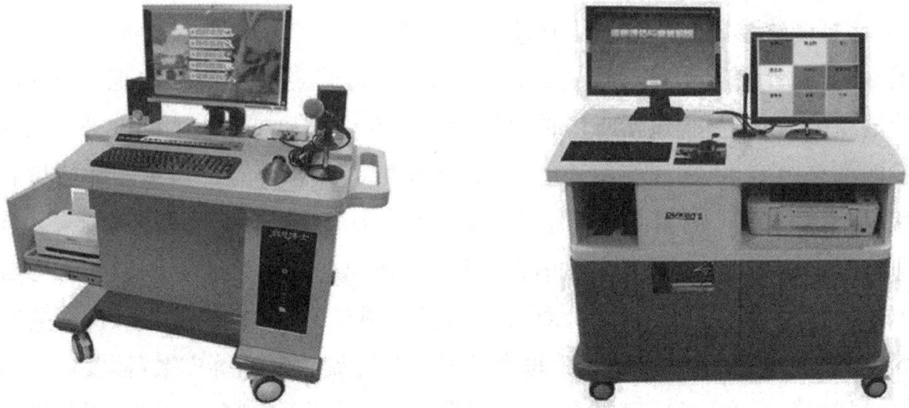

图 9—8 语言认知能力评估与训练系统

五、助讲器

助讲器又称人工喉（artificial larynx），即人工制造的一种起到声源和振动作用、以发出近似人类声音的装置。助讲器是一种基于仿生工程的人工发声装置，通常由外壳、发音装置（包括助讲器发声膜）、电池等组成，用于辅助全喉切除患者（丧失发声能力）发声。

人类发音有四个步骤：产音、振动、共鸣和改扩发音。产音是由于肺呼气气流移动而产生，振动是喉声带振动而产生基本音，共鸣是喉以上的咽、口腔、鼻腔扩大声音，改扩发音是舌、齿、唇和腭改造扩大的基本音而成为可辨识的声音。可见喉是发音的主要器官。而人工喉的基本原理则是：按照仿生学原理，仿照人类声带发出的“基音”，然后由颈上部最佳传音点导入咽腔，再由口腔形成语言，就能发出各种不同种语言声音，进行语言交流。目前的助讲器（人工喉）基本可以分为三种：机械式、电子式、植入式。

1. 机械式人工喉

机械式人工喉也称气动式人工喉，主体材料一般为塑胶，由罩杯、进气管、振动体、导音管组成，如图 9－9 所示。

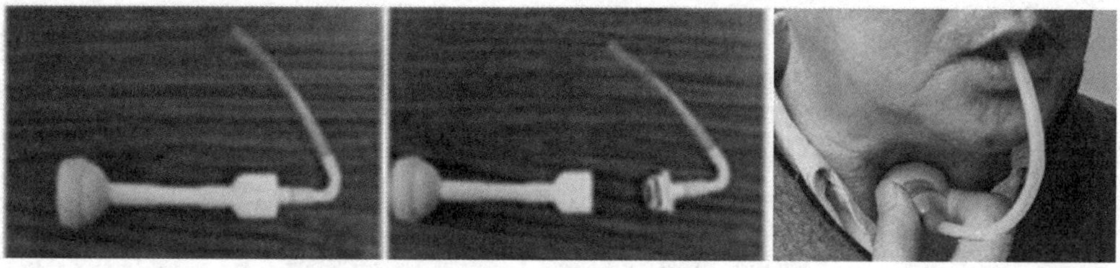

图 9－9　机械式人工喉

振动体内有振动发声的硅橡胶薄膜（人工声带），可通过调节其松紧度变换音调，使声音尽量接近自然。振动体下端通过进气管及喇叭形罩杯与气管瘘口相通，上端有导音管通入口腔。使用时先将导音管从一侧嘴角伸入口腔内舌面上，再将罩杯罩住气管瘘口（注意勿漏气），然后呼出气流，经进气管进入振动体，使橡胶薄膜振动，声音经导音管导入口腔，借助舌、齿、唇等构语器官的活动配合发出语言声音。

机械式（气动式）人工喉具有以下特点：

（1）操作简单　只要患者有主动说话意识，大多能较快掌握。

（2）语音清晰、接近人声，基本能流利、连贯地表达思想。

（3）使用方便，便于清洗。

（4）口腔内导管常影响唇、舌的活动，会影响构语；另外，唾液灌进连接管时，容易发生堵塞，影响发音。

2. 电子式人工喉

电子式人工喉简称电子喉，体积小、性能好。电子式人工喉包括振荡器、功率放大器、换能器和电源四部分。电子式人工喉的基本原理如图 9－10 所示。

振荡器产生一定频率的脉冲波，功率放大器将脉冲波放大到一定的功率强度，换能器则使电能转换成声音。声音通过口腔、鼻孔扩大，通过舌、唇和腭改造成为可辨识的声音。

按照声音导入方式和传声部位的不同，电子式人工喉分为口内导入型（口含式）和

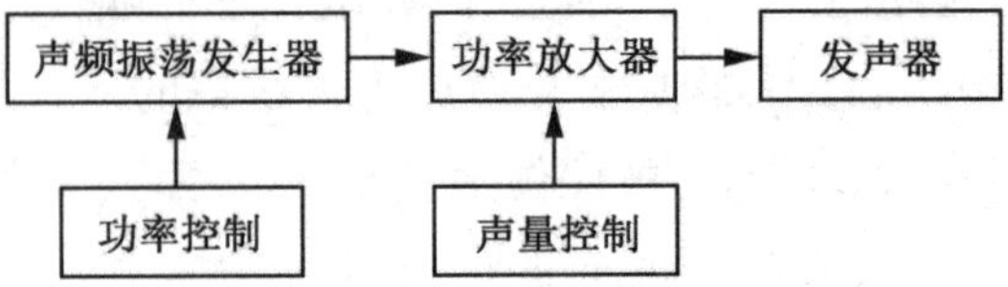

图 9－10　电子喉的基本原理

颈外导入型(口外式)两种。口内导入型电子喉为早期产品,是通过传声管将声音送入口腔内,管子放入口腔内的位置与气动式人工喉相同,此类产品现在已被淘汰。颈外导入型电子喉是近年来最常用的电子式人工喉,其外形有烟斗式、手电筒式(应用较多)。颈外导入型电子喉是将发音装置置于颈部并直指口咽方向,如图 9－11 所示,基频声音从颈部软组织传入口咽腔,经口腔、鼻腔,由咽、腭、鼻、舌、齿、唇等调制构音后形成语言。

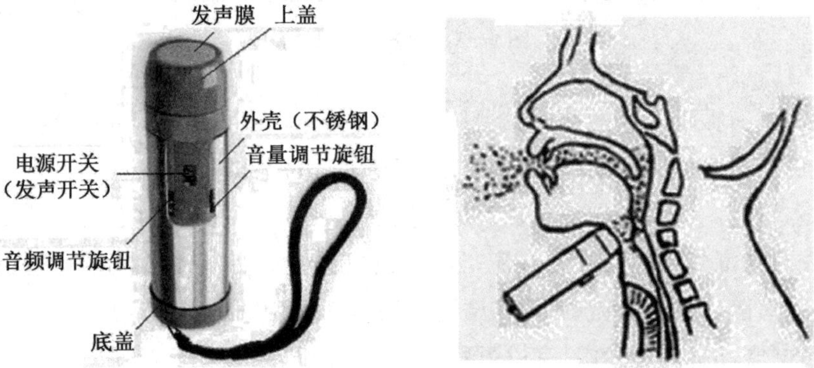

图 9－11　颈外导入型电子喉及其使用方法

颈外导入型电子喉基本上可以适用于任何需要的人,优点是易于应用、不需经常清洗、音量大、说话易懂;缺点是声音单纯、无抑扬变化,未传入的散失音影响语言清晰度,电池需经常更换,说话时需手持电子喉置于颈部,不适用于颈部传音不佳者。

3. 植入式人工喉

植入式人工喉也包括振荡器、功率放大器、换能器和电源四部分。由于采用了镍钛形状记忆合金及双层结构,使植入式人工喉利于张开闭合、防止喉狭窄。植入式人工喉植入后,可保留患者的喉发声功能、保持鼻呼吸功能及防误咽,解决了临床上需要解决的问题。使用植入式人工喉的优点是不影响美观、效果较好;但费用较高和手术难度较大。

六、助听设备

(一)助听器

助听器是一种供听障者使用的、补偿听力损失的小型扩音设备(电子装置),用以补偿声音传入内耳的音量不足,以及根据内耳的听力损失情况,将语言信号频率的声音放大到病损内耳可以感受的程度。助听器通常由传声器、放大器和耳机组成,并由电池供电,其使用效果明显受内耳病损程度的影响,对重度及极重度感音神经性聋的效果不好。

助听器的产生和改进经历了碳精时代(助听器由碳颗粒麦克风、电池和磁性耳机组成)、电子管时代、晶体管和集成电路时代、数字时代几个发展阶段。

助听器是一种将声音信号放大,帮助听力障碍患者听到声音的设备。从实质上讲,助听器是一种通过提高声强来改善听力的装置,主要包括以下三个部分:将声音信号转换为电信号的导声器(麦克风)、信号放大和处理电路、将电信号转换为声音信号的受话器。另外还包括电源、开关、音调控制等部分。助听器的工作原理与结构如图 9—12 所示。

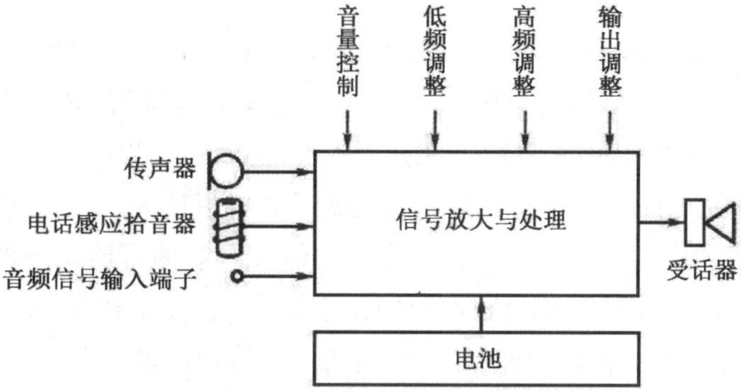

图 9—12 助听器的工作原理与结构示意图

助听器依其外观和佩戴位置可分为盒式、耳背式及耳内式等类型;依芯片中信号处理技术的不同,可分为模拟助听器和数字助听器;根据放大方式又可分为线性助听器和非线性助听器;根据最大声输出可分为小功率、中功率、大功率及特大功率四类助听器;另外,还有多通道助听器、编程助听器、定制式助听器、双耳助听器、移频助听器、一次性助听器、植入式助听器等。以下对常见的几类助听器进行介绍。

1. 盒式助听器

盒式助听器又叫体佩式或口袋式助听器,其外形为小型收音机大小的盒子,助听器的麦克风、放大器及电池组装在其中，外边由一根长导线连接耳机及耳塞或特制的耳模，如图 9—13 所示。此类助听器体积较大，适于老年人及手指活动不方便者使用。助听器的麦克风与耳机距离较远，不易产生声反馈，因而对其最大输出限制较小，功率可以做得很大，并可手动调节。但携带不便、隐蔽性差，加之助听器本身及导线与衣服的摩擦，使声音易失真、声音质量降低。另外，盒式助听器的麦克风通常置于胸前，因此其声音定位能力较差。

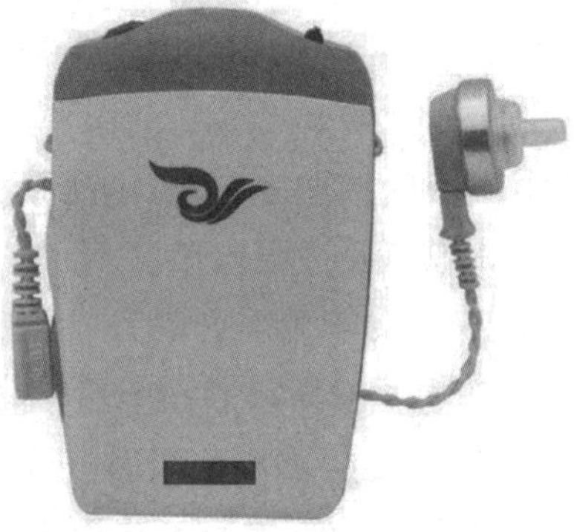

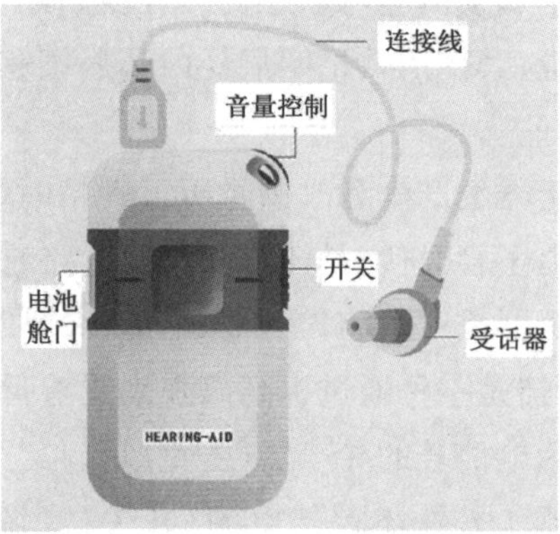

图 9—13　盒式助听器

2. 耳背式助听器

耳背式助听器又叫耳后式或耳挂式助听器（见图 9—14）。耳背式助听器依赖于一个弯曲、呈半圆形的硬塑料耳钩挂在耳后，比起盒式助听器，它的体积和重量都小许多，隐蔽性较好。麦克风、放大器镶嵌在机器内部，患者可以操纵的外部设置包括档位调节和音量控制钮等都在机器的背面。此类助听器使用较为广泛，适于各种听力损失的患者，有传统手动调节的，也有通过计算机软件或手掌编程器调节的。但由于它是挂在耳后，耳廓的集音作用和定位功能未能利用；其次，易受潮从而加速元器件的老化；对于部分对外观要求较高的患者来说，助听器的体积仍显太大。

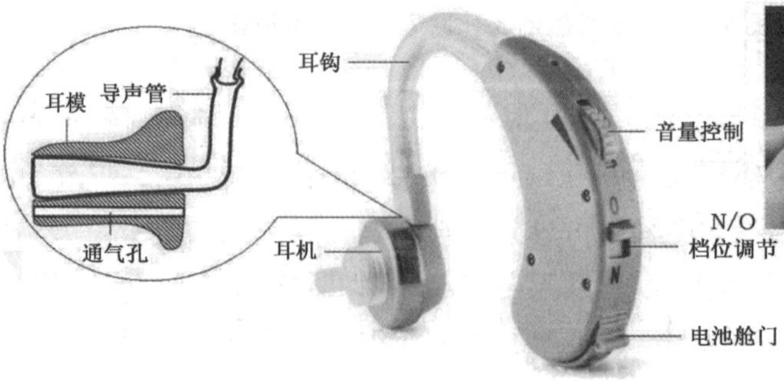

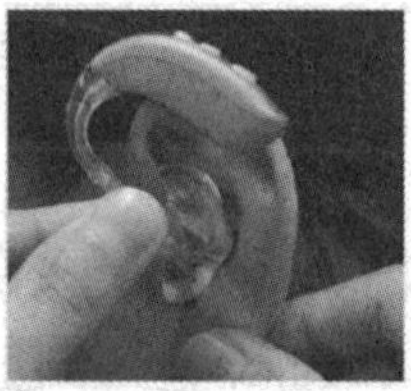

图 9—14　耳背式助听器

3. 耳内式助听器

耳内式助听器的外壳是根据患者的耳甲形状定制的，麦克风、放大器和耳机全部放在外壳内，外壳表面可安装音量控制旋钮等，便于调整，如图 9－15 所示。整个助听器全部放在耳甲艇、耳甲腔和耳道内，比较轻便、隐蔽。此类助听器的麦克风入口位于助听器外侧面，比起耳背式助听器更符合人耳感受声音的自然位置。

除一般耳内式助听器外，还有比耳内式助听器稍小和更小的耳道式助听器、完全耳道式（深耳道式）助听器，能够放入耳道或更深的位置，从而可以产生更多的增益，能达到更好的听力放大效果，其放大特性更接近正常人耳的生理特性。由于深耳道式助听器体积小，助听器表面通常只有电池仓，而无音量控制旋钮，外下方有几毫米的线，便于摘戴，如图 9－16 所示。

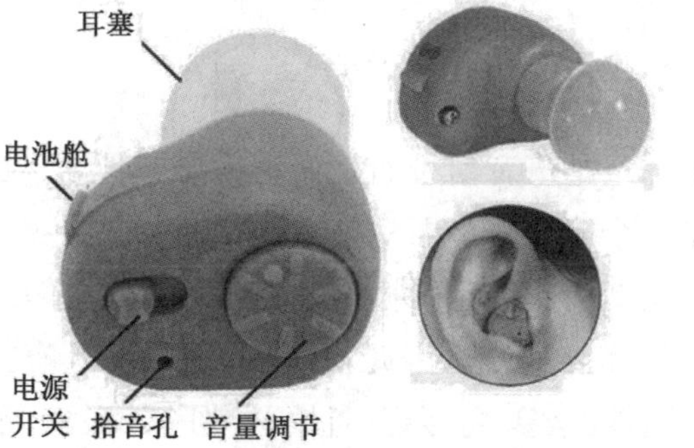

图 9－15　耳内式助听器

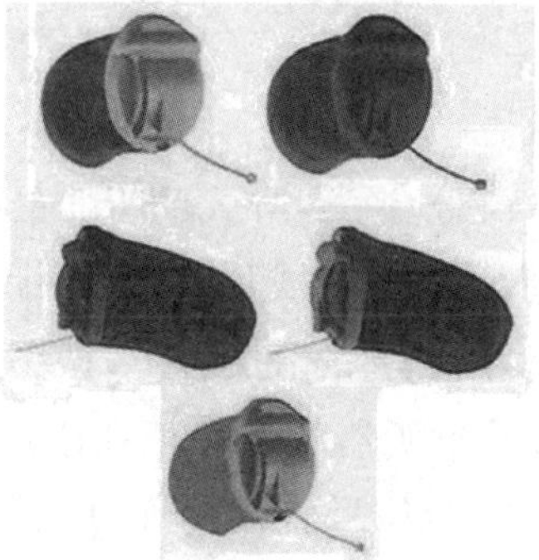

图 9－16　深耳道式助听器

耳内式、耳道式、深耳道式助听器的佩戴效果如图 9－17 所示。

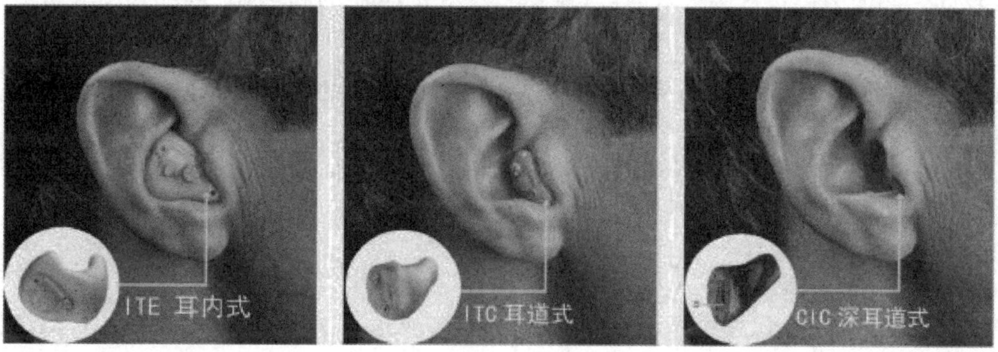

图 9－17　耳内式、耳道式、深耳道式助听器的佩戴效果

4. 骨导式助听器

人们听到的大部分声音都是声波经过空气到达鼓膜，然后声波使鼓膜发生振动，从而使声音传至耳内。另一种方式是，声波通过头骨振动直接传至内耳而不经过鼓

膜，这也是人们听到自己声音的一种方式，这种声音传播方式就是骨传导。利用骨传导原理制造的助听器称之为骨导式助听器，图 9－18 所示即为骨传导无线助听器和数字骨传导助听器的耳机。

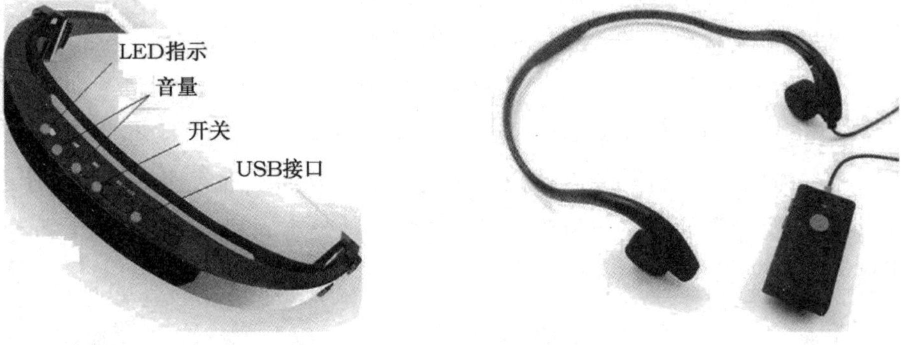

图 9－18 骨导式助听器

严格地说，骨导式助听器最终产生的不是声音信号而是振动信号。骨导式助听器没有所谓的耳机或耳塞，取而代之的是一个能够产生振动信号的振荡器。将振荡器压紧在耳后凸起的乳突骨上，振荡器的振动会引起颅骨的振荡并将信号越过外耳与中耳(骨导式助听器的优势正在于此)直接传递到内耳。因此，骨导式助听器具有如下特点：①因为信号直接传递到内耳，外耳不被堵塞，不会引起堵耳效应(闷、涨、瓮的感觉)，避免了患者的不舒适感，整体音质较气传导助听器失真少。②多数老年人随着年龄增长会耳道变窄、鼓膜浑浊等，直接或间接影响了气传导助听器的传输效果。而骨导式助听器避免了这一点(声音直接传入内耳)，对能量的损耗也有减少，声音的还原度较高。③因为声音直接传入内耳，避免了气导助听器的高增益造成的鼓膜、听骨链的二次损伤，对听力起到了一定的保护作用。

随着人们对骨传导技术及认识的提高，相信在不久的将来，骨导式助听器一定会给更多的听障患者带来福音。

(二)人工耳蜗

对于轻度、中度和部分重度耳聋患者来说助听器是有效的，可是对于部分重度耳聋、极重度耳聋及全聋患者来说，大量的毛细胞损失以及声音的畸变使得最好的助听器也效果甚微，甚至毫无作用。但由于这类患者往往保留着一定数量的听神经纤维和螺旋神经节细胞，如果能将外界声音转化为电信号送入耳内，直接刺激听神经末梢，则完全有可能产生听到声音的感觉，人工耳蜗就是这样的一种听障辅助康复工具——是帮助重度及以上耳聋患者恢复或获得听力的一种电子装置，它能代替耳蜗，将声音信号转变为电信号，直接刺激听神经纤维，从而产生听觉。

1. 人工耳蜗的构成

人工耳蜗的功能是在听神经完整的情况下，通过植入性电极提供刺激，取代病变的内耳毛细胞的功能，直接作用于听神经而产生听觉，它是一种应用于人体的神经假体。

人工耳蜗由体外和体内植入两个主要部分构成，如图 9－19 所示。

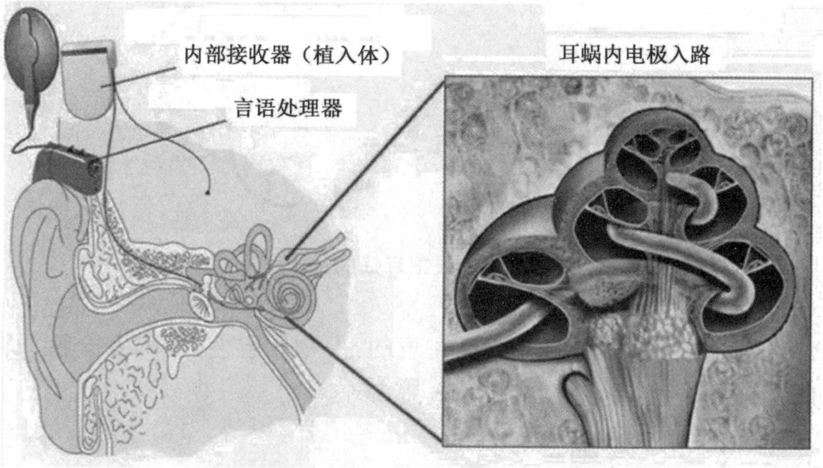

图 9－19　人工耳蜗的构成

体外部分由麦克风（话筒）、电子处理电路（言语处理器）和发射线圈（变送器）组成。言语处理器是人工耳蜗技术的核心，它相当于微型计算机，对声音信号进行处理、提取关键参数、编码成携带声音信息的电信号。言语处理器与麦克风结合在一起，如同耳背式助听器一样。变送器通过导线与言语处理器相连，并与植入体相耦合，发射信号到大脑中。植入部分由电极阵列、接收器/刺激器（能为电极提供合适的同步和刺激参数的电子线路）组成。电极阵列有 1～22 个电极，接收器能将数据和电源耦合到颅内。在人工耳蜗所有部件中，只有电极阵列真正植入内耳中，接收器/刺激器只置于耳后的皮下。

2. 人工耳蜗的工作过程

图 9－20 描述了人工耳蜗的工作过程。

声信号（A）被佩戴于耳背上的麦克风（B）收集并传给言语处理器（C），进行数字化、滤波等处理与分析，按一定策略编码成电信号；电信号通过导线传给变送器，经皮肤法（D1）或跨皮肤法（D2）传入埋植于耳后皮下的接收器/刺激器，接收器/刺激器对编码信号进行解码，按规则将相应的电信号传给耳蜗的电极（E）；电极以电刺激形式引起听神经反应并经中枢听觉通路（F）传至大脑听觉皮层（G），从而引起听觉及相应的行为，如将听到的句子（A）输入到电脑（H）等。

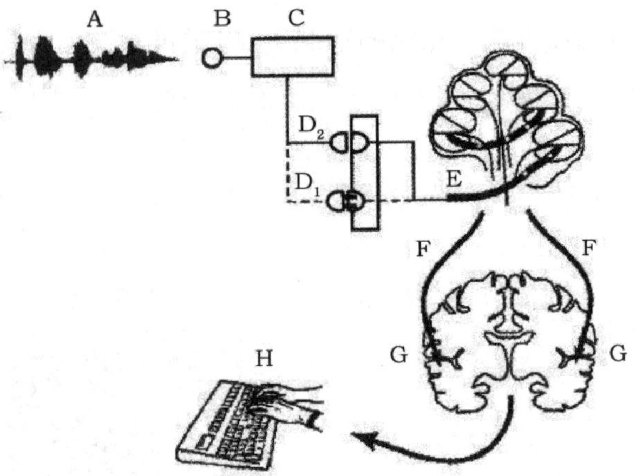

图 9—20 人工耳蜗的工作过程

关于人工耳蜗，有几个问题是值得注意的：生物相容性、手术安全性、长期电刺激的安全性、植入物与头颅之间的互相影响、中耳感染等。

第三节 运动康复训练器械

运动康复训练器械是《医疗器械分类目录》中“医用康复器械”的一级产品，其二级产品有步态训练设备、康复训练床、平衡训练设备、振动训练设备、关节训练设备、盆底肌肉训练设备、舌肌康复训练器。

一、康复训练床

康复训练床分为电动控制和机械调节两类，通常由床架、机械支撑部件、电动控制或机械调节装置、固定保护装置等组成，通过改变体位、起立角度对患者进行训练并促进康复，用于对脑中风、脑外伤等患者进行肢体运动康复训练或早期站立训练等。电动控制康复训练床的管理类别属于Ⅱ类，品名有站立康复器、电动起立床、多体位康复床、下肢反馈康复训练系统；机械调节康复训练床是无源产品，管理类别属于Ⅰ类，品名有悬吊康复床、倾斜床。

1. 多体位康复床

多体位康复床包括床面、支撑部件、调节装置、控制装置等，适用于手法正骨、关节复位、推拿、按摩以及配合理疗，也可作为针刀法进行微创手术治疗脊柱、关节类疾病的设备，如图 9—21 所示。

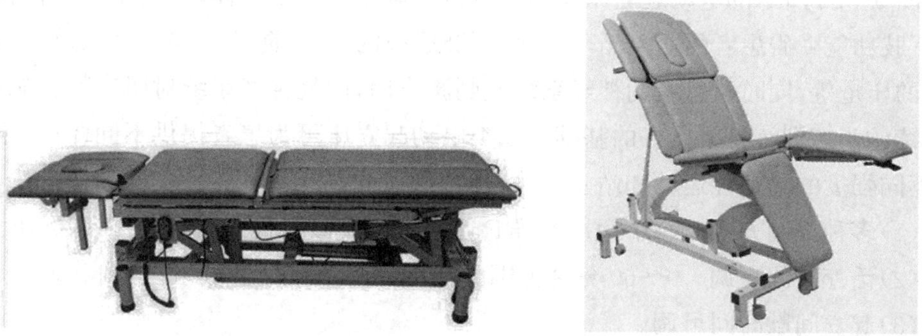

图 9—21 多体位康复床

多体位康复床具有以下特点：

(1)床体采用电机加气弹簧升降调节方式，操作简便。

(2)可配有电动脚踏开关和手持点动开关，进行床面电动升降，升降行程在一定范围内(如 0～500mm)连续可调，可减轻治疗师的劳动强度，呵护治疗师的脊柱健康。

(3)头部及两侧手臂托架、大腿及小腿段面相对水平面角度均可连续调节。

(4)床腿可配有调节螺杆，以调平多体位康复床面，适应不同地面。

2. 电动起立床

电动起立床包括训练床架、床面、扶手桌面、固定带、脚踏板、控制装置、底座等，如图 9—22 所示。训练时，患者先仰卧于床面上，双脚底紧贴踏脚板，并用胸部、腰部、腿部绑带松紧适宜地固定相应部位；然后装上扶手桌面，将患者上肢放置在桌面上；最后使用操作器使床面向上转动至所需角度并可靠锁定。患者在训练期间，可在桌面上进行阅读、书写等活动。必要时，患者可自行操作床面的角度，但必须有护理人员在旁协助。训练结束后，应将床面操作至水平位置，然后卸下桌面、松开绑带，再将患者移出床面。

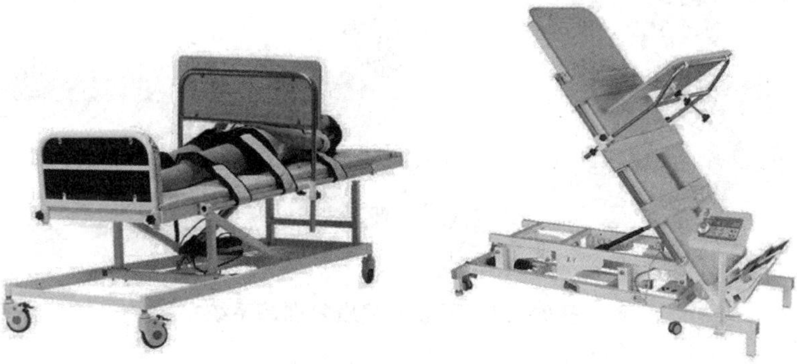

图 9—22 电动起立床

图 9—22 所示的电动起立床集站立、负重、运动功能于一体，主要用于改善长期卧床、下肢功能障碍患者的血液循环，增强下肢肌肉的力量，防止肌肉萎缩以及长期卧床引起的压疮等，同时对患者的神经系统起刺激作用，恢复神经系统对肌肉的控制能力，为后续的步态训练打下良好的基础。该类电动起立床可为患者提供不同体位、不同频率、不同强度的治疗性运动和站立训练，其特点如下：

(1)多种控制方式　有手柄控制、RF 遥控控制及微电脑控制，方便临床操作。

(2)治疗时间可调　0～60 分钟范围内任意可调，允差±10s，步进 1min。

(3)起立间歇时间可调。

(4)床面离地高度可调。

(5)起立角度在 0～90°范围内连续可调。

(6)脚踏板角度可调　脚踏板上下、内外角度可电动调节，使患者具有舒适的脚位，或用于患者踝关节的矫正训练。

(7)可通过点动开关控制床面升降及直立。

(8)具有应急开关等安全装置。

另外，有的电动起立床还配有声波振动技术，通过声波振动刺激肌肉神经和身体细胞、促进血液循环、缓解疼痛，提高脊柱、骨盆及下肢的负重能力，对神经可塑性进行有效的康复运动，使僵硬的骨骼和关节进行被动运动，改善骨质疏松和关节退化，预防和缓解肌肉萎缩、体位性低血压等多种并发症。

3. 下肢反馈康复训练系统

下肢反馈康复训练系统包括动力装置、床体、支撑部件、脚踏板、调节装置、减重装置、操作控制系统等。下面以我国某公司生产的智能下肢反馈康复训练系统(见图 9—23)为例进行介绍。

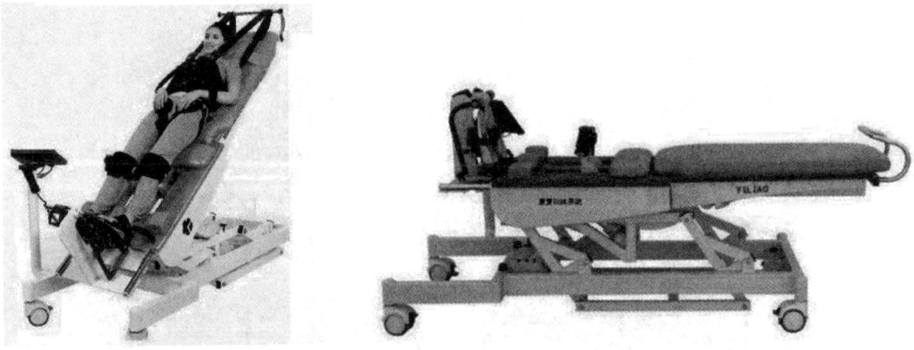

图 9—23　下肢反馈康复训练系统

智能下肢反馈康复训练系统由微电脑自动控制，采用可移动式床体，操作简便，是直立床与下肢关节康复训练器械的有效结合，且对双脚的宽度以及足内偏、外偏的角度可根据患者的具体情况做出相应的调整，可对膝关节、踝关节进行有效的康复训练，使患者的运动功能得到更好的恢复。主要适用对象有：行走或移动功能不健全、活动缺乏、多样硬化症、风湿病、心肌病、关节炎、畸形、帕金森症、瘫痪、水肿、尿毒症以及长期卧床不起的患者。

智能下肢反馈康复训练系统的功能与技术参数如下：

(1)具有减重功能　在训练过程中可调节负重大小，可单独训练，也可选择组合训练。

(2)可进行主动训练与被动训练功能切换　当患者做主动训练一定时间后，系统检测到患者体力不支，可以自动恢复到被动训练模式；而当患者被动训练一定时间后，肌力和神经功能得到一定恢复并有力量自己开始主动训练，机器电机则自动停止工作，让患者自己做主动训练。

(3)系统与训练参数在一定范围内任意可调并由微电脑控制　床面升降高度：0～300mm，可点动控制，方便患者转移；床体起立角度：0～90°，可点动控制；脚踏板电动伸缩装置可根据患者身高做灵活调节(范围：0～200mm)，踏步角度：0～25°(其中前倾角度0～15°、后仰角度0～10°)，踏步速度：1～80步/min，脚踏板上下自由活动±15°以适用于踝关节恢复训练；训练时间：0～99min。

(4)实时跟踪与检测、评估功能　训练驱动模式模拟人体步行曲线函数，并在液晶屏上直接显示：实时跟踪并显示大腿受力情况，治疗师能根据反馈回来的波形对患者训练情况进行评定；实时反映大腿训练前后坚硬度的变化，对大腿坚硬度进行评估；检测下肢痉挛，一旦发现，驱动电路则立即停止，避免对肢体造成伤害，同时随着肢体的不同运动方向，可以根据反馈对痉挛的肢体进行自然调节(痉挛调节灵敏度：10～150Nm，痉挛间歇时间：10～120s可调)。

(5)触摸式液晶显示与操作系统　实现人机对话、视窗操作，方便直观；语言生物反馈，模仿真人发音，轻松掌握设备运行状态。

(6)安全保护　具有阻尼、紧急制动按钮及紧急复位手柄等安全保护装置。

4. 悬吊康复床

图9—24所示为脊柱牵引用悬吊康复床的结构，由床体、床板(包括固定床板和外展摆动床板)、牵引操作控制柜、角度及悬挂牵引机构、牵引手轮、牵引装具(包括颈椎、腰椎和腿部牵引装具)、测力计等组成。床体常采用普通钢质结构；床板为木质结构(上衬海绵，外包一层人造革面)；牵引装具的面料为人造皮革。悬吊康复床具有俯卧、仰卧位水平或角度牵引和腿部牵引外展功能，适用于医院对腰椎间盘突出和颈椎骨质增生引起的腰椎病及颈椎病的牵引。

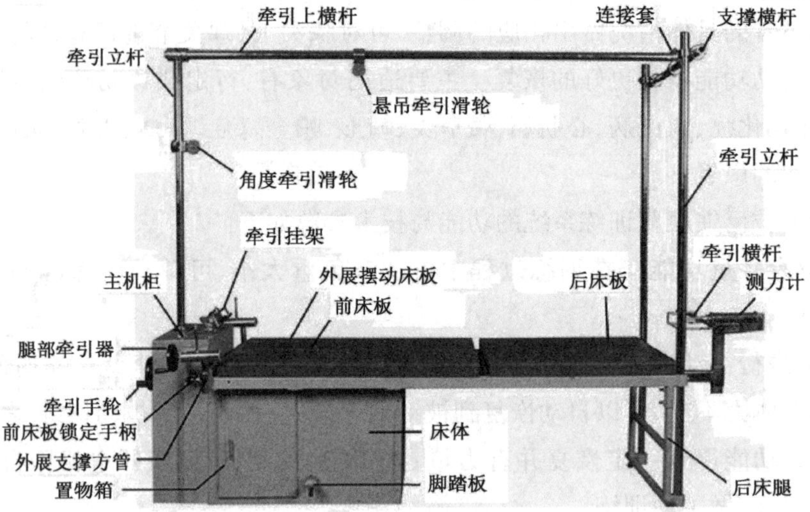

图 9—24　脊柱牵引用悬吊康复床

悬吊康复床的主要参数有：水平牵引力(0～1000N，误差±10%)、前床板向上调整角度(0～30°，误差±10%)、前左右床板水平外展调整角度(0～26°，误差±10%)、下肢牵引调节杆可调距离(0～280mm，误差±10%)。

悬吊康复床的治疗方法及体位有水平牵引、角度牵引、悬吊牵引、腿部外展牵引、颈椎牵引。

(1)水平牵引　如图 9—25 所示，患者仰卧或俯卧于床面上，将胸部牵引带捆扎在患者胸肋骨下缘，另一端悬挂在测力计一端牵引横杆上；腰部牵引带捆扎在髋关节上缘，另一端带环与前端牵引挂架相连接；按一定方向旋转牵引手轮，逐渐增大牵引力，进行水平牵引。牵引治疗结束后，反方向旋转牵引手轮以放松牵引力，然后摘下牵引挂架、松开牵引带、完成复位等。

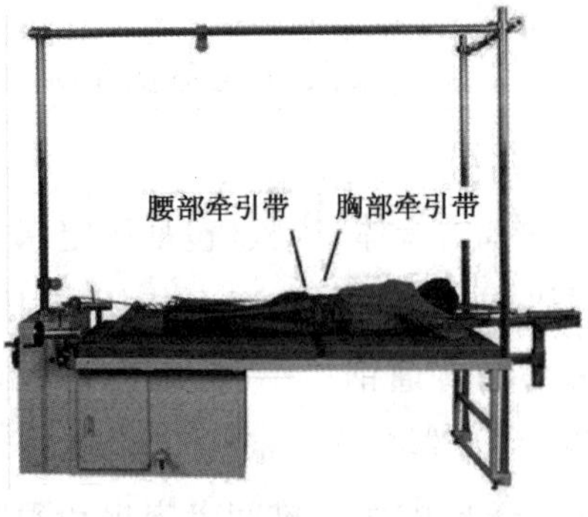

图 9—25　水平牵引

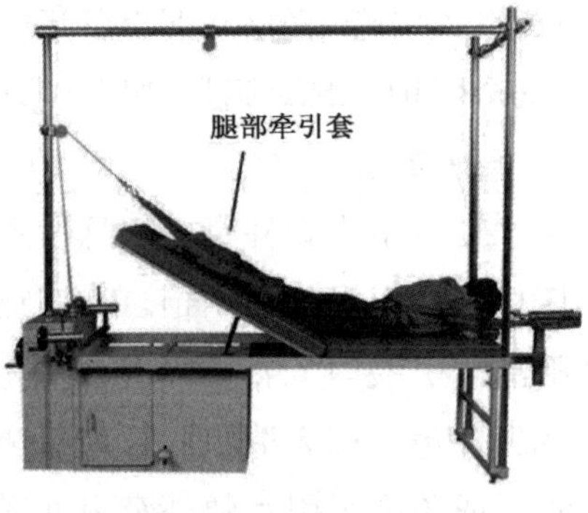

图 9—26　角度牵引

(2)角度牵引　如图 9—26 所示，患者水平位仰卧或俯卧于床面上，将胸部牵引带捆扎在患者胸肋骨下缘，另一端悬挂在测力计一端牵引横杆上；将腿部牵引套捆扎在患者小腿部位，另一端带环与绕过牵引立杆上的角度牵引滑轮的牵引挂架相连接；踏下脚踏板，同时手扶上升床板，使其呈一定角度；按一定方向旋转牵引手轮，逐渐加大牵引力，进行角度牵引。牵引治疗结束后完成复位。

(3)悬吊牵引　如图 9—27 所示，患者水平位仰卧或俯卧于床面上。如是仰卧，则只需将腿部牵引装具捆扎在患者小腿部位，另一端带环与绕过牵引上横杆上的悬吊牵引滑轮的牵引挂架相连接，然后进行悬吊牵引。如是俯卧，则将胸部牵引带捆扎在患者胸肋骨下缘，另一端悬挂在测力计一端牵引横杆上；将腿部牵引装具捆扎在患者小腿部位；踏下脚踏板，同时手扶上升床板，使其呈最大角度；将腿部牵引装具带环与绕过牵引上横杆上的悬吊牵引滑轮的牵引挂架相连接；踏下脚踏板，同时徐徐按下前床板并锁定，使患者呈俯卧悬吊位置，并进行类似角度牵引的悬吊牵引治疗。牵引治疗结束后完成复位。

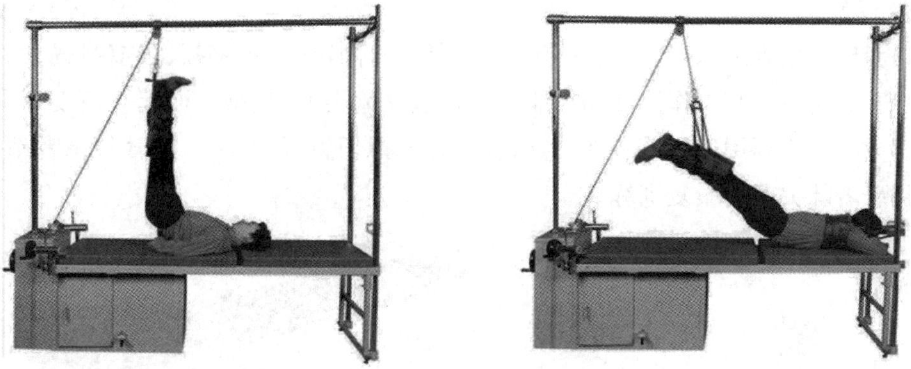

图 9—27　悬吊牵引

(4)腿部外展牵引　如图 9—28 所示，患者取仰卧或俯卧位，将胸部牵引带捆扎在患者胸肋骨下缘，另一端挂在测力计一端牵引横杆上；腰部牵引带捆扎在髋关节上缘，另一端带环与牵引挂架相连接；将需要腿部外展一方的外展床板调节拉开至对应角度；将腿部牵引装具按图示位置捆扎在患者小腿部位，另一端挂在腿部牵引器的挂杆上；按一定方向旋转腿部牵引器手轮，加大腿部牵引力，进行外展牵引。牵引治疗结束后完成复位。

(5)颈椎牵引　患者头朝主机柜方向平卧在床面上，将牵引脖套套在患者颈部，并将两粘扣粘牢；将牵引钢丝绳抽出并绕过角度牵引滑轮，将颈部牵引套另一端挂环挂在牵引挂架两端；将角度牵引滑轮调整到合适高度，使颈椎牵引方向斜向上方约 15°角；按一定方向旋转牵引手轮，加大牵引力，进行颈椎牵引。牵引治疗结束后完成复位。

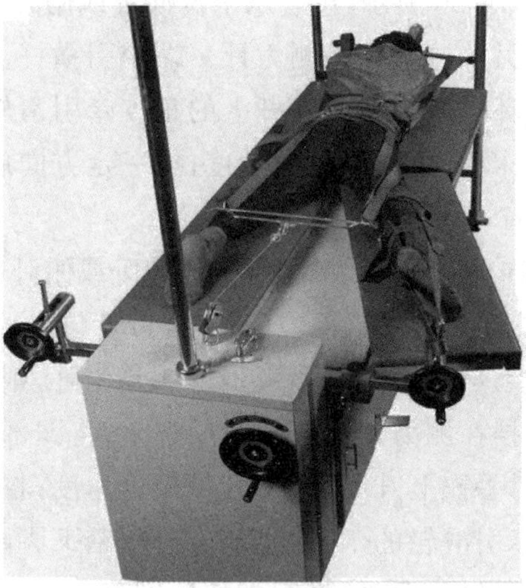

图 9—28 腿部外展牵引

5. 倾斜床

倾斜床包括训练床架、床面、扶手桌面(可选)、固定带、脚踏板、调节装置、底座等，如图 9—29 所示。其工作原理和功能与电动起立床类似，只是床面起立角度等采用手动调节方式。主要用于脑瘫患者站立、脊髓神经损伤患者站立、下肢骨科患者站立、足内外翻患者踝关节等康复训练。

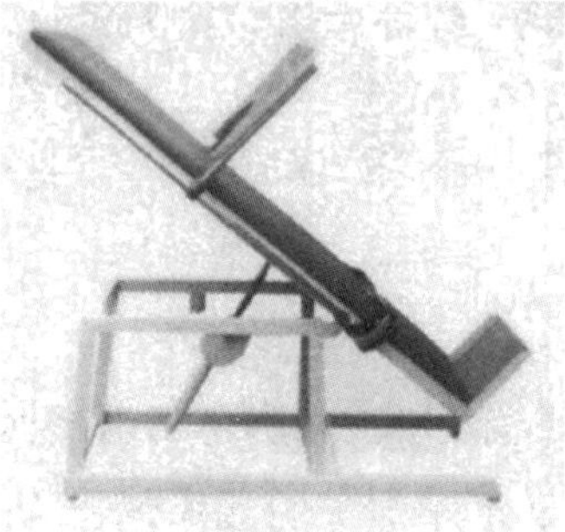

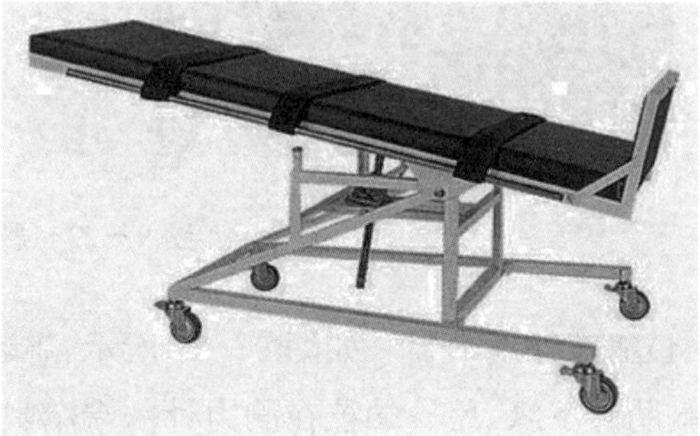

图 9—29 倾斜床

二、步态训练设备

步态训练设备通常由减重装置、主机、跑台、控制装置、固定装置等组成，通过训练患者步态促进康复，可附带步态评估功能。步态训练设备用于对下肢步行障碍患者进行步态康复训练，其管理类别属于Ⅱ类，品名有：减重步态训练器、下肢步行姿势训练系统、步态评估与训练系统等。

(一)减重步态训练器

减重步态训练器分为手动和电动两种类型,如图 9—30 所示。

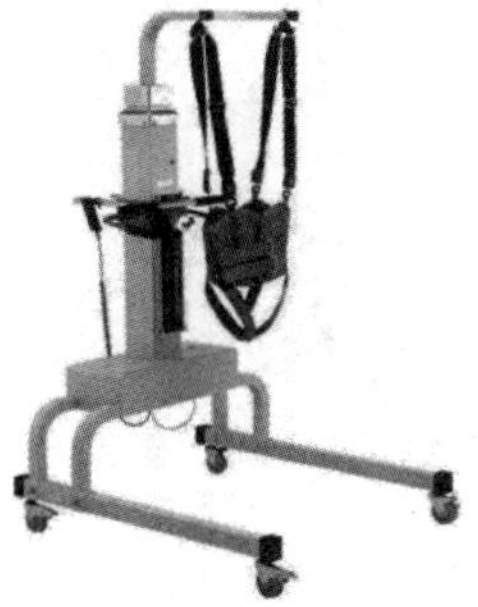
手动型

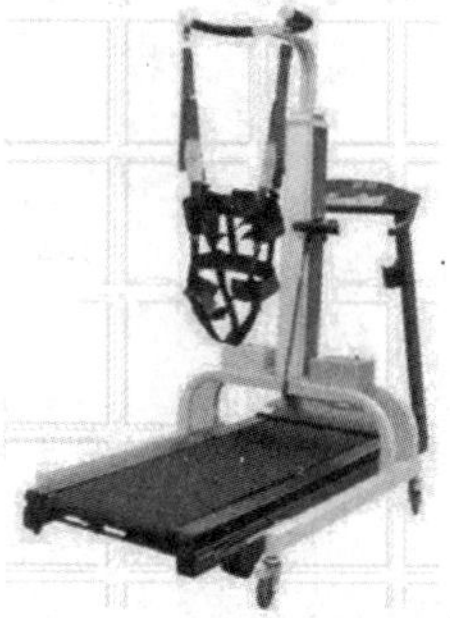
电动型

图 9—30　减重步态训练器

手动型减重步态训练器包括机架(带脚轮)、悬挂支架、支持背心、附着环等,通过吊带控制,根据需要减轻患者步行中自身重量,可在确保舒适和安全的前提下,使训练者可以不借助跑台,在室内地面上直接进行部分减重行走训练和治疗。附着环装在支持背心上,需要时允许进行单点或两点骨盆固定。

电动型减重步态训练器包括机架、跑台、悬挂支架、支持背心、控制装置等,患者可通过吊带控制并借助跑台实现减重训练,跑台速度和坡度均可调节,且系统设有预先规划练习程式、间歇练习程式及安全保护装置,并通过屏幕显示运行状况。

减重步态训练器设有减重机制和动态悬挂系统,以保证行走中重心的自然垂直位移,同时随着行走的自然起伏动态调整减重拉升力,以维持恒定的减重力,并可通过简单的数值来调整;悬挂支架高度可调;扶手可进行前后、上下调节。减重步态训练器用于骨关节、神经系统疾患引起的下肢无力、疼痛、痉挛的患者,帮助其及早进行步态康复训练。

(二)下肢步行姿势训练系统

1. 摆动步态训练仪

图 9—31 所示为摆动步态训练仪,其工作原理是:患者通过上肢运动带动下肢进行同步训练,模拟常态骨骼的负载系统,以重建正常的运动模式,提高患者的整体协调性。使用时,患者站立在脚踏板上,双手握住并拉动摆动装置手柄,继而通过上肢带动下肢、健侧带动患侧,或一肢带动三肢,实现下肢摆动的四肢联动训练。可用于迈步困难者进行站立行走训练、早期的主动康复训练,满足使用者全身功能性、协调性的运动

训练需求，矫正患者异常步态。

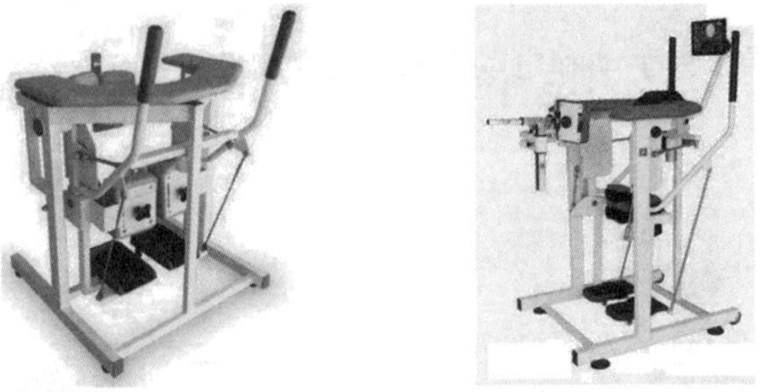

图 9—31　摆动步态训练仪

2. 机器人步态训练系统

机器人下肢步态训练系统是近年来国际上研发较多的产品，也是下肢康复训练采用的高科技装置。图 9—32 所示为机器人步态训练系统，通常由步态训练和分析评估系统组成。

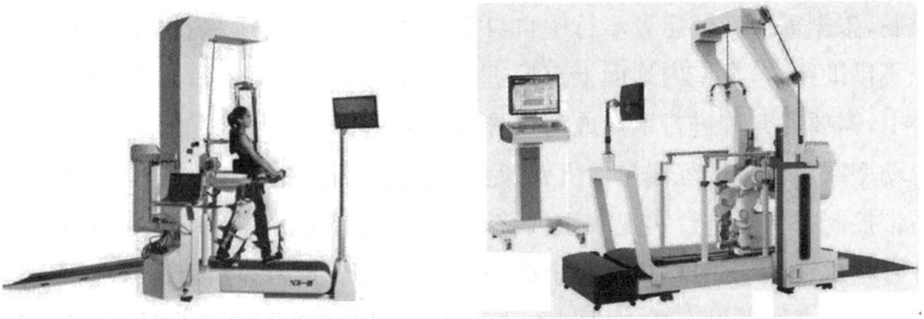

图 9—32　机器人步态训练系统

下面以图 9—33 所示的 Lokomat 下肢康复机器人训练系统为例，介绍其原理及工作特点。

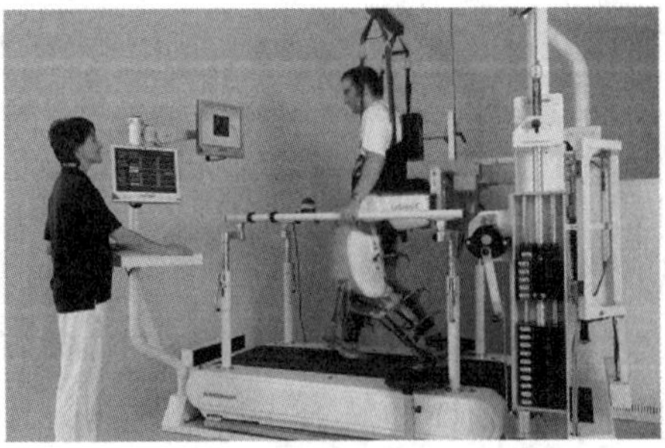

图 9—33　下肢康复机器人训练系统

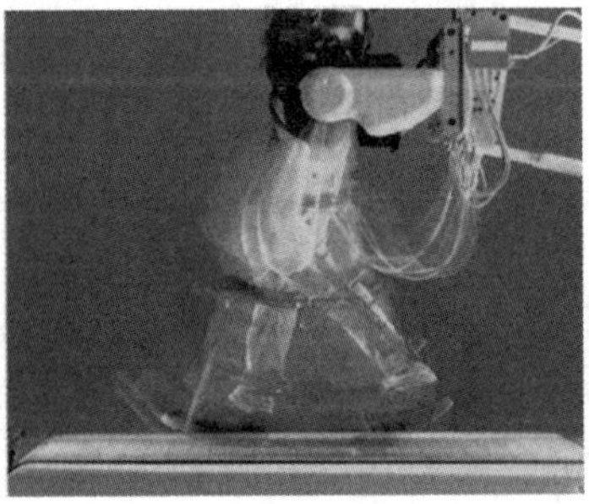

图 9—34　步态数据采集

下肢康复机器人训练系统是一套电脑监控、生物反馈的高科技步态训练系统，主要配置有：主机、病人反馈用电脑系统、治疗师控制用电脑系统、供电电源系统、病人腿套（7种尺寸）、病人被动脚托、病人吊带背心（3种型号：S、M、L）、操作软件与使用手册等。其原理是：依据现代康复医学理论和人机合作机器人原理，刺激股四头肌两端的本体感受器，从而在大脑皮质下再建或重建步行姿势功能区，有效地增强步态能力、减少痉挛、增加关节活动度、拉伸挛缩肌肉，从而提高患者的步行能力。

该训练系统在减重下完全模拟人的正常步态运行轨迹，可根据不同患者的功能情况调节步态和姿势，带动患者双下肢在运动跑台上运动，使大幅度的步态训练成为可能，并且可设置训练场景，让患者身临其境，是目前国际上最先进的步行训练设备。在其帮助下，康复患者可实现迈步动作、自主行走锻炼。

下肢康复机器人训练系统具有如下特点：

（1）通过电脑控制关节角度、角速度、步速等步态参数，完全模拟正常步态。

（2）自带减重提升系统，减重范围可计算调节。

（3）对病人的步态进行客观评估，自动记录多参数数据（见图9－34）。

（4）膝关节及髋关节位置尺寸单独可调（适合大腿长度350～470mm）。

（5）可准确地测量病人髋关节和膝关节的被动关节活动度。

（6）设有实时视频及声音生物反馈系统，提高病人训练兴趣和效率。

（7）操作简单，治疗师可轻松设置，对康复效果进行观察、评价和识别异常状况，为患者功能恢复提供适当的治疗，提高康复治疗效果。

下肢康复机器人训练系统适用于存在步行功能异常或者障碍、需要步态重建的患者，如：脑血管意外、脑外伤、小儿脑瘫、脑损伤、脑肿瘤、脑部炎症引起的肢体瘫痪患者；帕金森综合征患者；其他神经系统疾病导致的步行功能障碍患者；由于各种原因引起的脊髓损伤后截瘫患者；下肢关节置换术后的早期下肢负重训练和关节病变手术后功能恢复训练者；心血管病训练者等。

三、关节训练设备

近年来，各类主/被动式、上/下肢关节训练设备得到越来越多的应用，其基本原理是通过训练患者关节促进康复。关节训练设备型式较多，有上肢关节康复器、下肢关节康复器、四肢联动康复器、肢体功能康复评定与训练系统等。关节康复训练设备是骨科康复性医疗器械，以持续被动运动（continues passive motion，CPM）理论为基础，通过模拟人体自然运动，激发人体的自然复原力，发挥组织代偿作用，进行关节功能恢复训练，在临床应用上具有安全、实用、无痛苦、关节活动范围大、有效消除关节粘连及坏死、有利于伤口愈合和消肿、促进关节软骨的自身修复和关节成活、有利于移植骨膜转化成透明关节软骨等优点。关节训练设备的管理类别属于Ⅱ类(如是无源产品,则为Ⅰ类)。

(一)上肢关节康复器

上肢关节康复包括手关节、腕关节、肘关节和肩关节康复。上肢关节康复器通常由主机、固定部件、运动部件、控制装置等组成,用于对上肢关节功能障碍患者进行康复训练。

1. 手关节康复器

图 9—35 所示为手关节连续被动运动康复器,它运用微电脑程序控制,运动轨迹模拟人的手关节、腕关节的屈伸及前臂旋转的自然运动轨迹。其特点是:能在限定活动范围内安全、有效地给患者提供指关节、腕关节、手掌上下、前臂旋转的连续被动运动,以刺激关节软骨愈合或重建,预防和治疗关节僵硬,达到治疗和康复的目的。

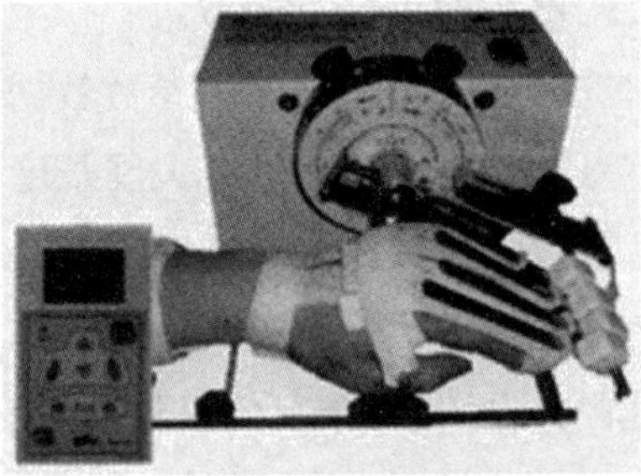

图 9—35 手关节连续被动运动康复器

该产品的适用范围如下:手、腕、前臂骨折内固定后的关节功能的恢复;手和腕部韧带损伤后关节功能的恢复;手肌腱损伤和肌腱转移术后功能的恢复;手神经损伤后肌肉萎缩和畸形的预防;手烧伤后僵硬关节功能的恢复;手风湿性关节炎、类风湿性关节炎、骨关节炎功能的恢复;中枢神经损伤后上肢日常生活活动能力训练;脑卒中偏瘫患者的功能锻炼;其他各种原因损伤导致的手部急性和慢性僵硬的治疗。

2. 肘关节康复器

图 9—36 所示为肘关节康复器,其工作原理是:采用单片机控制步进电机带动机械传动结构,以实现肘关节的被动屈伸训练目的。主要技术特点如下:

(1)患者可在坐、卧两种姿态下进行肘关节康复训练。

(2)运动角度、速度、时间等参数均可数码设定、控制,以适应不同阶段的康复训练要求。

(3)液晶屏显示训练状态,过程数据清晰。

(4)过载自动反转保护(力矩控制)、手控器可控制停机,安全可靠。

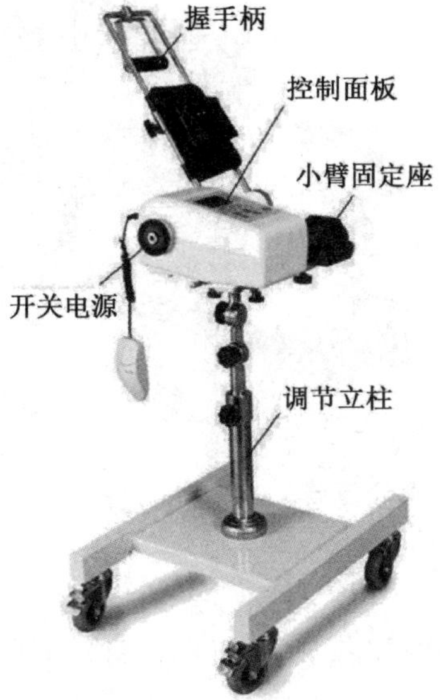

图 9—36 肘关节康复器

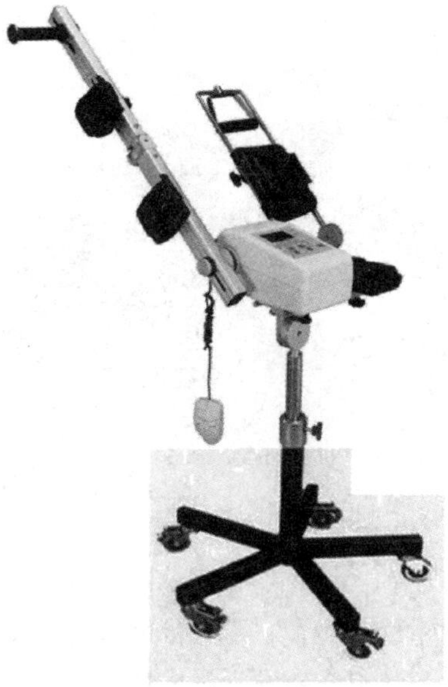

图 9—37 肩肘关节康复器

3. 肩肘两用关节康复器

图 9—37 所示为肩肘两用关节康复器,其结构和功能是在肘关节康复器的基础上增加了肩关节训练部分,使同一机器可以用于患者的肩或肘关节康复训练,且肩或肘关节运动转换方便、长度调节灵活,可用于患者左、右肩关节在垂直平面内的活动训练,也适用于患者左、右肘关节的被动屈伸训练。

(二)下肢关节康复器

下肢关节康复包括踝关节、膝关节和髋关节康复。下肢关节康复器通常包括主机、固定部件、运动部件、控制装置等,用于对下肢关节功能障碍患者进行康复训练。

1. 被动式下肢关节康复器

图 9—38 所示为被动式下肢关节康复器。康复训练时,患者可仰卧,脚置于脚托板上,下肢置于护套中,然后调节适当的运动速度和屈伸角度、设定训练时间,最后启动设备,便可自动、连续地带动患者下肢进行往复运动,从而达到对膝、踝、髋关节康复训练或治疗的目的。

被动式下肢关节康复器由机架、电控系统、动力传动系统、关节运动支架、手控开关等组成。机械部分主要通过电源变压、电机驱动、丝杆传动等实现往复运动;控制部分主要通过对直流电机控制、配合位置传感器,实现对运动时间、速度、角度的控制。

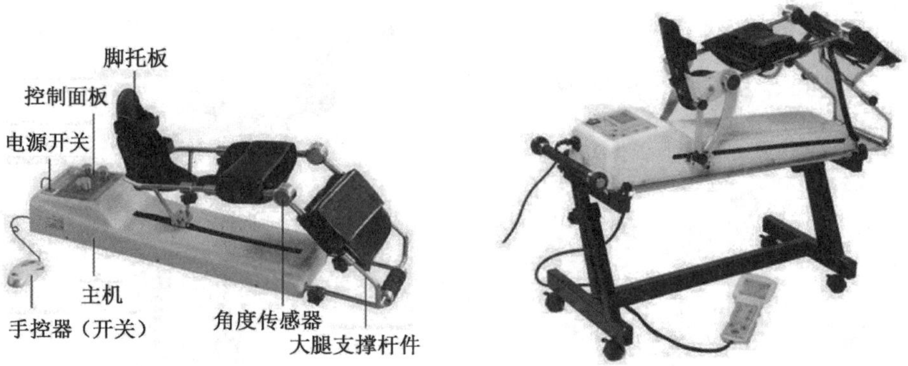

图 9－38　被动式下肢关节康复器

被动式下肢关节康复器的技术特点如下：

(1)配置微电脑，实现智能化精确控制全程长度和膝关节角度，使训练时间(如 0～240 分钟)、速度(如 0～300 度/分钟)、运动角度(如－5 度～120 度)均可任意控制和自动增加，并可采用液晶屏显示，数据清晰、操作简单。

(2)具有主动记忆功能，即仪器关闭后仍然能记忆近一次使用时的参数设置。

(3)可按需要对脚支架进行调节，适用于不同身高、腿长者。

(4)具有患者手控开关(鼠标)，随时使训练停止或反向。

(5)具有过载自动反转调头等保护功能。

(6)直流电压工作，运行安全可靠，噪声低。

(7)设有定时关机功能，为临床使用的管理提供了方便。

被动式下肢关节康复器适用于下肢骨折、关节囊切除或关节松解术后、下肢髋关节或膝关节置换术后、关节软骨大面积缺损、急性化脓性关节炎引流术后、肌腱损伤修复和肌腱重修固定术后、脑血管意外后遗症及截瘫后、关节镜检查和治疗后的患者，通过关节康复训练，加强其血液循环，防止肌肉萎缩、关节僵硬等。

图 9－39 所示为另一种被动式下肢关节康复器——电动式康复器，主要由可调升降底座、控制系统、动力传动系统、腿部运动支架等组成，具有无线遥控、无级调速、语音反馈、护具矫正等功能。

2. 主动式下肢关节康复训练器

图 9－40(a)所示为主动式下肢关节康复训练器(磁控阻尼康复车)，此类训练器要求使用者具备自主调节下肢屈伸角度及来回运动的速度和力量的能力，通过下肢康复训练器械的辅助训练，可以维持受训练者骨结构和代谢的正平衡，引起肌肉适应性改变，对肌腱的弹性模量、极限负荷等有长期的正面效应。同时，下肢康复训练器械也可用于运动健身的目的，通过运动消耗掉体内多余的热量。

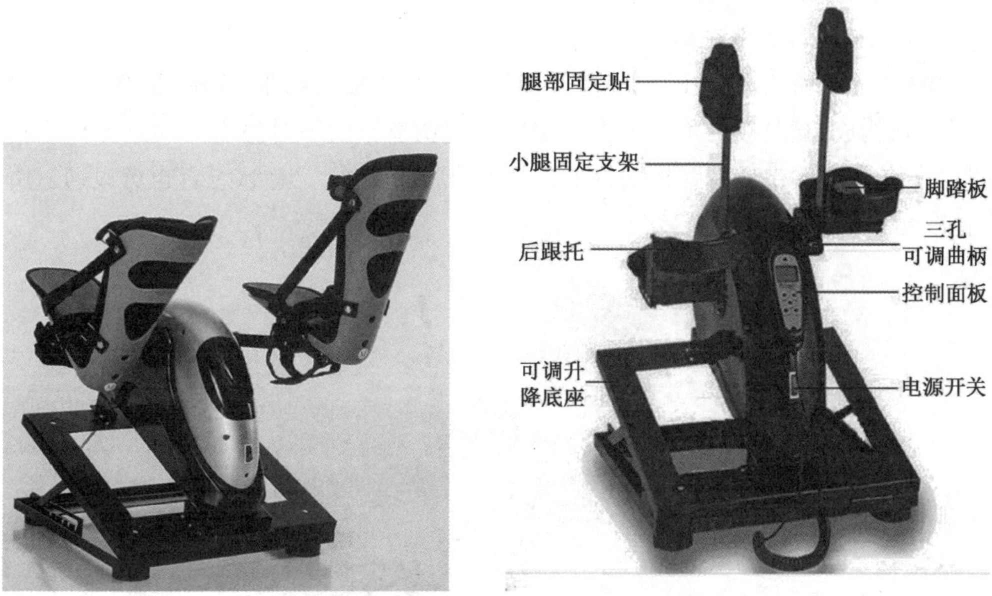

图 9—39　被动式下肢关节电动康复器

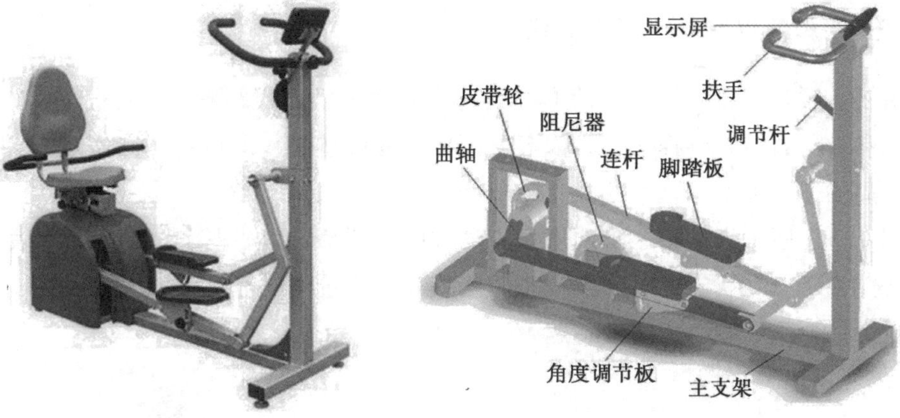

(a)　　　　　　　　　　　　(b)

图 9—40　主动式下肢关节康复训练器

图 9—41(b)所示为主动式下肢关节康复训练器的主要结构示意(去掉座椅及下方的机壳)。人的双脚踩在脚踏板上,经连杆带动曲轴旋转,并经安装在曲轴上的皮带轮及带传动使阻尼器中的转盘转动。阻尼器由转盘及其内部的环形磁铁组成,两者径向间隙可调。阻尼器的阻力大小由调节杆控制:拨动调节杆,使连接其上的钢丝绳抽紧或放松,钢丝绳的另一端连接于环状磁铁块上,所以,拨动调节杆可以改变环形磁铁与转盘间的径向间隙,并因此改变磁场对转盘的吸引力即阻尼力大小,最终达到训练使

用者双腿蹬力大小的目的。

3. 主被动式踝关节训练器

如图 9—41 所示，主被动式踝关节训练器由脚踏板及绑带、手柄、座椅(前后可调节)及主机构成，脚踏板的角度可在一定范围内调节。训练时患者可通过操作手柄经主机中的传动机构带动脚踏板进行踝关节被动屈伸训练。当然，患者也可以通过脚踏板主动做踝关节屈伸运动。

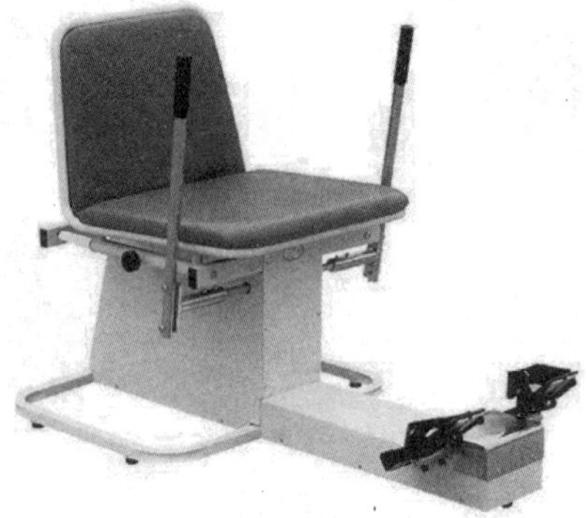

图 9—41　主被动式踝关节训练器

(三)手脚两用型运动康复训练器

由于上肢与下肢的关节运动形式具有许多相似性，只要在形体尺寸、驱动力大小及运动参数(如转角、行程、速度等)等方面加以变换/转换，即可将二者实现合并，从而提高产品的适用性。

图 9—42 所示为一种手脚两用型主动式康复训练器，采用折叠式设计，使用方便；具有智能 LED 显示屏，随时了解运动时间、速度、能量消耗等运动参数；可根据个人能力实现无级变阻以调节阻力和转速。

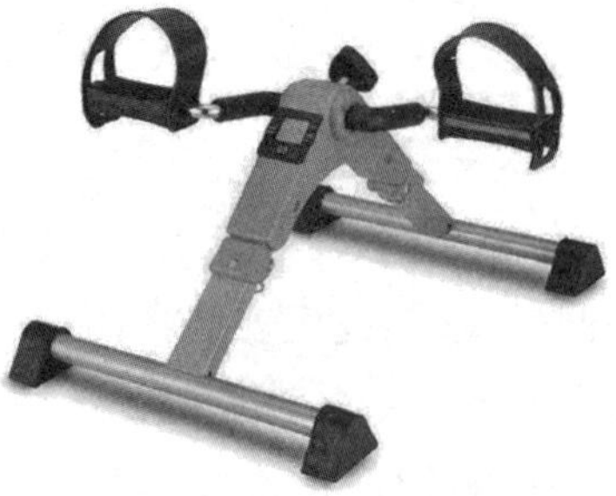

图 9—42　手脚两用型主动式康复训练器

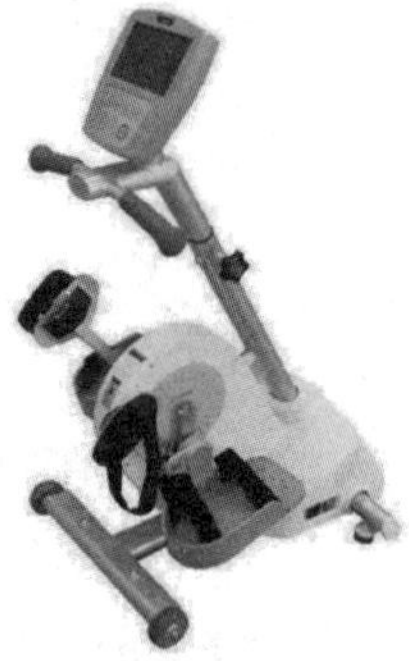

图 9—43　手脚两用型主被动康复训练器

图 9－43 所示为一种上下肢主被动康复训练器，可供需要康复的患者进行上肢和下肢的训练，以维持肌肉力量、恢复肌肉弹性、训练肌肉耐力等。其主要功能特点有：

(1)由单片机控制，可实现上下肢主被动运动，有多种级别的阻力用于主动训练和运动，双向的被动运动可以给缺乏力量和协调能力、心肺功能不好或者是骨骼训练范围受限制的患者进行可调速度训练。

(2)设有痉挛评测模式和声音提示功能，能确保上下肢训练的有效性和痉挛控制。

(3)彩色触摸屏显示训练时间及提供生物反馈信息。

(4)设有电视功能，为患者在训练过程中提供轻松和娱乐的氛围。

该类训练器的主要适应症有：脊髓灰质炎后综合征、帕金森综合征、多发性硬化征、脑部损伤、脑血管意外、脑瘫、脊髓损伤、先天性肌肉萎缩及骨科手术后的康复等。

(四)四肢联动康复器

四肢联动康复器又叫四肢联动康复训练仪，通常由设备主体、触摸显示屏、座椅、可调角度脚踏鞋(板)、四肢力反馈模块等组成，如图 9－44 所示。患者坐在设备座椅上，四肢分别放在扶手和脚踏鞋(板)上，利用健肢带动患肢进行主动康复，提高患者四肢运动功能，主要用于辅助提高偏瘫、神经损伤、脊髓损伤、骨关节损伤等患者的心肺机能、四肢的肌力、关节活动度及协调性。

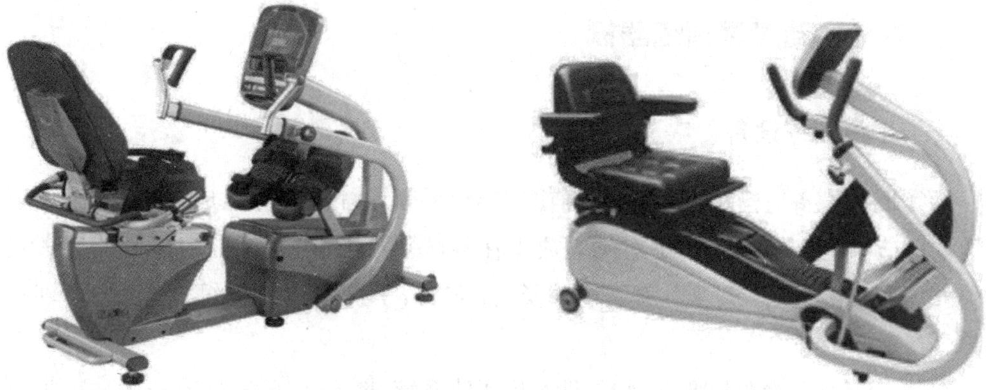

图 9－44　四肢联动康复器

该类设备具有以下功能特点：

(1)无障碍横跨与上下肢联动结构设计，把手(含曲臂把手)、步距均可调节，设有缓冲踏板垫和安全带。

(2)多重座椅位置调节：多个旋转方位以方便残疾人士上下设备；后背设有多个可调斜椅位置，方便使用者采用安全舒适的半卧位姿势。

(3)设有手握式心率检测,随时掌握心率情况。

(4)独特的对等性测量系统测量和显示在踏板上形成的功率,并有生物反馈以告知和鼓励使用者要保持左右腿之间的功率相近、不要造成左右两侧严重的不对称或不平衡状态。

(5)四边形锻炼模式:四肢连杆运动,减少受伤肢体受力,转移至健全(无受伤)肢体端,维持运动潜在的功率;同时,闭链运动,低冲击力,使膝盖及髋关节实现最少阻力功能性运动。

(五)肢体功能康复评定与训练系统

肢体功能康复评定与训练系统通常由主机、传感器、软件、绑带等组成,或由生物电采集处理部件、电刺激部件或训练部件、软件等组成,具体可包含肢体功能康复评定与训练仪、抓握传感器、测力计、无线蓝牙适配器、电源适配器、电极、康复评定和训练软件等。该系统通过采集患者生物电信号、处理反馈信息,对患者肢体施加电刺激或用电动部件带动患者进行康复训练或直接对患者肢体施加电刺激进行康复训练。该类系统主要用于对脑卒中等导致肢体运动功能障碍的患者进行康复评定和训练,如对肢体肌电活动、肌力、抓握释放能力等进行定量评测;通过肌电生物反馈和抓握释放训练、低频电刺激进行肢体功能的康复训练。

四、其他运动康复训练器械

(一)平衡训练设备

平衡训练设备通常由测量平台、辅助支架、平衡训练软件等组成,可附带平衡能力评估功能。平衡训练设备用于对站立或坐在测试平台上、有平衡能力障碍的患者进行平衡能力康复训练,其管理类别属于Ⅱ类,品名有:平衡测试及训练系统、平衡训练系统等。

图 9－45 所示为单屏平衡功能训练及评估系统,图 9－46 为双屏平衡功能训练及评估系统。

双屏平衡功能训练及评估系统的功能特点如下:

(1)可进行姿势测试(确定患者的重心)和平衡测试(不仅显示重心的瞬时点位,还显示前面各点的移动位置,并连接成线形图)。

(2)可提供多个测试结果:报告(对患者的评估)、重心位置(以 mm 计)、动态平衡(显示摆动轨迹长、摆动距和摆动面积共三个参数)、摆动(左右前后的重心摆动)、四象限(重心停留在象限的时间)、重心分布(左右前后的重心分布,%)、稳定性训练(左右

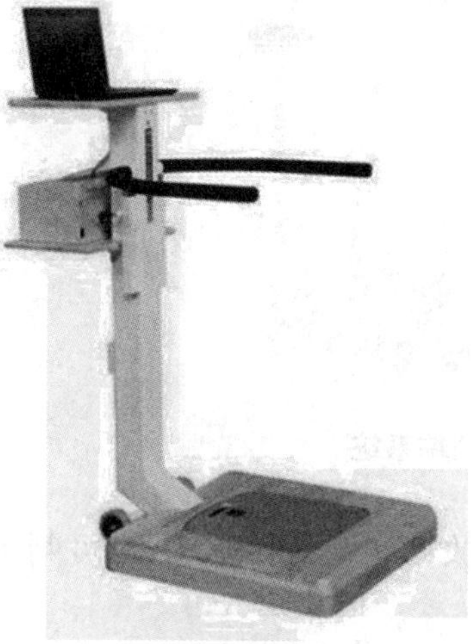

图 9—45 单屏平衡功能训练及评估系统

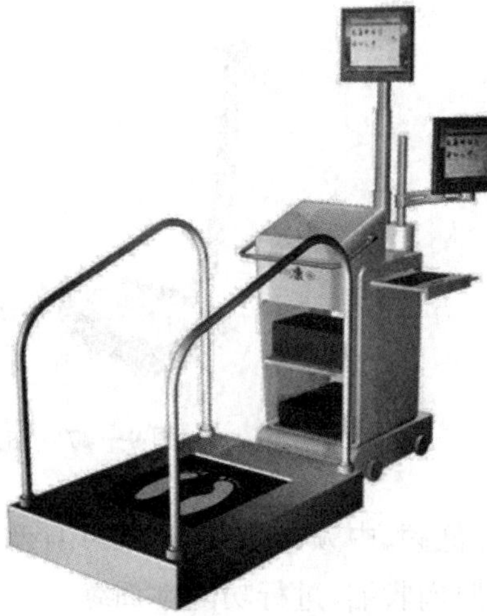

图 9—46 双屏平衡功能训练及评估系统

前后的重心随时间变化位移)、速度(左右前后的重心位移的瞬间速度,即重心位移速度)等。

(3)可提供多个训练与治疗方式:平衡治疗并有不同的报警声、纵横向姿势训练、随机目标治疗、导向目标治疗、赛车运动训练(患者要水平移动其重心,使汽车沿着路线轨道行进;若出了轨道,系统就报警)、障碍滑雪训练(患者要移动其重心,尝试穿过屏幕上显示的红门和蓝门;若撞上门柱,系统就会报警)。

(二)振动训练设备

振动训练源于 20 世纪 60 年代苏联航空计划,它是一种全面的体能训练手段,既可以提高爆发力和快速力量、身体的灵活性和协调性以及核心力量与稳定性,也可用于赛前热身、运动后放松,同时还被用于预防运动损伤和伤后康复治疗。

振动训练设备通常由训练平台、控制装置、固定架等组成,通过周期机械振动方式达到肌肉或关节康复的目的,用于改善运动功能障碍患者的肌肉功能、平衡性和协调性,其管理类别属于Ⅱ类,品名有:振动训练系统、上下肢振动康复训练器。

图 9—47 所示为站立式振动康复训练系统,是肌肉功能训练的专业医用振动训练设备,可为不同年龄、不同适应症、不同康复阶段的患者提供肌肉功能训练。

站立式振动康复训练系统的主要功能特点如下:

(1)设有振动平面左右交替倾斜式振动模式,使下肢引起两侧骨盆的交替倾斜,此运动刺激可以模拟步态对人体肌肉、骨骼和神经的刺激,从而达到不同的康复治疗目的。

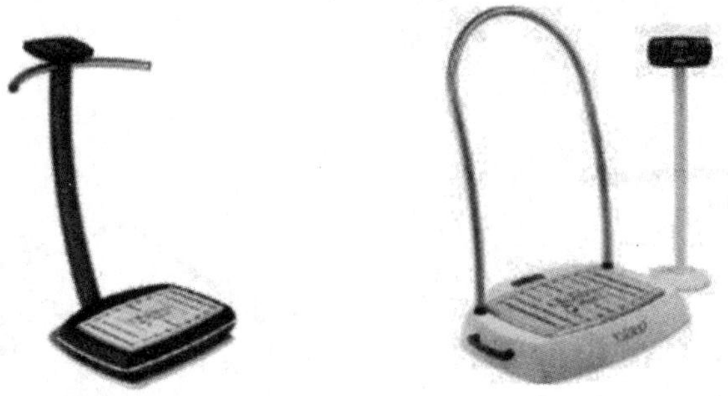

图 9—47　站立式振动康复训练系统

(2)低频、中频、高频模式既可有效地进行肌肉放松和平衡性训练,也可刺激下肢和躯干肌肉收缩,进行功能性训练。

(3)具有随机振动功能　训练时频率随机变化,可以使患者在训练过程中不能预知频率如何变化,适用于进行平衡能力和协调能力的训练,可有效帮助神经系统障碍的患者提高训练效果。

(4)具有智能教练功能　根据训练者的个人能力自动调节振动频率,以确保训练安全有效。

(5)可通过调节双脚位置改变振幅和训练难度,操作简单。

(6)可以配合起立床使用。

站立式振动康复训练系统的适用范围广泛,主要包括:骨科康复、神经科康复、老年康复、中风康复、骨质疏松治疗、腰背痛治疗及相关康复治疗。

图 9—48 所示为肢体振动康复训练器,可带有稳定和补偿系统、动态震荡技术等;设备上的拉带和扶手杆使功能训练变得简单易学;机器上的互动式功能训练软件使训练者很方便地设置和调节频率、阻力。

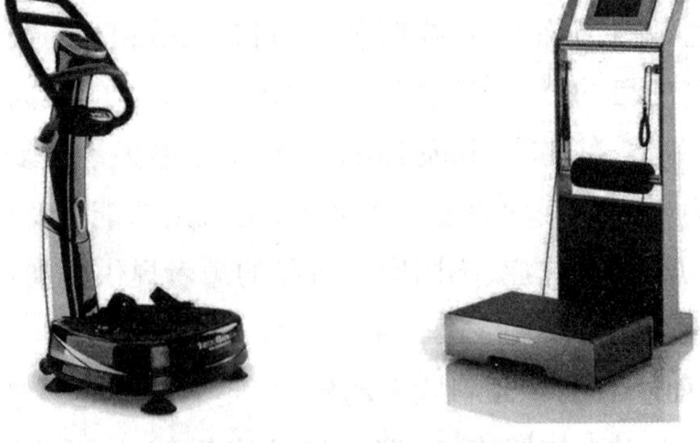

图 9—48　肢体振动康复训练器

图 9—49 所示为起立床式振动康复训练系统，为因癫痫、脑瘤、运动障碍、神经退化、神经肌肉疾病而无法独自站立的患者提供多样化的振动训练和治疗，以改善下肢和躯干的肌肉状态，减轻关节/肌肉挛缩，促进血液循环。

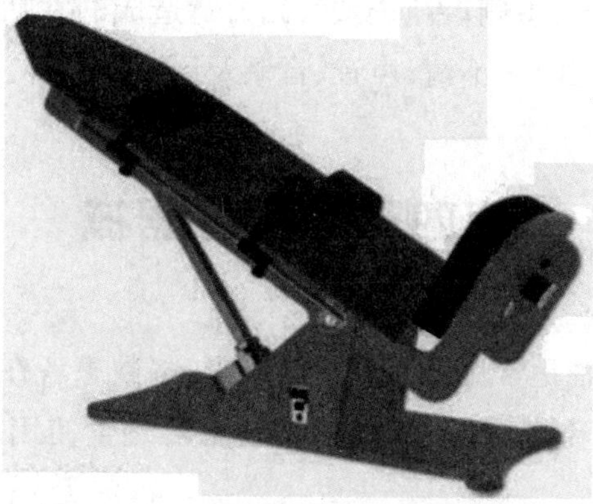

图 9—49　起立床式振动康复训练系统

起立床式振动康复训练系统的功能特点如下：

(1)起立床可以电动无级调节(0～90 度)，为患者提供 0～100％身体重量支撑。

(2)振动平台左右交替倾斜，从而带动下肢引起两侧骨盆的交替倾斜，对人体肌肉、骨骼和神经进行刺激，从而达到不同的康复治疗目的。

(3)训练时振动频率随机变化，非常适用于进行平衡能力和协调能力的训练，有效提高神经系统障碍患者的训练效果。

(4)可远程遥控调节起立床的倾斜角度、控制振动平台开关、调整振动频率等。

(三)盆底肌肉训练设备

盆底肌肉训练设备的主要代表产品是盆底肌肉康复器，有两种类型：第一种通常由主机、压力探头、空气导管组成，通过测定阴道、肛门周围肌肉的自发力，利用产品提供的生物反馈功能做肌肉强化运动，用于小便失禁、阴道肌肉松弛、性功能障碍等患者的康复训练，其管理类别属于Ⅱ类；另一种通常由不同重量的康复器主体和尾部引线组成，或由压力探头、压力表等组成，康复器主体可完全由高分子材料制成，也可由高分子材料和内置配重金属块组成，尾部引线为尼龙线，是无源产品，用于分娩后或阴道肌力下降的女性锻炼阴道肌肉，提高盆底肌肉收缩能力，缓解压力性尿失禁、阴道与子宫等器官膨出或脱垂等，其管理类别属于Ⅰ类。

(四)舌肌康复训练器

舌肌康复训练器通常由吸球、吸嘴等组成，主要以负压吸引为原理，将吸嘴放置于患者舌尖上，利用负压使吸嘴吸住舌头(或牵拉出口腔)，握住康复器吸球进行康复训练，以扩大舌头的活动范围，强化舌肌力量和灵敏性，增强舌头的控制和传送能力。舌肌康复训练器可用于以下症状患者的康复训练：脑中风、脑疾病和脑损伤引起的伸舌受限或不能、伸舌舌尖偏向患侧；舌肌萎缩、无力所造成的吞咽延迟、饮水呛咳、吞咽困难、食物滞留、发音含糊与吐字不清；声音、音调及语速异常等。其管理类别属于Ⅱ类。

第四节　助行器械

站立和独立行走困难是常见的下肢功能障碍，多数患者在步行训练开始时常需要步行辅助器械辅助站立和步行，少数患者甚至需要终生使用步行辅助器械及代步器械。

辅助人体支撑体重、保持平衡和行走或代步的器械称为助行器械，其主要作用是保持身体平衡、减少下肢承重、缓解疼痛、改善步态、改进步行功能及代步等。助行器械是《医疗器械分类目录》中“医用康复器械”的一级产品，其二级产品有医用轮椅车和辅助行走站立器械。

一、医用轮椅车

(一)概述

轮椅通常是指带有行走轮子的座椅，在为肢体伤残者服务的器械中，它不仅为伤残者提供代步功能，而且可被借助用来进行身体锻炼和参与社会活动。

轮椅的发展是一个非常缓慢的历史进程。尽管轮椅的发展历史可以追溯到数千年前，但目前所用轮椅的主要技术都是在近几十年中发展起来的。随着材料科学、电子器件、信息控制技术的巨大发展和机械设计的技术革新，轮椅在形式、风格和技术方法上都有很大的发展。同时辅助技术的从业人员还在继续跟踪新技术的进展，通过对轮椅用户的身体技能和主观需要进行科学评估，实现新技术在轮椅方面的最佳应用，从而为用户提供最为理想的代步工具。

在临床上，轮椅有多种分类方法：

(1)按驱动方式分　有手动轮椅和电动轮椅。

(2)按构造分　有折叠式轮椅和固定式轮椅。

(3)按使用对象分　有成人轮椅、儿童轮椅、幼儿轮椅。

(4)按用途分　有普通轮椅、偏瘫用轮椅、下肢截肢用轮椅、竞技轮椅等。

常用轮椅的一些特点如表 9—1 所示。

表 9—1　　常用轮椅的特点

轮椅类型		特点
标准型	体育用	无扶手,无制动器。
	室内用	大轮在前,脚轮在后,便于转小弯。
	室外用	大轮在后,脚轮在前。
靠背(躺椅)型		靠背可调节角度,但同时脚托板也能调节。
单手操作型		偏瘫患者用;有两个在同一侧的手动轮,分别与左右两轮连接,左右车轮可通过手轮的操作而分别活动。
低座位、单手单腿操作型		座位低,脚可着地,可用单手单脚操作、改变方向或前进。
防后倒型		截肢者用;因无下肢,重心后移,易向后倒,但该型轮椅后车轮轴较一般轮椅靠后,故可防止后倒。
上下调节型		可将座位抬高或降低,适于高床或低床的上下。
电动型		有电池及马达,以手、指、肘、面颊的轻微力量操作开关,甚至以声音、呼气压亦可驱动前进、后退、调换方向,但上坡较困难。
三轮型		有一个前轮及两个后轮,配有方向盘,以手或引擎转动链条而前进,远路或道路不佳亦可应用,较为方便,但上下车有一定困难。
手动担架型		担架上安装大车轮,以腹卧位操作手轮而推进,供卧床而又能保持坐位者使用。
简易型		椅子腿上安装四个脚轮,自己不能操作轮椅的患者用,可代替椅子。

(二)手动轮椅车

手动轮椅车一般由轮椅架、车轮(至少有三个)、座椅、靠背、扶手、车闸、脚踏板及其他附件组成,以乘坐者手驱动、脚踏驱动或护理者手推为动力,用于行动障碍患者转运、行走功能补偿,其管理类别属于Ⅱ类。图 9—50 所示为手动轮椅车,图 9—51 为手动轮椅车各部分结构和名称。下面就主要结构做简单介绍。

(1)轮椅架　轮椅架也称作框架,它决定了轮椅的整体风格,是轮椅的核心结构。轮椅架的设计必须考虑到轮椅的特殊要求、用户的脑力和体力状况、可利用的资源、相关配件,这些因素决定着轮椅设计的结构。轮椅架的耐用性、美观、功能、舒适度和成本都取决于制作材料、框架的几何形状和装配方法。轮椅架的框架大多采用轻质的管型材料,通过焊接或用连接片铆接而成,整个轮椅架可设计成折叠式。

(2)车轮　车轮是支撑轮椅的部件,包括大车轮和脚轮。大车轮有时也称作后轮,是轮椅的承重部分,有两种基本的类型:辐条气胎式和铸造硬胎式。大车轮滚动时振动的程度称作它的平稳性;两个轮子性能一致性的好坏会影响到轮椅的稳定性,如果

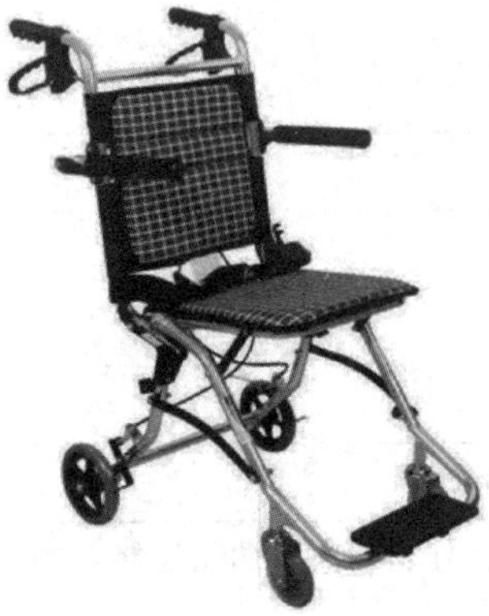

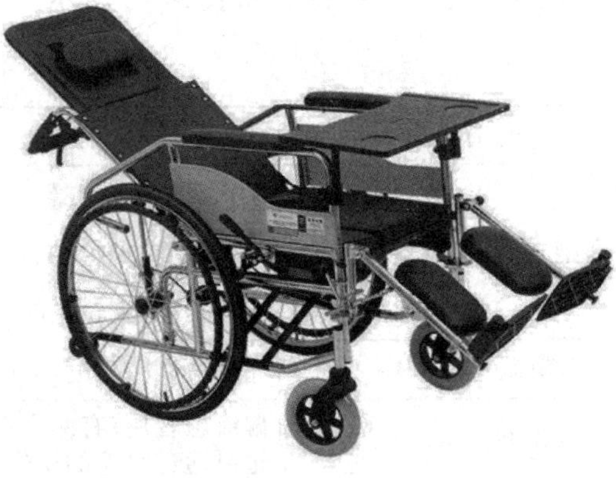

图 9—50　手动轮椅车

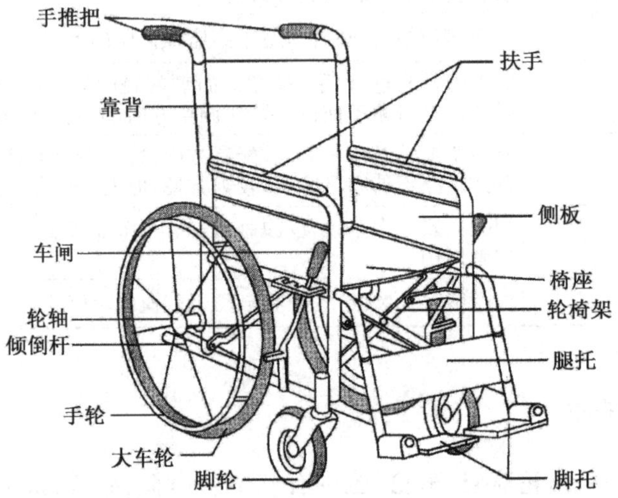

图 9—51　手动轮椅车的基本组成

两个轮子的性能不对称，轮椅滚动时阻力就会很大。脚轮有时也被称作轮椅的前轮，分充气式和非充气式两种。充气式脚轮使人坐在轮椅上面觉得很平稳，但是保养较为麻烦。脚轮的主要问题之一就是振动：脚轮越小，振动越轻弱；但较大的脚轮在不同或不平的地面上滚动更顺畅，从而可以使人乘坐时感觉更平稳。

(3)手轮　人和轮椅之间最常见的交互装置就是一个连在大车轮上的环状物，称作手轮，也称作推手轮缘，在每个大车轮的外侧各有一个，通过推动手轮来带动大车轮驱动轮椅。传统的轮椅手轮由冷轧钢镀铬制成，现在则通常采用光滑的铝质管材制作手轮。为便于双手力弱者驱动轮椅，有时在手轮表面加橡皮等以增加摩擦力，或增加带有突起的推动把手以便于操作。对于只能使用一边胳膊和手的人来说，在可使用的手臂这边放置了两个手轮，内部的一个连接着另一边的轮子，使用者可以通过同时推动两个手轮，进而推动轮椅的两个轮子使轮椅向前运动，而使用一个手轮可使轮椅转弯。

(4)车闸　车闸用于刹住大车轮以减慢或停止或将轮椅保持在固定位置。手动轮椅车的车闸有两种：凹口式车闸和肘节式车闸。凹口式车闸安全可靠，但使用时较为费力；肘节式车闸比凹口式车闸刹车力量强，但容易失效。为增加手肌力差者的刹车力度，常给车闸安装延长杆以使操作省力。车闸结构如图 9—52 所示。

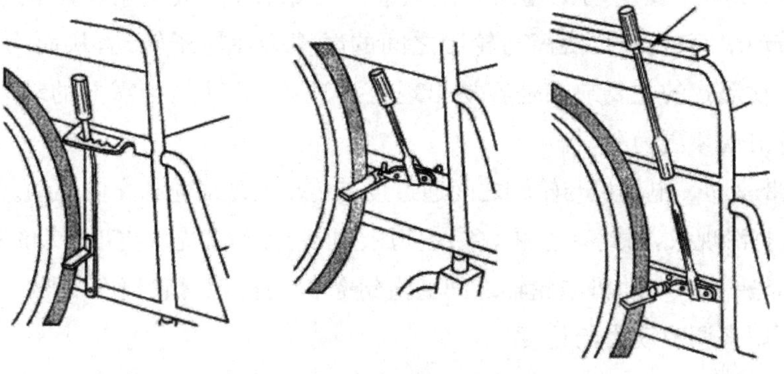

(a) 凹口式车闸　　(b) 肘节式车闸　　(c) 车闸延长杆

图 9—52　车闸

(5)椅座与靠背　椅座与靠背可为乘坐者提供座位的支持。椅座的高度、深度和宽度要适合使用者的体型。轮椅车的靠背有低靠背和高靠背、可倾斜靠背和不可倾斜靠背之分。低靠背的上缘一般在使用者肩胛骨下 2～3cm 处。普通轮椅车一般为低靠背，乘坐时躯干的活动范围大，但需要有一定的躯干平衡和控制能力。高靠背的上缘一般超过肩部，有时可附加头托，一般为可倾斜式，通过调节后仰角度可使臀部受压部位发生变化来预防压疮；当出现直立性低血压时还可把靠背放平。

(6)腿托及脚托　腿托的作用是防止下肢瘫痪者的小腿向后滑落，有横跨两侧式和两侧分开式两种。脚托支架的长度一般可以调节，以适应不同使用者小腿的长度。脚托有固定式、开合可卸式、膝部角度可调式等。开合可卸式可以向两侧分开或卸下，便于轮椅座席接近床沿；膝部角度可调式脚托与高靠背轮椅配套使用，便于乘坐者取半卧位。

(7)倾倒杆　倾倒杆的作用有两点：一是当需要抬起脚轮时可踏下倾倒杆；二是当轮椅过度后倾时此杆先着地，防止轮椅向后方倾倒。

(三)电动轮椅车

1. 电动轮椅车的结构

电动轮椅车通常由电机及驱动系统、蓄电池、控制系统、车轮、座椅、扶手、脚踏板等组成，可由乘坐者或护理者操作，由一个或多个电机驱动。电动轮椅车操作灵活，用于行动障碍患者转运、行走功能补偿，适用于重度残疾者，如高位截瘫者、双上肢肌力弱和手部畸形者等，其管理类别属于Ⅱ类。电动轮椅车对多数患者来说是功能最好的，但使用者必须有足够的视力、判断力和运动控制能力以保证操作安全。

大多数电动轮椅车的驱动电机与后轮相连。常见的驱动系统主要有下述四种形式：

(1)摩擦驱动　在电动机输出轴上安装一个滚筒，使其紧紧压贴在车轮轮胎上。当电动机带动滚筒转动时，滚筒与轮胎之间的摩擦会使轮子转动，从而为轮椅车提供动力。该驱动形式的主要缺点是容易出现打滑现象，尤其是当需要的动力较大时(如爬斜坡)，打滑现象更为明显。

(2)皮带驱动　电动机与轮轴之间通过皮带传动实现对轮椅车的驱动。皮带传动有时也会出现打滑现象，因此有些驱动系统使用齿形带传动来克服皮带传动的打滑现象。

(3)链条驱动　电动机与轮轴之间通过链条传动实现对轮椅车的驱动。链轮齿数比的改变可用来调节动力与速度。

(4)直接驱动　电动机输出轴直接与车轮轴相接。这种驱动大多使用直流电动机，不打滑，并具有较强的动力和高速特性。

电动轮椅控制系统的核心是控制器。最常见的控制器是一个四方向的控制杆，每一个运动方向都可以用控制杆来直接选择。最常用的方法是通过控制杆的推进幅度与速度的比例来连续改变轮椅速度，大的偏转可使轮椅速度提高。对那些缺乏精细的身体运动控制力的残疾人，可采用一种有四个位置的开关或一种不产生连续速度改变的控制杆。

控制杆可安装在能被手、下颌、脚或头使用的地方。当使用下颌控制时，可用一个附加的开关(经常由耸肩来激活)来控制一个电动的手臂，这个手臂能移动控制杆到能够使用的位置，而吃饭、说话时它可以被移开。

另外，经常使用一个第五开关来实现不同功能间的切换。例如，第五开关可以用作一个电动平躺控制开关，或用作通信专用控制开关。有的电动轮椅中使用开关组，分别控制驱动两个轮子的电动机，使轮椅向前、向后、转弯等。

大部分轮椅控制器是基于微机设计的，这使它们的调整更具灵活性。在一些设备中，向前和向后的速度比是可选的，减速(刹车)的速率也是可调整的。针对有些用户因为颤抖而很难控制操纵杆或操作其他轮椅控制器，带微处理器的控制器可通过忽略小且快速的运动，而提取幅度大且较缓慢的运动来有效地消除颤抖带来的影响。但这种方法的缺点在于系统将变得反应迟缓，导致对障碍物快速反应的能力降低。

控制电动轮椅车的控制杆(或操纵杆)和开关是人—机界面研究的重要内容。由于不同用户的状况各有特殊性，所以使用的动力驱动轮椅的控制器配置及人—机界面都不尽相同。

2. 电动轮椅车的类型

电动轮椅车可分为手动转向型和动力转向型；根据其功能和用途可分为室内应用型、室内外应用型和剧烈（室内、室外）应用型；而在结构上通常有三种基本形式：轻便型、电动基座型和踏板摩托型。

轻便型电动轮椅车是在手动轮椅车的基础上改进的，它较多地采用了手动轮椅车中既有的结构，降低了设计和制作成本。轮椅车电动机经皮带等传动机构驱动大车轮，结构较紧凑，操作简便，必要时还可保留手轮以帮助推进之用，如图 9—53 所示。

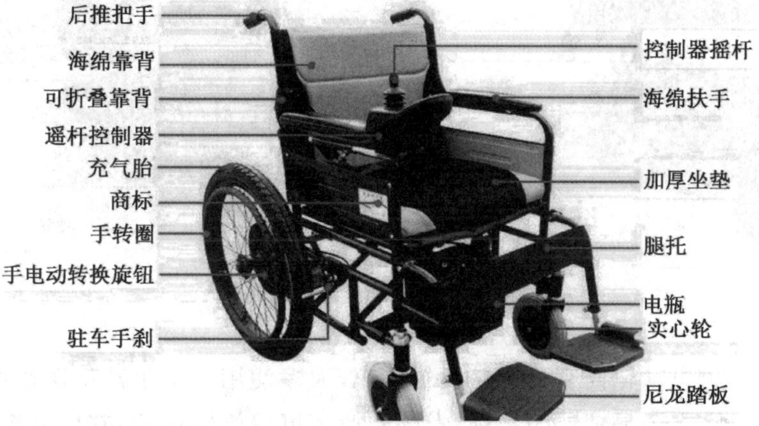

图 9—53　轻便型电动轮椅车

图 9—54 为靠背可调的轻便型电动轮椅车，图 9—55 为可折叠式轻便型电动轮椅车。

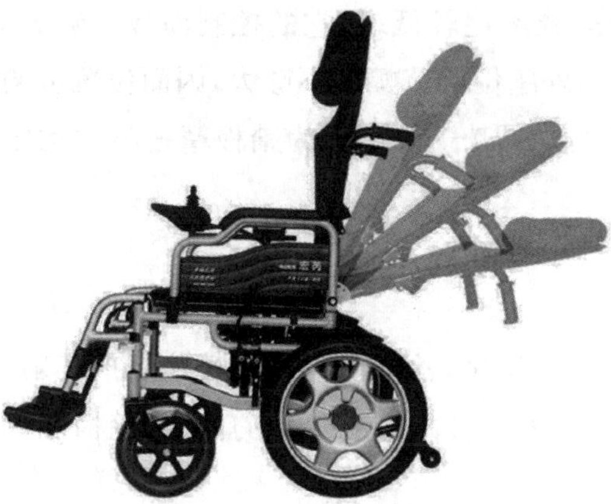

图 9—54　靠背可调的轻便型电动轮椅车

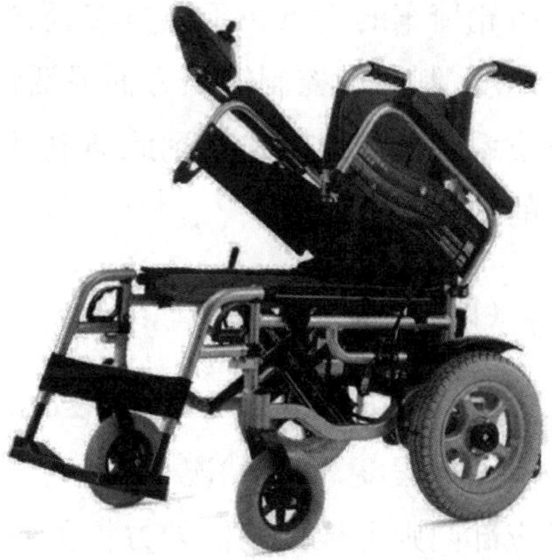

图 9—55 可折叠式轻便型电动轮椅车

电动基座式轮椅车首先建立一个可方便控制的电动基座(包括两个电驱动的轮子)即模块化动力系统,在此基础上增加一个合适的座位、相应组件以及操纵杆等,如此即构成了电动基座式轮椅车,如图 9—56 所示。这种座位和底部的模块化设计,使得当用户因身体状况的需要而改变座椅系统时,可以很容易地更换而不需要变动驱动结构。但该系统的最大缺陷是重量和体积均较大。

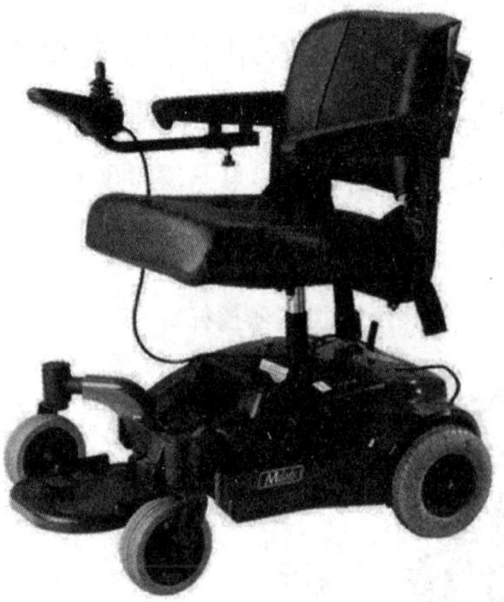

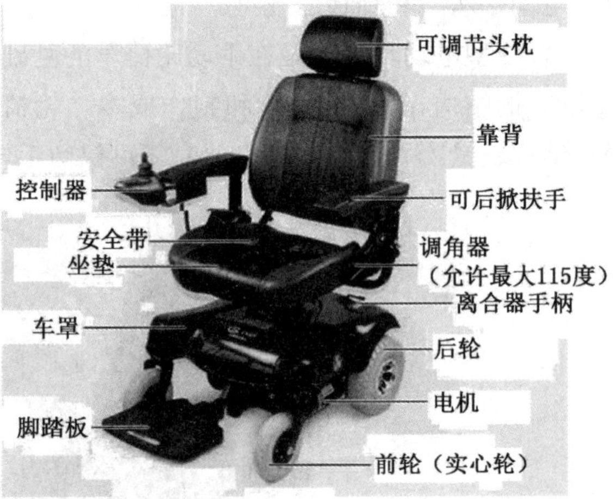

图 9—56　电动基座式轮椅车

踏板摩托型电动轮椅车又称踏板轮椅车,大多使用一个手柄型操作控制系统,它是所有电动轮椅车中最独特的一种,有的座位还可以旋转调节,其推进系统包括驱动盒、轮胎、舵柄和电池。踏板轮椅车有多种样式:三轮或四轮的(见图 9—57)、前轮驱动或后轮驱动的。前轮驱动的踏板轮椅车更适用于平坦的地形,而且更容易操作;后轮驱动的踏板轮椅车所需牵引力和功率更大,因为驾驶者的重量刚好在发动机的上方。踏板轮椅车的优点在于质量较轻、容易操作、成本比较低;但它的控制面板不够灵活,在速度、制动和控制转换方面灵活性不够,另外座位调节幅度不够大,因而位置可调的座位系统往往很难安装到此类电动轮椅车上。图 9—58 所示为踏板摩托型电动轮椅车的结构示意。

(四)轮椅处方

轮椅处方(wheel chair prescription)是康复医师、治疗师等根据残疾者的年龄、疾病及损伤程度、健康状况、转移能力、生活方式等开具的订购轮椅的处方,轮椅制造和供应部门则可根据轮椅处方提供轮椅车。

1. 处方的程序与实施

轮椅处方的内容一般包括所需轮椅的种类/类型、规格以及对某些部件的特殊要

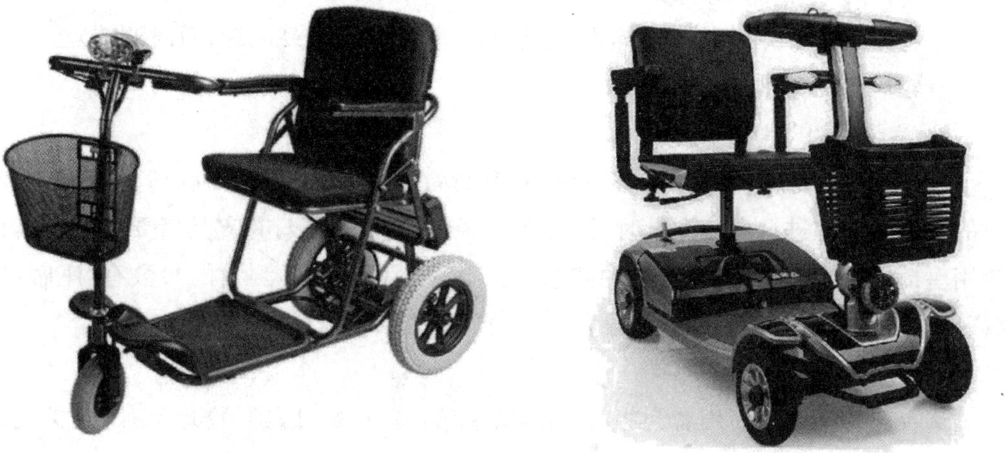

图 9—57　踏板轮椅车

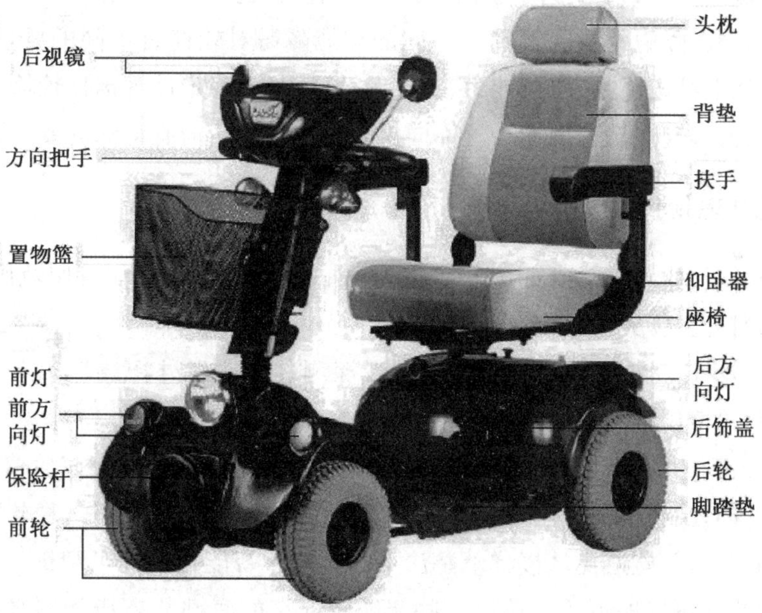

图 9—58　踏板摩托型电动轮椅车结构示意

求等。在进行轮椅处方时，其流程可概括为：

功能评估（首先对使用者的功能进行评估，了解其运动功能、感觉功能、认知功能以及对使用轮椅的态度、能力等）

→身体测量（通过对使用者进行身体测量以确定轮椅的各种参数指标）

→轮椅处方（确定轮椅的种类、规格以及特殊附件等，开具轮椅处方）

→轮椅购置(根据处方购买或定制轮椅)

→轮椅评定(在使用前应对轮椅的适合性进行评定,发现问题,及时调整)

→轮椅使用

2. 参数的测量与确定

轮椅各主要部件的尺寸适当与否,关系到局部受压、坐姿的正确与稳定以及转移时的安全性。在进行身体测量时,被测者应穿着普通的衣服,有支具者要穿着支具;测量用座椅不可太软;各主要部位的测量方法有所不同。具体测量的参数有:座席尺寸(高度、宽度及深度)、扶手高度、靠背高度、脚托高度、轮椅全高。

3. 轮椅的选择

选择轮椅必须以使用者为中心,作业治疗师要与康复医师、物理治疗师、护士、患者及其家属等共同商议,根据使用者的障碍类型与程度来选择轮椅。具体选择时可考虑以下几方面:

(1)一般选用要求　如室内与室外使用、舒适、稳定可靠、结实耐用等。

(2)根据功能障碍的不同选择　不同的功能障碍对轮椅有不同的要求,要根据使用者的功能如上肢的肌力、协调能力、关节活动度、坐位稳定性等选择轮椅。

(3)根据疾病及损伤程度选择　不同疾病与损伤对轮椅有特殊的要求。

(五)现代轮椅技术简介

总体来说,现代轮椅具有四大特点:功能强、安全、轻巧方便、适用范围广。目前,轮椅技术的研究主要集中在以下几个方面:

(1)智能轮椅　在轮椅车上安装超声波探测装置或红外探测器以及人工智能软件,可以探测轮椅周围的路面情况,追踪并定位一定范围内(如半径为 90cm)的物体,并将数据输入到轮椅上的电脑中,电脑根据周围的具体环境自动调节轮椅的运行方向及其他动作,即控制轮椅前进、后退以及躲开障碍等。残疾人使用这种轮椅可避免与墙等障碍物相撞,并能避免从楼梯上翻滚下去。这种智能化轮椅可帮助残疾人尤其是肌肉萎缩的儿童更好地生活。还有一些智能轮椅车的底部装有形如履带的轮胎面和声呐传感器,当它行进时碰到障碍物或上下斜坡时,会自动调节座位的倾斜度,以保持人体平衡,使双脚活动不便者大感方便。

(2)自由转向轮椅　这种新型轮椅采用球形轮子,可在各个方向上运动,改变方向时十分平稳,消除了普通轮椅转向困难的缺点。由于轮椅在改变运动时节省了动力,因此它的电动系统的功率可相应减少,其总重量可比普通手动轮椅轻 45%。这种轮椅很容易安装和拆卸,体积很小,可放在汽车的后备箱里或者座位上。

(3)爬楼梯轮椅　此类轮椅配备了回转仪和感应器,能帮助轮椅在不平的地势上维持平衡。残疾人可自动操纵轮椅上下台阶、越过不平的山坡,甚至能带使用者到沙滩去。这种轮椅使用起来很简单,还可将人抬高,以平视地与他人交谈,没有了"低人一等"的感觉。爬楼梯轮椅按爬楼梯执行机构的类型可分为步行式、行星轮系式和履带爬行式三大类。

(4)全塑型轮椅　这种轮椅采用硬质塑料制成,轮子是圆盘式的,整车质量很轻,可以随意清洗和消毒。

二、辅助行走站立器械

辅助行走站立器械是无源产品,用于行动障碍患者的辅助行走或站立、进行康复训练,其管理类别属于Ⅰ类,品名有:助行器、腋拐、医用拐、肘拐、助行架、框式助行架、轮式助行架等。

辅助行走站立器械的具体作用如下:

(1)保持身体平衡　颅脑外伤或多发性硬化患者,平衡功能受损时用来加宽步行的基底;对于存在明显运动功能障碍而且双下肢无力的老年人等,有保持身体平衡的作用。

(2)支持体重　脊髓灰质炎或下肢神经损伤时,能起到补充肌力的作用;骨质疏松或半月板切除后,用来保护受损的骨或关节;偏瘫时,下肢肌力减弱,不能支撑体重,或因关节疼痛不能负重时,手杖、腋杖可有替代作用。

(3)增加肌力　可使上肢肌力增强,这是因为要减轻下肢负重,上肢需用力下压之故。

(4)辅助行走　扩大患者行走时的支撑面,增加步行时的稳定性。

(5)其他　脊柱侧弯或肢体变短时用来代偿畸形;骨性关节炎或下肢骨折后,用来缓解疼痛;偏盲或全盲时用作探路器等。

根据结构和功能,可将辅助行走站立器械分为拐杖类助行器和助行架两大类。

(一)拐杖类助行器

拐杖类助行器是一类单个或成对使用的步行辅助器械,其小巧、轻便,但支撑面积小、稳定性差,主要包括:手杖、腋拐、肘拐、前臂支撑拐、带座拐杖等。

1. 手杖

手杖(cane)是用一只手扶持以帮助行走的助行器械,是症状较轻的下肢功能障碍者辅助行走的用具,通常由支脚、手柄、手柄杆组成。手杖只可分担小于25%的体重。使用手杖时,上肢及肩的肌力必须正常。手杖有单足手杖与多足手杖之分。单足手杖采用木材、钢材或铝合金制成,适用于握力好、上肢支撑力强的患者,如偏瘫患者、老年人等；多足手杖适用于平衡能力欠佳、臂力较弱或上肢患有震颤麻痹、使用单足手杖不安全的患者较慢速行走。图 9－59 所示为各类手杖。

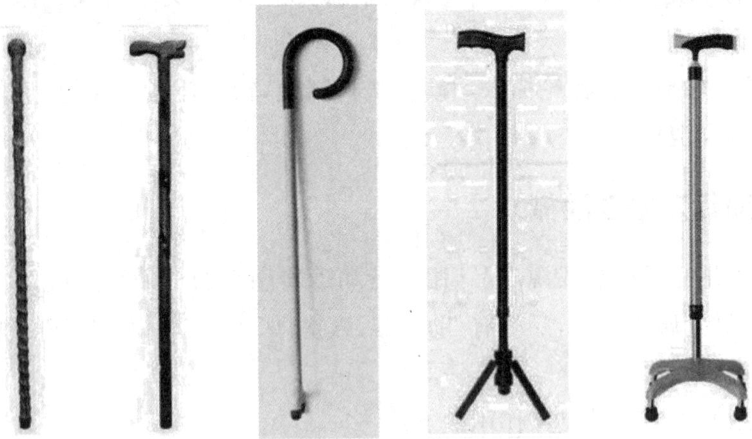

图 9－59　各类手杖

2. 腋拐

腋拐(axillary crutches)是一种价格低廉、常用的助行器械，主架采用木头、轻金属或不锈钢制成，具有较好地减轻下肢承重和保持身体平衡的作用。腋拐分标准式与长度可调式两种，主要由腋垫、拐托、把手、侧弓、伸展杆、橡皮拐头、调节螺丝等构成，如图 9－60 所示。

腋拐拐托上可装海绵拐托套，避免在腋窝处严重压迫神经。使用腋拐时的负重点仍是扶在把手上的腕和手，而腋垫抵住胸壁，只是为了帮助稳定肩部、保持平衡。使用腋拐能较好地改善平衡功能，为负重受限者提供功能性行走，且上下楼梯时也能使用；但由于三点式站立(使用单拐)，所需基底面积较大，所以在拥挤的地方使用，存在安全问题。腋拐适用于单侧下肢无力而不能部分或完全负重的情况，以及双下肢功能不全、不能用左右腿交替迈步的情况。

3. 肘拐

如图 9－61 所示，肘拐(elbow crutch)由可包绕前臂的前臂套、把手、支柱、直立杆等组成。夹住前臂的臂套为折叶式，有前开口和侧开口两种；把手上方的支柱约可屈曲 30°。由于支柱上部的肘托托在肘部的后下方，因此命名为肘拐。肘拐主体由铝管制成，可以单用，也可成对使用。

使用肘拐可以支持和加强腕部力量，向下肢提供较大支持，因此当患者因力量和平衡问题而严重受累时可以应用。但由于缺乏腋托，侧向支撑少，故稳定性较腋拐差，且站立时手不能像使用腋拐那样活动。肘拐适用于双侧下肢无力或不协调、单侧下肢

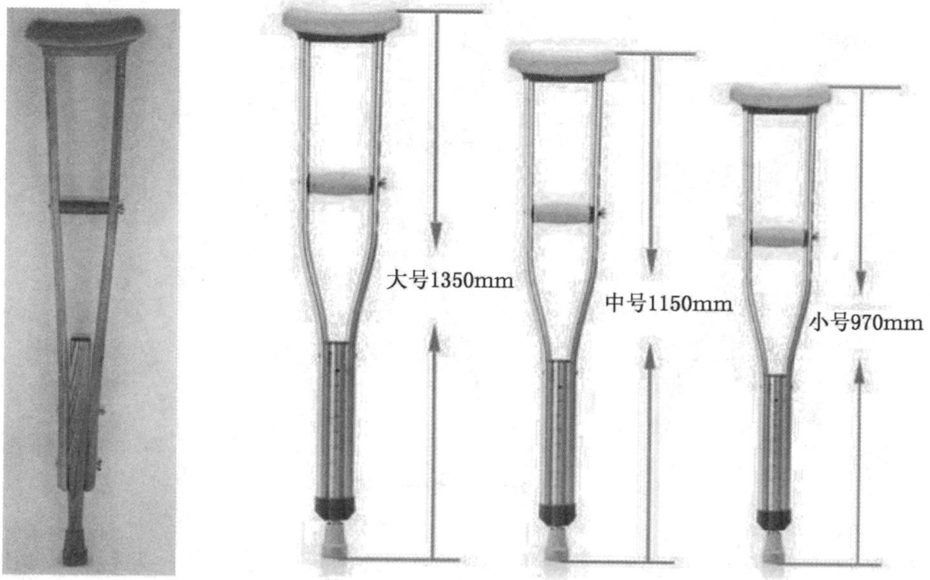

图 9—60　腋拐

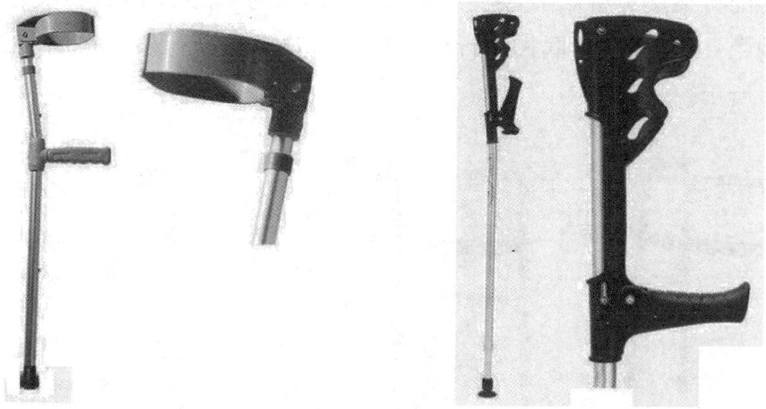

图 9—61　肘拐

无力且不允许该侧肢体负重的情况。

4. 带座拐杖

带座拐杖的应用与手杖类似，只是结构上多了能让使用者坐稳休息的部分，如图 9—62 所示。

(二)助行架

助行架(walking frame)是指单个使用、由双臂操作的框架式步行辅助器械。相对

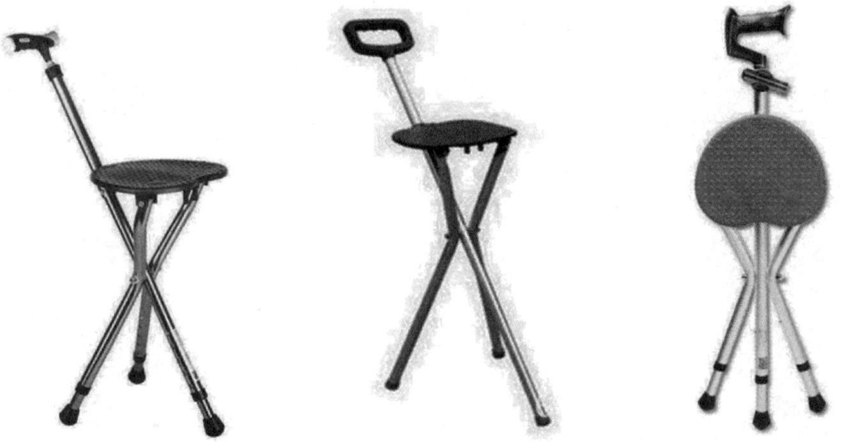

图 9—62　带座拐杖

于拐杖类助行器，助行架比较笨重，但支撑面积大、稳定性好。助行架包括：标准型助行架（框式助行架）、轮式助行架、助行台（台式助行架）以及助行椅等。

1. 标准型助行架

标准型助行架又称讲坛架，是一种没有轮子、靠手柄和支脚提供支撑的金属框架型步行辅助用具（又可称为框式助行架），它是双臂操作助行架中最简单的一种形式，如图 9—63 所示。

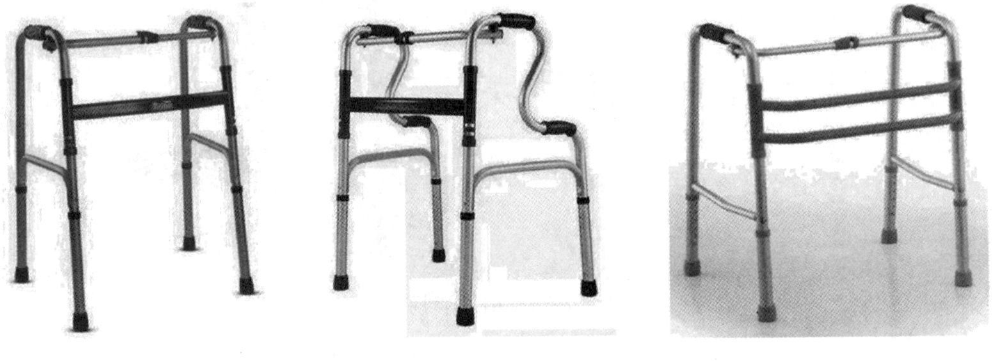

图 9—63　框式助行架

标准型助行架一般用钢管或铝合金管制成，重量很轻，可将患者保护在其中。有的助行架带有铰链结构，因而可实现左、右交替向前移动，故又称为交互式助行架。交互式助行架的应用虽然不如固定式标准型助行架普及，但当患者需要自己站立在地面上交互步行时，这种步行架非常实用。尤其当患者同时伴有上肢无力时，交互式助行架可使患者不必提起整个架子，只需先一侧、再另一侧将助行架推向前方，即可完成向前移动。标准型助行架适用于以下患者：单侧下肢无力或截肢、需要比杖类助行器更大支持者；全身或双下肢肌力降低或协调性差，需要独立、稳定站立者；广泛性体能减弱，需要广泛支持，以帮助活动和建立自信心者。

2. 轮式助行架

轮式助行架是一种有轮子、靠手柄和支脚提供支撑的双臂操作助行器，可分为两轮式、三轮式及四轮式。图 9－64 所示为两轮和四轮助行架。另外，有的轮式助行架带有手闸制动及其他辅助支撑功能。

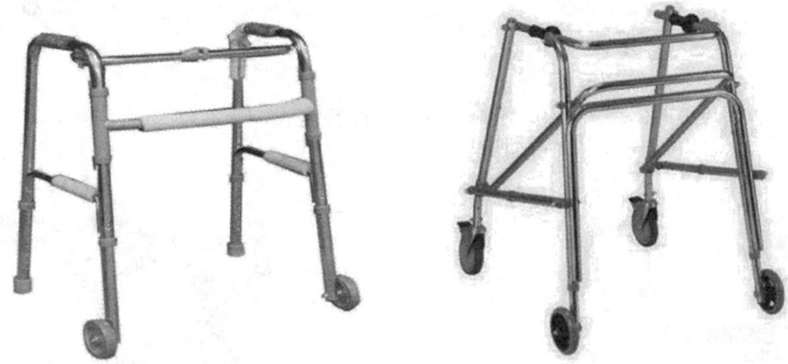

图 9－64　轮式助行架

两轮助行架的前方两足各有一个轮子，后方两足有橡皮套头当闸用；由使用者推动，可连续前行或向后，较无轮助行架易于操作，方向性好；但前轮固定、转弯不够灵活。四轮助行架操作灵活，分为四轮均可转向和前轮转向、后轮固定方向两种形式。轮式助行架适用于下肢功能障碍且不能抬起助行架步行的患者。

3. 助行台（台式助行架）

助行台（台式助行架）亦称为前臂托助行器，是高度到胸部、有轮子和前臂支撑架、由上肢驱动的助行器，患者通常依靠前臂托或台面支撑部分体重和保持身体平衡，如图 9－65 所示。台式助行架适用于上下肢均受累而不能通过腕与手承重或前臂明显畸形而不适合使用前臂支撑拐的患者。

4. 助行椅

助行椅是一种带座的轮式助行架，包括助行车，通常用铝合金、钢管制成。它既是助行架，又是轮椅，其特点为灵活、稳定、安全、舒适，可配有刹车手闸、扶手、篮筐、高强度 ABS 及轴承脚轮等（见图 9－66），适用于老年人和行走不便的人。

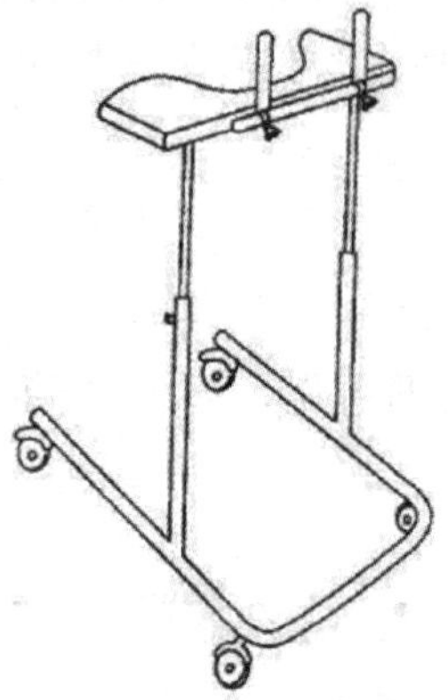 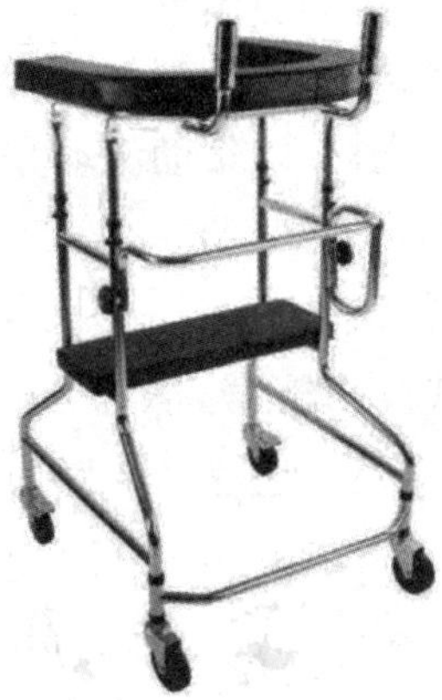

图 9—65　助行台

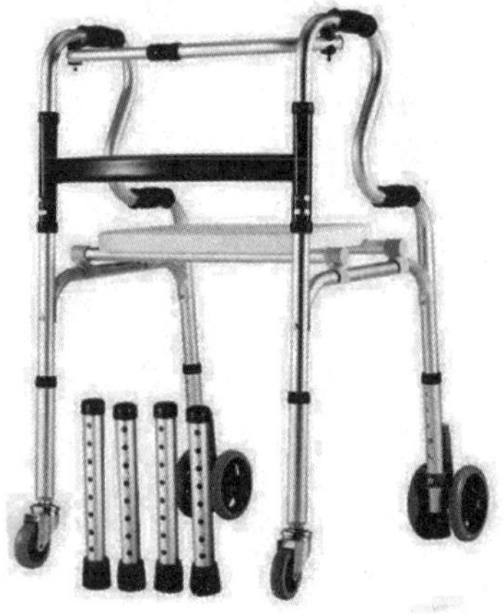 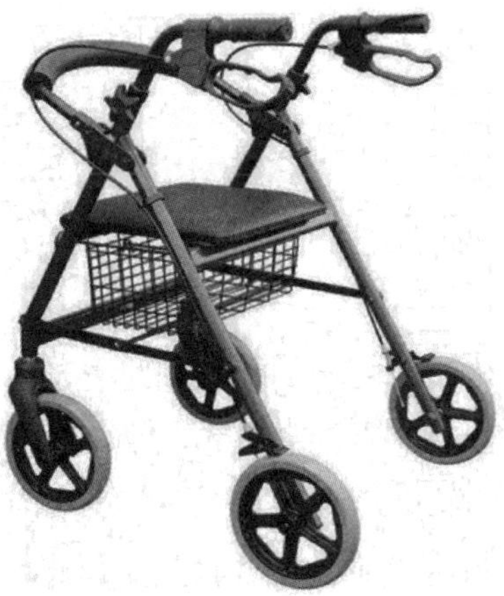

图 9—66　助行椅

第五节　矫形固定器械

矫形固定器械是《医疗器械分类目录》中“医用康复器械”的一级产品，其二级产品有矫形器和固定器。

一、矫形器

矫形器是指装配于人体四肢、躯干、头部等部位的体外器具的总称，其目的是为了预防或矫正四肢、躯干的畸形或治疗骨关节及神经肌肉疾病并补偿其功能。矫形器通常由高分子材料、织物、金属等材料制成,其管理类别属于Ⅱ类,主要品名有:上肢矫形器、下肢矫形器、脊柱矫形器、耳廓矫形器等。

矫形器的基本功能主要包括以下几个方面:

(1)稳定与支持　通过限制肢体或躯干的异常运动来保持关节的稳定性,恢复承重或运动能力。

(2)固定与矫正　对已出现畸形的肢体或躯干,通过固定病变部位来矫正畸形或防止畸形加重。

(3)保护与免负荷　通过固定病变的肢体或关节,限制其异常活动,保持肢体、关节的正常对线关系,对下肢承重关节可以减轻或免除长轴承重。

(4)代偿与助动　通过某些装置如橡皮筋、弹簧等来提供动力或储能,代偿已经失去的肌肉功能,或对肌力较弱部分给予一定的助力来辅助肢体活动或使瘫痪的肢体产生运动。

下面根据矫形器安装部位分别介绍上肢矫形器、下肢矫形器和脊柱矫形器。

(一)上肢矫形器

上肢矫形器根据应用部位可命名为肩肘腕手矫形器(Shoulder Elbow Wrist Hand Orthosis,SEWHO)、肘腕手矫形器(Elbow Wrist Hand Orthosis, EWHO)、腕手矫形器 (Wrist Hand Orthosis,WHO)、手矫形器(Hand Orthosis,HO)。上肢矫形器主要用于补偿失去的肌力,扶持麻痹的肢体,保持或固定肢体与功能位,提供牵引力以防止挛缩,预防或矫正畸形。有时,也可作为一种附加装置用于病人。

1. 手矫形器

手(指)矫形器包括治疗指间关节伸展或屈曲挛缩、变形及固定用的矫形器和治疗掌指关节伸展或屈曲挛缩及固定用的矫形器。图 9－67(a)为手指矫形器,用于手指弯曲不足和关节功能锻炼;图 9－67(b)为硬性掌矫形器,用于手指屈曲内收、畸形、关节肌肉病变所致的变形与挛缩的矫形;图 9－67(c)为手指主被动多功能训练器,依靠支架上的拉力弹簧,使手指关节保持背屈的同时又可以活动,用于防止手指僵硬挛缩、恢复功能。

2. 腕手矫形器

腕手矫形器是一种手功能康复辅助治疗器具,也叫手支具,主要分为固定型腕手矫形器、对掌矫形器和夹持矫形器。其主要作用是:①固定与纠偏——将腕手部固定于某种特定的姿势,以利于损伤组织的愈合和功能的发挥;②牵引——利用动力性支具的弹力牵引作用,使相关部位的肌力提高及相关的关节活动范围增加。腕手矫形器适用于腕骨骨折及术后固定、桡骨下端骨折及术后固定、偏瘫引起的腕部下垂固定、正

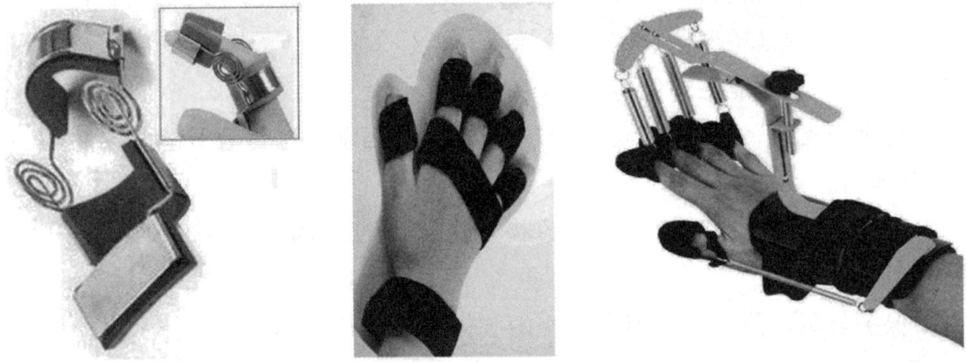
(a)　(b)　(c)

图 9－67　手矫形器

中神经和臂丛神经麻痹等支撑。

图 9－68 所示为固定用腕手矫形器，用于烧伤、撞击、偏瘫、手腕关节骨折、正中神经损伤引起的手掌虎口挛缩矫形，可对腕关节、拇指及其他手指的关节进行固定。

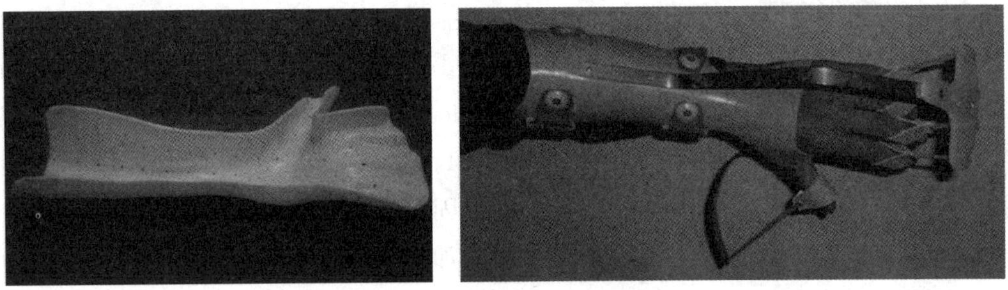

图 9－68　固定用腕手矫形器

图 9－69 所示为一种接触型矫形器——可调式手功能综合训练器，可用于桡神经损伤麻痹引起的指神经屈曲挛缩、手指功能障碍及腕无力等康复期矫形和功能训练。该接触型矫形器可借助弹力进行回位；腕部的尼龙搭扣可调节围长；还可根据临床需求，将弹簧做成不同角度，将腕关节置于功能位或活动位。

3. 肘矫形器

肘矫形器分静态和动态两种类型。静态肘关节矫形器用于固定或限制肘关节运动、促进病变组织痊愈。图 9－70 所示为静态固定式肘关节矫形器，一般用热塑板材制作腔体，用环带固定前臂和上臂，适用于肘关节的脱位复位、骨折复位或手术后的固定、保护和功能位的保持。

动态肘关节矫形器有支条式、组件式及软性等多种形式，适用于关节挛缩、肌力低下、肘关节不稳定等病症。图 9－71 所示为侧支条肘矫形器，利用侧支条和环带使肘

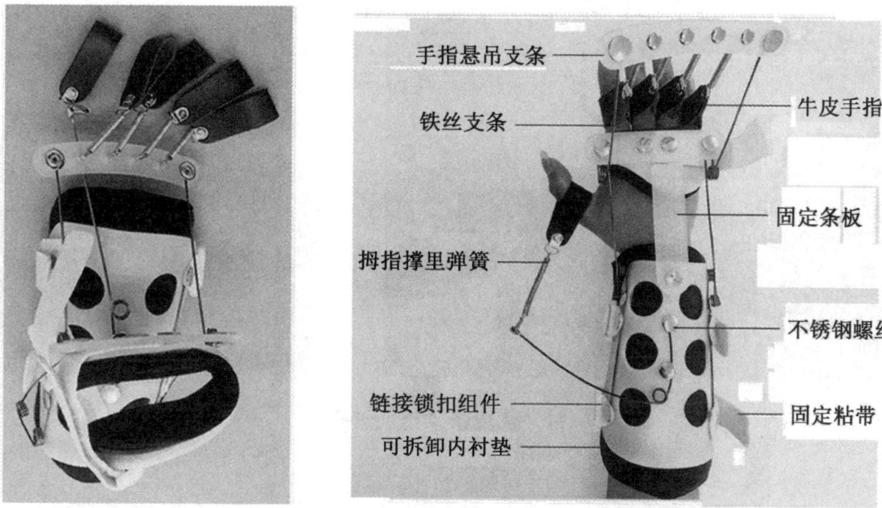

图 9—69　可调式手功能综合训练器(接触型矫形器)

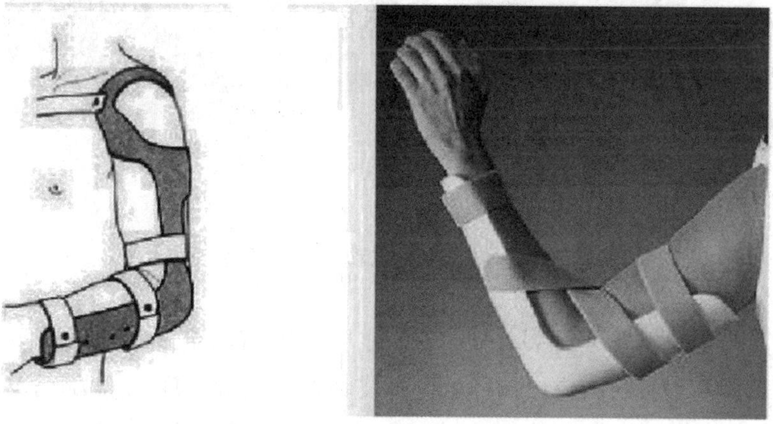

图 9—70　固定式肘关节矫形器

关节保持固定位和限制肘关节的异常活动;关于肘铰链,可选用固定式或角度可调式的单轴铰链。

图 9—72 所示为组件式动态肘矫形器,由塑料板材、肘关节铰链、尼龙搭扣、连接带等组成。图 9—72(a)的肘关节铰链为定位盘锁定式铰链,可进行角度调整,且连接带长短可调,用于矫正肘关节屈曲挛缩或伸展挛缩变形;图 9—72(b)是带助伸装置的组件式动态肘矫形器。

4. 肩矫形器

肩矫形器一般是用于肩关节脱位及骨折后固定的器械,分肩外展矫形器、肩固定矫形器、翼状肩矫形器、软性肩矫形器、吊带等。

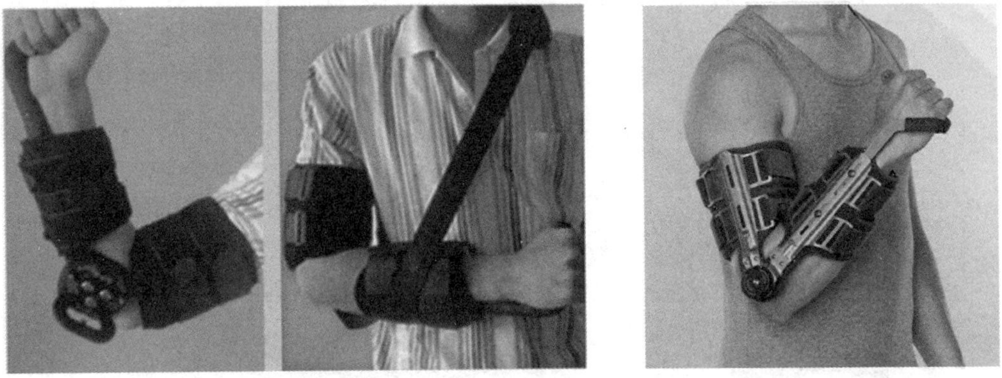

图 9—71　侧支条动态肘矫形器

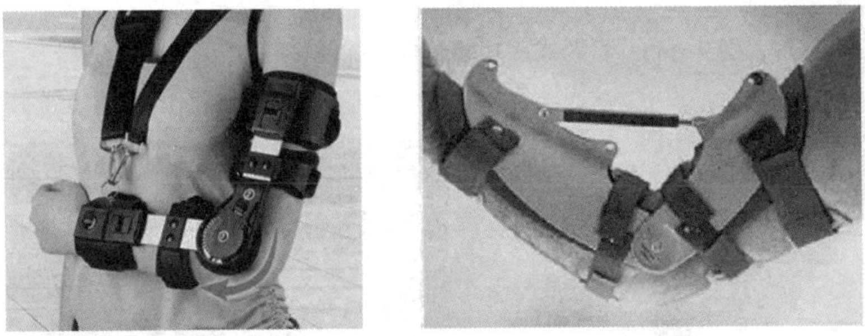

(a)　　　　　　　　　　　　(b)

图 9—72　组件式动态肘矫形器

肩外展矫形器又称为肩外展支架、肩外展飞机架，有固定式和可动式两种。固定式肩外展矫形器由塑料板材或合成树脂加金属支条制成，如图 9—73(a)所示；可动式肩外展矫形器在肩关节和肘关节处安有关节铰链，以限制或调节关节的运动，如图 9—73(b)所示。肩外展矫形器适用于肩关节手术后、肱骨骨折合并桡神经损伤、三角肌麻痹、棘上肌腱断裂、肩关节部位骨折、脱位整复后、臂丛神经麻痹或拉伤后的固定矫形，也用于急性肩周炎、肩关节化脓性关节炎、肩关节结核等疾患的固定矫形。其特点是可将肩关节固定在外展、前屈、内旋和肘关节屈曲、腕关节功能位；并在患者站立或卧床时，可使患肢处于抬高的位置，以利于消肿、消炎、止痛。

肩固定矫形器主要采用塑料板材或合成树脂制成，完全包住肩关节至肘上方，适用于肩关节的骨折、肱骨骨折后的固定，如图 9—74 所示。

软性肩矫形器主要有护肩和肩锁带。护肩用柔软、弹性材料制成(见图 9—75)，对肩关节、肩胛及上臂的肌腱能起支持、稳定、减荷、保暖和解除疼痛等作用，用于肩部肌肉扭伤、撕裂、肩关节周围肌腱炎、类风湿等疾病。肩锁带用弹性织物制成(见图 9—76)，用

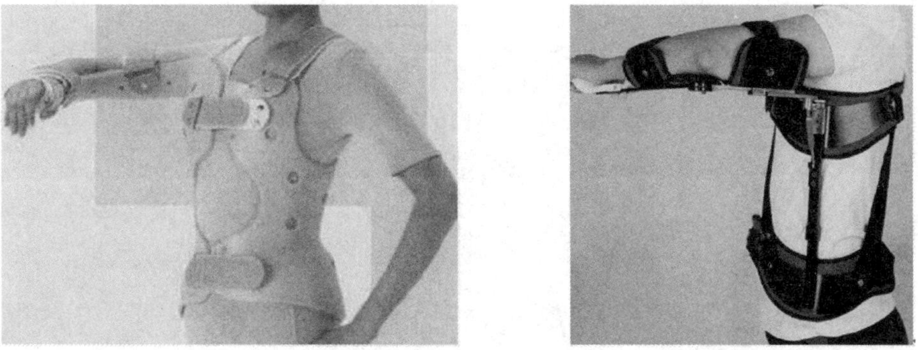

(a)　　　　　　　　　　(b)

图 9－73　肩外展矫形器

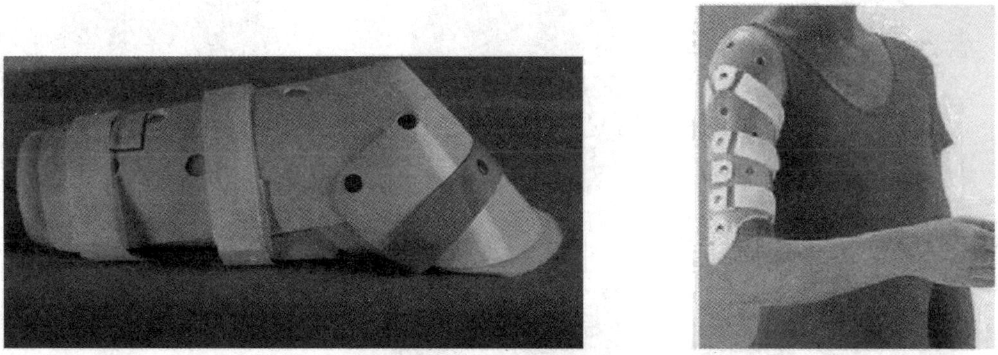

图 9－74　肩固定矫形器

于固定和稳定锁骨部分、保持肩部伸展状态、消除肩部紧张和疲劳等。

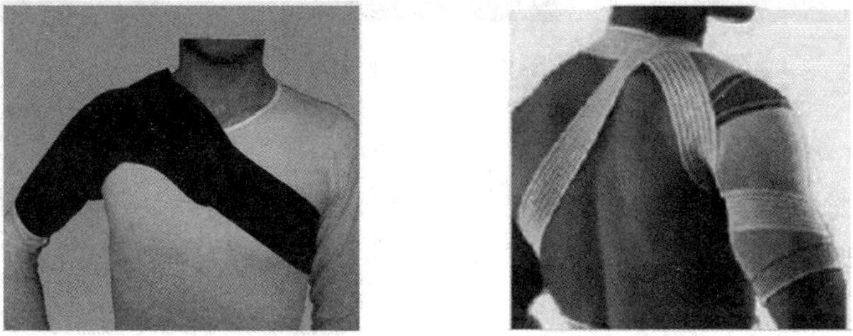

图 9－75　软性肩矫形器—护肩

吊带是一种悬吊、带式肩矫形器，由肩部吊带、肘部托套、腕部托套、调节扣及肘部固定托等组成，主要用于预防和治疗肩关节脱位和半脱位及上肢损伤（如臂丛损伤、肩部损伤等）。图 9－77 所示为各种吊带。

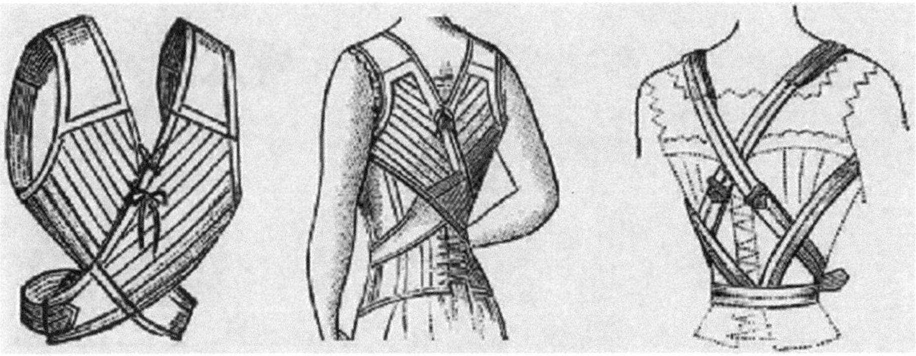

图 9—76　软性肩矫形器—肩锁带

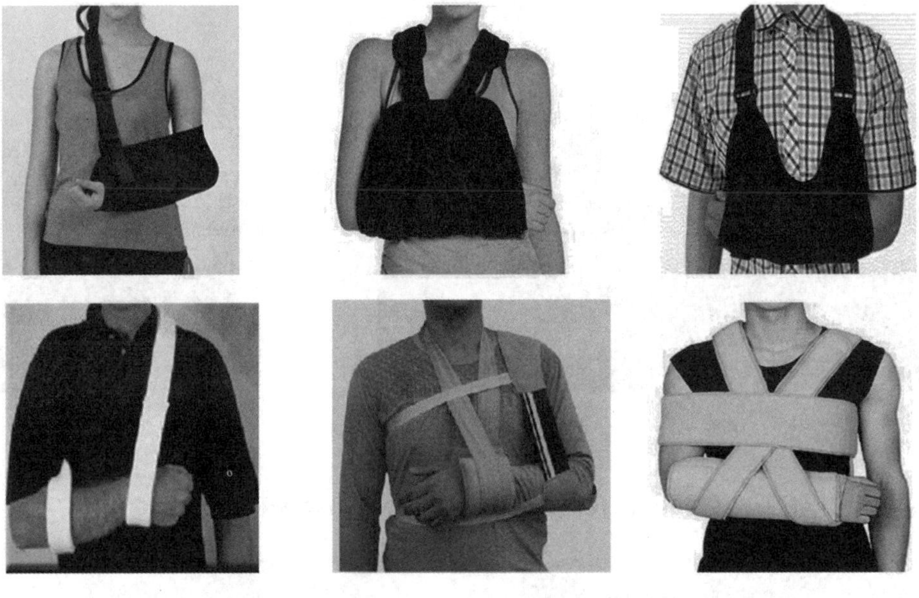

图 9—77　各种吊带

5. 肩肘矫形器

肩肘矫形器是常用于肩关节损伤、骨折及术后固定的矫形器，有的固定范围从肩到手指，也称为肩肘腕手矫形器，如图 9—78(a)所示；有的则从肩到肘上，如图 9—78(b)所示。

(二)下肢矫形器

下肢矫形器的主要作用是支撑体重、辅助或替代肢体功能、限制下肢关节不必要的活动、保持下肢稳定、改善站立和步行时姿态、预防和矫正畸形等。选用下肢矫形器，必须注意穿戴后对肢体不能有明显的压迫；对下肢有水肿的患者，矫形器不宜紧贴

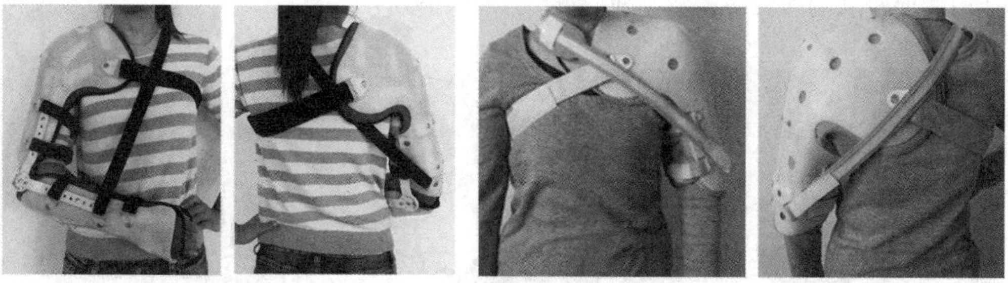

(a) (b)

图 9—78 肩肘矫形器

皮肤。

下肢矫形器根据应用部位可命名为髋膝踝足矫形器(Hip Knee Ankle Foot Orthosis,HKAFO)、膝踝足矫形器(Knee Ankle Foot Orthosis,KAFO)、膝矫形器(Knee Orthosis,KO)、踝足矫形器(Ankle Foot Orthosis,AFO)、足矫形器(Foot Orthosis,FO)。

1. 足矫形器

足矫形器是用于全部或部分足矫形的器械,如图 9—79 所示,有矫形鞋垫、矫形足托、矫形鞋、矫形靴等,可用于足下垂、足内外翻等足部矫形。

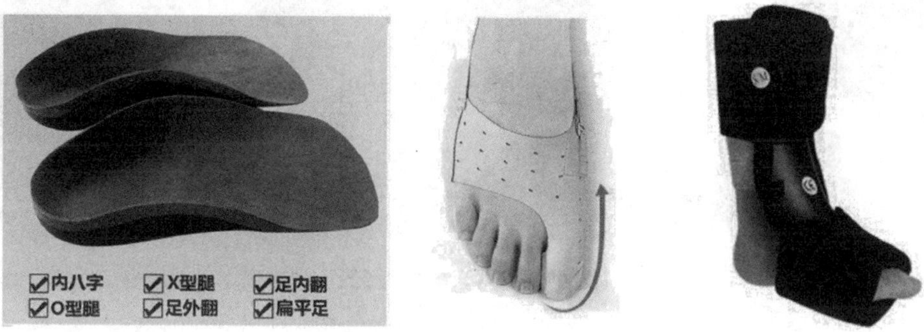

图 9—79 足矫形器

2. 踝足矫形器

踝足矫形器又称小腿矫形器,是具有从小腿到足底的结构、对踝关节及全部或部分足运动进行控制的矫形器,通常由矫形器壳(采用聚丙烯、聚乙烯或碳纤维等材料制成)、尼龙搭扣、纵弓足形件、护垫、脚底板(聚乙烯泡沫等制成)和可拆卸黏性衬垫组成,为非灭菌包装,如图 9—80(a)所示。踝足矫形器可用于足下垂、足内外翻、踝足损伤的矫形治疗。一般踝足矫形器两边配有拉力带,可以调整鞋底和腿部的夹角以适应不同需求。另外,目前广泛应用一种肌张力抑制性的矫形器——动态踝足矫形器,它是使用薄而较软的塑料板模塑制成，如图 9—80(b)所示。

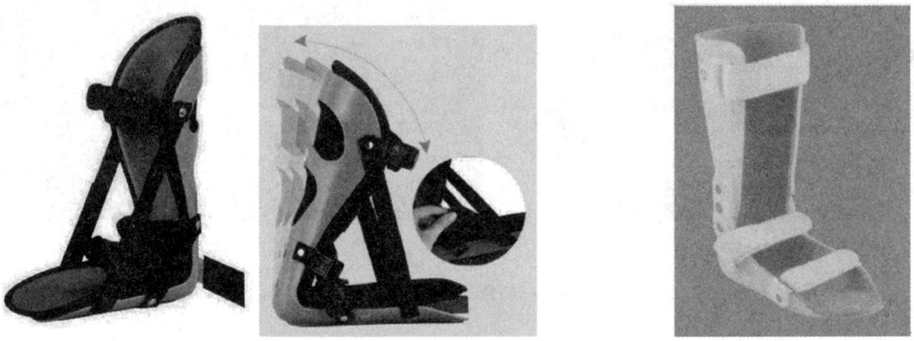

(a) (b)

图 9—80 踝足矫形器

3. 膝矫形器

膝矫形器是用于膝关节矫形固定及康复、对膝关节起到支撑和限位作用的器械，图 9—81 所示为可调膝矫形器。

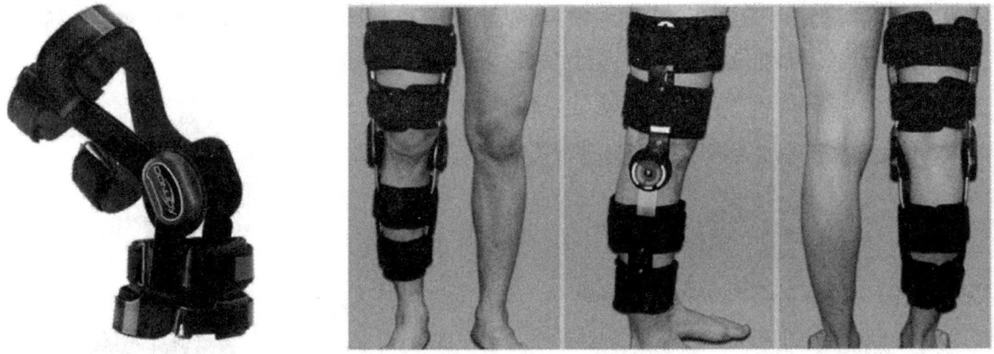

图 9—81 可调膝矫形器

可调膝矫形器采用了角度可调的膝关节铰链，可调控膝盖伸直/弯曲角度，使膝关节做不同角度的屈伸运动；可自由调整支具长短，以适应不同身高的需求；粘扣压力带可防止护托位移或滑落；整个护具能够与人体膝关节紧密贴合，使用便捷、舒适。

可调膝矫形器适用于以下方面：膝部术后康复、内外侧韧带及十字交叉韧带撕裂及恢复后固定、前后交叉韧带损伤或修复术后固定、半月板手术后的固定或活动限制、膝关节松脱和关节炎术后或骨折术后固定、膝关节及其软组织损伤的保守治疗和挛缩的预防、早期拆除石膏后使用、侧副韧带损伤的功能性保守治疗、稳定性骨折康复、严重或复杂的韧带松弛及严重的不稳定感使用。

4. 膝踝足矫形器

膝踝足矫形器相当于膝矫形器与踝足矫形器的组合，是用于膝关节、踝关节和足的矫形器械，固定范围为自大腿上段到足底，又俗称大腿矫形器，如图 9－82 所示。

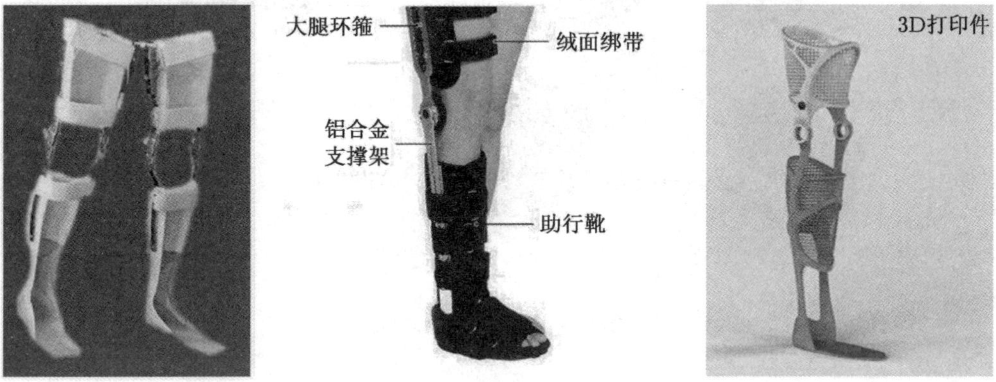

图 9－82　膝踝足矫形器

膝踝足矫形器的适应症有：①足部及踝关节的变形（马蹄足、内外翻足和扁平足、踝关节的畸形等）；②末梢神经麻痹（腓骨、胫骨及坐骨神经麻痹等）；③膝关节及胫腓骨损伤的急性制动及保护、膝关节损伤保守治疗或手术后的功能位外部固定、膝部肌肉或大腿肌肉瘫痪、膝关节不稳、膝伸展力低下、膝内外翻、反屈膝和屈曲或者伸展挛缩等；④先天性髋脱位、髋内收挛缩和髋伸展力低下；⑤下肢（股、膝、小腿、足部）骨折等。

5. 髋矫形器

髋矫形器是一种用于髋关节的矫形器械，由腰椎部到大腿部的构件组成，固定范围包括整个骨盆和大腿部分，常用于髋关节脱位的固定，控制髋关节的屈曲、伸展、外展等运动，防止因脑性瘫痪引起内收肌痉挛而出现的髋关节内收。髋矫形器通常有固定式和带髋关节铰链两种。图 9－83(a)所示为儿童髋关节矫形器，可用于小儿先天性髋脱位、先天性髋臼发育不良、先天性髋关节复位手术后固定等；图 9－83(b)所示为成人髋关节矫形器。

6. 髋膝踝足矫形器

髋膝踝足矫形器是在膝踝足矫形器的基础上增加髋关节铰链、铰链锁、骨盆带而构成，可以控制髋关节的运动，用于髋关节、膝关节、踝关节和足的矫形，其固定范围为整个骨盆、腿直到足底，又称为髋大腿矫形器，如图 9－84 所示。髋膝踝足矫形器适用于整个下肢包括髋部肌肉麻痹者、髋部肌肉广泛瘫痪以及髋关节松弛不稳或伴有内外旋畸形的患者，其作用是：提供支撑、免荷，辅助站立和行走，稳定下肢关节，限制髋的内外旋和内收外展，防止髋关节屈曲挛缩及肌肉萎缩等。

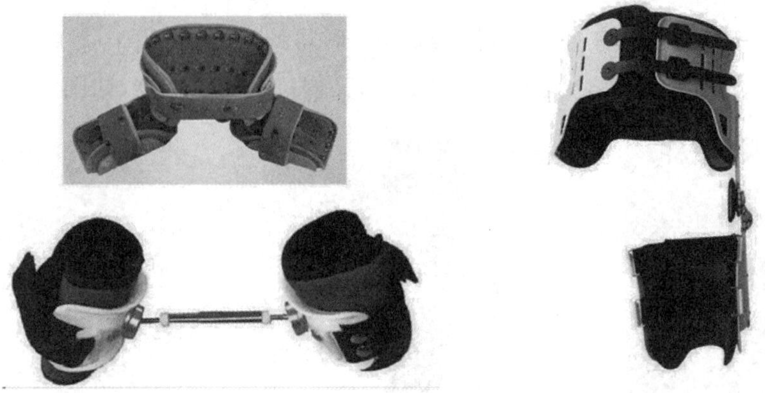

(a)　　　　(b)

图 9—83　髋关节矫形器

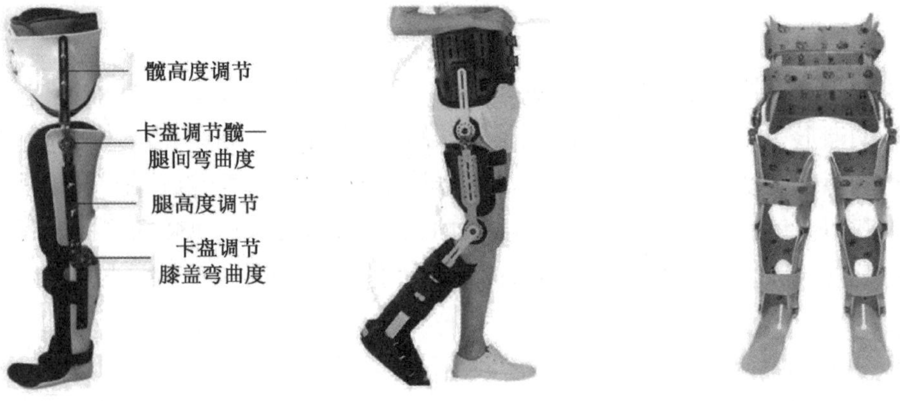

图 9—84　髋膝踝足矫形器

(三)脊柱矫形器

脊柱矫形器根据应用部位可命名为颈矫形器、头颈胸矫形器、胸腰椎矫形器、腰椎矫形器。脊柱矫形器通过对躯干的支持、运动限制和对脊柱对线的再调整达到矫治脊柱疾患的目的。主要用于固定和保护脊柱、矫正脊柱的异常力学关系、减轻躯干的局部疼痛、保护病变部位免受进一步的损伤、支持麻痹的肌肉、预防或矫正畸形。

1. 颈矫形器

图 9—85 所示为儿童斜颈矫形器，由铝合金及聚丙烯胶板联合支撑，可通过调整铝合金的角度调节矫正角度。图 9—86 则为双侧可调式升降颈托。

图 9—87 为可调节斜颈矫形器，主要用于先天性斜颈术后固定，也可用于儿童习惯歪颈矫正之用。

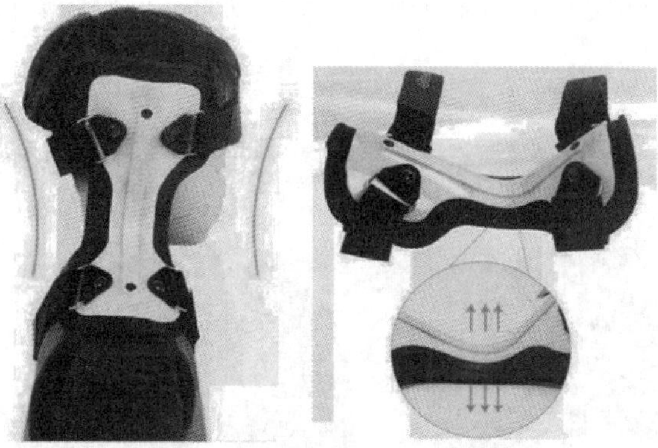

图 9－85　儿童斜颈矫形器

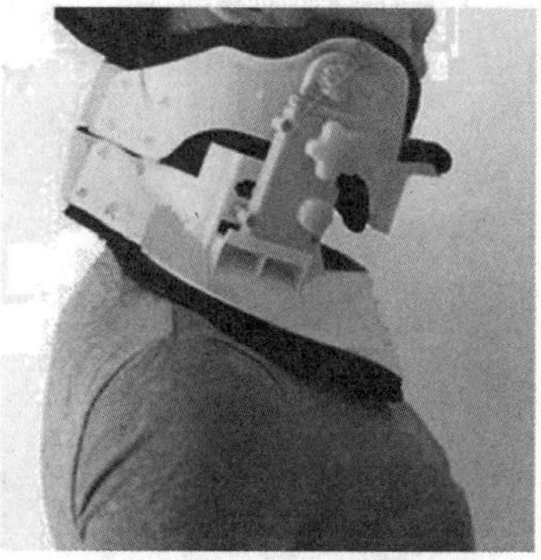

图 9－86　双侧可调式升降颈托

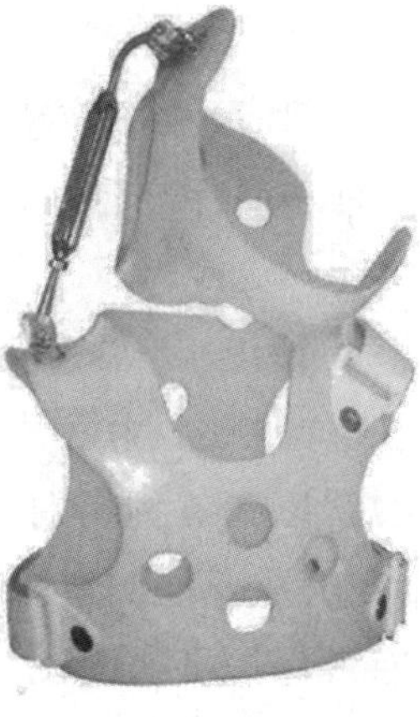

图 9－87　可调节斜颈矫形器

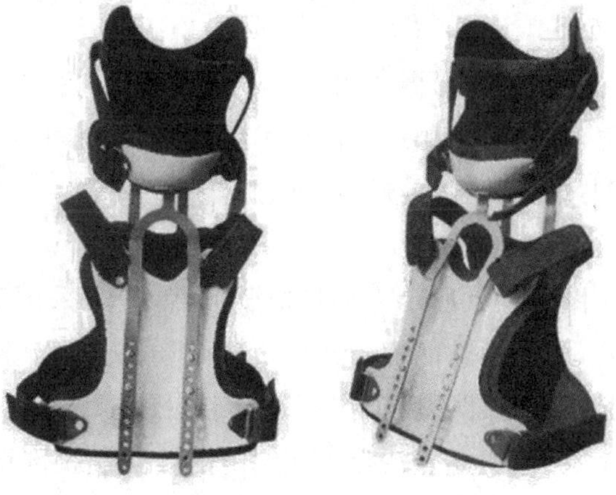

图 9－88　索米式颈矫形器

图 9－88 为索米式颈矫形器，适用于治疗颈椎关节炎、颈椎融合术后和颈椎稳定性骨折，以及需使颈椎固定的其他疾患。该矫形器的特点是：在后胸片与后枕护托连接处有两组屈曲齿牙轴，通过调整齿牙轴的角度，可在一定范围内任意改变背部与后枕脑部所需的连接角度。

2. 头颈胸矫形器

图 9－89 所示为头颈胸矫形器，由头环固定装置（有的不配置）、一对前后胸片、一个可调下颌托、一个可调后枕托、调整座及内衬垫等组成。调整座安装在前胸片和后胸片上，用于连接、固定、调整下颌托和后枕托。上下移动调整座，通过铝合金支条即可调节下颌托、枕托高度，直至承托下颌和枕骨，也可调整颈椎的屈曲和伸展角度。头环固定装置可有效限制头部旋转，确保颈椎稳定；下颌托调节装置可根据不同下颌形状进行适合性调整；后枕托调节装置可最大限度地适合个体枕骨形状，并可对枕部高度沿斜向 15°轨迹进行微调；胸压片调节装置可根据不同的胸廓形状进行调整。可见，

整个颈胸支具可根据患者进行调节，以固定颈椎，限制头、颈椎的活动，以减轻颈椎的负担。

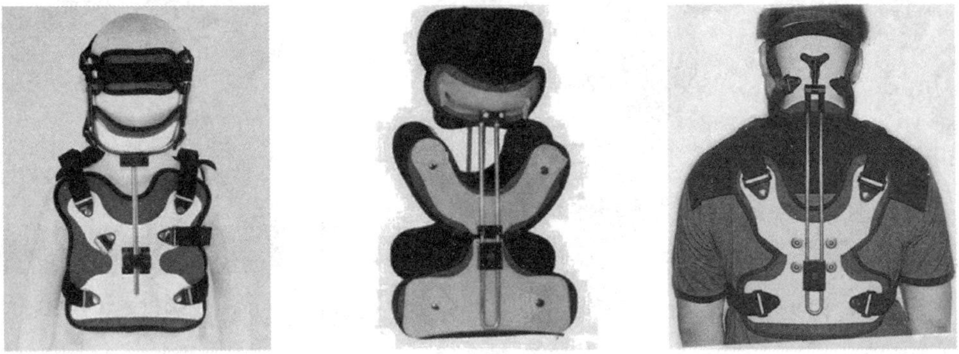

图 9—89　头颈胸矫形器

头颈胸矫形器适用于颈椎或上胸椎骨折等急性损伤的制动处理、颈椎脱位或半脱位复位后固定、颈椎术前或术后固定、颈椎关节炎治疗、轻度颈椎病的保守治疗等，以限制颈等部位的前屈、后伸、旋转、侧屈等。

3. 胸腰椎矫形器

图 9—90 所示为胸腰椎矫形器，通常采用医用环保高分子材料制成，为六片成型组合，带有柔软的棉质衬里，可拆下清洗，侧部黏带可以调节长短，以调节胸腰围长度。胸腰椎矫形器适用于胸腰椎稳定性骨折、椎体滑脱、腰椎间盘突出及脊柱侧弯术后的固定等，也可用于治疗下腰痛等需要限制腰部运动的疾患，以有效保护受伤部位，起到很好的矫正、固定作用。

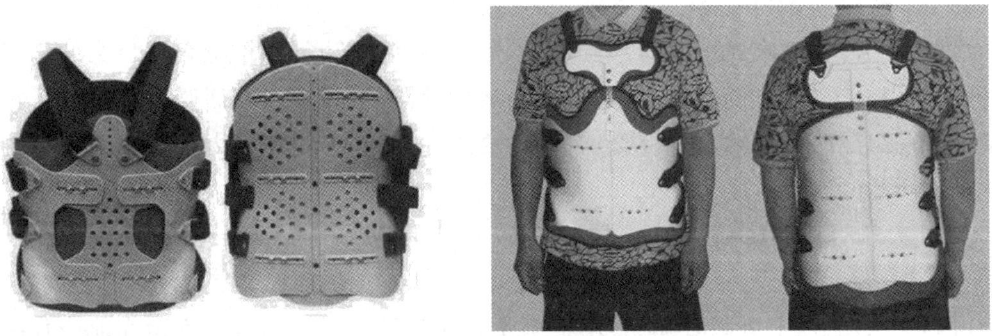

图 9—90　胸腰椎矫形器

二、固定器

固定器是矫形固定器械的二级产品，通常由高分子材料、织物、皮革、金属等材料制成，穿戴或放置于肢体体表，通过限制肢体活动而达到保持肢体稳定等目的。固定器一般为无源产品，用于对人体躯干、四肢、头部等部位的外固定或支撑，其管理类别属于Ⅰ类，主要品名有：头部固定器、颈部固定器、躯干固定器、胸部固定器、腹部固定器、腰部固定器、背部固定器、骶部固定器、上肢固定器、肘部固定器、下肢固定器、髋部固定器、膝部固定器、医用体位垫等。

(一)头颈部固定器

图 9－91 所示为头部固定器，由一个底板、两个支撑板和固定带组成，两侧支撑板可进行多向调节，头与颌部绑带使受损部位的危险降至最低。固定器可以反复使用，也可以根据需要一次性使用。

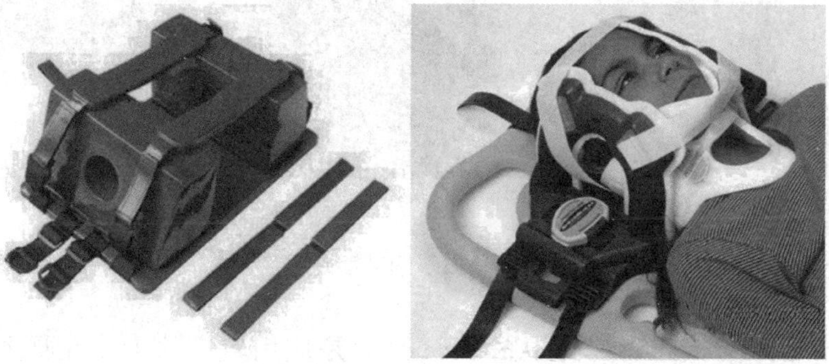

图 9－91　头部固定器

图 9－92 所示为不同类型的颈部固定器，它们是专门针对颈椎病患者而开发研究的、用于固定受伤颈部和防止二次伤害的固定器械。颈部固定器一般具有设计轻巧、携带方便、颈围大小可调、可随时随地使用、患者可自行调节牵引角度和牵引力大小等特点。其中，图 9－92(d)(e)(f)为气压式颈部固定器，可以实现肩颈部环绕式支撑，保持牵引力方向不变。

颈部固定器可以促进颈椎动脉血流通畅和改善大脑血供、有效缓解颈部疲劳、辅助牵引颈部以减轻不适、预防颈椎病，还适用于颈部骨折固定、颈椎脱位复位固定、各类颈椎病及颈椎间盘突出等疾患治疗。

(二)腰部固定器

腰部固定器是躯干固定器的一种，图 9－93 所示为不同类型的腰部固定器。作为一种腰背支架，腰部固定器通过稳定脊柱、限制腰部和腰骶关节活动，减少腰部对上体的负荷，达到减轻疼痛的作用。腰部固定器适用于急性腰痛症、脊椎滑脱、椎间盘突出、根性坐骨神经痛及腰部疾患术后等固定治疗，同时广泛地应用于轻度腰椎病、急慢

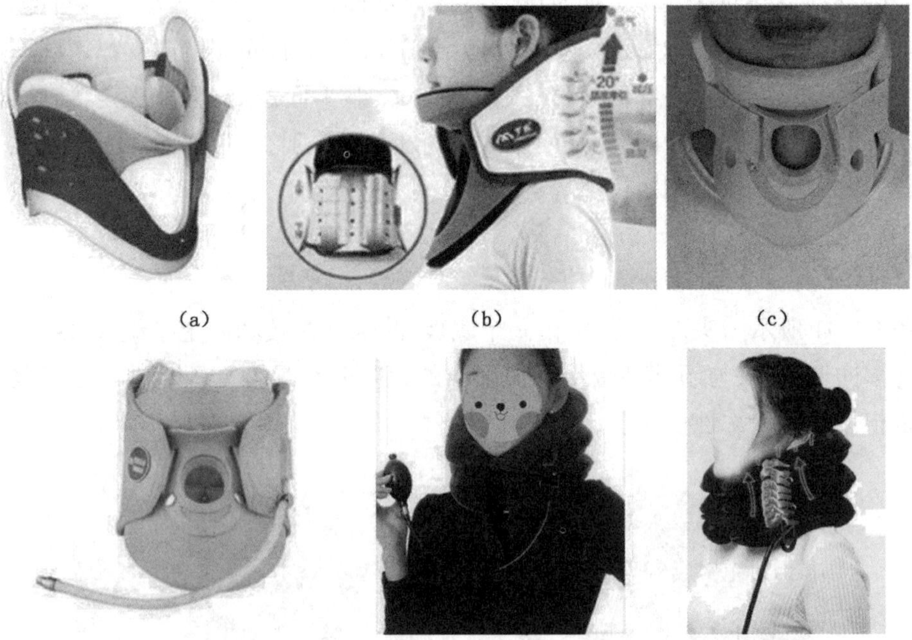

(a) (b) (c)

(d) (e) (f)

图 9—92　颈部固定器

性腰部损伤、腰肌劳损患者。其中图 9—93(d)是应用较广的半硬性腰围(腰部固定器),它弥补了传统的硬性腰围不能完全贴敷身体的缺陷,更适合腰椎术后和腰椎间盘突出的患者使用。

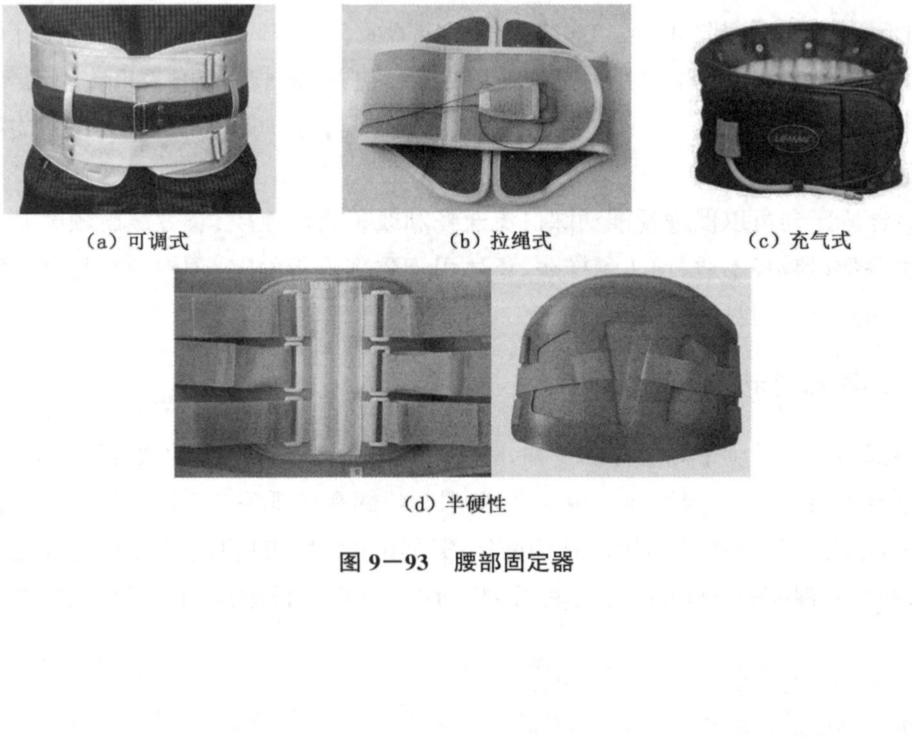

(a) 可调式　(b) 拉绳式　(c) 充气式

(d) 半硬性

图 9—93　腰部固定器

(三)上肢固定器

上肢固定器的许多结构与上肢矫形器类似,例如,图 9—94 所示的可调节肘关节固定支具主要用于手臂骨折、肘关节不稳或脱位及肘关节术后的固定等,其结构及功能与组件式动态肘矫形器的基本一致。所以,本节只介绍其他几种典型的上肢固定器。

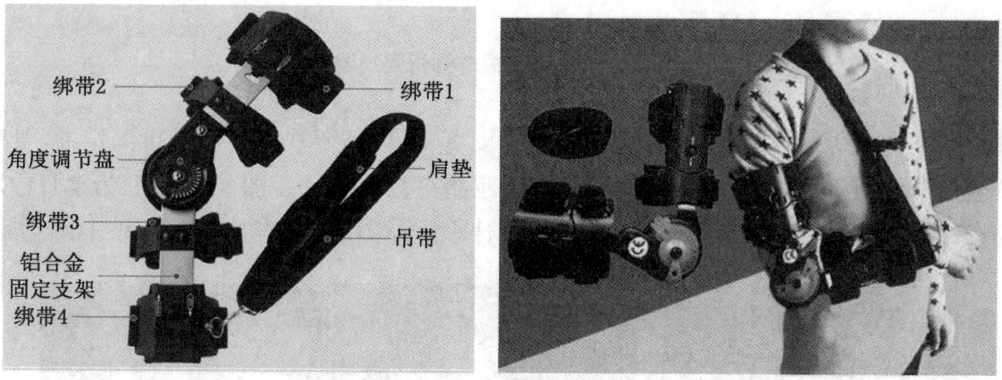

图 9—94　可调节肘关节固定支具

图 9—95 所示为肩膀脱位固定器(支具),其功能是:通过吊带等减轻肩和手臂的负荷,保持肩关节功能位,促进病变痊愈。适用于肩部肌腱撕裂、肩峰修复整形手术后、肩关节脱位、肱骨骨折及肩关节术后或创伤后的功能位固定,也可用于臂丛神经损伤后的固定等。

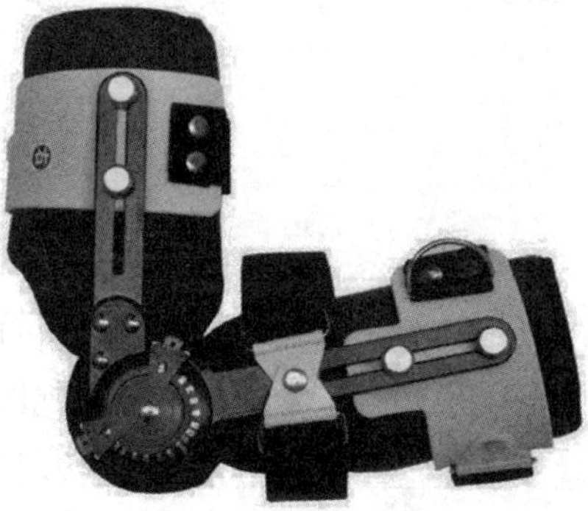

图 9—95　肩膀脱位固定器

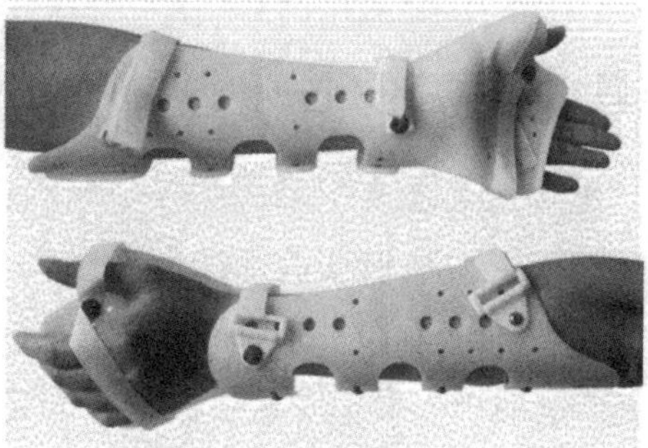

图 9—96　前臂骨折固定器

图 9—96 所示为前臂骨折固定器,用于前臂骨折或创伤后的功能位固定。

图 9—97 所示为腕关节固定器,用于腕部骨折、腕部肌肉病变导致的关节挛缩畸形矫正固定。其中图 9—97(b)采用的是管状型腕关节固定夹板。

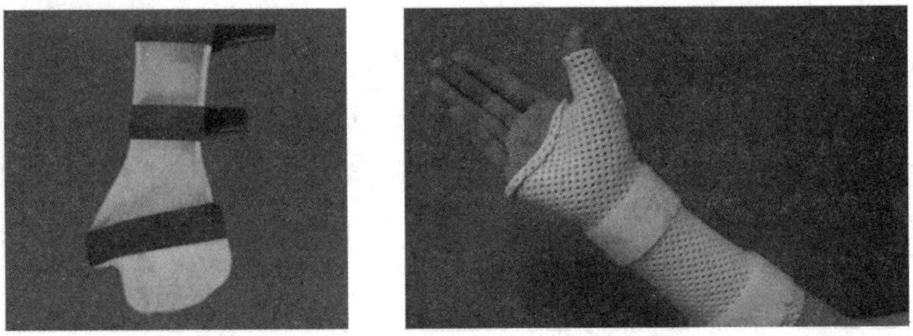

(a)　　(b)

图 9—97　腕部关节骨折固定器

图 9—98 所示为掌骨骨折固定器，其中图 9—98(a)为掌骨底部骨折固定器，骨折位须由掌前到手背后以及手腕部进行固定，手指可自由活动。图 9—98(b)为掌骨中段骨折，骨折位须由掌前到手背后以全筒式设计牢牢地固定，手指及手腕均可自由活动。

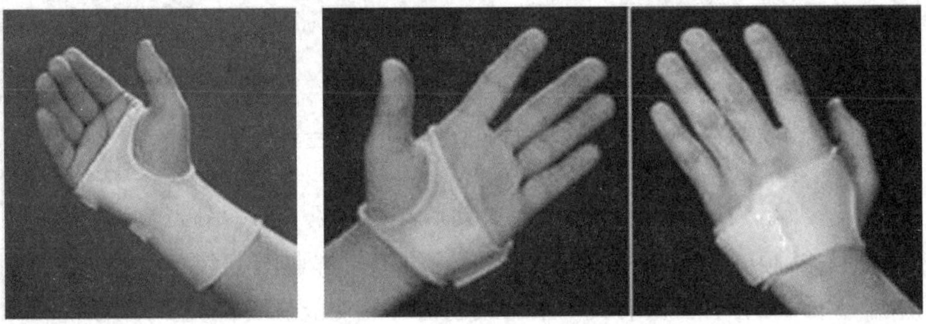

(a)　　(b)

图 9—98　掌骨骨折固定器

(四)下肢固定器

1. 髋部固定器

髋部固定器是根据髋部的特殊结构而设计，可以在髋部损伤或术后代替石膏固定，防止髋部骨折移位或脱臼。图 9—99 所示为髋部固定器的简要结构及穿戴图。髋部固定器借助于成形塑胶板及自粘带固定于骨盆及大腿上，限制髋关节旋转，但可通过铰链对限位髋外展、屈伸角度进行调节，也可以允许髋关节自由屈伸活动，从而使髋部固定器既能将髋关节固定于特定体位、保护髋关节，又可以进行髋关节功能锻炼、促进早期功能康复。

髋部固定器适用于全髋关节置换或翻修术后、髋关节成形术后、髋部截骨矫形术后的固定，以及预防髋关节脱臼等。

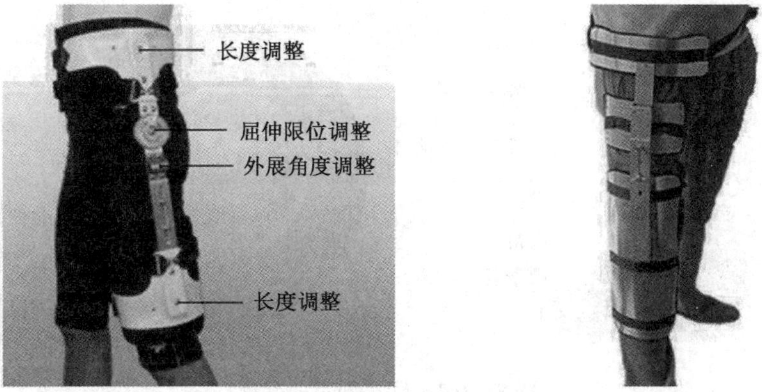

图 9—99　髋部固定器

2. 膝踝足固定器

图 9—100 所示为膝踝足固定器，其中(a)为股胫腓固定支具，用于大腿部下肢骨折后的固定；(b)为腿长可调节小腿胫腓骨折固定器；(c)为可调式固定器，结构与膝踝足矫形器类似，主要用于胫腓骨近端骨折及各种膝踝需要的固定。

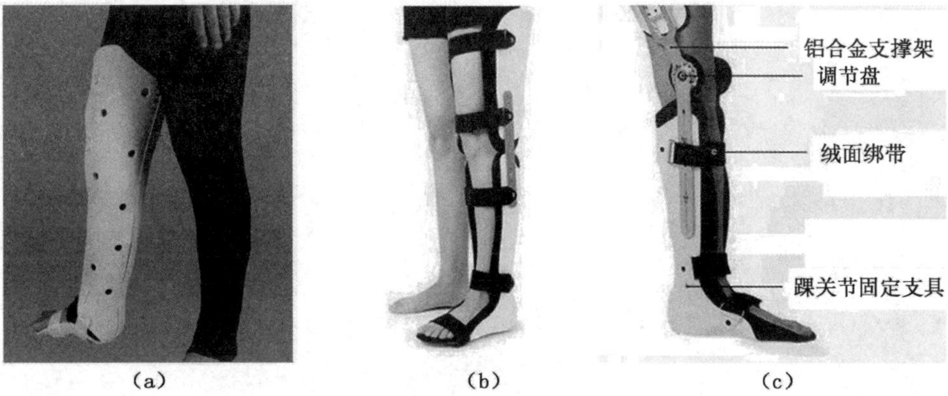

图 9—100　膝踝足固定器

3. 踝足固定器

图 9—101 所示为踝足固定助行鞋，由鞋、支撑杆、内衬、角度调节装置、绑带等组成。绑带上有充气装置，可对踝关节两侧衬垫系统充气，使其环绕脚踝周围，增加舒适性和稳定性，同时有效地减轻疼痛和肿胀。角度调节装置为一锁定式角度调节盘，能对踝关节屈伸角度进行调节并锁定。该产品适用于以下情形的踝足部支撑固定：小腿及踝足部稳定性骨折术后、足跟腱修复术后、严重的足踝软组织肌腱及韧带扭伤、早期拆除石膏后用作保护未愈合的骨骼或组织等，可代替石膏使用。

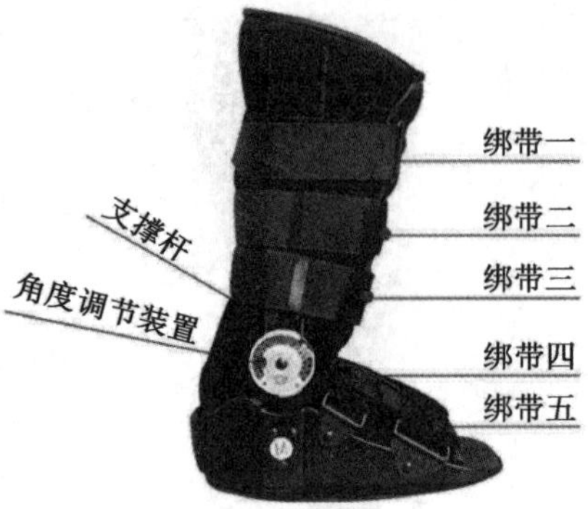

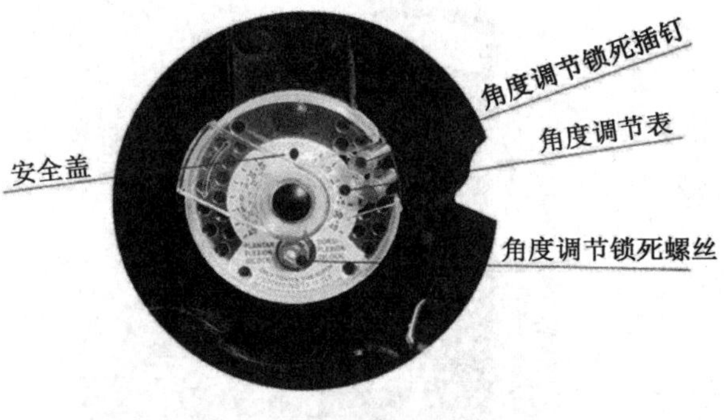

图9—101　踝足固定助行鞋

第十章　药品总论

第一节　药品及其特殊性

一、药品的定义与分类

为了加强对药品的管理，世界卫生组织和许多国家的政府都在法律上对药品做出了明确的定义。世界卫生组织对药品的定义是：药品是一种用于治疗、缓解、预防或诊断人和动物的疾病、身体异常或症状的，或者恢复、矫正或改变人和动物的器官功能的单一物质或混合物。美国对药品的定义包括以下几项：

(1)法定的《美国药典》《美国顺势疗法药典》或《国家处方集》以及增补本所认可的任何物品；

(2)用于诊断、治疗、缓解、预防人或其他动物疾病的物品；

(3)影响人体或其他动物的结构和功能的物品(食品除外)；

(4)用作(1)(2)(3)项所规定的物品的成分之一，但不包括器械或其组成部分、零部件或附件。

根据《药品管理法》，我国对药品的定义是：药品是一种用于预防、治疗、诊断，有目的地调节人的生理功能并规定有适应症、用法、用量和注意事项的物质，包括中药材、中药饮片、中成药、化学原料药及其制剂、抗生素、生化药品、放射性药品、血清疫苗、血液制品和诊断药品等。我国《药品管理法》中规定的药品仅指人用药，而世界卫生组织、美国、日本、英国、瑞典、新加坡等法规中的药品均包括人用药和兽用药。

药品有多种分类方法。按照来源不同，药物可分为植物来源药物和动物来源药物；根据是否应用了中医药理论来指导药物使用，药物可分为中药和西药；根据是否做成药物制剂，药物可分为原料药和药物制剂；根据药物剂型的不同，又可以分为片剂、胶囊剂、溶液剂、注射剂等；根据生产方式差异，可分为化学药物和生物药物，其中化学药物是指利用传统的化学合成方法进行生产的药物，生物药物则指利用生物体或者应用先进的生物制药技术生产的药物；在临床上，医生还习惯按药理活性的不同将药物划分为神经系统用药、心血管系统用药、呼吸系统用药、消化系统用药、泌尿系统用药等；为了方便药物管理和销售，根据药物购买是否需要医生的处方，药物又可分为处方药与非处方药。

二、药品的特殊性

药品是一种商品，但药品与其他商品相比，有着显著的差异，它是给患者使用的一种“特殊性商品”，我们对药品的特殊性应该有一个全面、准确的认识。药品的特殊性表现在以下五个方面：

1. 药品的专属性

药品是专用于治病救人的，需要在医生的指导下使用。不同的疾病需要使用不同的药品，即使是同一种疾病，针对不同的患者以及不同的疾病阶段，也需要因人施药、对症下药，处方药必须在执业医师的指导下合理使用；非处方药虽然不需要医生开处方，但在选购时也必须根据病情合理选择，并严格按照药品说明书、标签进行使用。

2. 药品的两重性

药品既能防病治病，也可能产生不良反应。药品使用得当，可以防病治病；使用不当、失之管理，则可危害健康，甚至致命。例如，盐酸吗啡，可以作为镇痛药，但管理不善、滥用时，则又成为使人成瘾的毒品，所以用药时要充分考虑到药物的毒副作用，在有效性与安全性之间做出合理的选择。

3. 药品质量的重要性

药品是治病救人的物质，只有符合法定质量标准的合格药品才能保证疗效。因此，药品只能是合格品，不能像其他商品一样可分为一级品、二级品、等外品和次品。一般来说，患者不具备鉴定药品的能力，药品的真伪必须由专业人员依照法定的药品标准和测试方法进行鉴别。为保证药品的质量，国家制定了《药品管理法》以及相关法律法规，制定并颁布了国家药品标准，规定了严格的药品检验制度，由药品监督管理部门对药品的研发、申报、生产、运输、销售、售后服务等各环节进行严格的监督与管理，以保证药品的质量。

中国《药品管理法》规定，有下列情形之一的药品即视为假药：①药品所含成分的名称与国家药品标准规定的成分不符的；②以非药品冒充药品或者以他种药品冒充此种药品的。有下列情形之一的药品，按假药论处：①国务院规定禁止使用的；②依照本法必须批准而未经批准生产、进口，或者依照本法必须检验而未经检验即销售的；③变质的；④被污染的；⑤使用依照本法必须取得批准文号而未取得批准文号的原料药生产的；⑥所标明的适应症或者功能主治超出规定范围的。有下列情形之一的药品，按劣药论处：①未标明有效期或者更改有效期的；②不注明或者更改生产批号的；③超过有效期的；④直接接触药品的包装材料和容器未经批准的；⑤擅自添加着色剂、防腐剂、香料、矫味剂及辅料的；⑥其他不符合药品标准规定的。

4. 药品的储备性

人们只有在防病治病时才需要用药，但药品生产、经营部门应有适当储备，做到药等病，不能病等药。国家要保证临床基本药物具有一定的储备量，为应对重大灾难或者突发事件，有些药品虽然需求量少、有效期短，但宁可到期报废，也要有所储备。

5. 药品的非市场定价性

随着新药的不断问世，很多老、旧药品已被淘汰，但有些百年老药，如阿司匹林，仍在临床上广泛应用，属于基本治疗药物。世界各国对符合基本治疗需求的药物实施国家定价机制，以保证老百姓都能买得起药，得到最基本的医疗救助，这些药物的价格不会因为市场的扩容而提高，即使需求大于供给，也不会漫天涨价。而一些新型药物往往具有更好的特性，比如副作用更小、服用更方便、吸收更好等，可以提供给患者更好的医疗选择等，所以这些药物的价格一般相对较高，符合一般商品的市场定价机制，可以通过供求关系来调节价格。很多医药企业就是利用生产新药的利润来弥补生产基本药物的亏损。

第二节 原料药和药物制剂

一、原料药

原料药一般是指人用药的化学药品在未做成制剂前的主药成分。原料药除了终产品以外，还有一类是前体化合物、制药中间体的化学品或精细化工产品，它们是制药产业链中的上游产品，统称为药用中间体。有时将一些同时能在食品、饮料、饲料中添加的有效成分，比如维生素、氨基酸、柠檬酸也归为原料药，严格来说它们应该归入营养添加剂或营养补充剂。

原料药是我国医药产业中的一个重要领域，在化学制剂药、化学原料药、中成药、中药饮片、生物生化药这五大药品制造业中，化学原料药所占的产值比重为30%。中国原料药产业年产规模相当于100万吨(不计添加剂),2008年产量增长率达26%,这一速度高于医药制造业的整体增长率,也高于化学制剂药和中成药行业产值的平均增长率,更为重要的是,原料药是中国最具有国际化能力的产业领域之一,它占中国出口医药商品创汇总额的50%以上,2008年,原料药年出口创汇总额40多亿美元,增长率为21%。目前在世界范围内使用的药品有4 000多种,其中2 000多种属于常用药品,在我国都有生产,如果按规模来划分,有年产销量在千吨以上的大宗产品,也有年产量只有几百克的微量产品。我国抗生素、解热镇痛药、中枢神经系统药、心血管药和抗肿瘤药等不仅在国内销售,还大量出口,特别是一些应用范围广、产品链较长、能够形成大规模生产的产品更具优势。我国在微生物发酵类、半合成类工艺技术上具有世界领先水平。日本及欧洲国家在原料药技术方面居世界领先地位,也拥有最多的专利,但是这些发达国家面临的普遍问题是生产成本、环保成本和人力成本高于印度和中国这样高速发展而又有竞争力的国家。近年来,各国政府积极控制药价,降低民众医疗开支,促使制药企业为降低各种生产成本,把原料药的生产转为定向采购,因此也促使原料药产业逐渐走向全球分工,这些都是中国制药工业发展的新机遇。

在我国已经注册的、通过《药品生产质量管理规范》GMP认证的、能够生产原料药的厂家有1 600多家,中国制药百强企业基本上有原料药车间,既生产原料自用,也外销,这一点与国外制药企业有所不同,国外一些大药厂要么专门生产原料药外销,要么专门为自己的品牌生产原料药而不外销。我国原料药领域比较强大的企业集中在农业、化工产业比较发达的地区,比如河北、山东、江苏、浙江和广东等。因为粮食、石化产品是制药工业的基础,所以这些地区的制药业也比较发达。另外,这些地区的科研、人才和基本工业条件比较优越,这也为产量提供了必要的保障。

通常情况下,除几种用量特别大的抗生素及维生素品种外,大部分药物品种用量很少,产量无法达到一定的经济规模。因此,大部分原料药药厂转向运用多功能化的生产设备,同时生产多种原料药,形成专业化原料生产线。中国企业在成本低、工艺设备优良的条件基础上,必须在生产过程、质量管理以及目标国的药政资格上多下功夫,才能够紧跟世界产业发展的需要,建立新型的原料药贸易方式,专业化的原料药产业应当由合成、发酵、工艺放大、现场生产管理、产品营销、药学研究等各种技术性强的专业人员构成,因此高度的团队智慧和规模化管理才能体现高效率的经营水平。

二、药物制剂

任何药物在供临床使用前,均须制成适用于医疗和预防的形式,称为药物的剂型,简称剂型。也就是说,原料药必须做成药剂,才能在临床上使用。药物制剂,简称制剂,是指根据药典或药政管理部门制定的标准,为适应医疗和预防的需要而制备的不同给药形式的具体品种。

为了达到最佳的治疗效果，根据用药途径不同，同一种药物可加工成不同的剂型供临床使用，药物制成不同的剂型后，不仅用量准确，提高药物的稳定性，减少毒副作用，使用方便，提高患者的接受程度，同时也便于药物的贮存、运输和携带。到目前为止，药物剂型已有几十种之多，比较常用的也有二三十种，现介绍几种常用的剂型。

(一)注射剂

1. 注射剂的定义和特点

注射剂俗称针剂，是指原料药物或与适宜的辅料制成的供注入体内的无菌制剂。它包括灭菌或无菌的溶液、乳状液、混悬液及临用前配成液体的无菌粉末等类型，注射剂必须无菌、无热原、安全、稳定。它具有以下特点：①药效迅速，作用可靠。注射剂临床应用时以液体状态直接注射入人体的组织、血管或器官内，所以吸收快，作用迅速。特别是静脉注射，药液可直接进入血液循环，更适用于抢救危重急症患者，并且注射剂不经胃肠道，不受消化系统及食物的影响，因而剂量准确，作用可靠。②适用于不宜口服给药的患者。昏迷、抽搐、惊厥等状态或消化系统障碍的患者，均不能口服给药，则注射成为其有效的给药途径。③适于不宜口服的药物。某些药物由于本身的性质，有的不易被胃肠道所吸收，有的具有刺激性，有的则易被消化液所破坏，如将其制成注射剂，就可以解决此类问题。④可使个别药物发挥定位药效。如盐酸普鲁卡因注射液可用于局部麻醉。

当然，注射剂也有不足之处：①注射局部疼痛；②注射给药不方便；③注射剂由于不像内服药剂能经过机体的防御组织——肝脏，所以质量要求比其他剂型高，且使用不当更易发生危险；④制造过程比较复杂。

2. 注射剂的分类

(1)按注射剂的剂型分类　①液体注射剂，亦称注射液，俗称水针，系将药物配成溶液(水性或非水性)、混悬液或乳浊液，装入安瓿或容器中而成的制剂。一般水溶性药物要求在注射后达到速效，故多配成水溶液或水的复合溶液(如水溶液中另加乙醇、丙二醇、甘油等)。而有些药物不宜制成水溶液，如在水中难溶或为注射后能延长药效等，可制成油溶液、水或油混悬液、乳浊液，但这些注射液一般仅供肌肉注射用。②注射用粉剂，俗称粉针。某些药物稳定性较差，制成溶液后易于分解变质。这类药物一般可采用无菌操作法，将供注射用的灭菌粉状药物装入安瓿或其他适宜的容器中，临用时用适当的溶剂溶解或混悬。如青霉素、链霉素、苯巴比妥钠等均可制成粉针，近年来国内外已研制成功一批中药粉针剂，如从天花粉中提取精制的结晶毒蛋白、人参提取物、葛根汤提取精制物等可制备成注射用粉针剂。还有一些药物，如酶制剂(胰蛋白酶、辅酶 A 等),为了保持稳定,亦常在无菌操作下冷冻干燥后制成注射用粉针剂;有的生物制品亦采用冻干法制成粉针剂,如胎盘白蛋白注射用粉针剂等注射剂。

(2)按给药部位分类 ①皮内注射剂,注射于表皮与真皮之间,一般注射部位在前臂。一次注射剂量为 0.2ml,常用于过敏性试验或疾病诊断,如青霉素皮试液。②皮下注射剂,注射于真皮与肌肉之间的松软组织内,注射部位多在上臂外侧,一般用量为 1～2ml。皮下注射剂主要是水溶液,但药物吸收稍慢,由于人的皮下感觉比肌肉敏感,故具有刺激性的药物及油或水的混悬液,一般不宜作皮下注射。③肌肉注射剂,注射于肌肉组织中,注射部位大多在臀肌或上臂三角肌。肌肉注射较皮下注射刺激小,注射剂量一般为 1～5ml。肌肉注射除水溶液外,尚可注射油溶液、混悬液及乳浊液,油溶液注射剂在肌肉中吸收缓慢而均匀,可起延效作用。④静脉注射剂,又分为静脉推注和静脉滴注的注射剂。静脉推注常用于需要立即发挥治疗作用的治疗,注射量一般为 5～50ml;静脉滴注常用于常规性治疗,一次剂量可以从一百毫升至几千毫升,因此又称为"大输液"。与其他给药途径相比,静脉注射将药液直接注入静脉,发挥药效最快,常用于急救、补充体液和营养之用。静脉注射多为水溶液,而油溶液、混悬液或乳浊液易引起毛细血管栓塞,故一般不宜作静脉注射。但近年来研究表明,某些营养性药物与药用油类制成的乳浊液作静脉注射,可加速药物的吸收,但这些乳浊液的油滴应小于红细胞,平均直径在 1μm 以下。静脉注射用制剂的质量要求较高,特别是对无菌、热原的控制。由于血液具有缓冲作用,所以小量缓慢注射时对血液的 pH 值与渗透压无多大影响;若注入大量的注射液,则须考虑 pH 值及渗透压。⑤脊椎腔注射剂,注入脊椎间蛛网膜下腔内,由于神经组织比较敏感,且脊椎液循环较慢,脊椎腔内注射液必须等渗,且不得加入抑菌剂,pH 在 5.0～8.0 范围内,故一次注入剂量不得超过 10ml,注入时应缓慢。

(二)片剂

片剂系指药物与辅料混合均匀后制成的圆形或异形的片状固体制剂,可供内服和外用,是目前临床应用最广泛的剂型之一。片剂的优点为剂量准确,理化性质稳定,贮存期较长,使用、运输和携带方便,价格低,产量高。片剂的种类很多,包括普通压制片、包衣片、糖衣片、薄膜衣片、肠溶衣片、泡腾片、咀嚼片、分散片、多层片、舌下片、口含片、植入片、缓释片等。制成片剂后包上糖衣或薄膜衣,是为了去除药物不适的气味和味道、刺激性或者防止药物潮解或遇光变质。对一些遇胃液易破坏、刺激胃黏膜或需要在肠内释放的药物,制成片剂后应包上肠溶衣,制成肠溶衣片。为适应阴道局部用药的需要,可制成阴道用片剂。缓释片及控释片可以控制药物在体内按照一定的速度释放,延长药物的作用时间。

片剂由药物和辅料两部分组成，辅料为片剂中除药物以外一切物质的总称，亦称赋形剂，为非治疗物质。片剂的常用辅料包括稀释剂、润湿剂、黏合剂、崩解剂、润滑剂、着色剂等。①稀释剂，不仅可以增加片剂的重量与体积，更重要的是改善药物的压缩成形性，提高含量均匀度，特别是小剂量的药物，主要有淀粉、乳糖、微晶纤维素等；②润湿剂是使物料润湿产生黏结力以利于制粒的液体，一般为水或乙醇；③黏合剂是使无黏性或黏性小的物料聚集成颗粒或压制成形的黏性固体粉末或黏性液体，常用的有淀粉浆、糖浆等；④崩解剂是促使药片在肠道中迅速崩解成小粒子以促进吸收的辅料，常用的有干淀粉、羧甲基纤维素钠、泡腾崩解剂；⑤润滑剂是为了方便加料和压片，降低颗粒间、颗粒与模孔间、药片与模具间的摩擦力而加入的润滑物质，包括疏水性润滑剂如滑石粉、硬脂酸镁等，水溶性润滑剂如聚乙二醇(PEG)等，助流剂如微粉硅胶等。

(三)胶囊剂

胶囊剂系指将药物填装于空心硬质胶囊中或密封于弹性软质胶囊中而制成的固体制剂。构成上述空心硬质胶囊壳或弹性软质胶囊壳的材料是明胶、甘油、水以及其他的药用辅料，但各成分的比例不尽相同，制备方法也不同。胶囊剂具有以下特点：

(1)能掩盖药物不良气味或提高药物稳定性。药物装在胶囊壳中，与外界隔离，避开水分、空气、光线的影响，对具不良气味或不稳定的药物有一定程度的遮蔽、保护与稳定作用。

(2)药物的生物利用度较高。胶囊剂中的药物是以粉末或颗粒状态直接填装于囊壳中，不受压力等因素的影响，所以在胃肠道中迅速分散、溶出和吸收，其生物利用度高于丸剂、片剂等剂型，一般胶囊的崩解时间在30分钟以内，片剂、丸剂的崩解时间在1小时以内。

(3)可弥补其他固体剂型的不足。如因含油量高而不易制成丸剂、片剂的药物，可制成胶囊剂，如将维生素D制成胶丸剂(软胶囊剂)，又如服用剂量小、难溶于水、消化道内不易吸收的药物，可使其溶于适当的油中，再制成胶囊剂，这样不仅促进消化道的吸收，提高疗效，而且稳定性也较好。

(4)可延缓药物的释放和定位释药。可将药物按需要制成缓释颗粒装入胶囊中，达到缓释延效的作用。如先将药物制成颗粒，然后用不同释放速度的包衣材料进行包衣，按所需比例混合均匀，装入空胶囊中，即可达到延效的目的。如有一类在胃液中不溶，仅在肠液中溶解、吸收的胶囊，称为肠溶胶囊，也可制成直肠用胶囊供直肠给药。但是必须注意，有些药物是不适宜制成胶囊剂的，如药物的水溶液或稀乙醇溶液因其易使胶囊溶化，均不宜填充于胶囊中；易溶性药物和刺激性较强的药物，也不宜制成胶囊剂，因其胶囊剂在胃中溶化时会由于局部浓度过高而刺激胃黏膜；潮解药物可使胶囊软化，风化药物可使胶囊过分干燥而变脆，都不宜制成胶囊剂。

（四）颗粒剂

颗粒剂是将药物与适宜的辅料混合制成的具有一定粒度的干燥颗粒状制剂。主要用于口服，可直接吞服或冲入水中饮用。根据颗粒剂在水中的状态，一般可分为可溶性颗粒剂、混悬型颗粒剂和泡腾颗粒剂。

（五）溶液剂

溶液剂一般指药物的内服或外用溶液，其溶媒多为水、醇或油类，溶液剂的剂量容易掌握和调整，且药物分散度大，口服后迅速完全吸收，奏效快。

（六）软膏剂

软膏剂是指药物与适宜基质均匀混合制成的具有一定稠度，易涂布在皮肤、黏膜或创面的半固体外用制剂。软膏剂具有润滑皮肤、保护创面和局部治疗作用，某些药物经皮肤吸收后，亦可产生全身治疗作用。软膏剂的常用基质分为油脂性、水溶性和乳剂型基质三类，其中乳剂型基质制成的易于涂布的软膏剂称乳膏剂。常用的油脂性基质有凡士林、石蜡、液体石蜡、羊毛脂、蜂蜡、硅油、硬脂酸等，水溶性基质主要有聚乙二醇。一般软膏剂应具备如下性质：均匀细腻，具有适当的稠度，易于涂布，无酸败，无异臭，无变色、变硬，无油水分离，无刺激性、过敏性及其他不良反应。

（七）栓剂

栓剂是指药物与适宜基质制成的具有一定形状的供人体腔道内给药的固体制剂。栓剂在常温下为固体，有一定的硬度和韧性，塞入腔道后，在体温下能迅速软化、熔融或溶解于分泌液中，逐渐释放药物而产生局部或全身治疗作用。与口服制剂比较，起全身治疗作用的栓剂可避免口服药物易受胃肠道消化液和肝脏首过效应破坏的影响。

常用的栓剂基质有油脂性基质和水溶性基质，主要有可可豆脂、半合成或全合成脂肪酸酯、聚山梨酯 61、甘油明胶、聚乙二醇类或其他适宜物质。

第三节 中 药

一、中药的定义

我国自古以来就有“神农尝百草,始有医药”的传说,它真实生动地反映了我们的祖先在与自然和疾病做斗争中发现药物、逐步积累经验的历史过程。

在原始社会的初期,由于生产力低下,人们不知农作物的种植栽培技术,只是共同采集,成群出猎,过着“巢栖穴窜,毛血是茹”的原始生活。就在他们采集野果、种子和挖取植物根茎的过程中,自然会误食某些有毒植物而发生呕吐、腹泻,甚至引起昏迷和死亡。如误食大黄引起腹泻,吃了瓜蒂引起呕吐,当然也可能食用某些植物(如生姜)而使原来的呕吐得到缓解。人们就是通过这样的长期观察和实践,口尝身受,实际体验,逐步认识了哪些植物对人体有益、有治疗作用,哪些植物对人体有害、有毒副作用,并进而有意识地加以利用,这就是早期植物药的发现。

在我国一些史书上有神农尝百草的记载,如《史纪纲要》中有“神农尝百草,始有医药”的记载,《淮南子·修务训》中“神农尝百草之滋味,水泉之甘苦,令民知所避就,当此之时,一日而遇七十毒”的记述,以及西汉贾陆的《新语卷上·道基第一》、任防《记巽记》中都有关于神农尝百草的传说和古谚,虽属历史传说,但有其社会基础。可以说,神农尝百草的传说从客观上反映了我国劳动人民由渔猎时代过渡到原始农业、畜牧业时代,发现药物、积累经验的艰苦过程。“神农”无非是这一时代劳动人民的代表;“尝百草”正是反映了医药起源于劳动实践的认识过程;“一日而遇七十毒”,说明我们祖先在发现药物过程中付出了巨大的代价。

目前,很多人对中药和西药的概念不是很明了,对此造成的误解大致有以下几种:

(1)中国出产的药物就是中药,外国首先研制和生产的药物为西药。

(2)中医使用的药物为中药,西医使用的药物为西药。

(3)天然药物为中药,人工合成的药物为西药。

(4)成分不纯或不清楚的天然混合药物称作中药或中草药,成分较纯或结构清楚乃至单体化合物的药物称作西药。

(5)中国已有的传统剂型如丸、散、膏、丹、汤等称作中药,现代制剂如片剂、针剂等称作西药。

以上几种对中药的理解都是不全面的,有偏差的,那么中药的定义是什么呢?

广义的中药是指在中医理论指导下,用于疾病预防、治疗、诊断和康复的天然药物及其制品的总称，这里所说的"中医理论"是指广义的中医理论，而不应局限于传统的中医理论。广义的中医理论既包括高度抽象的基本理论，也包括丰富而具体的临床经验，同时浩如烟海的现代相关研究资料也应涵盖于其中，这里所说的"指导"既包括严格意义上的理论指导，也包括基于中医药理论、经验和相关研究成果的各种提示、参考、借鉴和延伸等。

广义的中药范畴包括传统的中药材、中药饮片、中成药、草药及其制品、民族药及其制品、中草药提取物、进口中药和植物药及其制品、中药和天然药物有效部位及其制品、有效成分结构修饰物及其制品、以天然活性成分为先导化合物的合成和半合成药物等。中药，既包括汉族药，也包括少数民族药，既包括已上市的中药和天然药物，也包括未上市的中药和天然药物；既包括国内传统药物，也包括引自国外的传统药物；既有天然产物，也有人工合成产物；既有混合物，也有单体化合物。我国《药品注册管理办法》已将天然药物、进口中药和植物药纳入中药注册管理范畴之中，从某种意义上讲，中药与天然药物、中药与"洋中药"之间的界限已被打破，传统的中药概念和范畴已悄然在变。

中药还会有其他一些称谓，包括传统中药、民间药（草药）和民族药。传统中药是指在全国范围内广泛使用，并作为商品在中药市场流通，载于中医药典籍，以传统中医药学理论阐述药理作用并指导临床应用，有独特的理论体系和使用形式，加工炮制比较规范的天然药物及其加工品。民间药是指草药医生或民间用以防治疾病的天然药物及其加工品，通常根据经验辨证施用，一般自种、自采、自制、自用，少见或不见于典籍，而且应用地区局限，缺少比较系统的医药学理论及统一的加工炮制规范。民族药则指我国除汉族外，各少数民族在本民族区域内使用的天然药物，有独特的医药理论体系，以民族医药理论或民族用药经验为指导，多为自采、自用，或采用巡回行医售药的经营方式。民族药是我国传统医药体系的重要组成部分，它的存在与发展不仅丰富了中国医药学主库，也促进了中药的发展。中药、民间药和民族药三者既有区别，又有紧密的内在联系，在用药方面相互交叉、渗透、补充，从而丰富和延伸了"中药"的内涵，组成了广义的中药体系。

二、中药的应用特点

中药从采集加工、炮制、制剂到临床应用，都是在中医基本理论指导下进行的，在漫长的历史过程中形成了其独具的特色。

中药的应用有独特的理论体系和使用方法。运用中药治疗疾病，首先必须进行辨证，找出发病原因，抓住疾病本质，才能确定治疗方法，根据治疗方法，结合药性特点，遵循方剂组成配伍法度，才能筛选药物，组成药方。前人把它概括为辨证求因，审因论治，法从证论立，方从法出。只有通过上述理、法、方、药完整的辨证施治过程，才能取得良好的治疗效果，这是中药区别于西药、天然药的重要标志之一。中药的应用还有着特殊的加工方法，即根据医疗、调剂、制剂的需要，原药材必须经过挑拣修制，除去杂质及非用药部分，再切制成片、段、丝、块等不同形状的饮片，并通过蒸、炒、炙、煅等不同的加工过程，才能入药用，这就是中药的炮制加工。中药的应用，还要根据一定的配伍组合法度，采用复方用药的形式，制成汤、饮、酒、露、丸、散、膏、丹等多种剂型，以方便临床使用。然而无论是炮制还是制剂，都必须在中医药基本理论指导下进行，这也是中药区别于西药和天然药的又一特点。

三、中药的分类

中草药的种类很多，总数约 8 000 种，常用的中草药亦有 700 种左右。如此多的种类必须按照一定的系统，分门别类，才便于学习、研究和应用。根据其目的与重点不同，主要有以下四种分类：

(1)按药物功能分类：如解毒药、清热药、理气药、活血化瘀药等；

(2)按药用部位分类：如根类、叶类、花类、皮类等；

(3)按有效成分分类：如含生物碱的中草药、含挥发油的中草药、含甙类的中草药等；

(4)按自然属性和亲缘关系分类：先把中草药分为植物药、对动物药和矿物药。对动植物药材再根据其亲缘关系来分类和排序，如麻黄科、木兰科、毛茛科等。

上述各种分类方法各有优缺点，究竟采用哪一种分类方法比较适宜，主要取决于我们的目的和要求。例如按药物功能分类，有利于学习和研究中草药的作用和用途；按药用部位分类，便于学习和比较各类药材的外部形态和内部构造，因而有利于药材的性状鉴定和显微鉴定；按有效成分分类，有利于学习和研究中草药的有效成分及其化学鉴定；采用按药材自然属性和亲缘关系分类的方法，这是由于同科属的中草药在外部形态、内部构造、化学成分和医疗应用等方面往往有很多相似之处，采用这种分类方法不但便于学习和研究这些共同点，也便于比较它们的不同点，以揭示其规律性，这样，既有利于中药的鉴定，也有利于从同科属动植物中寻找含有相同或类似成分的动植物，以扩大药物资源。

中药在临床应用上常会有不同的叫法，比如中药材、中药饮片、中成药，它们之间的区别主要是对中药的加工程度不同。经过产地初步加工的中药称为中药材。将中药材进一步加工炮制，使其成为可直接配方或制剂的药品，称为中药饮片。中成药是由中草药原料经过现代制剂加工技术制成的各种不同剂型的中药制品。中成药治病省了中药煎剂所必要的煎煮时间，更具有能随身携带、不需煎煮等优点，使用十分方便。由于中成药大多为经过一定特殊加工、浓缩而制成的成品，故其每次服用量远远少于中药煎剂，而且中成药制成一定剂型后，消除了中药特有的异味和苦味，因而也较易被大众所接受。

四、中药的毒性

人们一般认为中药来源于天然动植物，相对西药来说，毒性会小些，其实不然。最近几年陆续出现的中药注射剂中毒事件，再一次把中药毒性问题推到了公众面前。西药由于化学成分明确，研究深入，其引起的不良反应已多为人们所知晓。然而对中药毒副作用的研究却相对滞后，像中药临床药学、毒理学以及药物代谢动力学研究均起步较晚，因此，人们对大多数中药的毒副作用认识不足，中药注射剂（尤其大输液），由于直接进入体内血管，中药中的一些不明成分以及添加剂会对机体造成致命的打击。除中药注射剂外，口服中成药造成的中毒事件也屡见不鲜。近百种中成药的不良反应可同时累及肝、肾等多个脏器，少数甚至可致患者死亡。实际上，中药的不良反应并非少见，据中国药学会对国内药物不良反应病例分析，中药不良反应所占的比例仅次于抗生素类药物而位居第二。

中草药因为含有多种化学成分，毒性十分复杂，入药后不仅原有毒性成分会起作用，而且部分成分在炮制过程中还相互作用，在体内又可能形成新的成分。因此某一特定中药所致的不良反应可能并非单一的毒性成分所致，还可能与其他的非毒性成分相关。由于有些中药的使用量与中毒量接近，而当前对中药的毒性研究又很浅，约90%以上中药的毒性、毒理未能掌握，到底哪些中药属于毒性药物，毒性成分是什么，毒性表现有哪些，如何预防和杜绝中毒，如何处理和抢救中毒者，都还是盲区。但是，中药是人类历史文化中的瑰宝，很多有剧毒的中药只要使用得当，就可以用来攻克顽疾，所以，一出现中药中毒的负面事件，就否定中药在治疗上的应用价值，显然也是不可取的。中医对中药毒性早有认识，并十分重视。早在《神农本草经》中即将中药分为上、中、下品，并指出“下品多毒，不可久服”；明代《本草纲目》更将有毒中药细分为大毒、有毒、小毒、微毒四级，其中毒性中药 381 种以专篇介绍。迄今为止我国已对 100 余种中药的化学结构、药理、毒理等进行了较为系统的研究，并已明确了中药有毒成分的主要物质基础的类别。

有毒中药一般只针对某些具体疾病，为有专攻，药效显著，是治病攻邪的良药，治疗疑难重症尤其离不开它。我国清代名医叶天士擅用毒虫药治疗症瘕、积聚、惊厥等，在历史上传为佳话。现代名医用有毒中药治疗癌症、痹症、瘀症等疑难病的，也比比皆是。以中药马钱子为例，该药虽有大毒，但是炮制得当，使用合理，可以治疗多种重症，如类风湿、半身不遂、重症肌无力、精神分裂症等；乌头（川乌、草乌、附子等）含乌头碱，可致呼吸中枢麻痹，引起心脏骤停，但经过炮制后，毒性成分大多被破坏，而强心的成分依然保留，用其治疗心律失常、心力衰竭、各种休克，有效率高达 85%以上。人们熟知的牛黄解毒片和安宫牛黄丸都含有雄黄和朱砂，雄黄主要含有氧化砷，朱砂含有硫化汞，都可引起消化系统和神经系统的损害，但它们又都是非常有效的治疗药。雄黄治疗白血病得到世界医学界的公认就是突出的实例。相反，许多安全性极高的中药，如黄芪、山药、银耳等，虽使用范围很广，但药性很弱，一般只能作为辅助用药。

中医历来推崇“以毒攻毒”理论，即以有毒中药治疗大疾，确实有其无法取代的作用。实践证明，有毒中药的毒性还是可以在相当程度上克服的，而且能变害为宝，重要的是必须科学炮制，正确配伍，严格对症，准确掌握剂量和时间，经治疗症状消失，就要及时停药。

鉴于中药毒性问题的紧迫性，必须加大对中药毒性研究的力度，做到规避风险，科学使用，现在对绝大多数中药的毒副作用尚不明了，传统炮制减毒的方法尚不精确，在准确掌握适应症、使用量、疗程方面尚不规范，这就不可避免地限制了这些药物的使用。所以应通过科学研究明确中药的具体成分，并掌握如何合理利用这些成分。国家“十一五”规划中提到的中药现代化就是要用先进的技术把中药的活性成分和有毒成分提取分离出来，分析其药效及毒性，通过科学的制作方法去除毒性、提高活性。

五、我国中药产业发展现状

随着中药治疗工作的广泛开展，人们对中药的需求量日益增大。为了解决供需矛盾，有关部门积极发展中药生产，开展了南药北种、北药南移、野生变家种和家养等方面的研究工作，使药材生产基地扩大，产量不断增加；对一些药源少、长期靠进口的药材，如乳香、番红花、西洋参及麝香、海马等引种和驯化工作也在顺利开展；牛黄、冰片、天竺黄等人工合成的研究成功，也是解决稀有贵重药材来源的又一途径。另外，中药炮制技术不断提高，中药制剂工艺不断改进，使中药材饮片加工及中成药生产朝着科学化、标准化、规范化的目标前进，使中药生产呈现出欣欣向荣的局面。

中医药曾一直是中华民族唯一的医疗体系，是数千年来我国劳动人民与疾病做斗争的经验总结。在人类文明发展过程中曾出现的四大传统医学体系中，中医药学是世界上迄今保存最为完整的传统医药学，因而最有可能国际化。特别是当今社会，人类医学模式已由“生物医学”向“生物—心理—社会医学”模式转变，疾病治疗也由过去的单纯治疗转变为预防、保健、治疗、康复相结合的模式。此外化学药物由于毒副作用大，容易产生抗药性，对一些世界性的疑难杂症力不从心，且使药源性疾病增多，已很难满足人们日益提高的健康需求。而在人类要回归自然的潮流中，天然药物越来越受到青睐，这不仅为人们提供了更多的选择，同时也有利于降低医疗费用，减轻国家和社会的负担。

目前,全世界已有 100 多个国家和地区建立了各种类型的中医药机构。中医药在日本、韩国等国已被广泛应用,欧美一些国家也逐步放宽对中医药的限制:部分国家已将中医药纳入医疗保险范畴,并在法律上予以认可,一些国家已开办了中医药正规学历教育。中药出口到 130 多个国家和地区,每年创汇 5 亿~7 亿美元。但我们也应清醒地认识,中医医疗在世界许多国家仍以民间自发应用为主,中医中药在多数国家尚未完全合法化和纳入医疗保险范畴。目前,我国的中药在欧美市场都是按保健食品而非药品准入的,因而市场销售额有限且价格极低。

由于天然药物受到消费者的青睐和追捧,各国尤其是韩国、日本等竞相采用现代技术研究中药,企图抢占国际中草药市场。他们利用先进的生物技术,在政府支持下发展药材生产。以韩国为例,目前韩国市场常用的 100 多种药材,绝大部分已经可以国内自给,且有不少可供出口。日本也在大建中草药基地,并制订了庞大的中药材发展计划,这将导致我国中药出口市场的萎缩。另外,国外医药企业和产业大量涌入国内,其中尤为突出的是现在已有 10 多个国家和地区的 40 多种天然药物在我国注册,每年进口的"洋中药"就超过 1 亿美元;而我国每年出口的中药仅有 5 亿美元左右。可见,"洋中药"是强大的竞争对手,我国中药业将面临严峻考验。

为了生存和发展,我国必须大力发展在国际医药产业中最具优势的产业——中成药。因为我国有丰富的资源,较强的药品研究开发队伍和比较坚实的中药制药工业基础,我国现存中药资源种类达 12 807 种,其中药用植物 11 146 种,药用动物 1 581 种,药用矿物 80 种;仅对 320 种常用植物类药材统计,总蕴藏量就达 850 万吨。此外,我们拥有一批具有现代医学科学知识和技术的中药科研队伍,其中,中医院 3 000 余所,中医药院校近 70 余所,独立的医药科研机构近 100 余所,以及上百个中药新产品开发机构。我国中药工业企业有了长足发展,全国中药企业达 1 500 多家,产值占中西药总产值的 21%。中成药工业的优势和改革开放的坚实基础将推动我国中药现代化事业取得前所未有的发展。

第四节　处方药和非处方药

一、药品的分类管理

药品分类管理是国际通行的药品管理办法。它是根据药品的安全性、有效性原则,依其品种、规格、适应症、剂量及给药途径等的不同,将药品分为不同的类别并进行相应的管理。

我国已先后实行了麻醉药品、精神药品、医疗用毒性药品、放射性药品、戒毒药品的分类管理。从2000年开始实施的处方药与非处方药分类管理，概括起来说，其重大意义有以下三个方面：①有利于保障人民用药安全有效，药品是特殊的商品，它有一个合理使用问题，否则不仅浪费药品资源，还会给消费者带来许多不良反应，甚至危及生命，有的还会产生机体耐药性或耐受性而导致以后治疗的困难。②有利于医药卫生事业健康发展，推动医药卫生制度改革，增强人民自我保健、自我药疗意识，促进我国"人人享有初级卫生保健"目标的实现，为医药行业调整产品结构、促进医药工业发展提供良好机遇。③有利于逐步与国际上通行的药品管理模式接轨，有利于国际间合理用药的学术交流，提高用药水平。

二、非处方药

1. 非处方药概述

非处方药是指为方便公众用药，在保证用药安全的前提下，经国家药品监督管理部门规定或审定后，不需要医师或其他医疗专业人员开写处方即可购买的药品，一般公众凭自我判断，按照药品标签及使用说明就可自行使用。非处方药在美国又称为柜台发售药品(over the counter drug)，简称OTC药。这些药物大多用于多发病、常见病的自行诊治，如感冒、咳嗽、消化不良、头痛、发热等。为了保证人民健康，我国非处方药的包装标签、使用说明书中标注了OTC标识和警示语，明确规定药物的使用时间、疗程，并强调指出"如症状未缓解或消失，应向医师咨询"。

非处方药都是由处方药转变而来的，是经过长期应用，确认疗效可靠、质量稳定，非医疗专业人员也能安全使用的药物。不过在非处方药中，还有更细的分类，红底白字的是甲类非处方药，绿底白字的是乙类非处方药。甲、乙两类非处方药虽然都可以在药店购买，但乙类非处方药安全性更高。乙类非处方药除了可以在药店出售外，还可以在超市、宾馆、百货商店等处销售。

美国是世界上最早实行处方药和非处方药分类管理的国家。1951年，美国国会通过了由一位药师参议员提出的对《联邦食品、药品与化妆品法规》的修正案(杜哈姆修正案)，规定了处方药与非处方药的分类标准，在世界上首次创建了药品按处方药与非处方药分类管理的制度。此后，日本在1967年，英国在1968年，德国和加拿大在1972年也分别通过有关法律，相继建立了药品分类管理体制。迄今为止，这一体制已经被世界上大多数发达国家和部分发展中国家所采用。中国也已于2000年1月1日起正式实施药品分类管理制度。我国第一批非处方药中，西药有23类165个品种，中成药有160个品种。

非处方药的出现大大促进了自我药疗的发展，并在现实生活中有着以下非常重要的作用：

(1)无须医生诊治即可进行防治，方便及时。

(2)防止药物滥用，促进合理用药。

(3)促进医疗条件尚不发达地区的卫生保健事业，为落实“人人享有初级卫生保健”创造良好条件。

(4)推动医疗制度的改革，为加速实施社会医疗保险制度奠定基础。

(5)有利于提高群众自我保健、自我药疗的意识，减轻医院压力。

(6)有利于加强上市药品的管理，保障人民用药安全。

2. 非处方药的划分标准

我国上市的中西药品有上万种，哪些能作为非处方药不是由个别药学专家、药品生产企业、经营企业自行决定的，而是由国家药品监督管理部门组织有关部门和全国医药学专家进行遴选的。其遴选标准是“应用安全、疗效确切、质量稳定、使用方便”。具体操作是在这一原则基础上，依据品种、适应症、规格、剂量、疗程及给药途径的不同，将药品分为处方药与非处方药，因此就需要明确哪些适应症属于非处方药范畴，哪种剂型、什么剂量及疗程符合非处方药安全、有效、方便的要求。非处方药虽然都是常用药，但常用药不等于都可以成为非处方药。

目前，专业领域比较公认的非处方药的划分标准有以下几项：

(1)说明书通俗易懂，患者可以按照说明书安全用药。

(2)适应症为可以自我诊断的疾病，疗效迅速并可为患者自身察觉。

(3)能缓解疾病的初始症状或延缓病情进展。

(4)适应症范围有一定限度。

(5)不含有毒性或产生依赖的成分，不良反应少，无蓄积，不会引发耐药性。

(6)贮存稳定。

3. 非处方药的适应症范围和种类

非处方药主要用于患者可自我判断、自我药疗的轻微病症。国家药品监督管理部门组织了有关学科的医药学专家，讨论并规定了非处方药的适应症(功能主治)范围。化学药非处方药的适应症有：感冒、咳嗽、咯痰、疼痛、发热、烦躁、失眠、晕动病、胃酸过多、消化不良、慢性胃炎、轻度腹泻、胀气、便秘、痔疮、皮肤瘙痒症、冻疮、痤疮、痱子、皮肤癣、鸡眼、复发性口腔炎症、牙龈炎、口臭、手足多汗、结膜炎、睑腺炎、视疲劳、慢性咽炎、过敏性鼻炎、痛经、阴道炎、缺铁性贫血、营养补充等。中成药非处方药的适应症除上述相同的病症外，还有呃逆、胃脘痛、月经不调、带下病等。根据非处方药的适应症范围，目前世界非处方药的主要类别有以下六种：解热镇痛药、镇咳抗感冒药、消化系统用药、皮肤病用药、滋补药以及维生素、微量元素及添加剂。

4. 非处方药市场开发

非处方药市场开发具有以下特点：

(1)非处方药新产品开发的费用较处方药低：非处方药新产品的开发费用占销售额的2%～3%，比新药开发(约8%～10%)小很多。

(2)非处方药的注册登记非常简便，不必像处方药那样经过严格的审批和检验。

(3)非处方药的市场周期比处方药要长得多，以阿司匹林为例，从上市到现在已有百年历史，但仍然还有市场。

(4)非处方药的品牌作用十分明显。

(5)处方药可以向非处方药转化，一些失去专利保护的化学单体，只要疗效肯定、安全性大，都可申请转换为非处方药。

近年来，众多医药企业开始把目光转向非处方药，非处方药市场异常活跃，非处方药市场持续扩大，品牌非处方药产品销售普遍增长，各个品类领先的非处方药品牌产品销售额都有不同程度的增长。

目前我国非处方药市场销售额已达到200多亿元。按照国际惯例，非处方药一般要占到一国医药市场的30%～40%。我国药品市场目前已经高达2 000多亿元，200多亿元的非处方药市场规模仅占国内医药市场份额的10%～15%，其发展空间显而易见。

中国的非处方药品直接面向消费者，以消费者为中心，消费者可自行选购，不需要医生处方，有一般消费品的更多特征，对消费者愿望和需求反应比较敏捷，因而非处方药市场具有非常大的潜力。中国非处方药物协会预计中国将成为世界上最大的药品市场之一，非处方药的销售额可以达到全球药品销售额的30%～40%。另外，中国城镇人口每年以2 000万人左右的速度增长，而城镇居民对非处方药的需求将促进整个市场的发展；中国人口老年化趋势加快，这部分人群的医疗消费越来越大；城镇居民收入增加较快，其医药卫生费用也相应快速增长；基本医疗保险制度和医疗体制改革等都大大加快了非处方药品市场的壮大。随着农村“两网”(药品监督网和药品供应网)建设，及医保和新型农村合作医疗制度的全面推广，农村药品市场逐渐成为新热点。中国的非处方药市场前景十分可观。

从整体形势来观察，非处方药品市场与新兴市场相对应的是这个市场缺乏成型的竞争基础，没有公认的适合非处方药市场的竞争战略。进入非处方药市场的各个制药企业都在采取不同的产品结构、不同的生产方法、不同的产品市场定位、不同的市场营销和服务等方式进行摸索。比如在此之前，我国的一些制药企业也涉及非处方药市场，开发了一些适合非处方药市场的产品，但没有绝对的优势。而一些企业则可以利用自身的特色在非处方药市场形成竞争优势，特别是在营销方面具有优势的企业，可利用自身广泛的营销网络，迅速向市场推出自己的品牌。

非处方药品的营销方式与处方药不同。处方药的主要销售渠道是医院，获得药品信息的是具有药品专业知识的医生，患者根据医生的处方用药，不具有药品的选择权。而非处方药品通过零售药店销售，患者具备药品的选择权。如何使本企业生产的非处方药品获得患者认同，是每一个制药企业面临的一大挑战。由于非处方药品销售渠道的建立与处方药不同，企业为了销售非处方药品，需建立新的销售渠道，招聘新的销售人员，这将增加企业的成本，而不同营销方式和渠道建立所引起的成本上升都会对企业产生影响。

面对中国非处方药市场这块大蛋糕，全球性跨国公司如杨森、施贵宝、史克、辉瑞已纷纷加大研发力度，加速其在华布局，做好抢占市场先机的准备。因此，面对如此竞争环境，我国医药企业在非处方药市场发展方面应做好以下工作：

(1)研究药品分类管理政策，树立非处方药市场意识。制药企业必须加强对国内外有关药物分类法律法规及相关配套政策措施的研究，了解国内外非处方药市场的发展趋势，调整产品研制、生产和经营策略，开拓非处方药市场。

(2)抓好产品质量源头，生产高附加值的非处方药制剂。非处方药是患者自行购买的产品。药品质量是其生命线，也是企业走向国际化的必要条件。非处方药中的主药成分一般是临床应用时间较长、较成熟的药物，但这并不代表非处方药就不需要创新。生产性能更加优良的非处方药将大大增加非处方药的附加值，为企业带来丰厚的利润。如由天津天士力生产的非处方药“复方丹参滴丸”由于采用了现代高科技手段，产品具有剂量小、毒副作用小、快速高效的优点，符合现代药剂学要求，具有较高的附加值，因此成为第一个通过美国 FDA 新药申请的中药制剂。

(3)组建非处方药营销团队，建立非处方药市场终端网络。我国在实施药品分类管理以前，医药市场主要在医院，故围绕医院做文章，向医生宣讲、推广便是制药企业市场运作的中心环节。随着“大病上医院，小病到药店”观念的推广，组建非处方药专业推广队伍，加大向药店和消费者宣传的力度，拓展药品销售渠道和区域，已是必然。

(4)重视媒体广告宣传，立足非处方药品牌建设。在非处方药的市场运作中，品牌的作用至关重要。知名品牌非处方药将占有更多的市场份额，比较成功的非处方药品牌有中美史克的新康泰克、强生的泰诺、罗氏的散力痛等。充分利用各种媒体、媒介对非处方药进行广告宣传，创建驰名品牌，将是我国企业占领非处方药市场的重要手段。

(5)增加药物安全意识，加强药物不良反应监测。“安全有效”是非处方药的遴选原则，企业应建立健全的药物不良反应监测制度，与药师、医师、药品行政部门及消费者建立良好的用药信息反馈系统，以保证用药后的安全。在这点上，国内很多企业的意识很薄弱，还有待加强。

(6)参与大众健康教育，加强药品售后服务。医师和药师为患者提供的咨询服务，以及面对广大消费者举行的各种合理用药教育、普及自我保健知识对非处方药终端销售有着十分重要的作用。目前，有些企业举办的医学讲座也是健康教育的一种，但是其目的太直接，有点急功近利，让老百姓反感。因此，医药行业迫切需要正规的、有序的、高水平的、公益性的健康教育，来推广非处方药的使用。

三、处方药和非处方药的区别

处方药和非处方药的主要区别见表10－1。

表10－1　　处方药与非处方药的主要区别

	处方药	非处方药
疾病类型	病情较重，需要医生确诊	小伤小病或解除症状
疾病诊断者	医生	患者自我认识和辨别，自我选择
取药凭据	医生处方	不需处方
主要取药地点	医院药房、药店	药店(甲类)；超市(乙类)
剂量大小	较大	剂量有限定
服药天数	长；医嘱指导	短；有限定
品牌保护方式	新药保护、专利保护期	品牌
宣传对象	医生	消费者
广告	不可上广告	批准后，可上大众媒介或广告

实行处方药和非处方药分类管理制度的国家均严格规定处方药不得对公众做广告宣传，但允许其产品信息在医学学术杂志上传播。我国规定，处方药只准在专业性医药报刊进行广告宣传，非处方药经审批可以在大众传播媒介进行广告宣传。而其他国家对非处方药面向公众做广告的限制也各不相同，如美国、英国、德国、新西兰等允许非处方药的广告，而意大利、西班牙、法国等对可报销的非处方药及使用处方药品牌的非处方药不允许做广告，除此以外的非处方药则需有认可证书，方可做广告。近些年来，美国食品药品监督管理局开始允许处方药做电视广告，但必须有该药在医生或药师指导下使用的用语。

一种药既可以是处方药又可以是非处方药，即有双用或双重身份。众所周知，非处方药基本上是从处方药转换(遴选)过来的。这类药往往有多种适应症，其中有些适应症适合患者自我判断和自我药疗。于是，在“限适应症、限剂量、限疗程”的规定下，针对此部分适应症时其可作为非处方药，而针对患者难以判断的适应症则仍作为处方药。如阿司匹林作为非处方药，其适应症仅为解热镇痛，并限短期使用；假如用阿司匹林治疗风湿性、类风湿性关节炎，就需要有医生处方，这时候阿司匹林就是处方药。具有这种双重身份的非处方药品种还有不少，如大部分消化系统用药、解热镇痛药。对于此类双重身份的非处方药，国家规定：非处方药部分，必须按国家公布的说明书、标签、包装、专有标志（OTC 甲类、OTC 乙类）进行审核、登记、生产上市；而原处方药部分作为处方药品，仍按原批准使用的说明书包装、生产和使用。因此，市场上出现的这类有双重身份的药品，有两种不同的包装和不同的说明书，药店要注意分类摆放，不能因为药名相同就都摆放到非处方药柜中。

非处方药目录制定、实施后并非是一成不变的，每隔 3～5 年还要进行一次再评价，推陈出新，优胜劣汰，确保非处方药的有效性和安全性，对每一种非处方药的认识也在不断深入，有的处方药不太可能成为非处方药，但通过改变剂型或减小规格剂量后也可能变成非处方药，即增补性能更优良、更安全有效的非处方药，淘汰一部分过时的非处方药。

第五节　新药和新药研发

一、新药及其研发特点

新药按照结构的新颖性、设计的原创性等可分为很多级别。一类新药的结构是全新的，开发难度最大，但是一旦开发成功，其他企业在短时间内很难效仿，在政策保护期间获利也最大，美国把这类新药称为新化学实体药物（new chemical entity，NCE）。已生产的药品经过一定的修改，如改变剂型、改变给药途径、增加新的适应症或制成新的复方制剂，亦按新药管理，新药经国家药品监督管理部门批准后，方可进行临床研究或生产与上市。

新药研发一般具有以下特点：

（1）周期长　一类新药从研究到最后批准投产上市需要经过漫长的过程，有关资料表明国外新药研发一般需要 10～15 年时间。

（2）高投入、高风险　在美国开发一个新药往往要投入数亿美元，一个化合物从初筛到最后批准上市并占领市场，一般是从上万个化合物中筛选出来的，同时，新药研发风险大，淘汰率高。因此，一旦新药项目开发失败，对企业的影响巨大。

（3）涉及面广，操作复杂　新药研发是一项由化学、生物学、医学领域内多种学科相互渗透、相互合作的复杂系统工程。它涉及分子生物学、分子药理学、药物化学、分析化学、药剂学、制药工艺学等学科，参与人员众多，且研发过程需要经过药物的设计与筛选、化学合成与改造、药剂学与药动学研究、工艺与制剂、质量检测与控制、安全性与临床评价、市场反馈等许多步骤，面临的问题复杂。

因此，新药研发是一个高投入、高风险的项目，开发新药的企业必须具有雄厚的经济实力和强大的科研开发能力，当然，新药开发成功后的回报也是相当可观的，由“高风险、高投入”带来的“高利润”刺激着医药公司不断地进行新药研发。

二、新药的研发过程

新药一定是具有某种特殊生理活性的物质，但是并非所有具有生理活性的物质都能做成药物，很多新药就是因为毒性太大或者性质不稳定，在新药研发过程中惨遭淘汰。新药研发是一个不断淘汰和选择的过程，由于药物的安全性关乎人民的生命健康，所以它必定也是严格而复杂的过程，我国新药研发过程包括以下步骤。

第一步是确定新药的化学结构，并以此作为基本骨架，合成 1 000～10 000 种具有生物活性的类似化合物，以供后续实验筛选。随着新颖结构药物的化学合成难度的增加，以及可供筛选物质资源的匮乏，这一步的成本变得越来越高，不得不利用更为先进的生物合成技术加以弥补，万事开头难，这一步往往是新药研发的关键步骤。

第二步是进行临床前试验。这种试验使用实验动物，进行药理研究及毒性研究，弄清新药的作用谱及可能发生的毒性反应，目的在于保证用药的有效性和安全性。对于具有药理效应的药物，还需要测定该药物在动物体内的吸收、分布、代谢及消除过程，为临床试验的给药剂量提供依据。一般来说，根据动物试验得到的数据，可以预测药物在人体上所产生的作用。但通过目前的动物试验手段预测人体常见的药源性毒副作用还存在困难。通过临床前试验的药物经过审评后方能进入临床试验。

第三步是临床试验，临床试验又分为三期。Ⅰ期临床试验所选择的受试者是正常成年志愿者，人数为 20～30 人，实验数据主要用来确定药物的安全性。Ⅱ期临床试验选择有特异指征的患者，随机分组，设立平行对照组，并采用双盲法（患者及医护人员均不知所用药品或平行对照品）观察，然后进行治疗结果统计与分析，客观地评价疗效。同时还需进行血药浓度监测，计算药代动力学数据，为制订合适的剂量和给药次数提供依据，受试病例数一般不应少于 100 例。Ⅲ期临床试验，选择病例数不少于 300 例，通过双盲试验，进一步判定该药的有效性和安全性。

新药一般在完成Ⅲ期临床试验后经国家药品监督管理部门批准，即可颁发“新药证书”。

各个国家的新药研发过程很相似，如美国新药开发的周期主要包括以下四个方面：①发现和甄别，包括基础研究和应用研究，确定有开发价值的药物；②临床前研制，包括为了确定药物安全性和有效性所做的实验和动物试验及其准备工作，并填写数据表；③整理注册，包括Ⅰ、Ⅱ、Ⅲ阶段的临床试验和准备工作，填写新药申请表；④后续工作，包括由于监管部门对新药申请进行复查所要求做的额外工作。

三、国内外新药研发现状

(一)国际新药研发现状

药物科学的迅速发展为新药开发提供了理论基础和技术条件,市场经济竞争促进了新药在相当长的一段时间内快速发展,美国食品药品监督管理局在2004年前较长一段时间内每年批准上市的新药都在20种以上,但是最近几年,美国新药开发费用增长了大约40%,被批准上市的新药数目却减少了近50%,可见开发新药的难度越来越大。

据统计,假如要充分满足商业投资者的获利要求,以及达到10%的年增长率,则平均每家大型制药公司必须在一年中推出4个新化学实体药物(new chemical entity, NCE),而且每个药物的年销售额要达到4亿美元。然而事实上,每家制药企业每年的新药上市率平均还不到1个NCE,而且上市的品种中大约只有四分之一的品种取得了4亿美元的年销售额。

目前,新药的低开发率与新药开发过程费用昂贵、时间漫长以及候选药物淘汰率高有密切关系。制药工业正面临着巨大的挑战。据调查,在美国上市一种新药平均要花费5亿多美元,耗时约12~15年时间。研制的新药中只有不到5%的新药能够进入临床前研究阶段,然后又只有2%能进入临床试验阶段,开展Ⅰ期临床试验的研制药物中有80%会在上市前被淘汰出局。也就是说,在新药审批之前的研发过程中,新药的淘汰率在五千分之一左右。随着新药开发难度和成本的上升,全球的新药增长速度显示出回落的迹象。

(二)我国新药研发现状

目前,我国正大力倡导开发具有自主知识产权的创新药物,这是在加入世贸组织(WTO)后中国新药研发的重大战略调整。“十五”以来国家设立了“创新药物和中药现代化”重大专项资金来资助创新药物的开发,各省市也拨专款资助新药的开发。然而仿制药的开发还是我国现今乃至今后相当长时间内药品开发的主流,因此新药重复开发屡见不鲜,国家药品监督管理部门每年都会收到同一品种药物的几十个厂家的申请。

新药研发能力在很大程度上决定了一个制药企业的竞争力和可持续发展能力。我国医药企业的研发能力与国外有较大的差距,国内自主研发的一类新药少之又少,大多数是仿制药,虽然不少企业也意识到了研发新品种的重要性,国家政策上也给予了大力扶持,但是大多由于资金不足、研发经验缺乏等原因惨遭失败。

事实上，我国有能力从事自主研发的制药企业本已不多，而在研发过程中，因为缺乏资金、人才或未能正确评估风险而遭遇搁浅的项目也屡见不鲜。中国制药企业由于缺乏新药研发的经验，在新药研发战略和开发价值把握上会存在一些偏差，也会存在许多隐患。因此，虽然国内很多制药企业已经有了很强的研发意识和一定的新药开发能力，但始终无法形成规模化研发的局面。

第六节 药物不良反应

一、药物不良反应的种类

按照世界卫生组织（WHO）国际药物监测合作中心的规定，药物不良反应（adverse drug reactions，ADR）系指正常剂量的药物用于预防、诊断、治疗疾病或调节生理功能时出现的有害的及与用药目的无关的反应。该定义排除有意的或意外的过量用药及用药不当引起的反应。国际医学科学组织委员会推荐用下列术语和百分率表示药物不良反应发生率：十分常见（≥10％）、常见（≥1％，＜10％）、偶见（≥0.1％，＜1％）、罕见（≥0.01％，＜0.1％）、十分罕见（＜0.01％）。

药物不良反应有多种分类方法，通常按其与药理作用有无关联而分为A型和B型两类。A型药物不良反应，又称为剂量相关的不良反应，该反应为药理作用增强所致，常和剂量有关，可以预测，发生率高而死亡率低，如抗血凝药所致的出血症状。B型药物不良反应，又称剂量不相关的不良反应，它是一种与正常药理作用无关的异常反应，一般和剂量无关联，难以预测，发生率低而死亡率高，如青霉素引起的过敏性休克。在药物不良反应中，副作用、毒性反应、继发反应、撤药反应、药物依赖性等属于A型不良反应；药物变态反应属于B型不良反应。

1. 副作用

副作用也称副反应，系指应用治疗量的药物后所出现的治疗目的以外的药理作用。一种药物常有多方面的作用，既有治疗目的的作用，也有非治疗目的的作用，如抗胆碱药阿托品，其作用涉及许多器官和系统，应用于解除消化道痉挛时，除了可缓解胃肠道疼痛外，常可抑制腺体分泌，出现口干、视力模糊、心悸、尿潴留等反应。这些作用是属于治疗目的以外的，且可引起一定的不适或痛苦，因此称为副作用，副作用和治疗作用在一定条件下是可以转化的，治疗目的不同，也导致副作用的概念上的转变。如在手术前为了抑制腺体分泌和排尿，阿托品的上述副作用又可转化为治疗作用。一般来说，副作用比较轻微，多为可逆性功能变化，停药后通常很快消退。

2. 毒性反应

大多数药物都有或多或少的毒性。毒性反应是指药物引起机体发生生理生化功能异常变化或组织结构病理变化的反应，该反应可在各个系统、器官或组织出现。药物的毒性作用一般是药理作用的延伸，主要对神经、消化、心血管、泌尿、血液等系统以及皮肤组织造成损害。各种药物的毒性性质和反应的临床表现各异，其反应程度和剂量有关，剂量加大，则毒性反应增强。毒性反应可造成持续性功能障碍或器质性病变，停药后也难以恢复或恢复较慢，甚至终身不愈。如氨基糖苷类抗生素链霉素、庆大霉素等具有耳毒性，可引致第八对颅神经损害，造成听力减退或永久性耳聋。

有些药物进入体内后，会诱导基因突变或者染色体畸形，导致十分严重的毒性作用，称为药物的“三致毒性”，即药物能够引起致畸、致癌、致突变的毒性作用，“三致毒性”对人体的危害很大，而且具有迟发性，在短时间内很难发现，因此，新药在批准上市销售前，必须做三致实验，研究新药是否会导致胎儿畸形或者引起基因突变。

药物的毒性作用有大有小，在药理学中，用来衡量药物毒性作用的毒性指标是致死剂量(lethal dose，LD)。致死剂量又可分为以下几种：

(1)绝对致死剂量(LD_{100})　指化学物质引起受试对象全部死亡所需要的最低剂量或浓度。由于个体差异，LD_{100} 常有很大的波动性。

(2)最小致死剂量(LD_{01})　指化学物质引起受试对象中个别成员死亡的剂量。从理论上讲，低于此剂量即不能引起死亡。

(3)最大耐受剂量(LD_{0})　指化学物质不引起受试对象死亡的最高剂量。由于个体差异，LD_{0} 也有很大的波动性。

(4)半数致死剂量(LD_{50})　指化学物质引起一半受试对象死亡所需要的剂量，又称致死中量。LD_{50} 是评价化学物质急性毒性大小的最重要的参数，也是对不同化学物质进行急性毒性分级的基准。在实际应用中，一般以 LD_{50} 作为评价药物毒性的指标。

3. 继发反应

继发反应并不是药物本身的效应，而是药物主要作用的间接结果，如广谱抗生素长期应用可改变正常肠道的菌群关系，使肠道菌群失调导致二重感染。

4. 撤药反应

一些药物在长期应用后，机体对这些药物产生了适应性，若突然停药或减量过快，易使机体的调节功能失调而发生功能紊乱，导致病情或临床症状上的一系列反跳、回升现象和疾病加重等，即出现了所谓的撤药综合征。如停用抗高血压药，出现血压反跳以及心悸、出汗等症状；停用催眠镇静剂巴比妥类药物，会出现不安、精神错乱、惊厥等症状；突然停用肾上腺皮质激素，或减量过快，可产生肾上腺危象。

5. 药物依赖性

药物依赖性是由药物与机体相互作用造成的一种精神状态，有时也包括身体状态，表现出一种强迫性地要连续或定期使用该药的行为和其他反应，目的是要去感受它的精神效应，有时也是为了避免停药引起的不适。世界卫生组织专家委员会将药物依赖性分为精神依赖性和身体依赖性。精神依赖性，又称心理依赖性，凡能引起愉快意识状态的任何药物即可引起精神依赖性，精神依赖者为得到欣快感而不得不定期或连续使用某种药物。身体依赖性，也称生理依赖性，用药者反复应用某种药物造成一种适应状态，停药后产生戒断症状，使人非常痛苦，甚至危及生命。

能引起依赖性的药物，常兼有精神依赖性和身体依赖性，如阿片类和催眠镇静药在反复用药过程中，先产生精神依赖性，后产生身体依赖性；可卡因、苯丙胺类中枢兴奋药主要引起精神依赖性，但大剂量使用也会产生身体依赖性；但少数药物（如致幻剂）只产生精神依赖性而无身体依赖性。这类药物由于跟毒品一样具有成瘾性，在临床应用上受到严格的监管。

6. 药物变态反应

药物变态反应又称为过敏反应，是致敏患者对某种药物的特殊反应。其反应机制为药物或药物在体内的代谢产物作为抗原，与机体特异抗体结合或激发致敏淋巴细胞而造成组织损伤或生理功能紊乱。该反应仅发生在少数患者身上，与已知药物作用的性质、剂量无关，反应性质也各不相同，不易预知。药物引起的变态反应主要临床表现为皮疹、血管神经性水肿、过敏性休克、哮喘等，对易致过敏的药物或过敏体质者，用药前应做过敏试验。

二、诱发药物不良反应的因素

诱发药物不良反应的因素主要有两大类：药物因素和患者因素。药物因素包括药物本身的作用（如毒性作用）以及药物制剂中主药以外的其他成分的作用，这些成分包括药物分解产物、副产物、附加剂、溶剂、稳定剂、色素、赋形剂等，都能诱发药物的不良反应。患者因素包括患者的年龄、性别、种族、疾病、营养状况和饮食、药物不良相互作用等。

1. 年龄

老年人的药物不良反应发生率较年轻人高，且随年龄增加而增加。51～60 岁药物不良反应发生率为 14.4％，61～70 岁为 15.7％，71～80 岁为 18.3％，81 岁以上为 24％，老年人药物不良反应发生率较高与多种因素有关。老年人肝肾功能减退，体内药物排泄能力下降；肝血流量降低、肝药酶活性减弱而致解毒能力下降；此外，老年人组织器官功能减退，靶器官对某些药物作用的敏感性增高；再者，老年人有疾病多、用药多和营养欠佳的倾向，这些因素均能诱发药物不良反应。小儿特别是新生儿和婴幼儿各系统器官功能不健全，肝脏对药物的解毒作用与肾脏对药物的排泄能力低下，肝酶系统发育尚未完善，因而也易发生药物不良反应。例如，新生儿应用氯霉素后易出现“灰婴综合征”，表现为呕吐、厌食、腹胀、面色苍白、发绀、血管性虚脱，以致循环、呼吸衰竭等，这是由于新生儿肝酶系统发育不完善，以及肾排泄能力较低，致使氯霉素在体内蓄积而引起循环衰竭。此外，新生儿体表面积相对较大，黏膜嫩，皮肤角化层薄，局部用药过多或用药时间过久易致毒性反应，例如，新生儿局部应用新霉素滴耳剂过多或过久可致耳聋。

2. 性别

一般而言，药物不良反应的发生率，女性高于男性。例如由抗炎药保泰松引起的粒细胞减少及氯霉素引起的再生障碍性贫血，女性的发生率分别比男性高 3 倍和 2 倍。女性也较男性容易发生药物性红斑狼疮。对月经期和妊娠期妇女应用泻药及其他刺激性强烈的药物，易引起月经过多、流产及早产危险。

3. 种族

种族不同，发生的药物不良反应有所不同。例如，对于普萘洛尔（心得安）减慢心率的作用，中国人比美国人敏感，同样的治疗剂量，美国人表现为治疗作用，而中国人就可能出现不良反应。

4. 疾病

疾病能改变药物的作用，既能改变药效学作用，又能改变药代动力学作用，从而诱发不良反应。例如，便秘患者口服药物时，药物在消化道内停留时间长，吸收量多，易发生不良反应；慢性肝病患者，由于蛋白质合成作用减弱，血浆蛋白含量减少，使血中游离药物浓度升高，易引起不良反应；肾病患者因肾功能减退，使许多药物的排泄受到影响，导致药物蓄积而诱发不良反应，如对于多粘菌素，患者的肾功能正常时，其神经系统的不良反应发生率约为 7%，而肾功能不良时可达 80%，因此，肝肾病患者不宜应用与一般患者相同的剂量和用药间隔时间，否则就容易发生药物不良反应。

5. 营养状况和饮食

患者的营养状况和饮食习惯会影响药物的作用，营养不良时，患者对药物作用较敏感，对药物不良反应的耐受性也差。如长期的低蛋白饮食或营养不良时，可使肝细胞微粒体酶活性下降，药物代谢速度减慢，易引起不良反应。富含脂肪的食物，能增加机体对脂溶性药物的吸收，如可使镇静药地西泮在短时间内达到较高血浓度而引起药物不良反应。用某些饮料送服药物可引起不良反应，如柚子汁可使抗过敏药特非那定的血药浓度成倍增长而引起心、脑等器官损害。服药时饮酒，可使消化道血管扩张，增加药物吸收，从而易引起药物不良反应。如服用巴比妥类药物时饮酒，则可增强巴比妥类药物的中枢抑制作用,造成危害。另外,有些药物能加重乙醇对人体的损害。如雷尼替丁可减少胃液分泌,加重乙醇对胃黏膜的损害;甲硝唑可抑制乙醛脱氢酶的活性,加重乙醇的中毒反应。因此,服药时不宜饮酒。

6. 药物不良相互作用

通常,患者可能同时接受几种药物治疗,而多种药物合用常会发生药物相互作用,包括有益相互作用和不良相互作用。药物不良相互作用会造成药物治疗作用减弱,导致治疗失败,也会使毒副作用增加或治疗作用过度增强而危害机体。例如阿司匹林和红霉素均有一定耳毒性,单独应用时毒性不显著,但合用时毒性增强,导致听力减弱;又如异烟肼引发肝炎的发生率为0.1%,但与利福平合用时肝炎的发生率比单用时高10倍,这是由于利福平对异烟肼水解酶具有诱导作用,使异烟肼的代谢产物乙酰肼释放增加,而乙酰肼具有肝毒性。药物不良相互作用造成的危害,有时可以根据其药理作用进行预测,但大多是在造成危害后才发现的。因此,联合用药应该合理使用,并加强观察,预防药物不良反应的发生。

三、药物不良反应的预防与监测

(一)药物不良反应的预防

有些药物不良反应是很难免的,而有些是可以避免的,用药时注意下述几点,可预防或减少药物不良反应:

(1)首先应了解患者的过敏史或药物不良反应史,这对有过敏倾向的患者十分重要。

(2)对老年患者,医师尤应提醒其可能出现的不良反应;至于小孩,尤其新生儿,对药物的反应不同于成人,其剂量应按体重或体表面积计算,用药期间应加强观察。

(3)孕妇用药应特别慎重,尤其是妊娠前三个月应尽量避免使用药物,若用药不当,有可能导致胎儿畸形。

(4)由于一些药物可经乳汁进入婴儿体内而引起不良反应,故哺乳期妇女用药应慎重。

(5)肝病和肾病患者,除选用对肝肾功能无不良影响的药物外,还应适当减少剂量。

(6)用药品种应合理,应避免不必要的联合用药,以免发生药物不良相互作用。

(7)应用新药时,必须掌握有关资料,慎重用药,严密观察。

(8)应用对器官功能有损害的药物时,须按规定检查器官功能,如应用利福平、异烟肼时检查肝功能,应用氨基糖苷类抗生素时检查听力、肾功能,应用氯霉素时检查血象。

(9)用药过程中,应注意发现药物不良反应的早期症状,以便及时停药和处理,防止不良反应进一步发展。

(10)应注意药物的迟发反应,这种反应常发生于用药数月或数年后,如药物的致癌、致畸形作用。

(二)药物不良反应的监测

人类应用药品治疗疾病已有几千年的历史,作为防病治病的重要武器,药品对于保障人类身体健康和促进社会文明发展起着不可忽视的作用,但在使用过程中,在发挥药品防病治病功能的同时,也伴随出现了与用药目的无关甚至相反的有害作用。百余年来,世界上屡屡发生致死、致残的药害事件,如沙利度胺(反应停)导致海豹肢畸形。沙利度胺是 1957 年首先在德国上市,它能治疗孕妇的妊娠呕吐,上市后不久就被推广到十几个国家。1961 年,三位德国医生在当时的西德妇产学科会议上报告了一些海豹肢畸形儿的病例,引起了大家的重视,以后其他地方也有报告。通过长时间的流行病学调查,证明这种畸形与患者的母亲在怀孕期间服用反应停有关。调查发现,该药在 17 个国家共引起海豹肢畸形 1 万多人,仅当时的西德就有 6 000 多人,此外,该药还引起威胁生命的多发性神经炎 1 300 多例。

Lazarous J 等从 1966 至 1996 年三十年的 4 个电子数据库 153 个前瞻性研究资料中选用 39 份进行了汇总与分析,结果表明,美国每年因严重药品不良反应而住院和病人住院期间发生严重不良反应者占住院病人总数的 6.7%,因此而死亡的占住院总人数的 0.32%,因药品不良反应而死亡的人数,居美国各类死亡率的第 4～6 位。据 WHO 在发展中国家的调查发现,住院病人中的药品不良反应发生率为 10%～20%,有 5%的住院病人是因为药品不良反应入院的。药害事件的严重性和普遍性,引起了医药工作者的密切关注,世界各国药品监督管理部门也日益认识到加强上市后药品安全监管的必要性和紧迫性。

20 世纪 60 年代开始,世界各国纷纷建立上市后药品安全监管制度和机构,对上市后药品的安全性进行监测和再评价,药品不良反应监测已成为保障人类用药安全、提高生活水平和质量的重要手段。世界卫生组织(WHO)于 1968 年制订了一项有 10 个国家参加的国际药物监测合作试验计划,收集和交流药物不良反应报告,制订药物不良反应报表、药物不良反应术语、药品目录,建立计算机报告管理系统。1970 年,世界卫生组织大会认为该合作试验计划已取得成功,决定在日内瓦设立永久性的组织,命名为 WHO 药物监测中心。

我国的药物不良反应监测工作始于 20 世纪 80 年代。1983 年,卫生部起草了《药品毒副反应报告制度》,后改名为《药品不良反应监测报告制度》。1984 年国家发布了《药品管理法》,该法规定药品生产、经营、使用单位要经常考察并组织调查药品的质量、疗效和不良反应,这为我国依法进行药品不良反应监测工作提供了依据。卫生部药品不良反应监测中心于 1989 年组建后,各省市先后建立了省级、市级中心。卫生部药政局于 1998 年参加了 WHO 国际药物监测合作试验计划。1999 年 11 月,卫生部和国家食品药品监督管理局共同发布了《药品不良反应监测管理办法》。

我国《药品不良反应监测管理办法》规定药品生产经营企业和医疗预防保健机构按规定报告所发现的药品不良反应。《药品不良反应监测管理办法》明确规定了报告的单位,但未明确报告人。由于 ADR 报告的质量与报告人的药物知识和临床经验有关,因此,报告人通常为医师、药师以及护师等卫生技术人员。至于患者是否可以报告 ADR,各国规定不尽相同,我国《药品不良反应监测管理办法》第 18 条规定,个人发现药品引起的 ADR,是可以报告的,各国在报告 ADR 时,通常要求做到可疑就报。WHO 药物监测中心收集各国上报的各种类型药物不良反应,对已知的轻微副作用也感兴趣。但实际上,一些国家对新老药物不良反应报告的要求有所不同。对新药(或上市 5 年以内的药品),应报告该药引起的所有可疑不良反应,不论其因果关系是否明确或是否有合用药物;对老药(或上市 5 年以上的药品),主要报告该药引起的严重、罕见或新的不良反应,对一些已知的轻微不良反应不要求报告,如三环类抗抑郁药所致口干、地高辛引致的恶心等。

我国《药品不良反应监测管理办法》第 15 条规定,对上市 5 年以上的药品,主要报告该药品引起的严重、罕见或新的不良反应。《药品不良反应监测管理办法》在第 29 条对新的不良反应和严重不良反应的含义做了解释。一般而言,严重不良反应是指致死、危及生命、致残、丧失活动能力,以及导致住院或住院时间延长的反应,在有的国家还包括先天性异常。

第七节 药品的商标和说明书

一、药品的商标

(一)药品的商标注册

世界知识产权组织对商标的定义为:商标是用来区别某一工业或商业企业或这种企业集团的商品的标志。2006 年 3 月,中国食品药品监督管理局公布了《药品说明书和标签管理规定》，对药品的商品名及商标的使用做出了详细规定。其第四章第二十七条规定，药品说明书和标签中禁止使用未经注册的商标以及其他未经国家食品药品监督管理局批准的药品名称。注册商标是指国家市场监督管理总局商标局(以下简称“国家商标局”)依照法定程序核准注册的商标。按照法律的规定，申请注册的商标可以是文字、图形或者文字和图形的组合，商标一旦获准注册，注册人即享有该商标的专用权，任何人未经注册人同意，不得在相同或类似的商品上使用该商标或与该商标近似的商标，否则将构成商标侵权，要追究法律责任。商标注册按照不同的商品和服务分类，共分为45大类(商品34类、服务11类)，每大类中还分若干小类。药品在商标注册分类中被分为第5类，具体为0501(药品，消毒剂，中药药材，药酒)。

商标申请注册需要经过一定的程序，在我国一般需要2～3年的时间。在取得国家商标局发出的《受理通知书》之后，至得到《商标注册证》之前这段时间，仍然不可以在商标上标注注册标记，因为收到《受理通知书》只是表明国家商标局受理了商标注册申请，而未表明该申请被核准。事实上有相当数量的商标注册申请在经审查后又被驳回，最终未能注册成功。

(二)药品的商品名

药品名称主要分“通用名”和“商品名”，药品的通用名是指列入国家药品标准的药品名称，是国家规定的统一名称，同种药品的通用名一定是相同的。已经作为药品通用名的名称不得作为药品商标使用。药品的商品名，是指经国家药品监督管理部门批准的特定企业使用的该药品专用的商品名称，是药品作为商品属性的名称，不同企业生产的同种药品，其商品名是不同的。商品名的最初由来是因为一些化学药品的通用名称往往很长、很难懂，读起来又很拗口，为了便于医生开处方与患者使用，才引入了“商品名”的概念。正规的医药企业注册商品名，主要是为了促进销售。因为药品的通用名称比较专业、难记，所以企业用个比较容易记的商品名来树立品牌形象。

人们常会将商品名与商标混淆，认为“商品名”就是该药品的注册商标，现行《药品注册管理办法》规定，药品商品名称仅适用于新化学药品、新生物制品。另外，根据原中国食品药品监督管理局于2006年3月发布的《关于进一步规范药品名称管理的通知》，除新的化学结构、新的活性成分的药物以及持有化合物专利的药品外，其他品种一律不得使用商品名称。

商品名本身也是一种特殊的文字类商标，企业如果不对自己使用的商品名进行商标注册，就很容易被别人抢注，造成不必要的损失。虽然商品名往往也是注册商标，但一般不会作为商标使用，尽量体现其“名称”的属性，在包装上则另行使用其他的注册商标。

(三)药品商标的选择

商标的选择对于商标作用的发挥及商标能否获得注册十分重要。商标是企业具有法律权威性的独占性标志,他人不得仿冒,然而这种独占必须公平,不影响他人的合法竞争,对于公有共用的文字或图形,不能作为商标独占。药品中有许多好商标,如“同仁堂”“史克”“快克”等,其中有的是企业商标,有的是药品商标。但也有不少企业在选择商标时习惯于用时兴的字、词和图形,这不仅造成商标混同,难以获准注册,也淡化了商标的识别性,还有的企业,为使消费者易辨识、接受本企业商品,偏爱选用一些对本商品特点带有叙述性的文字或图形,而这种文字或图形大多因违反《商标法》条款不能获准注册。如何选择既符合药品商品特点和消费者心理、习惯,又能具备显著特征的商标,是企业经常遇到的问题。

药品商标在实质性审查中同一般商品商标一样,不得使用《商标法》规定禁用的文字或图形;不得在相同或类似商品上与申请、注册在先的商标相同或近似;不得使用缺乏显著性特征的文字或图形。在审查实践中,药品商标因缺乏商标显著特征而不能获准注册的明显多于其他商品。所谓显著特征,是指商标的区别能力,即区别不同企业或者不同产品,区别明显就具备商标的显著特征,可以成为受保护性强的“强商标”;区别不明显的商标,即使注册,也是难以保护的“弱商标”;不具有区别特征,即不得注册,不受保护。

商标的区别作用,决定了商标必须具备显著特征,这种显著性主要体现在作为商标的文字或图形应当便于识别、适于专用。“便于识别”主要指作为商标的文字、图形不应过于简单或过于复杂,并能够构成一个整体。商标是以其外形、读音及含义传达信息的,如果作为商标的文字、图形过于简单,就不能给消费者以明确的感官印象;同样,如果作为商标的文字、图形过于复杂或不能给人以整体感,在众多商品中也难以给消费者留下鲜明印象,不便于消费者识别和记忆。“适于专用”主要指作为商标的文字、图形不得与本商品或本行业公有共用的文字、图形相同或近似,要突出药品商标的显著性,在设计药品商标时要注意以下两点:

1. 药品商标不得使用药品通用名称

“通用名称”是指反映事物本质特征的名称。药品通用名称是反映该药品适应症、主要原料的名称。这些名称列在药典中,指导生产企业、医生、患者使用。通用名称是供公众使用的,不能由任何一家企业注册。《商标法》也明确规定药品通用名称不得作为商标使用。显而易见,如果某企业将通用名称注册为商标,不合理垄断,这是法律所不允许的。

在不能核准注册的药品商标中,更多的是以药品通用名称中的部分字词组成的商标，这类商标虽不属《商标法》禁用之列，但若以这种字词作为商标的显著部分，也与药品通用名称易于混淆，不适于专用，缺乏商标应有的显著性。商标存在的意义就在于专用，如果构成商标的主要文字或显著部分为本商品或本行业的常用字词，则无法发挥商标的区别作用，自然不具备商标最本质的特征，所以也不能作为商标使用，更不能注册获得保护。

2. 药品商标不得使用对药品特征具有直接描述性的文字

药品特征包括功能、用途、主要原料及其他特点，是生产经营者需要向消费者大力宣传的部分，可以用在药品说明书和广告宣传用词中，但是如果作为商标直接使用，首先显示不出商标所具有的独特性，再者也形成了不合理的独占和不公平的竞争，近年来，药品商标注册申请中出现了一些显著性很差、描述性很强的商标，例如“肺益清”“舒脑宁”“脑心通”“肝得健”等，这些商标直接使用了人体生理部位及表示药品功能、用途、疗效的词，与药品通用名称十分相近，失去了商标的显著特征。还有的商标如“舒痛贴”“利血宝”等，与功能疗效过于贴近，为《商标法》所禁用，不能成为注册商标。虽然国家早已明确规定药品的商品名不得有暗示或误导的效果，但不少药品还是钻了政策发布前的“空子”，通过与适应症同词或谐音误导消费者。在药品不良反应案例中，就有不少是因为只看药品的商品名而用错药的。因此对于消费者来说，买药切不可望文生义。

随着医药产业规模的不断扩大，药品生产必将有更大的发展，商标申请、注册数量也会越来越多，药品生产企业应认真学习《商标法》，理解商标的本质作用，不要把药品商标的选择仅局限于表示药品功能、用途等特点的字词上，掉进这个狭窄的圈子，就很难设计出具有商标显著性的商标。同时，我们也发现，一些原本显著性较弱甚至缺乏商标显著性的文字或图形经长期、大量使用，可能产生商标显著性，但在企业最初选择使用商标时，应尽量选择具有商标显著特征的文字，避免使用叙述性的字词，以顺利获准注册。

二、药品说明书

药品说明书是对药品主要特征的介绍，含有药品的安全性和有效性等重要科学数据、结论及其他相关信息，是患者安全用药的主要依据，药品说明书中包含的主要内容有以下几方面：

1. 药品批准文号

我国《药品管理法》规定，药品生产企业须经国家药品监督管理部门批准，获得药品批准文号后方可生产药品，未经批准生产的药品以假药论处。因此，药品批准文号是指药品生产企业在生产药品前报请国家药品监督管理部门批准后获得的身份证明，是依法生产药品的合法标志。药品批准文号格式：“国药准字”＋1 位字母＋8 位数字。

试生产药品批准文号格式："国药试字"＋1位字母＋8位数字。化学药品使用字母"H"，中药使用字母"Z"，通过国家药品监督管理部门整顿的保健药品使用字母"B"，生物制品使用字母"S"，体外化学诊断试剂使用字母"T"，药用辅料使用字母"F"，进口分包装药品使用字母"J"。数字第1、2位为原批准文号的来源代码，其中"10"代表原卫生部批准的药品，"19""20"代表2002年1月1日以前原国家食品药品监督管理局批准的药品，其他使用各省行政区划代码前两位的为原各省级卫生行政部门批准的药品。第3、4位为换发批准文号之年公元年号的后两位数字，但来源于原卫生部和国家食品药品监督管理局的批准文号仍使用原文号年号的后两位数字。数字第5至8位为顺序号。

2. 药名

药名通常可分为商品名或通用名、化学名。通用名和化学名世界通用，任何教科书或文章上出现的应是同一名称，一般以英文和译文表示。至于商品名，每一家生产药厂都可为其产品取一个商品名。因此，成分相同的药品或化学名相同的药品，可能有多个商品名，用药时要认准通用名或化学名，避免重复服药，导致过量中毒。

3. 主要成分

有些药品为单一成分，有些为复方成分。说明书中标明的大多为主要成分。如感冒清的主要成分为板蓝根、山芝麻、穿心莲等。

4. 适应症

适应症，或称作用与用途，即根据药品的药理作用及临床应用情况，将使用本品确有疗效的疾病列入适应症范围。此项在一些中成药的说明书中常用"功能与主治"表示。一定要在适应症范围内服药，尤其是OTC(非处方)药物，应按照适应症服用，避免错服。

5. 用法与用量

说明书上的药品量通常指成人剂量，儿童剂量则要根据年龄或体重计算。许多中西药的重量用克(g)、毫克(mg)等表示，容量用毫升(ml)表示。药物用量常注明一日几次，每次多少量，儿童剂量，常用每日每千克体重多少量来表示。至于药品的用法，则需根据该药的剂型和特性，注明为口服、肌肉注射、静脉用药、外用、饭前服、饭后服、睡前服等。患者应严格按说明书注明的方法用药。

6. 不良反应

许多药物在使用过程中会出现各种副作用，除药物本身的特性外，还与用药者的身体素质、健康状况有关，如有过敏体质的患者使用青霉素、链霉素后容易发生过敏反应。有些药品口服后会刺激胃肠道，引起恶心、呕吐等反应，有些药物对肝、肾有毒性等，这些不良反应在说明书中都会注明。注意了解药物的不良反应，加强用药的自我监测，有助于对不良反应及时采取措施。

7. 注意事项

为了安全使用药物，必须列出该药的慎用、忌用和禁用对象。有禁忌症的人，绝对不能使用相应的药物；慎用的药物要在医生指导下使用，密切监测不良反应。

8. 规格

规格是指该药每片或每支的含量。

9. 贮藏

"贮藏"项说明药品保存的要求。如多数药品需避光、密闭并在阴凉干燥处保存；许多生物制品需冷藏或低温保存。变质的药物绝对不能服用。

10. 有效期

药品有效期是指药品被批准的使用期限，其含义为药品在一定贮存条件下，能够保证质量的期限。人们在购买或使用药品时要关注药品的有效期，如有效期至2019年9月，说明该药品到2019年10月1日即开始失效，失效药品切不可使用。另外，必须按要求在适当条件下贮存药品，否则，有效期内的药品也可能失效。

11. 批号

药品批号一般表示该药的生产日期，但须注意，一些欧洲国家进口药的年月日写法常常倒过来表示，按日、月、年排列。美国进口药大多按月、日、年排列，日本进口药大多按年、月、日排列，也有些国家用罗马数字代表月份。

药品说明书应依照国家要求的格式和内容，由生产厂家编写，为了社会大众的利益，说明书的内容应尽可能准确并定时修订。每个药品包装中应有一份适用的说明书，供患者和医务工作者使用。说明书中的副作用，有的国家规定，只收录与本品很可能相关的主要副作用，因此许多厂家没有把所有的不良事件都写入说明书。然而，在诉讼出现时，厂家则处于弱势，以致现在有的厂家把药品所有的副作用都写入说明书。另外，同一品种、同一剂型、同一浓度、不同生产厂家的产品，其说明书的内容应彼此接近，不应有较大的差异，应该规范化。

药品的使用说明书一般包括对这个药品各方面的简单介绍，患者服用前应该认真地阅读，特别要认真阅读本品适应症、禁忌症、用法、用量、不良反应、药物相互作用、注意事项等方面的介绍，一定要遵循说明书服用药品。但是，目前说明书上有些内容介绍很简单，例如不良反应方面只是列出了该药品主要的、常见的、已知的不良反应，有些只在少数、个别患者身上发生的不良反应就不一定具体列出。说明书上的一次用药剂量是指大多数人的安全有效剂量，然而有些人因为个体差异，对药品的作用特别敏感，很低的剂量就可能出现不良反应，这种情况在药品上市前不一定能发现，所以用药前即使已经认真地阅读了说明书，按说明书的规定使用药品，也还要注意药品的不良反应。

第十一章　临床常用药物

第一节　抗感染药物

一、基本概念

1. 微生物

微生物是一群广泛存在于自然界中肉眼看不见的、必须借助光学显微镜或电子显微镜放大数百倍甚至数万倍才能观察到的微小生物的总称。它们具有形体微小、结构简单、繁殖迅速、容易变异及环境适应能力强等特点。

微生物种类繁多，至少有10万种以上，按其结构、化学组成及生活习性等差异可分成三大类：

(1)原核细胞型微生物　细胞核分化程度低，仅有原始核质，没有核膜与核仁，细胞器不太完善，这类微生物种类众多，有细菌、螺旋体、支原体、立克次体、衣原体和放线菌。

(2)真核细胞型微生物　细胞核的分化程度较高，有核膜、核仁和染色体，胞质内有完整的细胞器(如内质网、核糖体及线粒体等)，真菌属于此类微生物。

(3)非细胞型微生物　没有典型的细胞结构，亦无产生能量的酶系统，只能在活细胞内生长繁殖，病毒属于此类微生物。

凡是能够引起人类疾病的微生物统称为病原生物，包括细菌、真菌、病毒等。

2. 革兰氏染色法

自然界中存在多种病菌，如何对这些病菌加以鉴别、分类，并选择有效药物进行治疗是一个很重要的问题，1884 年由丹麦医师 Gram 创立的革兰氏染色法是细菌学中广泛使用的一种鉴别细菌种类的染色法。革兰氏染色方法是先用龙胆紫对细菌进行染色，所有细菌都会被染成紫色，然后用 95% 的酒精脱色 20～30 秒钟，有些细菌不被脱色，仍保留紫色，有些细菌被脱色变成无色，最后用红色染料如碱性蕃红复染 1 分钟，已被脱色的细菌会被染成红色，未脱色的细菌仍然保持紫色，不再着色。凡是被染成紫色的细菌称为革兰氏阳性菌，染成红色的称为革兰氏阴性菌。革兰氏染色法的意义就在于把众多的细菌分为两大类，即革兰氏阳性菌和革兰氏阴性菌。大多数化脓性球菌都属于革兰氏阳性菌，它们能产生外毒素使人致病；而大多数肠道菌多属于革兰氏阴性菌，它们产生内毒素使人致病。常见的革兰氏阳性菌有葡萄球菌、链球菌、肺炎双球菌、炭疽杆菌、白喉杆菌、破伤风杆菌等；常见的革兰氏阴性菌有痢疾杆菌、伤寒杆菌、大肠杆菌、变形杆菌、绿脓杆菌、百日咳杆菌、霍乱弧菌及脑膜炎双球菌等。在治疗上，大多数革兰氏阳性菌都对青霉素敏感；而革兰氏阴性菌则对青霉素不敏感，对链霉素、氯霉素等敏感，所以区分病原菌是革兰氏阳性菌还是革兰氏阴性菌，对选择抗生素有重要意义。

3. 抗感染药物

抗感染药物即能对抗感染的药物，系指具有杀灭或抑制病原微生物作用的药物，包括各种抗生素、磺胺类药物、喹诺酮类药物以及其他化学合成药等。危害人类身体健康的病原微生物的种类很多，主要有细菌、真菌和病毒三大类，因此抗感染药根据杀灭病原微生物的种类不同可分为抗细菌药、抗真菌药和抗病毒药。这些药物有选择性地对抗感染微生物。抗细菌药和抗真菌药可以有选择性地对抗细菌和真菌，而对人体细胞危害小，因为细菌和真菌的细胞构造与人体细胞有很大的不同。然而要生产一种对病毒有害而对其感染的人体细胞无害的抗病毒药物是非常困难的，因为病毒将其自身整个地融入人体细胞，利用人体细胞内的营养物质制造病毒颗粒(病毒感染人体的过程包括：病毒先吸附于细胞、被细胞摄入、再除掉病毒包膜释放基因物质、由细胞制造新的病毒颗粒)。抗病毒药物可以干扰病毒复制的任何一个过程而起作用，但由于病毒和正常细胞使用相同的代谢途径，所以抗病毒药物对机体细胞常常具有很大的毒性。抗病毒药物的另一个问题是病毒基因变异很快，能够快速地产生耐药性。

4. 抗生素

广义的抗生素是指在高稀释度下对一些致病微生物如细菌、真菌、立克次体、支原体、衣原体和病毒等有杀灭或抑制作用的微生物产物(主要是从微生物的培养液中提取)，还包括用化学方法合成的"仿制品"、具有抗瘤作用的微生物产物、抗生素母核结构中加入了人工修饰的不同侧链的半合成抗生素等。狭义的抗生素特指用于治疗细菌感染的药物。不幸的是，有越来越多的细菌对现有的抗生素产生耐药性，这种耐药性的发生大部分是由于滥用抗生素造成的。新的抗生素正在不断地被研制出来以克服逐渐增加的耐药菌。但是，由于细菌自身的生存压力导致高变异性，因此最终细菌仍将对新生产出来的抗生素产生耐药性。

5. 抗菌谱

抗菌谱是指一种或一类抗生素所能抑制或杀灭的微生物的类、属、种范围，每种抗生素都有自己的抗菌范围，即特定的抗菌谱。抗菌范围不广泛的抗生素称为窄谱抗生素，如青霉素只对革兰氏阳性菌有抗菌作用，而对革兰氏阴性菌、结核菌、立克次体等均无效；链霉素的抗菌谱主要是部分革兰氏阴性杆菌，因此青霉素和链霉素属于窄谱抗生素。而四环素类的抗菌谱覆盖面比较广，包括一些革兰氏阳性和阴性细菌，以及立克次体、支原体、衣原体等，因此称为广谱抗生素。广谱抗生素虽然抗菌范围广，但是很容易产生耐药性、二重感染等，针对性亦不如窄谱抗生素强。抗菌谱反映了自然状态下细菌对药物的敏感性，同类或作用相似的药物常具有相同或近似的抗菌谱。我们在使用抗生素之前，必须了解该药物的抗菌谱即抗菌范围，这样才能做到对症下药、有的放矢。

6. 抗微生物活性

在各种病原微生物中，以细菌最为常见和最重要。临床上，一般根据应用普通治疗剂量后在血清和组织中的药物浓度所具有的杀菌或抑菌性能，将具有抗菌作用的药物分为杀菌剂和抑菌剂两类。杀菌效果是指药物使用后，可以彻底杀死细菌，药物停止使用后，细菌不会再次繁殖；抑菌效果是指药物使用后，只是暂时抑制了细菌的生长，细菌并没有死亡，药物停止使用后，细菌会再度恢复生长。青霉素类、头孢菌素类、氨基糖苷类、多粘菌素类等可称为杀菌剂，大环内酯类、四环素类、氯霉素类等可称为抑菌剂。但是“杀菌”和“抑菌”的作用也是相对的，对于一些敏感细菌，应用较大量抑菌剂时，血清和组织中的药物浓度也足以杀菌；而低浓度的杀菌剂对较不敏感的细菌也只能起抑制作用。了解任一微生物对某一抗感染药的敏感性，通常需要测定抗感染药物的最低抑菌浓度（minimal inhibitory concentration，MIC）和最低杀菌液度（minimal bactericidal concentration，MBC）。

7. 耐药性

病原微生物耐药性可分为天然耐药性和获得耐药性两种，前者系遗传特征，一般不会改变，后者系由病原微生物体内脱氧核糖核酸（DNA）的改变而产生，DNA 的变化包括：①通过染色体 DNA 的突变；②通过质粒（plasmid）重新组合或获得耐药质粒而产生。耐药质粒广泛存在于革兰氏阳性和阴性菌中，经质粒介导的耐药性在自然界中最为多见，也最重要。耐药性的发生机制有：①钝化酶或灭活酶（如 β-内酰胺酶、氨基糖苷类钝化酶、氯霉素乙酰转移酶）的形成，临床上抗感染药治疗失败大多与此相关；

②细菌细胞壁通透性改变，使抗生素无法进入胞内，从而抗生素难以作用于靶位；③靶位组成部位的改变，使抗生素不能与靶位结合而发生抗菌效能。此外还可由于代谢拮抗剂的增加或细菌酶系的变化等而产生耐药性。细菌耐药性的发生与发展是抗生素广泛应用、特别是无指征滥用的后果，因此，临床上应特别注意抗生素合理用药。

抗感染药物是一大类具有抗病原体或其他活性的药物，可分为许多类，而每一类又分为若干种药物。每种药物有其专属的抗菌范围，针对不同的致病菌发挥作用。有些抗感染药物的毒副作用较轻微，而有些药物的毒副作用较为严重，在使用时有许多注意事项，因此抗感染药物需遵医嘱使用。然而，有很多人误认为抗感染药就是"消炎药"，所以一出现头痛脑热，就自己购买"消炎药"(如阿莫西林、氟哌酸、环丙沙星等)服用；有些患者甚至把抗感染药物作为预防性药物，没有出现疾病体征的时候也服用抗感染药，这些都引起体内耐药菌的增加，导致严重的后果。当前，由于滥用抗感染药产生的严重疾病屡屡发生，最常见的是肠道菌群失调，以及口腔、呼吸、泌尿、生殖系统的真菌感染等疾病。

总之，在使用抗感染药物时一定要在医生的指导下合理使用，切勿自行用药。合理使用抗感染药物的原则如下：

(1)应熟悉所选药物的抗病原微生物活性、药动学、适应症和不良反应。

(2)要及早确立病原学的诊断。正确的病原学诊断是合理选用抗感染药的先决条件，对有些采用常规方法不易分离的病原，应尽量选用其他辅助诊断技术，包括各种免疫学试验。分离和鉴定病原菌后，应尽可能做细菌的药物敏感度(药敏)测定，这在处理严重全身性感染时尤为重要。

(3)应按患者的生理、病理、免疫等状态合理用药，新生儿体内酶系发育不全、血浆蛋白结合药物的能力较弱、肾小球滤过率较低，老年人的血浆蛋白大多减少、肾功能也减退，应用常规剂量后血药浓度和半衰期常有增高和延长，故新生儿和老年人用量以偏小为宜，有条件时宜定期监测血药峰、谷浓度。

(4)要严加控制和尽量避免预防或局部应用抗感染药，对少数有明确指征者可以应用；如用于预防昏迷、休克等患者的并发感染，或预防术后感染，则往往效果不佳。

(5)应尽量避免皮肤、黏膜等局部应用抗感染药，因局部应用易引起过敏反应，也易导致耐药菌产生。因此，除主要供局部应用的药物如新霉素、杆菌肽、莫匹罗星、磺胺米隆等外，其他主要用于治疗全身感染的药物(特别是青霉素类)要尽量避免局部应用。

(6)联合应用抗感染药需有明确的指征。临床上，对大多数感染，用某一种抗感染药即可控制，联合用药会增加不良反应和治疗费用。

(7)应选用适宜的给药方案、剂量和疗程，静脉给药不宜用于轻、中度感染。宜按药代动力学参数制订给药方案，剂量过大或过小均不宜，过小起不了治疗作用，反可促使产生耐药性；剂量过大，如过量使用青霉素类，不仅浪费严重，而且易诱发中枢神经系统毒性反应及电解质平衡失调等不良反应。

(8)抗感染药通常应持续应用至体温正常、症状消退后 72～96 小时，但败血症、感染性心内膜炎、骨髓炎、化脓性脑膜炎、伤寒、布氏杆菌病、结核病等不在此列。如急性感染用药后效果不好，应在 48～72 小时内考虑换药或调整剂量。

二、抗细菌药物

抗细菌药物又称为抗生素，即狭义的抗生素所特指的、用于治疗细菌感染的药物。自 1940 年青霉素应用于临床以来，抗生素的种类已达几千种，在临床上常用的亦有几百种。抗生素依据其菌抗强度可以分为杀菌性抗生素和抑菌性抗生素。杀菌性抗生素能杀灭细菌；抑菌性抗生素不能杀死细菌，只能抑制细菌繁殖，通过机体自身免疫力消除残留的细菌。对多数感染，两类抗生素似乎同样有效，但如果免疫系统受损或有严重感染(如细菌性心内膜炎或脑膜炎)，杀菌性抗生素常常更有效。目前应用于临床的抗生素按其化学结构的不同常可分为：青霉素类、头孢菌素类、氨基糖苷类、氯霉素类、四环素类、大环内酯类、林可酰胺类、多肽类及其他抗生素。

(一)青霉素类

青霉素是青霉菌生长过程中分泌出来的一种抗生素，这种抗生素的分子结构中含有青霉烷化学结构，能破坏细菌的细胞壁并在细菌的繁殖期起杀菌作用。青霉素是第一种应用于治疗人类感染性疾病的抗生素，由于其含有 β-内酰胺的化学结构，属于β-内酰胺类抗生素。因为β-内酰胺类抗生素作用于细菌的细胞壁，而人类细胞只有细胞膜无细胞壁，故在一般用量下，对人类自身细胞基本上没有毒性。但是青霉素类药品由于混有难以分离的高致敏性物质，可以造成患者的严重过敏反应，这成为青霉素药物的致命弱点。青霉素类抗生素过敏反应在各种药物中居首位，发生率最高可达10%，除一般的皮疹、血管性水肿等皮肤反应外，最严重者为过敏性休克，多在注射后数分钟内发生，症状为呼吸困难、发绀、血压下降、昏迷、肢体强直等，抢救不及时可造成死亡。

1. 青霉素的分类

(1)天然青霉素　从青霉素培养液中提取到的天然青霉素不能耐受细菌所产生的降解酶，所以天然青霉素的化学结构易被酶破坏而失去活性。不仅如此，天然青霉素的抗菌谱较窄，主要针对革兰氏阳性菌有效，不能抵抗多种类型的细菌，而且不耐酸，口服后在胃酸的作用下易发生降解。天然青霉素又称为青霉素 G 类，包括青霉素 G

钾、青霉素 G 钠、长数西林等。

(2)新青霉素　针对天然青霉素易降解、抗菌谱窄、不耐酸的缺点，通过对天然青霉素化学结构的改良，得到了不仅可以抵抗青霉素酶的破坏且可以杀灭更多类别细菌的新青霉素，即广谱耐酶的青霉素，包括：耐酶青霉素(如苯唑青霉素、氯唑青霉素等)、广谱青霉素(如氨苄青霉素、羟氨苄青霉素等)。

(3)第三代青霉素　20 世纪 70 年代，从微生物代谢产物中发现了一些母核与青霉素相似、也含有 β-内酰胺环但不具有四氢噻唑环结构的青霉素类，这就是第三代青霉素(第一代青霉素指天然青霉素，第二代青霉素指广谱耐酶的青霉素)，如硫霉素、奴卡霉素。

另外，还有一类药物与青霉素一起联合使用，可以增强青霉素的效果，称为增效剂，包括克拉维酸和舒巴坦。克拉维酸是细菌产生的天然 β-内酰胺类抗生素，结构中含有 β-内酰胺环，抗菌作用很弱，但具有强效广谱抑酶作用。它与阿莫西林联合使用，可以保护阿莫西林不被 β-内酰胺酶灭活，从而提高后者的抗产酶耐药菌的作用，提高临床疗效。另一种增效剂是舒巴坦，它是半合成药物，作用也是抑制内酰胺酶。舒巴坦与氨苄西林联合使用后，不仅可以保护氨苄西林免受酶的水解破坏，而且还能扩大其抗菌谱。

青霉素类抗生素代表性药物包括青霉素钠注射剂、阿莫西林、阿莫西林钠克拉维酸钾、苯唑青霉素钠、氨苄西林钠、注射用氨苄西林钠舒巴坦钠。

2. 青霉素类药使用注意事项

(1)使用青霉素药物前必须做青霉素皮试；在换用不同批号的青霉素时，也需重新做皮试。

(2)注射青霉素药物要在有抢救条件的医院里进行，切忌在无抢救条件的卫生所内使用青霉素药物，否则，万一患者发生过敏反应、出现过敏性休克，无法及时救治，可能导致患者死亡。

(3)在注射过程中任何时候出现头晕、心慌、出汗、呼吸困难等不适症状，都要立即告诉医生和护士；注射完青霉素，至少在医院观察 20 分钟，无不适感才可离开。

(4)不在极度饥饿时应用青霉素，以防空腹时机体对药物耐受性降低，诱发晕针等不良反应。

(5)两次注射时间不要相隔太近，以 4～6 小时为宜。静脉点滴青霉素时，开始速度不要太快，以每分钟不超过 40 滴为宜，观察 10～20 分钟无不良反应后再调整输液速度。

(6)如果当天有青霉素注射史，在家中出现头晕、心慌、出汗、呼吸困难等不适症状，应及时送医院诊治。

(二)头孢菌素类

头孢菌素又称先锋霉素，是一类以冠头孢菌培养物中提取获得的天然头孢菌素C为核心结构、经半合成改造其侧链而得到的广谱半合成抗生素。头孢菌素的基本结构均为7-氨基头孢烷酸(7-ACA)，具有β-内酰胺特征，隶属于β-内酰胺抗生素家族。它的作用机制和青霉素类相同，也是抑制细菌细胞壁的生成，以达到杀菌目的。头孢类抗生素的特点是抗菌谱较广，对厌氧菌的杀灭效果非常好；引起过敏反应的概率比青霉素低，约为青霉素的四分之一，特别是引起过敏性休克的病例比青霉素少，使用比较安全；对各种细菌产生的β-内酰胺酶，大多比半合成青霉素稳定。与青霉素相比，头孢菌素具有抗菌谱广、耐青霉素酶、疗效高、毒性低、过敏反应少等优点，所以是临床常用的高效抗生素，在抗感染治疗中占有十分重要的地位。目前，头孢类上市品种已达60余种，产量占世界抗生素产量的60%以上。

1. 头孢菌素分类

头孢菌素可分为一、二、三、四代。随着代数的递增，其抗菌范围和抗菌活性也不断扩大和增强。

第一代头孢菌素，耐青霉素酶，对革兰氏阳性菌包括耐青霉素的金黄色葡萄球菌相当有效，对革兰氏阴性菌产生的β-内酰胺酶的稳定性较差，对肾脏具有一定毒性。常用的有头孢氨苄(原称先锋4号)、头孢唑啉(原称先锋5号)和头孢拉定(原称先锋6号)，其中除头孢唑啉只供注射外，其他的均可用于口服，也称口服头孢。

第二代头孢菌素的抗菌活性及抗菌谱较第一代强且广，特别是抗革兰氏阴性菌的活性优于第一代。第二代头孢菌素的特点有：对革兰氏阴性菌和多数肠杆菌属细菌的杀菌数果较好；对各种β-内酰胺酶较稳定；对肾脏毒性小；但对绿脓杆菌无效。第二代头孢菌素包括头孢呋辛(西力欣)、头孢西汀(美福仙)、头孢孟多、头孢克洛等。

第三代头孢菌素的性能稳定，作用时间长，不良反应较少，毒性也较低。本类头孢菌素的特点有：抗菌活性强、抗菌谱更广；对β-内酰胺酶稳定，对产生β-内酰胺酶的革兰氏阳性及阴性菌均有效；对绿脓杆菌具有良好的抗菌作用；对肾脏基本无毒性；但对革兰氏阳性菌的活性不如第一代。第三代产品常用的有头孢噻肟钠(凯福隆)、头孢哌酮钠(先锋必)、头孢他啶(复达欣)、头孢曲松(罗氏芬)和头孢三嗪(罗塞秦、菌必治)等。

第四代头孢菌素对各种β-内酰胺酶高度稳定，对多数耐药菌株的活性超过第三代头孢菌素及氨基糖苷类抗生素。常用的药物有拉他头孢、头孢匹罗和氨曲南等。

2. 头孢菌素类药物使用注意事项

对于使用头孢菌素时是否一定要做皮试，患者常会有疑惑。中国药典委员会主编的2005年版《临床用药须知》和原卫生部、国家中医药管理局2004年联合发布的《抗菌药物临床应用指导原则》两个文件中明确指出，应用头孢菌素类抗生素无需皮试，但要求“在用本品前，须详细询问患者先前有否对头孢菌素类、青霉素类或其他药物过敏史”。有些头孢菌素品种的说明书上注明“用前应做皮试”或“做皮试为宜”，则必须做皮试。

（三）氨基糖苷类

在化学结构上，氨基糖苷类抗生素都是由氨基糖分子与非糖部分的苷元结合而成的，因此称为氨基糖苷类抗生素，主要包括链霉素、卡那霉素、庆大霉素、妥布霉素、丁胺卡那霉素等。其抗菌原理为阻碍细菌蛋白质的合成而杀死细菌。

氨基糖苷类抗生素易溶于水，性质较稳定，主要对革兰氏阴性菌有较强的抗菌活性，口服较难吸收，肌肉注射或皮下注射给药吸收迅速，但易产生耐药性。另外，氨基糖苷类抗生素的不良反应较多（有些不良反应后果严重），主要有耳毒性和肾毒性，如儿童大量使用链霉素易致听力严重受损，造成药毒性耳聋（临床发生率高达10%～20%），且不可逆。因此，该类抗生素在市场上占有的份额越来越小。目前，氨基糖苷类抗生素主要用于治疗各种结核病（如肺结核）。

（四）氯霉素类

氯霉素是由委内瑞拉链丝菌产生的抗生素，该类抗生素属于抑菌性的广谱抗生素，对革兰氏阳性、阴性菌均有抑制作用（对革兰氏阴性菌抑制作用更强），其中对伤寒杆菌、流感杆菌和百日咳杆菌的作用比其他抗生素强。氯霉素类抑菌机制为阻挠细菌蛋白质的合成。但由于骨髓造血细胞中线粒体的蛋白质结构与细菌的相似，氯霉素在阻止细菌内蛋白质合成的同时也抑制骨髓造血系统，因此对人体产生严重的毒副作用，主要不良反应有粒细胞及血小板减少、再生障碍性贫血等，故已较少用。外用制剂有滴眼剂、滴耳液。滴眼剂用于防治眼部感染，如沙眼和细菌性结膜炎、角膜炎等；滴耳液用于治疗外耳道炎。由于药物疗效好、价格便宜，而成为一般家庭中的常备药和常用药。然而，有的人将它的用途擅自“扩大化”，如给眼睛清洁消毒、预防眼部感染及缓解眼部干涩不适感等，虽然氯霉素眼药水、滴耳液中的氯霉素含量较低，且属于局部用药，正常使用一般不会引起上述严重不良反应，但由于眼药水可经眼睛中的房水吸收到全身，如果长期使用，也会引起不良反应。另外，点药时常会因方法不正确使药水进入鼻泪管，经过人体鼻黏膜或鼻咽部吸收进入血液循环，尤其是儿童代谢功能差、造血功能不健全，对氯霉素的毒性耐受性差，更容易出现毒性反应。因此建议儿童，特别是婴幼儿不要使用氯霉素眼药水以及滴耳液。

为了避免滥用，在 2006 年初，氯霉素眼药水、氯霉素滴耳液被原国家食品药品监督管理局由非处方药（OTC）改为处方药。患者使用时应注意：①先要明确诊断，再在医生的指导下使用；②不要随意增加使用次数、滴数及使用时间；③采用正确的点药方式，滴眼药水后应轻闭眼睑，头向后仰，用食指和中指压住内眼角，也就是鼻泪道处至少 5 分钟，以减少药物的全身吸收。

（五）四环素类

四环素类抗生素包括四环素、金霉素、土霉素及半合成四环素类，如多西环素（强力霉素）、美他环素（甲烯土霉素）和米诺环素（二甲胺四环素），其抑菌作用与氯霉素相似，抑制细菌蛋白质的合成。

四环素类药物曾广泛应用于临床，由于常见病原菌对本类药物耐药性普遍升高，且不良反应多见，因此目前本类药物临床应用已受到很大限制。四环素类药物的主要毒副作用为牙齿发育期患者（胚胎期至 8 岁儿童）可产生牙齿着色（变为黄色、棕色甚至灰黑色，医学上称之为“四环素牙”）及牙釉质发育不良，故妊娠期妇女患者和 8 岁以下儿童不可使用该类药物，哺乳期应避免应用本类药物或用药期间暂停哺乳。四环素类药物还可导致肾脏和肝脏损害。

（六）大环内酯类

最早使用的大环内酯类抗生素是红霉素，它是礼来公司研发部从菲律宾怡朗的土壤中采集到的红霉素链霉菌中提取出来的，并于 1952 年在美国首次以“月桂酰（Ilosone）”的商品名上市。目前临床上使用的大环内酯类抗生素传统品种包括红霉素、麦迪霉素、螺旋霉素和乙酰螺旋霉素等，新开发品种包括阿奇霉素、克拉霉素、罗红霉素等。

大环内酯类抗生素主要抗革兰氏阳性菌，其抑菌机制是阻止细菌的蛋白质生物合成。该类抗生素可用于治疗呼吸道感染、软组织感染等，抗菌范围较青霉素稍大，因此可代替青霉素用于对青霉素过敏者。然而大环内酯类抗生素对病毒引起的感染无效。

大环内酯类抗生素的副作用比较少，是一种较为安全的药物。其主要副作用有腹泻、恶心及呕吐等消化系统症状，以及长期使用产生的耐药性。红霉素是大环内酯类中副作用最多的药物，目前在临床上已经较少应用，逐渐被新型、副作用较少的克拉霉素所代替。

（七）磺胺类药

磺胺类药通过干扰细菌的叶酸代谢而影响核酸的生成，从而抑制细菌的生长繁殖。磺胺类药是在 20 世纪 30 年代被发现的、能有效防治全身性细菌感染的第一类化学药物，也属于抗生素，它的化学结构是人工合成的氨苯磺胺衍生物，简称为磺胺。相较于其他抗生素，由于磺胺药物的抗菌效果较差、不良反应较多，所以，目前临床上较少使用。但由于磺胺类药具有抗菌谱广、价格低廉、性质稳定、可以口服、吸收较迅速等优点，且有的磺胺类药（如磺胺嘧啶，SD）还能通过血脑屏障渗入脑脊液，成为治疗流行性脑脊髓膜炎的首选药物，因此，磺胺类药在抗感染治疗中仍占一定地位。磺胺类药与磺胺增效剂甲氧苄啶合用时，其抗菌作用可大大加强、抗菌范围可进一步扩大和适应症变广、治疗效果提高，因此实际应用中常采用此种配方，常见的制剂有复方新诺明。

磺胺类药的不良反应主要有：恶心、呕吐等胃肠道反应；有些还可对肾脏产生损害，引起血尿、腰痛等症状；使用过久，常易抑制肠道正常寄生细菌（比如大肠杆菌）生长，造成某些维生素（比如维生素 B）的缺乏；还可抑制骨髓的造血功能，引起粒细胞缺乏、溶血性贫血及再生障碍性贫血等严重反应；可引起药物过敏反应，严重者甚至可引起剥脱性皮炎。

磺胺类药可分为全身感染用磺胺、肠道磺胺和外用磺胺。全身感染用磺胺口服后均可吸收，但其血药浓度维持时间不同。按药物在体内的吸收时间长短可分为短效、中效和长效磺胺三类，目前临床上应用较多的是中效磺胺，常用磺胺嘧啶（SD），其他均已少用。肠道磺胺口服后吸收甚少，主要在肠道中起抑菌作用，有磺胺脒（SG）、琥磺胺唑（SSTPST）、酞磺胺唑（PST）、酞磺醋胺（希拉米，PSA）。外用磺胺主要有磺胺嘧啶银（SD-Ag，抗菌谱广，适用于二度或三度烧伤）、磺胺米隆（SML，适用于烧伤和大面积创伤后感染）、磺胺醋酰钠（SA：SC-Na，可用于治疗沙眼、结膜炎和角膜炎等）等。

磺胺类药使用注意事项主要有：

（1）服用磺胺药物时，由于磺胺药在尿液中的溶解度很小，为了增加其溶解度，应尽可能地多饮水，从而通过增加尿量来降低尿中药物的浓度，否则药物容易在泌尿道中形成结晶，最终可因其机械性刺激而引起腰痛、血尿、尿路阻塞、尿闭等副作用。肾功能不良者应避免使用磺胺药。

（2）要控制服用药量，以避免药物蓄积性中毒。患者在用药期，切不可随意加大药量、增加服药次数或延长疗程（最好不要超过 5 天），以防加重药物的毒副作用。

（3）因为磺胺药物为广谱抗生素，能够抑制大肠杆菌的生长，妨碍 B 族维生素在肠道内的合成，所以连续服药超过 3 天者，应同时服用 B 族维生素和维生素 K，以保证人体维生素的正常供给。

（八）喹诺酮类药物

喹诺酮类药物是一种 DNA 旋转酶抑制剂，它作用于 DNA 旋转酶，干扰 DNA 超螺旋结构的解旋，从而阻碍 DNA 的复制，进而起杀菌作用，属于慢效杀菌剂。喹诺酮类是人工合成的含有 4-喹酮母核的一类抗生素，第一代(萘啶酸、恶喹酸、吡咯酸)、第二代(奥索利酸、西诺沙星、吡哌酸、吡咯米酸)、第三代(氧氟沙星、左氧氟沙星等)分别于 1962 年、1973 年和 1982 年后合成。第三代喹诺酮类药物的共同特点是在化学结构上做了进一步修饰，从而大大提高杀菌活性、拓宽抗菌谱、增强疗效，而且副作用小、使用方便、成本低廉，几乎适用于临床常见的各种细菌感染性疾病。因第三代喹诺酮类药物结构中均引入了氟原子，故又称氟喹诺酮类。目前，氟喹诺酮已逐渐成为该类药物的主流。

近年来，喹诺酮类药物新产品层出不穷，已出现了第四代喹诺酮。与前三代相比，第四代喹诺酮类药物在抗菌活性、抗菌范围、药动学性质和血浆半衰期上都有明显改变，既保留了前三代抗革兰氏阴性菌的活性，又明显增强了抗革兰氏阳性菌的活性，对军团菌、支原体、衣原体均显示出较强的作用。该类药提高了对厌氧菌的抗菌活性，在抗厌氧菌感染上有良好的疗效。但是有些第四代喹诺酮类药物在应用中发现了严重的不良反应，被迫从市场撤回。如 1991 年 7 月由美国雅培公司上市的抗感染药物替马沙星被发现可导致溶血性贫血、肾功能损害、肝中毒、低血糖(替马沙星综合征)，使 3 位患者死亡，上市仅 3 个月即从市场撤出；又如，新药格帕沙星在临床应用后可出现致死性心律失常，并被怀疑与 13 例死亡病例有因果关系，英国葛兰素—维康公司于 1999 年 10 月 27 日宣布，从全球市场上撤销格帕沙星。然而，这些并没有打消研究者对喹诺酮类药物开发的热情，喹诺酮类抗生素的研发仍然是现代抗感染化疗中最有希望和最具活力的研究领域之一。

临床上常用的氟喹诺酮类药物有诺氟沙星(氟哌酸)、依诺沙星、氧氨沙星、环丙沙星、左氧氟沙星、加替沙星、莫西沙星等，它们的临床应用主要有以下方面：泌尿生殖系统感染、消化道感染、呼吸道感染、结核、淋病、皮肤及软组织感染、急慢性骨髓炎、脑膜炎等。

应用喹诺酮类药物时应注意以下问题：

(1)神经系统不良反应发生率较高，如头痛、头晕、睡眠障碍、情绪变化等，严重时可出现癫痫样发作。

(2)因有潜在的致畸作用及可影响幼年动物的骨关节发育，孕妇及儿童不宜应用。

(3)较常见消化道副作用，如恶心、呕吐、腹泻、食欲不振等。

(4)耐药性。随着喹诺酮类药物应用的增加，耐药性亦越来越突出，细菌对喹诺酮类药物的耐药性呈蔓延趋势，而且耐药菌出现的速度之快，让人吃惊。一个需要十年时间才研制出来的新型抗生素可能在两年时间里就因为耐药菌株的出现而失效，这为抗生素的滥用现象敲响了警钟。

三、抗真菌药物

抗真菌药一般被直接用于皮肤及其他体表，如阴道和口腔内，亦可口服或注射。一般来说，抗真菌药又会比抗生素引起更多的副作用。另外，抗真菌药的治疗效果也较差，以致真菌感染很难彻底治愈，常常发展成为长期持续感染（慢性感染）。因此，抗真菌药常需用药数周并需重复使用。

真菌引起的人类疾病有三种类型，即感染性疾病、变态反应性疾病和中毒性疾病。临床上所说的真菌病主要指真菌感染，包括浅部真菌病和深部真菌病两大类。浅部真菌感染，是指真菌仅侵犯表皮的角质层、毛发和甲板，称皮肤癣菌病，简称癣病；深部真菌病是指真菌侵入真皮、皮下组织以至内脏，已不仅仅是皮肤的疾病，而是全身性疾病。

浅部真菌感染如脚癣、手癣等，是一种常见的皮肤病，对人体的危害较小，但病情容易反复，难以根治，且有明显的季节性发病规律。对于浅部感染，主要采用局部用药治疗的方式，但在某些情况下（如甲癣等）还需口服给药。近 20 年来，随着免疫缺陷（艾滋病）患者增多、器官移植、介入性诊断与治疗的广泛开展，以及生化药物和抗生素的广泛应用，深部真菌感染率显著增多。深部真菌感染需全身用药，有时还需联合用药。而随着抗真菌药物的大量使用，真菌的耐药性也迅速发展。抗真菌药物的品种本来就非常有限，市场上还没有一种真正能够有效抵抗系统性真菌感染的药物，再加上抗真菌药物的耐药现象不断出现，临床上深部真菌感染的患者数目呈现逐年上升趋势，死亡率更是高达 50%以上。

（一）抗真菌药物分类

按照抗真菌作用机制，目前临床上治疗真菌感染的药物主要有以下三大类：

1. 作用于真菌细胞膜中甾醇合成的抗真菌药物

（1）化学结构为多烯的多烯类抗真菌药　这类药通过与真菌胞质膜上的麦角甾醇结合，使真菌细胞膜分解或增加膜通透性，造成细胞内容物外溢而死亡。代表药物为两性霉素 B，给药方式为全身系统给药，主要用于治疗深部真菌感染，疗效好，但其肾毒性较大。

（2）化学结构为吡咯的吡咯类抗真菌药　这类药是羊毛甾醇 14α-去甲基化酶的抑制剂，根据化学结构的差异又细分为咪唑类和三唑类。咪唑类代表药物有酮康唑、咪康唑、克霉唑、益康唑、联苯苄唑等；三唑类代表药物有氟康唑、伊曲康唑、伏立康唑等。这些药物都是目前临床应用最广的抗真菌药，疗效较好，但大多有一定的肝肾毒性，不过毒性较两性霉素 B 小。

(3)化学结构为烯丙胺的烯丙胺类抗真菌药　这类药是角鲨烯环氧化酶的抑制剂，代表药物有布替萘芬和特比萘芬，临床上多用于浅部真菌感染。

2. 作用于真菌细胞壁合成的抗真菌药物

真菌细胞壁中含有特殊的甘露聚糖、几丁质、α-聚糖和β-葡聚糖成分，能够抑制这些成分的药物包括刺白菌素类药物卡泊芬净(可以抑制真菌细胞壁主要成分1,3-β-D-葡聚糖合成)、日光霉素和多氧霉素等(抑制几丁质合成)。正在研究中的其他一些作用于1,3-β-D-葡聚糖合成的抗真菌药物有刺孢曲菌素类、牟伦多菌素类和萜类化合物等，它们大多来源于微生物的代谢产物。

3. 抑制真菌核酸生物合成的药物

代表药物为5-氟胞嘧啶，其抗菌作用机制为干扰嘧啶的代谢、RNA和DNA的合成以及蛋白质的合成等。由于其疗效相对较差、复发率较高，临床上很少单独使用，而往往将其与其他抗真菌药物(如氟康唑和两性霉素B等)合并使用。

深部真菌感染主要选用两性霉素B、伊曲康唑、氟康唑、伏立康唑、卡泊芬净和氟胞嘧啶(它们也可用于浅部真菌感染)，而其他药物则多用于浅部真菌感染。

(二)抗真菌药物的发展和真菌耐药性预防

20世纪80年代以前，由于真菌感染发生率相对较低，抗真菌药物的品种有限，且因其副作用较大，使临床应用受限，因此，真菌耐药性产生和发展很慢。直到80年代初，第一个生物利用度高、可以口服的三唑类抗真菌药物“酮康唑”在临床广泛应用后不久，就有报道在长期用酮康唑治疗念珠菌的患者中，出现治疗失败情况。但在三唑类抗真菌剂“氟康唑”问世之前，这种耐药性在临床上尚未造成严重问题。20世纪80年代后期，氟康唑由于其口服易吸收、抗真菌谱广、生物利用度高、不良反应低等优点很快取代了酮康唑，并在临床上广泛应用于多种深部真菌感染，但很快出现临床耐药的念珠菌，且这类耐药菌株逐年增多。真菌耐药性的产生和快速发展已成为深部真菌感染治疗中一个日益严峻的问题，加快开发新的抗真菌药物以对付日益增多的耐药真菌，成为目前迫切需要解决的现实问题。

目前，对于如何预防和控制真菌耐药性的发展还没有建立有效的方法，但可以参照预防和控制细菌耐药性发展的策略，即谨慎地使用各种抗真菌药物；使用合适的剂量进行治疗，避免长期使用低剂量治疗；尽可能结合多种已有的药物进行治疗；对病因学比较清楚的疾病，要选择某种合适的药物治疗；建立真菌耐药性检测系统，了解和掌握真菌耐药性的发展趋势和频率。

同细菌耐药性发展一样，随着各种抗真菌药物的普遍使用，真菌耐药性也将产生非常严重的后果。目前，尽管对真菌耐药性作用机制的研究还不如对细菌耐药性那样系统和深入，但随着真菌耐药性的不断发展，这一领域已越来越受重视。

四、病毒性疾病用药

(一)流行性感冒用药

流行性感冒是由流感病毒引起的一种急性呼吸道传染病，主要通过飞沫传播，有高度传染性。流感病毒极易发生变异，人群对变异株缺乏免疫力，经常引起暴发性流行。流感流行的特点是突发、迅速蔓延，短期内在某一地区出现多病例，潜伏期短，一般为 1～3 天，主要症状有发热、头痛、乏力、全身酸痛等，较普通感冒严重，2～3 天退热后出现鼻塞、流涕、咽痛、干咳等，部分患者有食欲减退、恶心等症状，有时还伴发肺炎，可有气急、发绀、咳痰带血，甚至伴中枢神经系统症状，有昏迷、抽搐等。除老年人、儿童和并发肺炎者外，其他患者一般经 7～10 天后逐渐恢复。

及早应用抗病毒药物是治疗流感的原则之一，只有在早期(起病 1～2 天内)使用抗流感病毒药物，才能取得最佳疗效，从而达到减轻症状、缩短病程和阻断传播的目的。金刚烷胺、金刚乙胺、奥司他韦(达菲)和扎那米韦是专门针对流感治疗的特异性抗病毒药物，可用于流感的治疗和预防。

(二)流行性乙型脑炎用药

流行性乙型脑炎的病原体为一种 RNA 病毒，传染原是患者，主要传播途径是蚊虫叮咬。从乙脑疫苗预防接种推广以来，乙脑发病率已经减少，但每年夏、秋两季蚊虫多时仍有散发病例，患者大多为儿童。随着年龄的增长发病率迅速降低，感染后可获得较持久的免疫力。流行性乙型脑炎潜伏期为 10～15 天，大多数人感染后并不出现症状，呈隐性感染；少数患者发病急，出现高热、意识障碍、抽搐、恶心、呕吐及脑膜刺激症状，严重者可导致死亡。目前主要采用对症治疗，抗病原药物首选磺胺嘧啶。

(三)水痘和带状疱疹用药

水痘和带状疱疹都是由同一种病毒，即复合疱疹 DNA 病毒(水痘—带状疱疹 DNA 病毒)所引起的原发感染。初次感染该病毒后，引起水痘，易感人群主要是小儿，尤其是 6 个月以上的婴幼儿及学龄前儿童，偶发于成人。水痘症状的特征为发热、周身性红色斑丘疹、疱疹和结痂。水痘传染性很强，主要通过呼吸道飞沫和接触传染。感染水痘后有终生免疫力。不过水痘痊愈后，复合疱疹 DNA 病毒可长期潜伏在被感染者体内的神经细胞中，当人体免疫功能低下时，如上呼吸道感染、恶性肿瘤、系统性红斑狼疮、外伤、放射治疗、服免疫抑制剂等，均可能导致病毒再度活动，而诱发带状疱疹,即聚集成堆、沿神经分布的带状红斑水疱,以胸壁肋间神经和面部三叉神经分布处多见,病程约 2～4 周,脱痂而愈。有继发感染时,可留疤痕。水痘和带状疱疹可采用抗病毒药物单磷酸阿糖腺苷进行治疗。

(四)单纯疱疹用药

单纯疱疹由单纯疱疹病毒引起,可分为Ⅰ型和Ⅱ型,Ⅰ型病毒主要感染腰以上部位,Ⅱ型病毒主要通过性生活传播。前者多见于口、唇、鼻孔皮肤黏膜交界处,后者多见于男性包皮、龟头和女性阴唇、宫颈处。Ⅰ型病毒感染时,在口、唇、鼻孔皮肤黏膜交界处出现灼热、刺痛或痒感,数小时后局部皮肤潮红,继之出现一群粟粒样小疱,可从几个到几十个不等,易溃破糜烂,数日后干燥结痂,痂脱后恢复正常。本病有自限性,约 1～2 周可自愈。

治疗方法主要为抗病毒、消炎、止痛、防止继发感染。药物治疗中主要选用抗病毒药物,如阿糖胞苷,有一定效果,但对正常细胞毒性大,故常用它的衍生物环胞苷、三氮唑核苷(又名病毒唑),为广谱抗病毒药,疗效较好,且对正常细胞毒性低;无环鸟苷,又名阿昔洛韦,为较有效的抗病毒药物,特别对疱疹病毒有明显的抑制作用;其他抗病毒药物如阿糖腺苷、三氟胸腺嘧啶核苷等。

(五)麻疹用药

麻疹病毒属副黏液病毒,麻疹患者是唯一传染源,在潜伏期末到出疹后 1～2 天的传染性最强。近年来由于麻疹疫苗的普遍接种,发病的年龄推迟,凡未出过麻疹亦未接种麻疹疫苗者均可感染。一次患病可以终身免疫。麻疹潜伏期平均为 10～12 天,一般于发病第 4 天皮肤出现皮疹,从耳后颈部开始迅速蔓及全身,直到足底及掌部有皮疹,说明皮疹已出齐。皮疹为充血性斑丘疹,有时融合成片,但疹间皮肤正常。出疹时体温最高,待出齐后开始下降,随之症状也逐渐好转。疹退顺序,也由耳后开始至四肢。恢复期皮肤有糠麸样脱屑,并留有棕褐色色素沉着。对麻疹病毒至今尚未发现有特效的抗病毒药物,故治疗重点在加强护理、对症处理和防治并发症。

(六)病毒性肝炎用药

病毒性肝炎可分甲型、乙型、丙型、丁型和戊型五种。甲型肝炎主要经消化道途径传播,常有暴发性流行。乙型肝炎通过密切接触、输血及血制品传播。各型肝炎的临床症状很相似,主要通过血清学检测抗原和抗体加以区别。病毒性肝炎中比较严重的是急性黄疸型肝炎,有发冷、发热、乏力、食欲明显减退、厌油、恶心、呕吐等症状,常伴中上腹不适、腹胀、腹泻;经 1 周左右尿开始呈茶色,巩膜、皮肤逐渐出现黄疸,黄疸重时伴皮肤瘙痒，有肝区疼痛，经检查可见肝脾肿大，少数重症肝炎预后差，病死率高。急性无黄疸型肝炎占全部肝炎的70%～90%，症状较黄疸型轻，主要有乏力、腹胀、肝区痛，少数有恶心、呕吐，体检有肝肿大，部分有脾大，大多经3～6个月恢复。

目前临床上治疗病毒性肝炎的药物大致可分为以下几类：

(1)抗病毒及免疫调节剂　主要有核苷类似物(抗病毒药)、免疫调节剂类，如α-干扰素(具有抗病毒及免疫调节功能)等，最重要的治疗就是抗病毒治疗。如果机体不是处于免疫耐受期，有病毒就会有肝细胞炎症，有炎症就会有再生(包括纤维结缔组织的再生)，就有可能发展为肝硬化、肝癌，所以抗病毒是其治疗的根本。

(2)抗炎药物　主要有强力宁、美能、甘利欣等甘草酸苷类药物。由于目前抗病毒药物的疗效有限，例如，即使用疗效最好的聚乙二醇化α-干扰素加病毒唑治疗丙肝，疗效也就是60%左右，总有一部分患者对抗病毒治疗无效，对待这些患者，可以给予抗炎治疗。没有炎症，就没有再生，就不会发展为肝硬化等。

(3)抗纤维化药　主要包括含有丹参、冬虫夏草成分的中药复方制剂。

(4)其他稳定肝细胞、降酶、退黄、解毒等的保肝药物。

(七)流行性腮腺炎用药

腮腺炎病毒通过飞沫传播，先进入口腔黏膜及呼吸道上皮细胞，经繁殖后再进入血液循环，然后定位于腮腺或内脏其他腺体和器官，发病以冬、春两季较多，约半数发生于5～9岁儿童，一次发病可以终身免疫。腮腺炎病毒潜伏期为18天，发病时先有低热、头痛、全身不适，1～2天后开始出现腮腺肿大、疼痛。流行性腮腺炎无特效疗法，一般抗生素和磺胺药物无效，主要给予充足的水和食物、卧床休息，服阿司匹林以控制感染，可试用对病毒有作用的干扰素，常采用中西医结合方法对症处理。

(八)狂犬病用药

狂犬病多见于狗、猫、狼等肉食动物，人因被病兽咬伤而感染。其中人被病犬咬伤，平均发病率为15%～20%；被病狼咬伤则发病率高，可达50%～60%。是否发病与咬伤部位、创伤程度以及局部处理情况有关。头、面部伤口深又大，清理不及时或不彻底，则发病机会多。狂犬病病毒侵入后在伤口局部停留一段时间，并繁殖复制，继而沿周围神经至脊髓而达中枢神经，在灰质中的神经细胞内增殖，再沿传出神经进入唾液腺，而使唾液具有传染性。病毒潜伏期多数为1～2个月，也有长达1年以上者。狂犬病起病缓慢，典型发作可分为三期，即前驱期、兴奋期、瘫痪期。①前驱期：低热、头痛、咽痛、全身不适，像上呼吸道感染的症状，逐渐出现恐惧不安，对声音、光亮、痛等刺激呈敏感状态及喉部发紧。②兴奋期：逐渐进入高峰状态，突出表现为极度恐怖、恐水、怕风；因为咽部肌肉痉挛，出现吞咽困难；交感神经功能亢进，表现为唾液增多、大汗淋漓、心率快；少数患者可出现精神失常、号叫、肌肉痉挛，发作中常死于呼吸衰竭。③瘫痪期：渐趋安静，痉挛发作停止而出现各种瘫痪、昏迷，可因呼吸或循环衰竭迅速死亡。

由于病毒一旦从伤口到达中枢神经系统就无药可治，所以必须在病毒感染后 48 小时内注射狂犬病病毒抗毒素（利用抗毒素中和病毒），注射的时机越早越好；如果超过 48 小时，则病毒已经沿行至中枢系统，再注射狂犬病病毒抗毒素将无济于事。注射狂犬病病毒抗毒素前需作皮试，阴性者才能使用。及时深度清洗被咬部位伤口，也可以稀释伤口周围的病毒浓度，减轻病毒对机体的伤害。

（九）流行性出血热用药

流行性出血热病原是一种 RNA 病毒，我国于 1981 年分离出此病毒，迄今为止已有 23 个省和两个大城市证实有该病的存在或流行。该病分野鼠型、家鼠型和实验动物型 3 种。野鼠型主要宿主动物为黑线姬鼠，家鼠型为褐家鼠，实验动物型主要是大鼠。根据近年的研究，动物源性传布学说有较充分的依据。所谓动物源性，即通过与宿主动物排泄物如尿、粪、唾液直接接触，由皮肤伤口或间接地经污染的灰尘及食物由呼吸道或消化道传播；特别是病鼠的排泄物污染尘埃，扬起后形成气溶胶而被吸入的传染方式更应重视。流行性出血热病发病年龄在疫区以 20～50 岁多见。基本病理生理变化是全身小血管及毛细血管损伤，血管脆性及渗透性增加，引起严重的血浆外渗、水肿、出血及微循环障碍，潜伏期为 7～14 天。主要临床表现为三大主症：发热、出血及肾脏综合征。广谱抗病毒药物病毒唑对本病毒最为敏感。防鼠、灭鼠是防止本病流行的关键，灭鼠时机应选择在该病流行高峰（5～6 月份和 10～12 月份）前进行。

（十）艾滋病用药

艾滋病是获得性免疫缺陷综合征（Acquired Immune Deficiency Syndrome，AIDS）的简称，是目前全球面临的一个严重的性传染病。目前已知艾滋病病毒（人体免疫缺陷病毒，HIV）有Ⅰ型及Ⅱ型，Ⅱ型主要出现在非洲。本病主要传染途径有性生活、用污染的注射器输血或注射（如吸毒者合用未经消毒的注射器）和母婴垂直传播。发病机制是 HIV 进入 T 淋巴细胞生长繁殖，T 细胞破溃释放出的 HIV 再侵犯其他 T 淋巴细胞，这样使 T 淋巴细胞数目下降、患者细胞和体液免疫功能发生缺陷，从而导致感染和肿瘤的发生。该病病死率很高，发病后第 1 年死亡率为 50%，3 年以上几乎 100%死亡。高危人群主要是同性恋者、双性恋者、娼妓、吸毒者。潜伏期数月至2年，最长可超过5年，通过体检及实验室抗HIV抗体阳性可以诊断艾滋病。

关于艾滋病的治疗，至今尚无满意的方法和特效药。目前临床上治疗艾滋病的药物包括以下几类：

1. 逆转录酶抑制剂

HIV复制时需要逆转录，逆转录酶抑制剂可以干扰HIV的遗传物质复制，从而抑制HIV病毒的增殖。但由于HIV的DNA已和人细胞的DNA整合，病毒无法除去，一旦感染HIV将为终身感染，使用此类药物只能阻断病毒复制，并不能从人体中去除HIV的基因，所以停药后又可复发。常用的药物包括：叠氮胸苷（AZT）、拉夫米定（3TC）、双脱氧肌苷、双脱氧胞苷以及同他天定。

2. 蛋白酶抑制剂

主要用来裂解HIV成熟、感染新细胞和复制所必需的蛋白质前体，如依地那韦。

3. 免疫调节剂

具有抗病毒复制和免疫调节作用，包括α-干扰素、白细胞介素、特异性免疫核糖核酸及特异性转移因子等，可使外周血中粒细胞和单核细胞数增加，改善机体防御能力，减少条件性感染。

4. 鸡尾酒疗法

纽约艾伦·戴蒙德艾滋病研究中心主持艾滋病研究工作的何大一发明了治疗艾滋病的著名的“鸡尾酒疗法”，该疗法把蛋白酶抑制剂与多种抗病毒的药物混合使用，从而使艾滋病得到有效的控制。其原理是：假使艾滋病患者只服用一种治疗药物，艾滋病病毒基因会发生变异，产生抵抗药效的能力；而如果患者服用两种药物，即使病毒对其中一种药物产生抵抗能力，也无法同时兼具对另一种药物的防御能力。不过，这种“鸡尾酒疗法”价格非常高昂，而且虽然对85％的艾滋病患者有显著的疗效，但仍有15％患者的情况丝毫没有改善。此外，治疗初期会出现许多药物副作用引发的症状，如严重腹泻、腹部痉挛和贫血等。

第二节　心血管疾病用药

心血管疾病是导致死亡的第一大疾病，包括动脉粥样硬化、冠心病、心肌梗死、心律不齐、心肌炎、心力衰竭、高血脂和高血压等。大部分心血管疾病是与血脂和血压的升高密切相关的。高血脂和高血压是最为常见的两种心血管疾病，也是其他心血管疾病的导火索。

一、高血脂症和降脂药物

(一)疾病概述

血脂是人体血浆内所含脂质的总称,其中甘油三酯和胆固醇是主要成分。甘油三酯大部分是从饮食中获得的,少部分是人体自身合成的。正常饮食吸收的脂肪在消化道脂肪酶的作用下分解成甘油三酯,经肠道吸收后直接进入血液,故日常饮食极易左右血脂水平。长期摄入高脂食物,容易造成血中甘油三酯超过正常数值,所以高甘油三酯血症的患者首先要控制饮食。而胆固醇恰恰相反,大部分胆固醇是人体自身合成的,少部分是从饮食中获得的。脂蛋白主要有高密度脂蛋白和低密度脂蛋白两种。前者对心血管有保护作用,通常称之为“好的脂蛋白”;后者偏高,冠心病的危险性就会增加,通常称之为“坏的脂蛋白”。常规的血脂检查包括甘油三酯、总胆固醇、低密度脂蛋白和高密度脂蛋白等,当血中甘油三酯、胆固醇、低密度脂蛋白含量过高,即可称之为高血脂症。高血脂症主要分为三种类型,即单纯甘油三酯高、胆固醇合并低密度脂蛋白高、甘油三酯和胆固醇均高。对于不同的高血脂类型,要合理使用不同类型的药物。

血脂如果长期处于较高水平,会增加血液的黏稠程度,影响血液流动的通畅性。随着血流速度的降低,脂质会沉积到血管壁上,经积累一定时间后就会形成“小斑块”。因为动脉病理改变所造成的危害要远远大于静脉,所以医学上更加关注体内动脉的血脂沉积现象。动脉上由于血脂沉积造成的小斑块很黏,就像粥一样,并导致血管失去弹性而变硬,医学上称之为“动脉粥样硬化”。动脉粥样硬化的发展,会逐渐造成血管栓塞,严重时血流中断。心脏是人体内最重要的器官之一,心脏本身也需要新鲜血液的滋养。围绕在心脏周围、供给心脏营养的动脉称为冠状动脉。如果冠状动脉发生粥样硬化,就会引起冠心病,轻则心绞痛发作,重则引发心肌梗死,甚至急性心肌梗死导致猝死。动脉粥样硬化如果发生在脑部,就会发生脑卒中;如果堵塞眼底血管,将导致视力下降、失明;如果发生在肾脏,就会引起肾动脉硬化、肾衰竭;如果发生在下肢,会发生肢体坏死、溃烂等。此外,高血脂可引发高血压,诱发胆结石、胰腺炎,加重肝炎及导致男性性功能障碍、老年痴呆等疾病。最新研究显示高血脂可能与癌症的发病有关。所以,高血脂症不仅是血脂指标增高的问题,它牵涉到很多重大疾病的形成,因此,将血脂维持在正常水平相当重要。

(二)降脂药物

高血脂初发时往往没有任何症状,容易被人忽视,很多高血脂症患者都是在体检时才发现的。一旦确诊高血脂症,应首先进行非药物治疗,即改变生活方式,包括低脂肪饮食、加强运动并戒烟，肥胖的患者要减肥、降低体重。如果非药物治疗无法降低血脂，就在非药物治疗的基础上进行药物治疗，控制血脂水平。

降脂药有时又称为调脂药。疗效肯定、应用最多的降脂药物有两类。第一类是“他汀类”药物，常用的有辛伐他汀（舒降之）、普伐他汀（普拉固）、洛伐他汀（美降脂）、氟伐他汀（来适可）和阿伐河（阿乐）等。“他汀类”降脂药可以阻止胆固醇的合成、增加肝脏清除血液中胆固醇的能力，因此对胆固醇和低密度脂蛋白增高的高血脂症疗效较好，是一种疗效肯定的降脂药物，加之安全性好，可以长期服用，所以成了最常用的降脂药物。第二大类为“贝特类”药物，常用药有非诺贝特（力平脂）、吉非罗齐（诺衡）等，这类药物可以降低甘油三酯，主要用于以甘油三酯升高为主型的高血脂症。由于高血脂症有多种类型，所以针对不同情况对症用药治疗很关键。

他汀类和贝特类药物的副作用相类似，都可导致肝功能异常以及肌肉疼痛，两类药物联合使用会加重药物的副作用，因此不主张联合应用他汀类和贝特类药物。降血脂药服用后需要经过一段时间后才会显出药效，因此不能急于求成，一般服药3～6个月后，血脂会有一定的变化。冠心病患者长期服用他汀类降脂药，可减少脑卒中、心肌梗死等严重心脑血管并发症。许多天然药物和食品也具有较好的降血脂作用，如山楂、丹参、首乌、决明子、葛根、荷叶、绞股蓝、银杏叶等。选用合适的保健品，比如深海鱼油也会对高血脂症的预防和治疗起到一定的辅助作用。

二、高血压和降压药物

(一)疾病概述

人体的心血管系统是重要的运输系统。心脏就像一个血泵，它有规律地收缩，使得血液在血管内不断流动，把氧气和营养物质运送到全身各部位，并将各器官的代谢废物运送到相应的脏器进行处理，这对维持人体的正常功能至关重要。血液在血管内运动时对血管壁的侧压力称为血压。医学上所指的血压通常是指上臂肱动脉血压。心室收缩时，动脉压升高，它所达到的最高值称为收缩压；心室舒张时，动脉压下降，它所达到的最低值称为舒张压。

血液正常的流动必须有合适的压力。血压过低称为低血压，收缩压＜90mmHg，舒张压＜60mmHg，这通常是危重病患者休克的一种表现。临床上常见的是血压不适当地增高，即高血压。世界卫生组织对高血压的诊断标准是，成人收缩压≥160mmHg和舒张压≥95mmHg为高血压。高血压真正的发病机制尚不明，只知它是由多种影响因素造成的，这些因素包括人体内循环血液的总量、心脏收缩力的强弱、大动脉弹性的好坏、全身外周小动脉阻力的大小以及周围神经系统对血压的调节作用。影响血压的任何环节发生功能性或者器质性病变，都会引起血压升高。

患了高血压，如果得不到有效治疗，其自然与必然的过程是：自最早期的"暂时性血压升高"，经由"无症状的持续性高血压"及"无症状的血管病变"，到脑、心、肾、眼等各脏器并发症的出现，尚有突发高血压急症以及由高血压诱发的心脑血管病事件(急性心肌梗死、恶性心律失常、猝死、脑卒中等)的危险，最终使人致残甚至致死。据报道，60%以上的冠心病、80%以上的脑血栓及90%的脑出血患者合并有高血压。研究表明，血压升高，在无临床症状或仅偏高但尚未达到临床高血压标准时，即可使心血管病的发生率成倍增高。

(二)降压药物

预防是防治高血压等心脑血管疾病发生的最实际、花费最少的方法。预防要从年轻时开始，改变生活方式，控制体重，增加体育锻炼；控制盐、糖、脂肪和蛋白质的摄入量，多食富含钾的食物，如蔬菜和水果；戒烟戒酒，少喝茶和咖啡。以前高血压是中老年常见疾病，但现在高血压患者已越来越趋向于年轻化，引起了社会的关注。

采用预防保健措施后血压仍不能恢复正常，则需要服用降压药。一般来说高血压患者是需要终生坚持服药的，以长期保持血压的稳定。高血压的治疗目标是通过用药物控制血压，最终降低高血压患者将来发生心、脑、肾等器官受损甚至死亡的概率。

目前治疗高血压的药物有120多种，临床上主要分为六类。

1. 利尿剂

利尿剂主要有噻嗪类和非噻嗪类两类。主要药物有氢氯噻嗪、氯噻酮、呋塞米等，适用于轻中度高血压患者、单收缩压增高的老年患者及高血压合并心力衰竭患者等。利尿剂的不良反应有低血钾、高尿酸血症、高钙血症、高血糖和高血脂，另外，对肾功能减退的患者会有不利影响。

2. α受体阻滞剂

这类药物可以改善前列腺增生患者的症状，对血脂、血糖没有不良影响，尤其适用于高血压伴前列腺肥大的患者以及有显著血脂、血糖异常的患者。常用药物有多沙唑嗪、哌唑嗪、特拉唑嗪等。但须注意第一次服用应在睡觉前、从小剂量开始，以避免体位变动时出现血压降低造成危险(尤其首次服药时容易发生)，并注意夜间尽量避免起床。

3. β受体阻滞剂

临床应用的种类很多，在降压治疗中常用到的有美托洛尔(倍他乐克)、比索洛尔(康忻、博苏)、卡维地络(金络)，主要适用于各种不同程度的高血压，尤其是心率较快的中、青年患者及合并冠心病或心律失常的患者。不良反应有心动过缓、诱发支气管哮喘、高血糖、高血脂等。

4. 钙拮抗剂

钙拮抗剂降低收缩压的效果明显，因此非常适用于单纯收缩压增高的患者，尤其是老年人。钙拮抗剂在降压中不影响血糖、血脂，高血压合并高血脂或糖尿病的患者使用该类药物副作用较小。钙拮抗剂除降压以外还有抗动脉硬化的效果，因此也适用于高血压伴心绞痛、外周血管病、颈动脉粥样硬化等的患者。常用的钙拮抗剂有尼群地平、非洛地平、氨氯地平、左旋氨氯地平等。不良反应有：易发生面部潮红、头痛、心率加快、踝部水肿，对心脏传导及窦房结功能有抑制，因此对心动过缓和房室传导阻滞者不宜用此药。

5. 血管紧张素转化酶抑制剂(ACEI)

此类药物有卡托普利、依那普利等，适用于不同程度的高血压，尤其是肥胖、糖尿病和心脏、肾脏功能受损的高血压患者，如心力衰竭、血糖异常或糖尿病、肾病的高血压患者。常见的副作用是干咳，一般坚持服用后可以减轻，如果不能忍受，可以换用血管紧张素Ⅱ受体拮抗剂。

6. 血管紧张素Ⅱ受体拮抗剂(ARB)

此类药物的适用范围和血管紧张素转化酶抑制剂相似，它的优点在于疗效好、不良反应很少、不引起干咳，但是价格比较贵。常用药物有氯沙坦、缬沙坦等。

第三节　呼吸系统疾病用药

一、感冒和感冒药

(一)疾病概述

感冒是一种最常见的呼吸系统疾病，分为普通感冒与流行性感冒。普通感冒是由鼻腔病毒和冠状病毒等引起的，无传染性，症状较轻。流行性感冒是由流感病毒引起的急性呼吸道传染病，主要经由空气、飞沫传播，传染性非常强。流感病毒有 A 型、B 型和 C 型三种亚型。由于流感病毒的变异速度非常快，人们对流感病毒变异所产生的新种系常缺乏免疫力，所以流感容易引起暴发性流行。由于流行性感冒的症状与普通感冒的症状极为相似，两者很容易混淆。一般来说，流行性感冒的症状比较严重，起病急且遍布全身，需要较长时间才能得以缓解。普通感冒的症状大多集中于呼吸道，主要表现为打喷嚏、鼻塞、流鼻涕、咽干、咽痛、咳嗽、声音嘶哑等，全身表现有头痛、浑身酸痛、疲乏无力、食欲不振或发热、畏寒等症状，病程一般为 3～7 天，大部分在一周内自行痊愈。但是年长者及患有慢性疾病(如心脏病、慢性呼吸道疾病)的患者则易引起继发性细菌感染而导致支气管炎、肺炎及脑膜炎等并发症，甚至导致死亡。每年因为感冒而致死的病例不在少数，因此对感冒也不能掉以轻心。

(二)感冒药

由于感冒发病急，症状复杂多样，至今仍然没有一种药物能够缓解所有的感冒症状，因此，对感冒大多采用复方制剂。复方中常用的药物成分有以下几类：

(1)解热镇痛药　用于退热和缓解头痛、关节痛等症状，常用药物有阿司匹林、对乙酰氨基酚、双氯芬酸等。

(2)鼻黏膜血管收缩药　解除鼻黏膜充血，缓解鼻腔中毛细血管的肿胀而减轻鼻塞感，减少鼻腔分泌物。常用药物有苯丙醇胺和伪麻黄碱。

(3)组胺拮抗剂　使呼吸道的分泌物干燥和变稠，减少打喷嚏和流鼻涕，同时具有轻微的镇静作用。常用药物有氯苯那敏(扑尔敏)和苯海拉明等。

(4)中枢兴奋药　有些感冒制剂中含有咖啡因，一是为了加强解热镇痛药的疗效，二是可以抵消抗组胺药所引起嗜睡作用。

(5)抗病毒药　能够抑制病毒合成核酸和蛋白质，并抑制病毒从细胞中释放，使疾病得以迅速地控制，常用药物有金刚烷胺、吗啉胍。

感冒是一种良性和自限性疾病，病程多在 1 周左右，无严重症状者不用药物也能自愈。在感冒期间要注意休息，多饮白开水、橘汁或热姜糖水。特殊人群选用感冒药要慎重：孕妇及哺乳期妇女患流感后，应在医生指导下尽量选用中成药或中药治疗；糖尿病、高血压、心脏病、肾病患者不能选用对肝、肾功能有损害的抗流感药；忧郁症、精神疾病、癫痫患者不能选用含有金刚烷、金刚乙胺成分的药物。在连续服用感冒药 1 周后症状仍未缓解或消失者，应向医生咨询；对合并细菌感染者(如呼吸道、肺、喉部)，应合并使用抗生素，以控制感染。

二、咳嗽及止咳药

(一)疾病概述

咳嗽是一种常见的症状，而非一种疾病。引起咳嗽的疾病有很多，比如感冒、慢性支气管炎、哮喘和肺部疾病等。咳嗽其实是一种具有保护作用的人体反射性反应，有利于清除呼吸道分泌物和有害因子。但频繁剧烈地咳嗽，会对患者的工作和生活造成严重的影响，甚至会引起气胸、咯血、咳嗽性晕厥等，此时，咳嗽已失去其保护意义，需用止咳药来进行治疗。

《中国咳嗽指南》按照咳嗽时间的长短将咳嗽分为急性咳嗽(小于 3 周)、亚急性咳嗽(3～8 周)和慢性咳嗽(大于 8 周)。急性咳嗽的常见病因为普通感冒、急性鼻窦炎和急性支气管炎,其中普通感冒又是急性咳嗽最常见的病因。亚急性和慢性咳嗽要比急性咳嗽复杂得多,引起的病因也有很多。如临床上常见的咳嗽变异型哮喘,主要表现为刺激性干咳,并以咳嗽剧烈、夜间咳为主要特征,其用各种止咳药都不会有明显效果,只有使用小剂量糖皮质激素和支气管扩张剂才能缓解症状。又如胃食管反流性咳嗽,用止咳药往往也无效,使用抑酸药和促胃动力药才能最终止住咳嗽。服用血管紧张素转化酶抑制剂类降压药(如卡托普利等)的高血压患者,40%会发生咳嗽,停用该类药物即可止咳。此外,治疗一段时间后咳嗽仍未缓解的患者,则需要进行肺部 CT、支气管镜等检查,以明确是否由于肺癌等疾病引发咳嗽。总之,引起咳嗽的病因多种多样,患者不能擅自选择止咳药服用,一定要查出病因后对症下药,否则会导致病情加重,甚至延误治病时机。

(二)止咳药

由感冒引起的咳嗽,在感冒的不同时期应对症用药。一般感冒初期的咳嗽只是干咳,此时患者首先要多喝水、多休息,吃一些润肺的瓜果和食物,如鸭梨、白萝卜、蜂蜜或鲜姜,或用它们熬汤后服用。如不见好转,长时间干咳,则应对症服用镇咳药物。当咳嗽时出现痰液,且痰量增多,痰液变稠、颜色变深时,表明呼吸道炎症加重,此时需要服用祛痰药物,通过稀释痰液或液化黏痰,使之易于咳出。及时祛痰的目的是清除气管、支气管和肺内变性坏死的组织细胞以及分泌过多的黏液,使呼吸道畅通。若是由细菌感染引起的呼吸系统疾病,则要用祛痰止咳药物结合抗生素消炎止咳。

止咳药主要分为两类,即镇咳药和祛痰药。

1. 镇咳药

镇咳药即中枢性止咳药,该类药作用于大脑的咳嗽中枢,降低其敏感性,进而抑制咳嗽,适用于剧烈的无痰干咳。常用的镇咳药物有可待因、右美沙芬、喷托维林等。中枢性止咳药是一类特殊的药品,它虽然对咳嗽有立竿见影的效果,但会对咳嗽中枢产生较强的抑制作用,所以不可擅自服用,必须有医生处方。老年人、孕妇、小儿应避免服用中枢性止咳药。

可待因具有较强的呼吸抑制作用,服用一段时间后较易成瘾,一般只在剧烈、频繁干咳且伴胸痛时,在医生的指导下少量、短时间服用。

右美沙芬和喷托维林等中枢镇咳药无成瘾性,对呼吸中枢的抑制作用也不明显,安全性比较高,所以临床上应用十分广泛。右美沙芬在 1989 年被世界卫生组织认定为能够取代可待因的一种镇咳药，我国大多数感冒药中都含有这种成分。在正常剂量和方法下使用右美沙芬对抑制咳嗽有明显作用，但是过量使用可导致大脑损伤、失去意识和心律不齐等副作用甚至死亡。因此，目前中国规定从药店中一次购买感冒药的数量不能超过 5 盒，以防过量服用而引起严重不良反应。

2. 祛痰药

目前，临床上常用的祛痰药有恶心性祛痰药和黏液溶解药两种。如果咳嗽时多痰或者痰液黏稠，应选择祛痰或化痰的止咳药。因为痰液潴留在体内，不仅会使病原体在呼吸道内生长繁殖，导致炎症的恶化，还会阻塞支气管，发生缺氧、呼吸困难等情况。对多痰引起的咳嗽要禁用中枢性止咳药，否则可因抑制咳嗽反射而引起痰液阻塞，加重病情，甚至发生窒息。祛痰药的作用机制为分解黏液的多糖纤维，使痰变稀且黏稠度降低，再借助咳嗽排出，这是治疗咳嗽最重要的对症措施之一。

恶心性祛痰药常用的有氯化铵。氯化铵可引起恶心、呕吐、胃痛等刺激症状，因此临床较少单独应用，一般多用其合剂。如“非那根止咳糖浆”含氯化铵、异丙嗪和愈创甘油醚，是临床上较常用的一种止咳药，有祛痰和抗过敏作用，可用于伤风感冒及过敏性支气管炎，尤其适用于急性呼吸道炎症时痰液黏稠不易咳出的患者。常用的祛痰药还有盐酸溴己新(必嗽平)，其不良反应有恶心、胃部不适感，胃溃疡患者慎用。

黏液溶解药能使稠厚的痰液溶解，黏度降低后便于咯出。常用的药物有以下几种：①氨溴索(沐舒坦)，该药是一种强力的祛痰药物，它通过促进支气管分泌物排出，稀释黏稠的痰液，使呼吸道中浓稠痰液更轻松、更快地排出；释放、加强纤毛(气管表面细小的毛发状突起)摆动，促使纤毛运输系统排出异常黏液；还能增加人体中表面活性物质的产生，以预防病毒和细菌侵袭人体的肺部。另外，氨溴索还能起到局部麻醉的舒缓效果。氨溴索的多重作用使其疗效达到最佳。②乙酰半胱氨酸(痰易净)，该药可使痰中黏蛋白分解，从而使痰液变得稀薄，易于咳出。该药为喷雾剂型，不良反应有恶心、呕吐、支气管痉挛，故支气管哮喘患者禁用。③标准桃金娘油肠溶胶囊(吉诺通)，通过促溶、调节分泌及主动促排作用，使黏液易于排出。标准桃金娘油还具有抗炎杀菌的作用，能够改善呼吸道炎症，基本上无不良反应。上述药物除了能使痰液变稀外，均能促进纤毛运动及保护支气管黏膜，是目前最为理想的祛痰药，如果痰液为黄色或绿色脓液，说明伴有感染，此时除选用止咳化痰药外，尚需添加抗生素。

另外，一些中草药止咳药物大多数同时含有镇咳和祛痰的功效，如复方甘草口服溶液、复方鲜竹沥液、雪炼川贝枇杷膏、蛇胆川贝液、克咳、急支糖浆等，它们的优势是药性温和，从病源下手，根除疾病，只是治疗周期相对较长。

三、哮喘和平喘药

(一)疾病概述

哮喘是由多种细胞特别是肥大细胞、嗜酸性粒细胞和T淋巴细胞参与的慢性气道炎症，与哮喘相关的症状有咳嗽、喘息、呼吸困难、胸闷、咳痰等，典型的表现是发作性伴有哮鸣音的呼气性呼吸困难，严重者可被迫采取坐位或呈端坐呼吸、干咳或咯大量白色泡沫痰，甚至出现发绀等。哮喘症状可在数分钟内发作，持续数小时到数天。

哮喘的发病特征包括以下几方面：

(1)发作性　当遇到诱发因素时呈发作性加重。

(2)时间节律性　常在夜间及凌晨发作或加重。

(3)季节性　常在秋冬季节发作或加重。

(4)可逆性　平喘药通常能够缓解症状，可有明显的缓解期。

哮喘发病机制尚不完全清楚，目前认为变态反应、气道慢性炎症、气道反应性增高及植物神经功能障碍等因素相互作用，共同参与了哮喘的发病过程。

变态反应——当过敏原进入具有过敏体质的机体后，通过巨细胞和T淋巴细胞的传递，可刺激机体的B淋巴细胞合成特异性IgE，并结合于肥大细胞和嗜碱性粒细胞表面的高亲和性的IgE受体，若过敏原再次进入体内，可与肥大细胞和嗜碱性粒细胞表面的IgE交联，从而促发细胞内一系列的反应，使该细胞合成并释放多种活性介质，导致平滑肌收缩、黏液分泌增加、血管通透性增高和炎症细胞浸润等。炎症细胞在介质的作用下又可分泌多种介质，使气道病变加重，炎症浸润增加，产生哮喘的临床症状。

气道慢性炎症被认为是哮喘病理改变和反复发作的主要病理生理机制。不论哪一种类型的哮喘、哪一期的哮喘，都表现为以肥大细胞、嗜酸性粒细胞和T淋巴细胞为主的多种炎症细胞在气道的浸润和聚集，这些细胞相互作用，可以分泌出数十种炎症介质和细胞因子，这些介质、细胞因子与炎症细胞互相作用构成复杂的网络，它们相互作用和影响使气道炎症持续存在。当机体遇到诱发因素时，这些炎症细胞能够释放多种炎症介质和细胞因子，引起气道平滑肌收缩、黏液分泌增加、血浆渗出和黏膜水肿。

气道高反应性是哮喘发生、发展的另一个重要因素，表现为气道对各种刺激因子表现过强或过早的收缩反应。目前普遍认为气道炎症是导致气道高反应性的重要机制之一，气道上皮损伤和上皮内神经的调控等因素亦参与了发病过程。

神经因素也被认为是哮喘发病的重要环节。支气管受复杂的植物神经支配，除胆碱能神经、肾上腺素能神经外，还有非肾上腺素能、非胆碱能神经系统(NANC)。支气管哮喘与β-肾上腺素能受体功能低下和迷走神经张力亢进有关，并可能有α-肾上腺素能神经的反应性增加。NANC能释放舒张支气管平滑肌的神经介质，如血管肠激肽、一氧化氮，也能释放收缩支气管平滑肌的介质，如神经激肽。神经系统紊乱可致神经介质平衡失调，引发支气管平滑肌收缩。

（二）平喘药

治疗哮喘的药物因其均具有平喘作用，常称为平喘药。临床上常用的平喘药物有支气管舒张药和抗炎药。

1. 支气管舒张药

支气管舒张药的主要作用为舒张支气管，控制哮喘的急性症状。常用的药物有β_2受体激动剂、茶碱类和抗胆碱类。

（1）β_2激动剂　β_2激动剂主要通过激动气道平滑肌的β_2-受体，活化腺苷酸环化酶，使细胞内的环磷腺苷（cAMP）含量增加、游离Ca^{2+}减少，从而使支气管平滑肌松弛，是控制哮喘急性发作的首选药物。β_2激动剂也能激动肥大细胞膜上的β_2-受体，抑制介质的释放。但长期应用可引起β_2-受体功能下调和气道反应性增高，因此，需经常使用β_2激动剂者（2次/周）应该配合长期规律地应用吸入激素。此类药物有数十个品种，可分成三代：第一代为非选择性的β_2激动剂，如肾上腺素、麻黄素和异丙肾上腺素等，因其对心血管的副作用多，已被高选择性的β_2激动剂所代替；第二代为短效的选择性β_2激动剂，如沙丁胺醇、特布他林和酚丙喘宁等，作用时间4～6小时，对心血管系统的副作用明显减少；第三代为新一代长效的选择性β_2激动剂，如福米特罗和丙卡特罗等，作用时间长达12小时，尤其适用于夜间哮喘。总之，β_2激动剂是缓解急性发作症状的第一线药物，以第二代药物最常用。第三代药物主要与吸入激素联合应用，起到稳定气道、减少发作的作用。β_2激动剂的用药方法可采用吸入、口服或静脉注射，首选吸入法，其作用迅速、气道内药量高、全身副作用少。吸入的方法有定量气雾剂（MDI）、干粉吸入剂和持续雾化吸入，其中以MDI最为常用。

（2）茶碱类　茶碱类不仅能抑制磷酸二酯酶、提高平滑肌细胞内的cAMP浓度，还具有腺苷受体的拮抗作用，并能促进体内肾上腺素的分泌，增强气道纤毛清除功能和抗炎作用，是常用的哮喘治疗药物。目前用于临床的药物品种有氨茶碱、茶碱、羟丙茶碱、二羟丙茶碱、恩丙茶碱等，可以口服和静脉用药。口服药有普通剂型和缓释型（长效）两种。缓释型茶碱血药浓度平稳，有利于提高疗效和降低不良反应，但起效时间较长。茶碱的主要不良反应为胃肠道症状（恶心、呕吐）、心血管症状（心动过速、心律失常、血压下降），偶有兴奋呼吸中枢的毒副作用，严重者可引起抽搐乃至死亡。用药过程中最好对血浆氨茶碱浓度进行监测（安全浓度为10～20μg/ml）；妊娠、小儿或老年人以及患有心、肝、肾功能障碍及甲状腺功能亢进者尤须慎用。

(3)抗胆碱药物　吸入抗胆碱药物，如溴化异丙托品等，可以阻断节后迷走神经通路，降低迷走神经兴奋性而起舒张支气管的作用，并能阻断反射性支气管收缩。其与 β_2 激动剂联合吸入治疗，可使支气管舒张作用增强并持久，主要应用于单独应用 β_2 激动剂未能控制症状的患者，对合并有慢性阻塞性肺疾病的患者尤为合适，可用 MDI 或持续雾化吸入，约 15 分钟起效，维持 6～8 小时。该类药物不良反应少，少数患者有口苦或口干感。

2. 抗炎药

由于哮喘的病理基础是慢性非特异性炎症，所以用抗炎药控制慢性气道炎症是哮喘的基本治疗方法，对哮喘长期理想的控制起到重要的作用。常用的药物是吸入性糖皮质激素和色苷酸类药物。一些新的药物，如白三烯调节剂、长效 β_2 激动剂和控释型茶碱也有一定的抗炎作用。

(1)糖皮质激素　这是当前防治哮喘最有效的药物，可分为吸入、口服和静脉用药，其主要作用机制是：抑制炎症细胞的迁移和活化；抑制细胞因子的生成；抑制炎症介质的释放；增强平滑肌细胞 β_2 受体的反应性。吸入型糖皮质激素是控制哮喘长期稳定的最基本治疗药物，是哮喘的第一线用药。吸入型糖皮质激素通过在分子结构上增加酯性基团，使局部抗炎效价明显增加，作用于呼吸道局部，所用剂量较小，药物进入血液循环后在肝脏迅速被灭活，全身性不良反应少，其主要不良反应是口咽不适、口咽炎、声音嘶哑或口咽部念珠菌感染，喷药后用清水漱口可减轻局部反应。常用的吸入激素有二丙酸倍氯米松、布地奈德、氟尼缩松和曲安缩松等，近年来已发展了一些活性更强的新吸入激素，如氟替卡松等，其作用增强了两倍、副作用较少。另外，长效 β_2 激动剂或控释型茶碱类药物在单独应用时无明显抗炎作用，但与吸入皮质激素联合使用，可明显增加吸入激素的抗炎作用。

(2)色苷酸二钠　这是一种非皮质激素类抗炎药物，作用机制尚未完全阐明，已知该药能够稳定肥大细胞膜，抑制介质释放，对其他炎症细胞释放介质亦有一定的抑制作用，能预防变应原引起的变态反应以及运动和过度通气引起的气道收缩。本品无体内蓄积作用，少数病例可有咽喉不适、胸闷，偶见皮疹，孕妇慎用。

(3)白三烯调节剂　包括白三烯受体拮抗剂和合成抑制剂(5-脂氧酶抑制剂)。目前成功应用于临床的半胱氨酰白三烯受体拮抗剂有扎鲁斯特和孟鲁斯特，其不仅能缓解哮喘症状，而且能减轻气道炎症，具有一定的临床疗效，可以用于不能使用激素的患者。其主要不良反应有胃肠道症状，通常症状较轻微，少数有皮疹、血管性水肿、转氨酶升高，停药后可恢复正常。

第四节　消化系统疾病用药

消化系统疾病是一类常见病，患者数约占全球人口的10%～20%，我国发病率在10%左右。消化系统药物种类众多，主要可以分为助消化药、抑酸药、抗酸药、胃动力药、胃肠黏膜保护剂、泻药和止泻药。

一、助消化药

助消化药是一类能够促进胃肠道消化过程的药物，主要品种有胃蛋白酶、胰酶、胰淀双酶片、复方淀粉酶、干酵母、多酶片、康胃素、乳酶生片、消胀片等。大多数助消化药本身就是消化酶的主要成分，用于消化道分泌不足时，发挥替代疗法的作用。本类药物主要用作消化不良、食欲不振及肝和胰腺疾病引起的消化障碍的辅助治疗。此类药物的使用注意事项如下：①本类药物大多数为酶类或活菌，性质不太稳定，放置时间过长，则药物的效价会下降，故宜用新制产品，并应置于冷暗处贮存，过期后不得再用；②抗生素可抑制或杀灭助消化药的药物活性、降低效价，吸附剂可吸附药物、降低疗效，所以助消化药不宜与抗生素（如四环素、红霉素、头孢菌素、黄连素、喹诺酮类药物）或吸附剂（活性炭、铁剂、钙剂）合用，如合用，应间隔2～3小时使用；③酸和碱均可使助消化药的药效降低或失活，口服助消化药时禁用酸碱性较强的药物和食物；④干酵母和乳酶生片的不良反应较少，但不可过量，过量可能导致腹泻。

二、抑酸药

很多胃部的不适症状和炎症都是由于胃酸分泌过多造成的。抑酸药物能够抑制胃酸分泌、缓解由于胃酸分泌过多而导致的各种胃部不适症状。目前疗效较好的抑酸药物根据作用机理的不同可分为两类：H_2受体阻滞剂和质子泵抑制剂（PPI）。

（1）H_2受体阻滞剂　该类药物与组胺竞争胃壁细胞上H_2受体并与之结合，可减少组胺引起的胃酸分泌，从而抑制胃酸分泌。H受体阻滞剂有西咪替丁（泰胃美）、雷尼替丁、法莫替丁（高舒达、信法丁）、尼扎替丁，其中法莫替丁为第三代H_2受体阻滞剂，抑制酸分泌的能力比第一代西咪替丁强40倍，比第二代雷尼替丁强7.5倍，而且法莫替丁的作用时间比前两代药物长，可以减少给药次数，每12小时给药1次，即能持续有效地抑制胃酸分泌。该类药物的主要副作用为头痛、头晕、嗜睡、恶心、腹泻、皮疹、心率增加、血压升高。

（2）质子泵抑制剂（PPI）　胃壁细胞的细胞膜上分布着氢—钾磷酸腺苷酶（AT-

Pase)，它能将细胞外的 K^+ 泵入细胞内，而将 H^+ 泵出细胞外，H^+ 与 Cl^- 结合形成胃酸，是胃酸分泌的最终途径。PPI 通过抑制胃壁细胞内的 ATPase，产生较 H_2 受体阻滞剂更强、更持久的抑酸效应，是目前抑酸作用最有效的药物。PPI 药物有奥美拉唑（洛赛克）、兰索拉唑（达克普隆）、泮托拉唑（泰美尼克）、雷贝拉唑（波利特）、埃索美拉唑（耐信），其主要副作用有恶心、胀气、腹泻、便秘、上腹痛等。

三、抗酸药

抗酸药物是治疗消化性溃疡的传统药物。由于消化性溃疡属于全球性的多发病，因此，抗酸药物在全球各大药物类别中一直位居前列，市场规模巨大。抗酸药的原理是利用酸碱中和，提高胃液的 pH 值，减轻胃酸对消化道黏膜的刺激，达到止痛的作用。

抗酸药按是否进入体内被吸收可分为两类：

(1)系统性抗酸药　此类药物在肠内形成可溶性碱性化合物，较易被人体吸收，导致代谢性碱中毒，如碳酸氢钠。

(2)非系统性抗酸药　该类药物在肠内形成不溶性碱性化合物，较难被人体吸收，因此不会引起体液的碱化，常用药物有碳酸钙、氧化镁、氢氧化铝和三硅酸镁。此外，常用的还有胃得乐（胃速乐）和乐得胃，这两种药物均兼有保护胃黏膜和消除幽门螺杆菌的作用。

理想的抗酸药应具备以下特点：

①中和胃酸的作用强大而持久，使胃内容物的 pH 值维持在 3.5 以上，此时胃蛋白酶的消化作用大部分停止。

②与胃酸作用不产生二氧化碳。

③不引起便秘和腹泻。

④没有使体液碱化的作用。

抗酸药种类虽多，但若以上述标准去衡量，没有一个是理想的，这就需要我们在选择抗酸药时除了考虑价格和效果外，更重要的是要考虑其副作用。例如碳酸钙和氢氧化铝可致便秘；长期服用含三硅酸镁的抗酸药可发生二氧化硅尿石；各种含铝化合物可以吸附有机和无机物质，如氢氧化铝在肠内与磷酸盐结合，长期服用可以导致骨代谢异常和骨质软化。由于抗酸药单一制剂的副作用较突出，应用受到限制，目前大多采用复方制剂，以减少便秘、腹泻等不良反应。常用的抗酸复方制剂有罗内片、达喜片、胃仙-U 片。液态或粉剂抗酸药要比片剂有效，可能是分散更快的缘故，所以如果应用片剂，应该在咽下前嚼碎。

抗酸药在体内作用持续时间的影响因素有三个：抗酸药的中和能力、胃酸分泌的速率、胃排空的速率，其中以第三个因素最重要，因此抗酸治疗的主要限制因素就是胃的排空速率，那么抗酸药的用药频率便成为合理治疗中最重要的一环。抗酸药在尚未发挥其全部效能以前被排入肠道，就不再发挥效力。因此，为了达到持续中和胃酸的目的，不是增加药物的剂量，而要增加用药的频率。临床上，在进行抗酸治疗时，常常辅以抗胆碱能药，使胃的运动减弱，从而延长胃的排空时间和增加抗酸药的作用时间。此外，饭后 1 小时服药，由于胃排空减慢，药效可维持 3 小时之久。一般情况下，抗酸药的用药时间是每次饭后 1 小时、3 小时以及睡前各 1 次，一日共用药 7 次。

抗酸治疗的目的在于使溃疡完全愈合，溃疡愈合的时间一般需要 8 周。在溃疡完全愈合以前，症状往往早已消失。因此，绝对不应以症状消失作为停止抗酸治疗的标准，否则，症状会迅速重现，还会造成原有溃疡的恶化。抗酸治疗的时间一般不应少于 3 个月。

四、胃动力药

胃动力药是增强胃肠道收缩力和加速胃肠蠕动的药物，甲氧氯普胺（胃复安）是最早被使用的促胃动力药。作用机制系作用于多思胺-2 受体，阻止多巴胺对上消化道的抑制作用，直接或间接激动胆碱能受体，从而增加胃收缩力，增强胃肠蠕动，加快胃排空。甲氧氯普胺还可以间接作用于大脑的催吐化学感应区，兼有强大的中枢镇吐作用，亦可作为止吐剂。其副作用主要有嗜睡、忧郁、焦虑等中枢神经系统症状。由于该药能够通过血脑屏障引起较严重的锥体外系副作用，可出现肌肉震颤、头向后倾、斜颈、说话发音困难、共济失调等，临床应用受到限制。

多潘立酮（吗丁啉）的作用类似于甲氧氯普胺，为特异性周围神经多巴胺受体拮抗剂，仅作用于靶器官多巴胺受体，阻止多巴胺对上消化道的抑制作用，增强胃蠕动，促进胃排空，效果要比甲氧氯普胺强 10 倍。多潘立酮不能通过血脑屏障，故罕见神经系统副作用，主要副作用有口干、头痛、头晕、皮疹、腹泻。

五、胃黏膜保护剂

具有保护和增强胃黏膜防御功能的一类药物统称为胃黏膜保护剂。常用的胃黏膜保护剂有胶体，还有一些抗酸剂（如胃必治、乐得胃等）也具有提高胃黏膜防御功能的保护作用。胃黏膜防御作用的损害是溃疡形成的重要因素，强化黏膜防卫能力，促进黏膜的修复是治疗消化性溃疡的重要环节之一，目前该类药物已成为治疗胃溃疡的主要药物。临床常用的胃黏膜保护剂有枸橼酸铋钾和硫糖铝。

1. 枸橼酸铋钾

枸橼酸铋钾的作用有：

(1)在胃内酸性环境下铋与枸橼酸之间的键开放,与溃疡面的粘蛋白形成螯合键,在溃疡面上沉淀下来形成覆盖物,阻止胃酸、胃蛋白酶对溃疡的进一步刺激。

(2)抑制胃蛋白酶对胃壁蛋白的降解。

(3)与表皮生长因子形成复合物,聚集于溃疡部位,促进上皮再生和溃疡愈合。不良反应为便秘、恶心、一过性血清转氨酶升高等。

2. 硫糖铝

硫糖铝是硫酸化二糖和氢氧化铝的复合物,在酸性胃液中,凝聚成糊状黏稠物,可附着于胃、十二指肠黏膜表面,与溃疡面附着作用尤为显著,覆盖于溃疡面上之后,阻止胃酸、胃蛋白酶继续侵袭溃疡面,有利于黏膜上皮细胞的再生,从而促进溃疡的愈合。较常见的不良反应是便秘。

六、泻药

泻药是促进排便反射或使排便顺利的药物,主要用于解除便秘,使手术后、痔疮和心肌梗死的患者粪便变软、排便时不费力。泻药也可在排除胃肠道毒物或服驱虫药后用于排除虫体和药物。

泻药按其作用原理可分为刺激性泻剂、盐性泻剂、渗透性泻剂、润滑性泻剂和微生态制剂。

1. 刺激性泻剂

主要通过药物本身及其体内代谢产物直接刺激肠壁,使肠道发生痉挛、收缩,推动粪便下行而排出。该类药物主要有蒽醌类(番泻叶、大黄)、多酚类(果导)、蓖麻油等。刺激性泻药为非处方药,不需医生开药,大小药店均有出售。其作用温和,对大多数患者有效,是便秘患者最常用的药物。但刺激性泻药长期使用会对肠肌间神经丛造成损害,并加重便秘,而且在治疗过程中会导致肠道敏感性降低,患者会逐渐对此类药物产生耐受反应。更加严重的是,已有研究证明果导类有致癌作用,国外已经禁用。

2. 盐性泻剂

盐性导泻药常用的有硫酸镁、硫酸钠、电解质溶液等,其作用机制是通过高渗盐的渗透性作用,使肠腔内的渗透压增高,继而增加粪便的含水量来达到导泻目的。由于盐性导泻药服用后能迅速排便,短时间内可引起水样腹泻,故常用于清洁肠道,也用于中毒者促进胃肠道内毒素排除,以减少或防止毒素的吸收。另外,因其可引起水、盐电解质紊乱,故合并有肾功能不全、充血性心脏病的便秘者不宜或禁止使用盐性导泻药。

3. 渗透性泻剂

作用机制为其服用后在肠腔内不能被吸收,从而使肠腔渗透压增高,明显增加肠内容物的含水量,进而软化大便,使肠内粪便体积增大,刺激肠蠕动而通便。这类药物包括山梨醇、乳果糖、聚乙二醇类制剂。此类药物的优点是无成瘾性，并且减药或停药后不反弹；因其服用后排出的大便多不成形，故尤适用于有痔疮、肛裂等疾病的便秘者。但不足之处是服药后腹胀较明显，不过多数患者一般能耐受此不良反应。

4. 润滑性泻剂

此类泻剂大多是无机矿物油，但食物油、牛奶、麻油等在民间也被当作润滑剂使用。因无机矿物油在肠内不被吸收，同时还可以阻碍肠内水的吸收，故具有润滑肠道、软化大便的作用，进而使粪便易于排出。常用的制剂有液体石蜡、甘油、多酯钠等。另外，润滑性泻剂除口服外，还可用于灌肠，使残留于肛管、直肠的大便得以清除，是较理想的通便剂。由于其具有润滑、软化大便的作用，排便时费力少，因此较适用于孕妇或有肛周疾病的患者，也适用于老年人及小儿便秘，但长期应用可能会影响脂溶性维生素以及钙、磷的吸收，应加以注意。

5. 微生态制剂

便秘时结肠蠕动减弱或消失，往往与肠道菌群失调有关。微生态制剂能够补充和促进有益菌在肠道内定植和增殖，使肠道菌群得以调整，抑制腐败过程，改善肠道内环境。大量的乳酸可刺激肠壁蠕动，还可促进肠内多种维生素的合成，增加铁、钙和维生素 D 的吸收。微生态制剂通常含有双歧杆菌、乳酸杆菌、地衣芽孢菌、保加利亚乳杆菌、嗜热链球菌等肠道有益菌群。常用的乳酶生、丽珠肠乐、肠泰等都属于这类药物。微生态制剂多属非处方药（OTC）产品，市场多有销售，患者获取方便。由于其作用是补充调节肠道正常菌群的平衡，故无副作用，也不产生依赖。但该类制剂起效较慢，单独使用有时效果不理想，故往往需要与其他泻药合用。另外，该类制剂不仅已制成药物，而且也应用于许多保健食品中，如酸奶。通常，富含膳食纤维的食品均有助于肠道微生态平衡，如谷物、燕麦、玉米等，这些食物不仅可提供生命活动所需的基本热量和维生素，还含有大量膳食纤维，而膳食纤维可以促进结肠蠕动，并增加肠道的正常细菌数量，帮助吸收。海带、菠菜、芹菜、白菜、豆类等蔬菜也富含膳食纤维，有利于肠道微生态的保持。平日饮食中经常使用上述食物可促进排便，防止发生便秘。

长期服用泻药的患者有可能因药物经常刺激肠壁而引起结肠痉挛性便秘，故有习惯性便秘的患者应养成定时排便的习惯，并增加运动，多食富含纤维素的蔬菜，不可长期依赖泻药。

七、止泻药

腹泻，俗称拉肚子，是消化道系统疾病常见的临床症状。其发病基础是胃肠道的分泌、消化、吸收运动等功能障碍，使食物不能完全分解、吸收量减少和胃肠蠕动加速，最终导致粪便性状稀薄和排便次数增加。常见的腹泻治疗药物应根据病因而定。依据药物作用原理，腹泻药可以分为以下四类：

1. 减弱肠道蠕动类

（1）地芬诺酯（苯乙哌啶） 直接作用于肠道平滑肌，通过抑制肠黏膜感受器，消除局部黏膜的蠕动反射而减弱蠕动，同时可增加肠的节段性收缩，从而延长肠内容物与肠黏膜的接触，促进肠内水分的吸收。其副作用偶见口干、腹部不适、恶心、呕吐、嗜睡、眩晕、头痛、烦躁、失眠等，大剂量可产生欣快感，长期服用可致依赖性。

（2）洛哌丁胺（易蒙停） 能够对抗肠道平滑肌的收缩作用，延长食物在小肠停留的时间，促进水、电解质及葡萄糖的吸收，止泻作用显著，主要副作用有皮疹、口干、腹胀、恶心、厌食、呕吐、头痛、头晕、乏力。

（3）匹维溴铵（得舒特） 为选择性胃肠道钙离子拮抗剂，能够缓解肠道痉挛，恢复正常的肠道运动功能，偶见腹部不适。

2. 收敛吸附剂

（1）双八面蒙脱石（思密达） 层状结构，表面积相当大（约 $100m^2/g$），因此有极强的吸附能力，对消化道内的病毒、细菌及其产生的毒素等攻击因子有较强的选择性固定、抑制作用，使其失去致病能力，并对消化道黏膜有很强的覆盖能力；通过与黏液糖蛋白相互结合，修复、提高黏膜的屏障能力，保护损伤的肠黏膜，减少黏膜溶解和黏膜破坏，增强肠道黏膜对攻击因子的防御能力。思密达不能被肠道吸收，口服 6 个小时左右因肠道自身蠕动连同所固定的攻击因子随粪便排出体外，其可引起轻度便秘。

（2）药用炭 能吸附肠内有害物质，常用于食物中毒。

3. 微生态调节剂

微生态制剂具有双向调节功能，既能用于治疗便秘，又能治疗腹泻。由于抗生素的广泛应用，尤其长期大量滥用，易引起菌群失调性腹泻。在正常人体内，尤其是肠道中存在大量有益的细菌，它们有的将食物残渣发酵转变为酸，也有的将蛋白质残渣转变成氨，这些细菌一旦被误伤，即与其他细菌之间失去平衡，引起腹泻，此时粪便会散发出一股酸味，且有许多泡沫或出现奇臭。若继续应用抗生素，则病情进一步恶化，可突然发生“假膜性肠炎”，死亡率极高，故出现菌群失调性腹泻时，除停用抗生素外，还应服用一些微生态调节剂，使失调的菌群重新恢复平衡。常用的微生态调节剂有以下几种：

（1）双歧杆菌活菌制剂（丽珠肠乐、回春生） 可以补充有益菌，防止致病菌的定植和入侵。本品无毒副反应，服用时应停用抗生素。

（2）双歧三联活菌胶囊（培菲康） 是混有双歧杆菌、嗜酸乳杆菌和粪链球菌三种活菌的制剂，可以补充有益菌，阻止致病菌的定植和入侵，本品无毒副反应，服用时应停用抗生素。

（3）地衣芽孢杆菌活菌制剂（整肠生） 能够产生抗菌活性物质，对致病菌有明显拮抗作用。

(4)酪酸菌制剂(米雅)　能够促使有益菌增殖,抑制病原菌生长,对多种抗生素有较强的耐受性,可与抗生素合用。

(5)乳酸菌素(乳酸杆菌的代谢物)　具有选择性抑制肠内病原菌的作用,无毒副反应。

(6)乐托儿(嗜酸乳杆菌所产生的代谢物)　抑制肠内病原菌,临床用于急性与慢性腹泻,无明显副作用。

4. 其他药物

很多急性腹泻是由于病原微生物感染所引起的,此时就需要使用抗生素联合治疗。用于治疗腹泻的常用抗生素有以下几种:

(1)氨苄西林(氨苄青霉素)　适用于痢疾杆菌、大肠杆菌和沙门氏菌感染,不良反应为过敏反应,多见皮疹,用药前需做青霉素皮试,过敏者禁用,偶见胃肠道反应、转氨酶升高。

(2)头孢氨苄(先锋Ⅳ)　适用于大肠杆菌、沙门氏菌和痢疾杆菌感染,不良反应为胃肠道反应,常见恶心、呕吐、皮疹、转氨酶升高和尿素氮升高。

(3)诺氟沙星(氟哌酸)　适用于痢疾杆菌、大肠杆菌和金黄色葡萄球菌引起的肠道感染,不良反应为胃肠道反应,常见恶心、呕吐及上腹不适,偶见皮疹和转氨酶升高。

(4)呋喃唑酮(痢特灵)　适用于痢疾杆菌、大肠杆菌和金黄色葡萄球菌引起的肠道感染,不良反应为恶心、呕吐、厌食、多发性神经炎。

(5)小檗碱(黄连素)　用于痢疾杆菌、大肠杆菌和金黄色葡萄球菌引起的肠道感染,有缓解肠道痉挛、恢复正常肠道运动的功能,不良反应为胃肠道反应,常见头晕、恶心、呕吐、皮疹和药热。

(6)中药制剂　腹泻时还可以根据病情选用中药品种,如香连丸可用于急性肠炎、急性痢疾,服药期间忌食生冷、油腻;固本益肠丸可用于慢性腹泻,服药期间忌食生冷、辛辣、油腻。

第五节　血液系统疾病用药

一、贫血和贫血治疗药物

(一)疾病概述

贫血是一种常见的综合征,它不是一种独立的疾病名称,而是由多种不同病因或疾病引起的一系列共同症状:外周血液血红蛋白量低于正常值的下限。单位容积血液中血红蛋白量因地区、年龄、性别以及生理性血浆容量的变化而异。婴儿和儿童的血红蛋白量,约比成人低15%,男女之间的差异在青春期后才逐渐明显。世界卫生组织诊断贫血的血红蛋白标准是:成年男性低于13g/dl、成人女性低于12g/dl、孕妇低于11g/dl。各类贫血的共有临床表现为全身各器官组织缺氧及机体对缺氧产生的代偿性变化所引起的一系列症状,如皮肤黏膜和指甲苍白,常有乏力、头昏、记忆力减退、心悸和气急等,活动后尤为明显。严重贫血可有低热、心尖区收缩期杂音、心脏扩大,甚至出现心力衰竭。造成贫血的原因归纳起来可有三个方面:造血的原料不足、人体的造血功能降低(即骨髓的造血功能降低)、红细胞受到过多的破坏或损失。

很多疾病都可伴有贫血,所以一旦发现贫血,必须尽力查明病因,针对不同的病因给予治疗。明确病因前禁忌滥用补血药物,以免延误诊断及治疗时机。贫血可分为多种类型,如缺铁性贫血、巨幼细胞性贫血、再生障碍性贫血、溶血性贫血等。

(二)贫血治疗药物

造成贫血的原因很多,治疗也各不相同,对症下药是关键。如缺乏造血要素的贫血(缺铁性贫血、营养性巨幼细胞性贫血等),应积极补充造血要素,如铁剂、维生素B_{12}或叶酸等,可获得良好效果。

1. 缺铁性贫血用药

铁是人体内制造血红蛋白的重要原料,由于贮存的铁被耗尽而引起红细胞生成障碍所致的贫血称为缺铁性贫血。正常人体是不易缺铁的,因为食物中含铁丰富,而且体内不断衰老破裂的红细胞所释放出的铁又可被机体反复利用。但是在慢性失血(如钩虫病、痔疮)、慢性消耗性疾病(如结核等)、胃肠道对铁的吸收功能不良(如胃酸缺乏)、机体对铁的需要量增加(如妊娠期妇女)和红细胞大量破坏(如疟疾)等情况下,往往引起铁的缺乏而导致贫血。铁剂是治疗这类贫血的有效药物,常用的有硫酸亚铁、枸橼酸铁铵、富马酸亚铁、右旋糖酐铁等,服药时忌饮茶,以免铁被茶叶中的鞣酸沉淀而不能被吸收。

2. 巨幼细胞性贫血用药

巨幼细胞性贫血是由于脱氧核糖核酸(DNA)合成障碍所引起的一种贫血,主要系体内缺乏维生素B_{12}或叶酸所致,亦可因遗传性或药物等获得性DNA合成障碍引起。本症的特点是红细胞形态变大,但是发育不成熟,导致红细胞数目不少但是缺乏输送氧气和营养的能力。本症约95%的病例系因叶酸或(和)维生素B_{12}缺乏引起的营养性贫血。营养性巨幼细胞贫血具有地区性,我国以山西和陕西等地区较多见,患病率可达5.3%,治疗方法除找到病因治疗原发疾病外,就是根据缺什么补什么的原则,补

充维生素 B_{12} 或叶酸。如缺乏维生素 B_{12}，可肌肉注射维生素 B_{12}，凡恶性贫血、胃切除者及先天性内因子缺陷者需终身维持治疗。叶酸缺乏者可口服叶酸，对肠道吸收不良者也可肌肉注射甲酰四氢叶酸钙，直至贫血和病因被纠正。如不能明确是哪一种缺乏，也可以联合应用维生素 B_{12} 和叶酸。

3. 再生障碍性贫血用药

再生障碍性贫血简称再障，是由于骨髓造血功能减退或衰竭而引起的一种疾病，患者血液中不仅红细胞数目减少，而且白细胞和血小板的数目也减少。对此类贫血，要采用刺激红细胞生成的药物，临床上效果较好的药物有红细胞生成素、司坦唑（康力龙）、安雄、达那唑、丙酸睾酮等。红细胞生成素是一种糖蛋白，起源于肾脏，对红细胞系列的增殖、成熟与释放有重要调节作用，该激素对慢性感染、恶性肿瘤及某些结缔组织病所致贫血也有一定效果。

治疗贫血，对症选药很重要，但必须强调：在对症治疗的同时必须积极寻找病因，只有去除病因，才能达到根治的目的。

二、抗凝血药和止血药

（一）抗凝血药

血液凝固是一个复杂的蛋白质水解活化的连锁反应，最终使可溶性的纤维蛋白原变成稳定、难溶的纤维蛋白，网罗血细胞而形成血凝块。参与血液凝固的凝血因子包括以罗马数字编号的 12 个凝血因子和前激肽释放酶、激肽释放酶、高分子激肽原、血小板磷脂等。

抗凝血药是一类干扰凝血因子、阻止血液凝固的药物，主要用于血栓栓塞性疾病的预防与治疗。正常人由于有完整的血液凝固系统和抗凝及纤溶系统，所以血液在血管内既不凝固也不出血，始终自由流动完成其功能，但当机体处于高凝状态或抗凝及纤溶减弱时，则发生血栓栓塞性疾病。常用的抗凝血药有肝素、香豆素类、蝮蛇抗栓酶、阿司匹林和双嘧达莫。

1. 肝素

肝素是一组长短不一、相对分子量在 5 000～30 000 之间的酸性黏多糖混合物，含有大量硫酸基羧基，因此带大量阴电荷且呈强酸性。肝素是一种天然的抗凝血物质，在体内、体外均有强大的抗凝作用，抗凝机制为抑制凝血酶的活性。肝素抑制凝血酶活性的作用与肝素分子长度有关，分子越长，则抑制作用越大，抗凝血作用越强。肝素的临床应用包括：①治疗血栓栓塞性疾病，防止血栓形成与扩大，如深静脉血栓、肺栓塞、脑栓塞以及急性心肌梗死；②治疗弥漫性血管内凝血，应早期应用，防止因纤维蛋白原及其他凝血因子耗竭而发生继发性出血;③心血管手术、心导管、血液透析时抗凝。

药用肝素是从猪小肠和牛肺中提取获得的。肝素是带大量负电荷的大分子,口服不被吸收,常静脉给药。静脉注射后,抗凝作用立即发生。但肝素应用过量,易引起自发性出血,一旦发生自发性出血,应立即停用肝素,并注射带有阳电荷的鱼精蛋白进行中和。部分患者应用肝素 2～14 天,可出现血小板缺乏,这与肝素引起血小板聚集作用有关;连续应用肝素 3～6 个月,可引起骨质疏松,产生自发性骨折;肝素也可引起皮疹等过敏反应。肝、肾功能不全,有出血体质、消化性溃疡、严重高血压患者及孕妇禁用。

2. 香豆素类抗凝剂

香豆素类抗凝剂是一类含有 4-羟基香豆素基本化学结构的抗凝药,口服有效,作用时间较长。常用药物有双香豆素、华法林(苄丙酮香豆素)和醋硝香豆素(新抗凝)等,它们的药理作用相同。香豆素类抗凝剂是维生素 K 的拮抗剂,在肝脏抑制维生素 K 由环氧化物向氢醌型转化,从而阻止维生素 K 的反复利用,影响含有谷氨酸残基的凝血因子Ⅱ、Ⅶ、Ⅸ、Ⅹ的羧化作用,使这些凝血因子停留于无凝血活性的前体阶段,从而影响凝血过程。香豆素类抗凝剂对已形成的上述凝血因子无抑制作用,因此其抗凝作用出现时间较慢,一般需 8～12 小时后发挥作用,1～3 天达到高峰,停药后抗凝作用尚可维持数天。双香豆素的抗凝作用慢而持久,持续 4～7 天;而华法林的抗凝作用出现较快,持续 2～5 天。香豆素类抗凝剂的临床应用与肝素相同,可防止血栓的形成与发展,也可用于风湿性心脏病、髋关节固定术、人工置换心脏瓣膜等手术后防止静脉血栓的发生,或者作为心肌梗死辅助用药。香豆素类抗凝剂起效慢,剂量不易控制,过量易发生出血。如出现出血现象,可用维生素 K 对抗,必要时输新鲜血浆或全血。使用香豆素类抗凝剂的禁忌证同肝素,其他不良反应有胃肠反应、过敏等。

3. 蝮蛇抗栓酶

蝮蛇抗栓酶是从蝮蛇蛇毒中提取出来的一种去纤酶(去纤维蛋白酶),能溶解血浆纤维蛋白原和纤维蛋白,故能溶解血栓。此外,它还能降低血液黏度,延长凝血时间,本品可用于治疗血栓栓塞性疾病,如脑血栓、四肢动静脉血栓、视网膜静脉栓塞等,使用时需静脉滴注,有出血倾向、严重高血压、亚急性心内膜炎、肝及肾功能不全者禁用。

4. 阿司匹林(乙酰水杨酸)

阿司匹林能抑制血小板的释放反应,抑制血小板的聚集,在体内起到抗血栓的作用,临床上用于预防心脑血管疾病的发作。

5. 双嘧达莫(潘生汀)

本品为较强的冠状动脉扩张剂,可改善心肌的供氧和供血,同时不增加心肌耗氧量,用于慢性冠状动脉功能不全、心绞痛、心肌梗死等。另外还有抗病毒性感染、抑制血小板凝聚、防止血栓形成的作用。主要不良反应有胃肠道反应、头痛、眩晕、疲劳、皮疹、潮红。静脉注射时应缓慢，否则可引起低血压，特别是高血压患者；长期大量应用可致出血倾向；低血压患者慎用，心肌梗死的低血压患者禁用。

(二)止血药

止血药是指作用于止血系统，通过增强体内凝血因素、抑制抗凝因素而促进血液凝固的一类药物。常用的止血药按其作用机制可以分为三种：直接作用于血管的药物、凝血因子和促进凝血因子活性的药物、抗纤维蛋白溶解的药物(简称抗纤溶药)。

1. 直接作用于血管的药物

(1)安络血(又名安特诺新)　主要通过增强毛细血管对损伤的抵抗力，使断裂的毛细血管回缩，降低毛细血管的通透性和脆性，从而达到止血的目的。主要用于毛细血管损伤所引起的出血，如脑出血、视网膜出血、鼻血、咯血、肺出血、胃肠出血、子宫出血、血尿、痔疮出血及血小板减少性紫癜等，但对大量出血和动脉出血疗效差。

(2)去氨加压素　能直接作用于血管平滑肌，使毛细血管、小动脉和小静脉收缩，用于肺咯血及门脉高压引起的消化道出血。

2. 凝血因子和促进凝血因子活性的药物

(1)凝血因子制剂　如凝血因子Ⅷ、凝血酶原复合物、冻干人纤维蛋白原等，这些制剂是从健康人或动物血中分离、提纯、经冻干处理而获得的，含有各种凝血因子，常作为替代或补充疗法，防治先天性凝血因子缺乏症，如先天性低纤维蛋白原血症和各型血友病患者的出血，也可用于严重肝脏疾病、手术、维生素K缺乏等获得性凝血因子缺乏所致的出血。

(2)维生素 K_1　是参与肝内凝血酶原合成的必要物质，故本品适用于由维生素K缺乏所引起的各种出血性疾病，如低凝血酶原出血症、新生儿维生素K缺乏性出血。

(3)酚磺乙胺(止血敏，止血定)　可增加血小板数量，并可增强其聚集性和粘附性，促使血小板释放凝血活性物质，加速血块收缩、凝固，还可增强毛细血管抵抗力，降低其通透性，减少血液渗出，故可用于防治外科手术出血、紫癜，以及脑、肺、肝、消化道、尿道、眼底、齿龈等的出血。

3. 抗纤溶药物

(1)6-氨基己酸　对纤维蛋白溶酶原的激活因子产生竞争性抑制作用，使纤维蛋白溶酶原不能被激活为纤维蛋白溶酶，从而抑制纤维蛋白的溶解而达到止血目的。常用于外科手术出血、妇产科出血及肝硬化出血等。

(2)氨甲苯酸　止血原理与6-氨基己酸相同，但效果较其强4～5倍，对一般性渗血效果较好。

第六节　糖尿病和降糖药物

一、疾病概述

在人体十二指肠旁边有一条长形的器官，叫作胰腺，在胰腺中散布着许许多多的细胞群，叫作胰岛，胰岛会分泌一种激素，称为胰岛素。胰岛素是人体内唯一可以降低血糖的激素，如果胰岛不分泌胰岛素或者分泌量很少，以及靶细胞对胰岛素的敏感性降低，就会导致血糖升高。胰岛素属于内分泌激素，所以糖尿病属于内分泌疾病。糖尿病发病率较高，我国一般人群发病率为 1%～2%，老年人发病率更高。由于糖尿病的并发症很多，目前也缺乏有效的预防措施，如任其发展，将造成不可逆性改变，可导致患者病残或死亡，因此，提高对糖尿病的认识，重视早期诊断，有效预防和治疗并发症是当今值得重视的问题。早期非胰岛素依赖型糖尿病患者没有症状，大多于健康检查、普查或诊治其他疾病时发现，在我国仍有相当数量的糖尿病患者未能得到及时的诊断和治疗。

糖尿病分 1 型糖尿病和 2 型糖尿病，又分别称为胰岛素依赖型糖尿病和非胰岛素依赖型糖尿病。其中 1 型糖尿病患者的胰岛完全丧失了分泌胰岛素的功能，体内胰岛素分泌缺乏，多在青少年时期就发病，必须依赖胰岛素治疗维持生命，多见于遗传性的糖尿病。

2 型糖尿病多见于 30 岁以后中老年人，其胰岛素的分泌量并不低甚至还偏高，病因主要是机体对胰岛素不敏感。2 型糖尿病治疗必须以饮食控制、运动治疗为前提。此类糖尿病患者应避免进食糖及含糖食物，减少进食高脂肪及高胆固醇食物，要少食多餐。运动的选择应当在医生的指导下进行，应尽可能做全身运动，包括散步和慢跑等。在此基础上应用适当的胰岛素增敏剂类药物，而不是过度使用刺激胰岛素分泌的药物，以达到长期有效地控制血糖的目的。早期 2 型糖尿病患者大多没有明显的临床症状，故感觉不到治疗的迫切性，但其若发生慢性并发症，将是不可逆性病变，甚至难以控制其发展，所以早期治疗具有重要意义。

二、降糖药物

2 型糖尿病患者单纯饮食控制未能有效地使血糖保持正常水平时，可采用口服降血糖药物治疗。当一种口服降血糖药物无效或失效时，可以试用另外一种。口服降血糖药物在服用数月或数年后由于各种原因出现继发性失效，应换用其他口服降血糖药物。口服降血糖药物对10%～20%的2型糖尿病患者无效，对其需用胰岛素治疗。常用的口服降糖药物有以下几类：

1. 磺脲类降血糖药物

磺脲类降血糖药物可以促使胰岛分泌胰岛素，此外还可通过影响胰岛外的一些途径（如受体和受体后过程）降低血糖。本类药物如使用不当，可能导致低血糖，甚至致死。其副作用有：①低血糖反应，发作较使用胰岛素缓慢，但持续时间可长达1～5天，可致死亡；②继发性失效，多在用药1个月至数年后出现，换用其他磺脲类药物可能仍有效；③少数患者有消化道反应和过敏反应，如皮疹等；④偶有发生骨髓抑制现象。

磺脲类降血糖常用药物有以下几种：

(1)优降糖　作用强，主要影响胰岛素分泌。

(2)氯磺丙脲（特泌胰）　作用强，较多见低血糖反应。由于作用时间长，可能出现蓄积作用。

(3)糖适平（糖肾平）　现在市场上唯一一种主要由肝、胆清除的口服降血糖药物，适用于合并肾功能障碍的患者。其主要副作用有：除过敏性皮炎和低血糖外，有致畸危险，故孕妇禁用；因其影响注意力集中，故汽车司机等从业人员禁用。

(4)达美康　主要作用于胰岛素分泌，而且胰岛外作用较明显，抗血凝作用较强。低血糖反应较罕见，且较轻。

(5)美吡达（美尼达）　除作用于胰岛细胞外，胰岛外作用也较强；无蓄积作用，低血糖反应较短暂；可以抑制血小板凝集现象，有溶纤作用。其副作用有：偶有头疼、眩晕、乏力等。

(6)克糖利　除使胰岛素分泌量增加外，可以改善微循环、减少红细胞粘连等，还可以使体重增加。服用后低血糖反应轻。

2. 双胍类降血糖药物

双胍类降血糖药物的作用机制不完全清楚，已知可以减少葡萄糖的吸收，促进葡萄糖酵解和增强胰岛素的作用。由于其副作用（乳酸中毒）致死率高，又不能使葡萄糖代谢途径恢复正常，故在有的国家已被禁止使用。国内使用的有苯乙双胍（降糖灵），主要副作用有：①老年人和肾功能障碍患者易发生乳酸中毒；②有消化道反应，如食欲不振、恶心、呕吐、腹痛、腹泻等；③部分患者长期服用后感倦怠、乏力、体重减轻、头疼、头晕等；④心血管并发症患者死亡率较高。

3. α-葡萄糖苷酶抑制剂

α-葡萄糖苷酶抑制剂以延缓肠道碳水化合物吸收来治疗糖尿病，是比较成熟的糖尿病治疗药物，已广泛应用于临床。其作用机制为：竞争性抑制位于小肠的各种α-葡萄糖苷酶，使淀粉类分解为葡萄糖的速度减慢，从而减缓肠道内葡萄糖的吸收，降低餐后高血糖。葡萄糖苷酶抑制剂不刺激胰岛分泌胰岛素，但可降低餐后胰岛素水平，说明其可增加胰岛素的敏感性。目前已进入市场并在临床上常用的α-葡萄糖苷酶抑制剂类降糖药主要有：阿卡波糖（德国拜耳的拜糖平、中美华东的卡博平）、伏格列波糖（天津武田的倍欣）、米格列醇（四川维奥的奥恬苹）。

4. 胰岛素增敏剂

胰岛素增敏剂又称噻唑烷二酮类药物，是20世纪80年代初期研制成功的一类具有提高胰岛素敏感性的新型口服抗糖药物。其作用机制为：调控与胰岛素效应有关的多种基因的转录，增加葡萄糖对胰岛素的敏感性，降低胰岛素抵抗。目前临床上常用的噻唑烷二酮类药物主要有罗格列酮和吡格列酮两大类。罗格列酮类药物有：罗格列酮（成都恒瑞的爱能）、罗格列酮钠（太极药业的太罗）、盐酸罗格列酮（上海三维的维戈洛）、马来酸罗格列酮（葛兰素史克的文迪雅）。吡格列酮类药物有：盐酸吡格列酮（太洋药业的艾汀、中美华东的卡司平、成都恒瑞的瑞彤）。

治疗糖尿病的药物还是比较有限的，糖尿病的治疗往往需要多种药物联合应用、合理搭配，才能有效提高治疗效果。

5. 胰岛素

1型糖尿病和2型糖尿病患者中用其他疗法控制不良者，需要用胰岛素进行治疗。由于胰岛素为蛋白质结构，口服后会被胃蛋白酶破坏，目前主要通过皮下注射给药，这会给患者带来一定的痛苦。国外正在积极研制开发其他给药剂型，比如喷雾剂和滴鼻剂型，但由于吸收欠稳定而未被临床广泛采用。近年来，出现一些新型胰岛素和长效胰岛素，有的可以避开胃酸，直达小肠，在小肠内释放出胰岛素和其他物质的混合剂，加速小肠壁吸收胰岛素；有的可以延长药物在体内的时间，从而减少注射的次数；也有对注射器进行改良，以减少患者注射时的不适感。

胰岛素按照来源不同可以分为以下几种：

（1）动物胰岛素　从猪和牛的胰腺中提取，两者药效相同，但与人胰岛素相比，猪胰岛素中有1个氨基酸不同，牛胰岛素中有3个氨基酸不同，且动物胰岛素是外源物质，因而易产生抗体。从动物中提取的胰岛素含量有限，并且价格昂贵。

（2）半合成人胰岛素　将猪胰岛素第30位丙氨酸置换成与人胰岛素相同的苏氨酸，即为半合成人胰岛素。

（3）生物全合成人胰岛素　利用基因工程菌表达人胰岛素基因，从培养液中获得高纯度的人胰岛素，其氨基酸排列顺序及生物活性与人体本身的胰岛素完全相同。利用基因工程菌生产胰岛素，不仅可以满足市场对胰岛素的需求，而且价格大幅度降低，保证了用药的经济性。20世纪后期，基因重组人胰岛素产品被引入国内，得到了医生与患者的认可，每年以30%左右的速度增长。

胰岛素根据其药效作用时间的长短可以分为以下三类：

(1)速效类产品　该类产品具有如下特点：①起效快，皮下注射后 15 分钟起效，可以在餐前即刻甚至餐后立即注射，不需提前半小时；②达峰快，注射后 30～60 分钟达到药效高峰，恰好与餐后血糖高峰时间相匹配，控制餐后血糖效果好；③药效维持时间短，大约 3 小时，能够很好地控制餐后血糖而且不容易发生低血糖。

(2)长效类产品　为了延长胰岛素在体内的持续时间，可使用与鱼精蛋白结合的鱼精蛋白胰岛素，或者鱼精蛋白、氯化锌和胰岛素结合的鱼精蛋白—锌—胰岛素。这类产品在注射后 4～6 小时起效，4～20 小时后血药浓度达到峰值，药效持续时间可达 24～36 小时。

介于速效和长效之间的胰岛素还有短效和中效类产品。

(3)混合类产品　即将速效与长效类产品预先混合，可一次注射，优点为起效快，持续时间长，是市场上比较受欢迎的产品。

胰岛素一般为皮下注射，有时采用肌注方式，只有在急症时(如糖尿病性昏迷)才采用静注方式。因患者的胰岛素需要量受饮食、病情轻重、体型胖瘦、体力活动强度等因素影响，故使用剂量应个体化。患者在使用胰岛素前，要住院观察以确定胰岛素的个人使用量。

胰岛素最常见的副作用为低血糖反应，一般由运动过度、食量减少以及胰岛素用量不当引起。低血糖反应症状有饥饿感、头晕、出汗、心悸，甚至出现神经症状，如烦躁不安、语无伦次、哭笑无常，有时会更严重，甚而昏厥、抽搐、状似癫痫，昏迷不醒，以致死亡。患者应该熟知低血糖反应，随时提高警惕，及早摄食糕饼、糖食或糖水以缓解，较重者应立即静脉注射葡萄糖水直至清醒状态，当血糖恢复正常后必须谨慎估计下次用药剂量，分析病情，以防再发。多次低血糖反应会使糖尿病病情趋于复杂和严重，因此要尽量避免低血糖的发生。

第七节　解热镇痛药

解热镇痛药是一类具有解热、镇痛作用的药物，由于此类药物还同时具有显著的抗炎、抗风湿作用，因此，又称为解热镇痛抗炎药。鉴于其抗炎作用的机制与糖皮质激素(具有甾体结构)不同，从 1974 年起，国际上将这类药物称为非甾体抗炎药。本类药物的共同药理作用基础是可抑制体内炎症介质前列腺素的生物合成。当人体组织发生损伤或有炎症时，局部会合成和释放某些致痛物质如缓激酞、前列腺素、组胺而引起疼痛。其中，前列腺素既能致痛，又能使痛觉感受器对缓激肽等致痛物质的敏感性增高，痛觉增敏。解热镇痛药能抑制前列腺素的合成与释放，从而消除其致痛和痛觉增敏的双重效应而发挥镇痛作用。解热镇痛药的解热作用机制为抑制体内环氧酶，减少前列腺素的合成，使发热者的体温降低，但对体温正常者无影响。解热镇痛药的镇痛作用部位主要在外周，镇痛作用不如吗啡等成瘾性镇痛药，对各种创伤性剧痛及内脏平滑肌绞痛无效，但对头痛、牙痛、神经痛、肌肉痛、关节痛、月经痛等慢性钝痛有较好的镇痛效果。该类药物久用无耐受性和成瘾性，不抑制呼吸。解热镇痛药根据化学结构的不同，可以分为水杨酸类、苯胺类、吲哚类、丙酸类、选择性环氧酶-2 抑制剂等。

一、水杨酸类药物

水杨酸类药物是应用最早的一类解热镇痛抗炎药，在临床上使用最为广泛和持久的为阿司匹林(aspirin)，又名乙酰水杨酸。阿司匹林的药理作用和临床应用包括解热镇痛、抗风湿和抗血栓形成。

(1)解热镇痛　阿司匹林具有显著的解热镇痛作用，能使发热者的体温降低到正常，而对体温正常者一般无影响。其对轻、中度体表疼痛，尤其是炎症性疼痛有明显镇痛作用，临床上常用于感冒发热引发的头痛、偏头痛、牙痛、神经痛、关节痛、肌肉痛和痛经等。

(2)抗风湿　阿司匹林在使用最大耐受剂量下有明显的抗炎、抗风湿作用，能使急性风湿患者的临床症状在用药后 24～48 小时内得到缓解，也能明显减轻风湿性关节炎和类风湿性关节炎患者的炎症和疼痛。

(3)抗血栓形成　血小板聚集是血栓形成的重要环节。血栓素 A_2(TXA_2)能够诱导血小板的聚集，阿司匹林通过干扰 TXA_2 的生物合成，进而使血小板和血管内的 TXA_2 生成量减少，阻止血小板聚集形成血栓。因此小剂量阿司匹林可用于预防和治疗心肌梗死、冠状动脉硬化性疾病。

阿司匹林在一般解热镇痛剂量下短期应用时不良反应较少，但在较大剂量(抗风湿治疗)和长期应用时，则有一定的不良反应。阿司匹林的不良反应有以下几方面：

(1)胃肠道反应　口服阿司匹林对胃黏膜有直接刺激作用，抗风湿剂量阿司匹林可刺激延髓催吐化学感受区兴奋而引起恶心和呕吐。饭后服用阿司匹林，可减轻胃肠道反应。

(2)凝血障碍　阿司匹林在一般剂量下长期使用，可抑制血小板聚集功能，使出血时间延长；大剂量使用可抑制肝脏合成凝血酶原，造成凝血障碍，导致出血。

(3)水杨酸反应　阿司匹林过量使用时出现的中毒反应表现为头痛、头晕、耳鸣、视力障碍、出汗、精神恍惚、恶心、呕吐等，甚至出现惊厥和昏迷。

新品种“赖氨酸阿司匹林”是由阿司匹林与赖氨酸制成的复盐，0.9g 赖氨酸阿司匹林相当于 0.5g 的阿司匹林。赖氨酸阿司匹林水溶性大，可制成注射剂，不仅起效快、作用强，而且避免了口服给药对胃肠道的直接刺激。同等剂量静脉注射赖氨酸阿司匹林，比阿司匹林的镇痛效果强 4～5 倍，可用于镇痛和解热。

二、苯胺类药物

苯胺类解热镇痛药中，以非那西汀使用最早，但因其毒性较大，目前除少数复方制剂中应用外，均被其活性代谢产物“对乙酰氨基酚”(扑热息痛)所取代。对乙酰氨基酚是目前应用量最大的解热镇痛药物之一，其解热镇痛作用与阿司匹林相当，但其抗炎作用极弱，因此临床上仅用于解热镇痛。对乙酰氨基酚无明显的胃肠道刺激作用，对不宜使用阿司匹林的头痛、发热患者，可以改用本药。对乙酰氨基酚为非处方药，不良反应较少，偶见皮肤黏膜过敏反应，极少数患者长期使用该药后可致肾毒性。

三、吲哚类药物

吲哚美辛(消炎痛)是一种抗炎、镇痛和解热作用很强的非选择性环氧酶抑制剂(抑制炎症介质前列腺素的合成)。自 1963 年用于临床以来，因其不良反应(眩晕、前额痛、精神障碍等中枢神经系统反应以及厌食、恶心、腹痛等胃肠道反应)多见且严重，目前临床上主要用于抗炎和镇痛，如治疗关节炎、腱鞘炎等，对痛经也有较好的疗效。孕妇、从事危险或精细工作人员、精神病患者、十二指肠溃疡患者禁用此药。

另一种吲哚美辛类药物舒林酸，具有亚砜样结构，该结构在体内转变成硫醚样化合物而发挥强大的抑制环氧酶作用。本药适应症与吲哚美辛相似，但因本药在吸收入血前较少被胃肠道黏膜转化成活性代谢物，故肠道反应的发生率较低，肾毒性和中枢神经系统不良反应的发生率也低于吲哚美辛。

四、丙酸类药物

丙酸类衍生物是目前临床应用较广的一类非甾体抗炎药，常用药物包括萘普生、布洛芬、非诺洛芬、酮布芬、氟苯布洛芬等，少数患者有皮肤黏膜过敏、血小板减少、头痛、头晕及视力障碍等不良反应。本类药物为非选择性环氧酶抑制剂，作用强大，抗炎作用突出，各药除效价存在差别外，其他药理学性质非常相似。其中萘普生的效价强度为阿司匹林的 20 倍，布洛芬和非诺洛芬的效价强度与阿司匹林相当，但胃肠道反应发生率均低于阿司匹林。患者服用本类药物的耐受性明显优于阿司匹林和吲哚类。临床上丙酸类主要用于治疗风湿性关节炎、骨关节炎、强直性关节炎、急性肌腱炎、滑液囊炎等，也可用于治疗痛经。

五、其他非选择性解热镇痛药

保泰松、安乃近等属于吡唑酮类抗炎药。保泰松的副作用除胃肠道反应外，还有骨髓抑制、白细胞及血小板减少以及水钠潴留和水肿等，因此不宜久用，也很少用于治疗类风湿关节炎。临床上仍在使用的药物主要是安乃近，其解热镇痛作用迅速而强大，因其易溶于水，可制成注射液，对顽固性发热有效，但仍可引起粒细胞缺乏症，需慎用。

双氯芬酸缓释片（扶他林）是苯乙酸的衍生物。双氯芬酸通过抑制前列腺素的合成而达到消炎作用。该药消炎、止痛、解热作用较强，其疗效是吲哚美辛的2～5倍，是阿司匹林的26～50倍，副作用很小，是一种高效、安全的抗炎药。双氯芬酸的主要副作用为消化道反应、头晕、头痛，少数患者可见转氨酶轻度升高及皮肤过敏性反应。双氯芬酸还有乳剂，可在局部涂搽，以减轻关节局部的炎症，达到止痛、消肿的功效。双氯芬酸是目前临床上常用的消炎止痛药，也是治疗类风湿关节炎的常用非甾体类消炎药。

六、选择性环氧酶-2抑制剂

近年来市场上出现了多种选择性环氧酶-2抑制剂，如美洛昔康、塞来昔布和尼美舒利等，用于治疗风湿性关节炎、骨关节炎及其他炎症性疼痛，临床应用初步显示此类药物具有疗效可靠、不良反应少等优点，但这类药物在临床上应用的时间较短，其应用的远期疗效及不良反应还有待于进一步验证。

美洛昔康是酸性烯醇式羰酰胺化合物，其效价强度高于阿司匹林、吲哚美辛、萘普生和双氯芬酸，对风湿性关节炎、骨关节炎、类风湿性关节炎、神经炎、软组织炎均有良好的抗炎镇痛作用，而对血小板聚集功能无明显影响。长期应用美洛昔康时，胃黏膜损伤及胃肠出血的发生率也远低于萘普生和双氯芬酸缓释片。

塞来昔布对环氧酶-2具有高度的选择性，临床上主要用于骨关节炎、类风湿关节炎和牙痛症的治疗。本药不良反应的发生率远低于其他非选择性非甾体抗炎药，其中消化道不良反应比传统非甾体抗炎药低8倍，长期治疗时的胃、十二指肠溃疡发生率亦比传统非甾体抗炎药低2.5～4倍。

尼美舒利是一种新型的非甾体抗炎药，具有较高的选择性抑制环氧酶-2作用，抗炎作用强而不良反应较小，常用于类风湿性关节炎、骨关节炎及呼吸道、耳鼻喉、软组织和口腔的炎症，偶有消化系统的不良反应，但症状轻微且短暂。

第八节　抗过敏药物

一、疾病概述

目前全球有22%的人群患有过敏性鼻炎、哮喘、湿疹等过敏性疾病，并以较快的速度增长，我国过敏性疾病的发生率为30%左右。过敏反应也称为变态反应，是指机体对某些抗原初次应答后，再次接受相同抗原刺激时发生的一种以机体生理功能紊乱或组织细胞损伤为主的特异性免疫应答。临床上可分为以下四型：

(1)Ⅰ型过敏反应(速发型)，常见的有过敏性鼻炎、支气管哮喘、荨麻疹和过敏性休克等。

(2)Ⅱ型过敏反应(细胞溶解型或细胞毒型)，如输血反应、药物过敏性粒细胞减少症、药物或自体免疫性溶血性贫血、血小板减少性紫癜等。

(3)Ⅲ型过敏反应(免疫复合物反应)，如肾小球肾炎、类风湿性关节炎、变应性脉管炎、血清病和全身性红斑狼疮等。

(4)Ⅳ型过敏反应(迟发型)，如接触性皮炎、结核性干酪样病变、溃疡性结肠炎及异体移植排斥反应等。

变态反应的发生需要具备两个主要条件：一是容易发生变态反应的特应性体质，这是先天遗传决定的，并可传给下代；二是与抗原的接触，有特应性体质的人与抗原首次接触时即可致敏，但不产生临床反应，被致敏的机体再次接触同一抗原时，就可发生反应，其时间不定，快者可在再次接触后数秒钟内发生，慢者需数天甚至数月的时间。有大量证据证明变态反应疾病是可以遗传的。除了食盐和葡萄糖一般不会引起过敏外，严格地讲，世界上千千万万的物质都可能成为各种变态反应疾病的过敏原，只是引起过敏的程度各有不同。常见的过敏原大致可分为吸入性变应原(如花粉、尘螨、羽毛等)、食入性变应原(如某些药物、食物等)、接触性变应原(如染料、化妆品等)、注入性变应原(如昆虫叮咬、毒液等)。

二、常用的抗过敏药物

常用的抗过敏药物主要包括抗组胺药、过敏反应介质阻滞剂、钙剂和免疫抑制剂四类。

1. 抗组胺药

这是最常用的抗过敏药物，最适用于Ⅰ型过敏反应。常用的有苯海拉明、异丙嗪、扑尔敏、赛庚啶、息斯敏、特非拉丁等。因其与组胺有相似的化学结构，故能与之竞争拮抗组胺受体，减少体内炎症介质组胺的释放。抗组胺药对皮肤黏膜过敏反应的治疗效果较好，对昆虫咬伤的皮肤瘙痒和水肿有良效，对血清病的荨麻疹也有效，但对关节痛和高热者无效，对支气管哮喘疗效较差。该类药物用药剂量应个体化，驾驶人员或机械操作人员工作时应避免使用中枢抑制作用较强的品种。

抗组胺药临床上常用的品种多达数十种，人们比较熟悉的是以扑尔敏为代表的第一代抗过敏药，这类药还包括多虑平、赛庚度、异丙嗪（非那根）等。第一代抗过敏药价格便宜，治疗过敏性皮肤病及晕动病（如晕车、晕船、晕机）等疗效可靠，使用相当广泛。不过，其服用后有嗜睡、全身乏力、头昏、注意力不集中等不良反应。

第二代抗过敏药有效避免了上述不良反应，常用的有氯雷他定（开瑞坦）、西替利嗪（赛特赞、仙特明）、咪唑斯汀（皿治林）、阿司咪唑（息斯敏）等。这类药物属于长效剂型，服用方便，一天一粒。它们对中枢神经系统的影响较小，一般不产生或仅有轻微的嗜睡作用。第二代抗过敏药中，氯雷他定引起的嗜睡等不良反应最小，适合高空作业者、驾驶人员、参赛前的运动员等需要高度集中精神的职业人员服用；西替利嗪疗效肯定、见效快、效果强，而且作用时间最长。

第三代抗过敏药物，主要指美国开发的地氯雷他定和非索非那定。它们不会导致心脏毒性、抗过敏效果更强、安全性更高、不导致嗜睡，被美国联邦飞行管理局定为飞行员在值勤状态下可以使用的抗过敏药物。国内 2000 年研制成功的新一代抗过敏药物地恒赛，其化学成分就是地氯雷他定。非索非那定也是国内研制成功的第三代抗过敏药物。

2. 过敏反应介质阻滞剂

过敏反应介质阻滞剂也称肥大细胞稳定剂，这类药物主要有色甘酸钠（咽泰）、色羟丙钠、酮替芬（甲哌噻庚酮）等，主要用于治疗过敏性鼻炎、支气管哮喘、溃疡性结肠炎以及过敏性皮炎等。

3. 钙剂

钙剂能增加毛细血管的致密度、降低通透性，从而减少渗出，减轻或缓解过敏症状，常用于荨麻疹、湿疹、接触性皮炎、血清病、血管神经性水肿等过敏性疾病的辅助治疗。药物品种主要有葡萄糖酸钙、氯化钙等，通常采用静脉注射，起效迅速。钙剂注射时有热感，宜缓慢推注，注射过快或剂量过大可引起心律失常，严重的可致心室纤颤或心脏停搏。

4. 免疫抑制剂

免疫抑制剂主要对机体免疫功能具有非特异性的抑制作用，对各型过敏反应均有效，但主要用于顽固性外源性过敏反应性疾病、自身免疫病和器官移植等。这类药物主要有肾上腺皮质激素，如强的松、地塞米松以及环磷酰胺、硫唑嘌呤等。

三、抗过敏药物使用注意事项

使用抗过敏药物应注意如下事项：

(1)注意服药时间　很多轻度过敏症患者，一般一天只需服药一次，这时可根据患者过敏症发作时间的不同，选择不同服用时间：过敏症状出现于白天，则于晨间服药；症状出现于晚间，则在临睡前服用。扑尔敏容易引起嗜睡、头昏、头痛、反应迟钝等现象，因此最好在睡前服用。

(2)不要长期服用同一种药物　由于抗过敏药物容易引起耐药现象，所以连续服用同一种抗过敏药的时间最好不要超过一个月，否则药效会下降，不能起到抗过敏作用。另外，抗过敏药物都有毒性作用，如果长期服用，这些毒性作用会发生“积累”，造成蓄积中毒，对人体危害较大。因此，不要长期使用同一种抗过敏药物，超过一个月，就需要换用其他类型的抗过敏药物。

(3)不要擅自增加药量　有一些患者在服用抗过敏药后发现没有效果，甚至病情加重，误以为是药量不够，于是擅自加大剂量，这是十分危险的，因为许多过敏药物本身也能引起过敏反应，比如扑尔敏、异丙嗪、苯海拉明等。特别需要注意的是，药物过敏是可以致命的，因此，服用抗过敏药物的患者一定不要放松警惕，一旦发现药物无效，应该马上就诊，换用其他药物。

(4)过敏药最好随身携带　虽然过敏症患者家里会常备一些抗过敏的药物以防不测，但这样做还是不够的。抗过敏药物最好随身携带，一旦出现过敏先兆，如打喷嚏、眼睛发痒、流鼻涕等，就需要马上服用抗过敏药物以防止病情进一步恶化。

第九节　安眠药

一、失眠症

足够、合理的睡眠是正常生理及心理功能必需的。人在睡觉的时候，身体各组织器官得到修整，大脑还会释放很多激素，促进骨骼生长和智力发育。睡眠不足的人会出现脾气不好、精力不集中、视力模糊、记忆力下降、认知和协调能力不佳的状况。长期睡眠不足或睡眠质量差，还会引起极严重的症状，有些人会产生轻微幻觉和其他一些心理疾病。

睡眠的机制尚待查明，但可以肯定睡眠机制复杂，因此，很多原因都会影响睡眠。

如咖啡因会使人兴奋，并使睡眠延迟；酒精一开始具有镇静催眠的作用，但最后会造成断续睡眠或者完全睡不着的状况。许多生理疾患可引起睡眠问题，比如疼痛、咳嗽、尿频、呼吸不畅、浑身瘙痒等。生理节奏紊乱造成的睡眠问题主要发生在需要轮班工作的人群身上，会导致睡眠不足、睡眠断续，并引起睡眠周期紊乱。也有些失眠症并非由于上述具体原因造成，如果这种情况的失眠持续一段时间，则有可能是神经性失眠症。

失眠现象出现后，首先要查出失眠的原因，去除失眠的根源，并改善睡眠习惯。如在临睡前不要喝咖啡和茶，不要思考复杂的问题，保持规律的作息时间。所谓"好觉"也没有一个统一的标准，每个人的睡眠长度不尽相同。而且，睡眠效率会随年龄增长而减退，这意味着我们所有人最终都必须进行自身的调节，以适应越来越易发生的入睡困难、夜间惊醒和早起。短时间的失眠可以通过心理疏导和改善睡眠习惯来解决，如果失眠症状持续一个月以上，给生活和工作带来极大的苦恼和痛苦，那么就要及时到医院就诊，在医生的指导下，服用安眠药来缓解症状。

二、常用安眠药

大多数安眠药为苯二氮䓬类，这类药物包括地西泮、氯氮䓬、硝西泮等。除了安眠药共有的"后遗作用"(即第二天醒来后的头痛、困乏等)，苯二氮䓬类药物没有很严重的副作用，相对来说是一种比较安全的药物。但短时间内大量服用后会引起急性中毒，导致呼吸衰竭而死亡。苯二氮䓬类药物最主要的问题是容易产生药物依赖性。这意味着相同剂量的药物使用一段时间后，药效会越来越差，需要不断地加大药物的使用剂量。随着药量的增加，药物中毒的危险性也随之增大。同时，也意味着一旦停止使用苯二氯䓬类药物，就会产生明显的"反弹性失眠"，产生持续几天或几周的躁动不安、焦虑、失眠。所有苯二氮䓬类药物都有蓄积毒性，长期使用后，残留在体内的苯二氮䓬类药物会对记忆产生损害。

苯二氮䓬类药物根据药效的长短可以分为以下几种：

(1)短效安眠药：三唑仑(海乐神)　三唑仑的半衰期约为5个小时，短效安眠药主要用于白天不能过分镇静的人，如驾驶汽车、操作重型机械或需要在白天保持完全清醒的人。然而，由于药效持续太短，有些患者服药后只能睡几个小时，很早就会醒来。有些患者在服用三唑仑后情绪容易激动和发怒，尤其是在高剂量服用后。

(2)中效安眠药：替马西泮和艾司唑仑　由于药效持续较短，这两种药物很少引起次日的"后遗作用"，包括头痛、困乏等。它们比短效安眠药更可能给患者一个整夜的睡眠。

(3)长效安眠药：氟西泮和地西泮　它们比短效安眠药更容易戒断，因为它们在体内维持的时间更长，有助于克服反弹性失眠。但可以使人整天迷迷糊糊，反应速度减慢。

由于苯二氮䓬类药物本身存在一定的缺陷，所以科研人员一直在研制非苯二氮䓬类安眠药，1993 年出现的左吡坦就是美国研制出的第一个非苯二氮䓬类安眠药。这类安眠药尽管不是苯二氮䓬类药物，但具有和苯二氮䓬类类似的作用，并且较苯二氮䓬类有很大的改进。左吡坦的作用主要是针对睡眠，而不会对身体的其他功能产生影响，因而能产生更加自然的睡眠；它的药效持续时间极短，即使在半夜服药，也不会在早晨产生后遗作用。临床实验显示，使用者对左吡坦的成瘾性似乎比苯二氮䓬类药物产生得更慢一些，可以被患者长期使用；而且如果按推荐剂量使用左吡坦，不会产生反弹性失眠。

三、安眠药使用注意事项

由于安眠药具有依赖性，对短时间的失眠不建议使用药物治疗。但对于长期失眠的患者，必须及时就医和服用安眠药。长期睡眠不足会导致机体免疫力下降，造成多种生理和心理疾病，严重时会引发神经系统器质性病变，造成神经系统疾病，给身心带来巨大的伤害。在使用安眠药时，须注意以下几点：

(1)要遵循医嘱，切忌自行用药。

(2)服药要从最小剂量开始，当药效不明显时，不能擅自增加药量，以免中毒。

(3)失眠症状改善后，也不能马上停药，要逐步减少药量。

总之，安眠药的使用一定要在医生的指导下进行，切忌擅自用药和自行增减药量或停药等。

第十节　抗抑郁药物

一、抑郁症

抑郁症是一种常见的精神疾病，主要表现为情绪低落、兴趣减退、悲观自责、思维迟缓，感到全身多处不适，严重者可出现自杀念头和行为。抑郁症通常出现在生命的早期，并可能持续一生。抑郁症在西方被称为“蓝色隐忧”，全球发病率约为 3.1%，在发达国家为 6%左右，并每年以较高的速率增加。抑郁症在我国的发病率大约为 4%。令人遗憾的是，与高发病率形成鲜明反差的是，只有不到 5%的抑郁症患者接受了相关治疗。

抑郁症是造成公共卫生体系负担的第二大疾病，它对患者及其家属造成的痛苦，对社会造成的损失是其他疾病所无法比拟的，造成这种局面的主要原因是社会对抑郁症缺乏正确的认识。抑郁症有明显的特征，综合起来有三大主要症状，即情绪低落、思维迟缓和运动抑制。具备以上典型症状的患者并不多见，很多患者只具备其中的一点或两点，严重度也因人而异，有时很难与一般的短时间心情不好区分开来。

抑郁症的发病机制至今尚未研究清楚，已知的病因有神经系统网络发生障碍、神经递质5-羟色胺的分泌异常以及外界环境因素的刺激等。研究表明，重大精神刺激事件比如离异、丧偶、失业、致残，易引起抑郁症的发生，因此，做好此类事件刺激后的心理重塑和精神恢复，对预防抑郁症具有重要意义。治疗抑郁症有很多方法，主要是药物治疗和心理治疗。对有些患者来说，抗抑郁药物更有效，而对另外一些患者来说，心理治疗更为有效，但对大多数患者来说，两者一起使用可能更有效。抑郁症确诊后，要及时使用抗抑郁药来缓解不良症状，改善患者的精神状态。在服药的过程中，配合心理医生进行心理治疗。特别是对严重抑郁症患者，药物治疗可以相对迅速地减轻抑郁症状，而心理治疗则教会患者如何减少外界因素对心理的不良影响。

二、抗抑郁药

抗抑郁药是精神科用药中的一个大类，主要用于治疗抑郁症和各种抑郁状态，用药后可以提高情绪，增强思维能力及使精力好转。抗抑郁药按照开发时间的早晚分为两代。

1. 第一代经典抗抑郁药

(1)单胺氧化酶抑制剂　异丙肼是20世纪50年代问世的第一个抗抑郁药物。异丙肼原是一种抗结核药，因有多说、多动、失眠和欣快感等中枢兴奋作用，1957年试用于抑郁症患者并获得成功。属于这一类的还有异卡波肼、苯乙肼、反苯环丙胺等。这些药物曾一度广为应用，但后来因陆续发现与某些食物和药物相互作用，引起高血压危象、急性肝萎缩等严重不良反应而被淘汰。20世纪80年代后期出现了新一代单胺氧化酶抑制剂，主要产品有吗氯贝胺，虽比老的单胺氧化酶抑制剂安全，但仍应注意体位性低血压及潜在的食物、药物间相互作用，一般也不作为首选药。

(2)三环类抗抑郁药　三环类抗抑郁药是紧接单胺氧化酶抑制剂之后出现的另一类抗抑郁药，以丙咪嗪为代表。它原本是作为一种新的抗精神病药，但临床试验结果大出所料，该药对精神分裂症无效，却能改善抑郁心境。以后又经大量双盲安慰剂对照研究，证实丙咪嗪具有抗抑郁效果，从而取代单胺氧化酶抑制剂，成为抑郁症治疗的首选药，垄断抗抑郁药市场长达30年之久。三环类抗抑郁药共有10余种产品，我国除丙咪嗪外还有阿米替林、多虑平和氯丙咪嗪等。三环类抗抑郁药治疗的有效率为60%～80%，副作用较大，常见有口干、出汗、心动过速、精神错乱、胃肠道反应、视力模糊、便秘、尿潴留、荨麻疹等。该类药物起效较慢，一般在2周左右起效，对于重症患者来说，疗效尚未出现时，不良反应却先出现，常在此1～2周内不肯坚持服药，甚至在这段时期中发生自杀行为。鉴于以上缺点，医药工作者从20世纪60年代就开始研制新一代抗抑郁药。

2. 第二代新型抗抑郁药

(1)四环类抗抑郁药　以马普替林为代表，疗效与三环类抗抑郁药相似，但副作用轻，常见有口干、眩晕、视力模糊、嗜睡、便秘、体重增加、皮疹等，对心脏的毒性较小，偶尔也有癫痫发作，所以，有癫痫史及皮肤过敏史者禁用。由于副作用轻，所以适于老年人及体弱者应用。

(2)5-羟色胺再摄取抑制剂(SSRIs)　这是20世纪80年代后研制并上市的新药，其作用机制是通过抑制突触前5-羟色胺的再摄取、增加突触间隙内5-羟色胺的浓度、提高5-羟色胺能神经的传导，从而发挥抗抑郁作用。SSRIs是目前欧美国家常用的一线抗抑郁药物，已达30多个品种，其中盐酸氟西汀(氟苯氧丙胺、优克、百忧解)、帕罗西汀、舍曲林、西酞普兰、氟伏沙明被业界称为“五朵金花”。以氟西汀为例，此药不仅有抗抑郁、振奋情绪的作用，而且对治疗强迫症也有效；另外，服用方法简便，每日早餐后服1粒即可；主要副作用在服药后1周内明显，以后逐渐适应，表现为胃肠道反应，如恶心、呕吐、厌食、腹泻，其他副作用为兴奋、焦虑、口干、多汗、头痛、白天嗜睡、晚上失眠、便秘、性功能障碍等，还可减轻体重及降低血糖。

(3)5-羟色胺和去甲肾上腺素再摄取抑制剂(SNRI)　代表药物为文拉法辛，它同时有增加突触间隙内5-羟色胺和去甲肾上腺素的双重作用，所以在重型抑郁症中取得了比较好的疗效，能缓解很多重型抑郁症伴随的躯体症状。

第二代新型抗抑郁药SSRIs和SNRI可以直接提高神经递质中5-羟色胺的浓度，抗抑郁效果好，且副作用相对较轻，因此这两类药物占临床使用量的70%以上，是目前应用最广、最多的品种。临床治疗上一般不主张两种以上的抗抑郁药联合使用。由于抑郁症有较高的复发率，症状缓解后尚应维持治疗4～6个月，以巩固疗效，防止复发。

第十一节　激素类药物

一、药理作用

肾上腺皮质分泌的多种激素，在化学结构上都属于甾醇类，为环戊烷多氢菲的衍生物。根据其生理功能可分为糖皮质激素类、盐皮质激素类、氮皮质激素类。

临床上使用的激素类药物一般是指糖皮质激素。糖皮质激素具有调节糖、脂肪和蛋白质的生物合成和代谢的作用，还具有抑制免疫应答、抗炎、抗毒、抗休克作用。称其为“糖皮质激素”是因为其调节糖类代谢的活性最早为人们所认识。目前糖皮质激素这个概念不仅包括具有上述特征和活性的内源性物质，还包括很多经过结构优化的、具有类似结构和活性的人工合成药物，如泼尼松、地塞米松和氟轻松等，目前糖皮质激素类药物是临床应用较多的一类药物。

糖皮质激素在不同剂量和浓度时产生截然不同的作用，不仅有量的差别，而且有质的差别。其小剂量或生理水平时，主要产生生理作用；大剂量或高浓度超生理水平时，则产生药理作用。在生理剂量下，糖皮质激素能够影响糖、蛋白质、脂肪的代谢：提高肝糖原水平，升高血糖；增强蛋白质的分解代谢；改变身体脂肪的分布，形成向心性肥胖；增强钠离子再吸收及钾、钙、磷的排泄。糖皮质激素大剂量使用时，具有如下强而广泛的药理作用：

(1)抗炎作用　糖皮质激素在药理剂量时能抑制感染性和非感染性炎症，减轻充血，降低毛细血管的通透性，抑制炎症细胞(淋巴细胞、粒细胞、巨噬细胞等)向炎症部位移动，阻止炎症介质如激肽类、组胺、慢反应物质等发生反应，抑制吞噬细胞的功能，稳定溶酶体膜阻止补体参与炎症反应等。

(2)免疫抑制作用　药理剂量的糖皮质激素可影响免疫反应的多个环节，包括可抑制巨噬细胞吞噬功能，降低网状内皮系统消除颗粒或细胞的作用，可使淋巴细胞溶解，以致淋巴结、脾及胸腺中淋巴耗竭。此作用对 T 细胞较明显，其中辅助性 T 细胞减少更显著。此外，还可降低自身免疫性抗体水平。基于以上抗炎及抗免疫作用，糖皮质激素可缓解过敏反应及自身免疫性疾病的症状，对抗异体器官移植的排斥反应。

(3)抗毒素作用　糖皮质激素能提高机体对有害刺激的应激能力，减轻细菌内毒素对机体的损害，缓解毒血症症状，也能减少内热原的释放，对感染毒血症的高热有退热作用。

(4)抗休克作用　解除小动脉痉挛，增强心脏收缩力，改善微循环，对中毒性休克、低血容量性休克、心源性休克都有对抗作用。

(5)对血液和造血系统的作用　使红细胞和血红蛋白含量增加，大剂量可使血小板增多并提高纤维蛋白原浓度，缩短凝血时间。此外，可使血液中嗜酸性粒细胞及淋巴细胞减少。

(6)其他　减轻结缔组织的病理增生，提高中枢神经系统的兴奋性，促进胃酸及胃蛋白酶分泌等。

二、激素类药物临床应用

糖皮质激素类药物有许多品种，根据其血浆半衰期分为短效、中效、长效三类。短效激素包括氢化可的松、可的松等。中效激素包括强的松、强的松龙、甲基强的松龙、去炎松等。长效激素包括地塞米松、倍他米松等。常用剂型可以分为外用、内服和注射用药。

糖皮质激素在临床上成为应用很广的一类药物，其主要应用如下：

1. 替代疗法

用于急慢性肾上腺皮质功能不全、垂体前叶功能减退和肾上腺次全切除术后的补充替代疗法。

2. 严重急性感染或炎症

(1)严重急性感染　对细菌性严重急性感染，在应用足量有效抗菌药物的同时，配伍使用糖皮质激素药物，利用其抗炎、抗毒的作用，可缓解症状，帮助患者度过危险期。对病毒性感染，一般不用糖皮质激素药物，如水痘症和带状疱疹患者用糖皮质激素药物后可加剧病情；但重度肝炎、腮腺炎、麻疹和乙型流行性脑炎患者用后可缓解症状。

(2)防止炎症后遗症　对脑膜炎、心包炎、关节炎及烧伤等，使用糖皮质激素后可减轻疤痕与粘连，减轻炎症后遗症。对虹膜炎、角膜炎、视网膜炎，除上述作用外，亦可产生消炎止痛的作用。

3. 自身免疫性和过敏性疾病

(1)自身免疫性疾病　对风湿热、类风湿性关节炎、系统性红斑狼疮等多种自身免疫性疾病均可缓解症状。器官移植术后应用，可抑制排斥反应。

(2)过敏性疾病　对荨麻疹、枯草热、过敏性鼻炎等过敏性疾病均可缓解症状，但不能根治。

4. 治疗休克

对中毒性休克效果最好，其次为过敏性休克，对心源性休克和低血容量性休克也有效。

5. 血液系统疾病

对急性淋巴细胞性白血病疗效较好；对再生障碍性贫血、粒细胞减少症、血小板减少症、过敏性紫癜等也能明显缓解，但需长期大剂量用药。

6. 皮肤病

对牛皮癣、湿疹、接触性皮炎可局部外用，但对天疱疮和剥脱性皮炎等严重皮肤病则需全身给药。

7. 恶性肿瘤

对恶性淋巴瘤、晚期乳腺癌、前列腺癌等均有效。

三、不良反应

糖皮质激素类药物是一类应用广泛、治疗效果显著的药物，但同时该类药物具有很严重的副作用；又由于药理作用复杂，若应用不当，会带来各种不良反应。因此，有人将激素形象地称为“双刃剑”，原则上应尽量小剂量、短疗程治疗。糖皮质激素在剂量过大、治疗时间过长的情况下可出现以下不良反应：

（1）长期超生理剂量地服用糖皮质激素，可以出现严重的不良反应，如向心性肥胖、满月脸、紫纹、皮肤变薄、肌无力、肌肉萎缩、低血钾、浮肿、恶心、呕吐、高血压、糖尿、痤疮、多毛、感染、胰腺炎、伤口愈合不良、骨质疏松、诱发或加重消化道溃疡、儿童生长抑制、诱发精神症状等。眼部长期大量应用糖皮质激素，可引起眼压升高，导致视神经压迫受损、视野缺损、后囊膜下白内障、继发性真菌或病毒感染。

（2）停药后还会有以下停药反应：①长期使用糖皮质激素后，可致肾上腺皮质萎缩或功能不全，突然停药后，如遇到应激状态，可因体内缺乏糖皮质激素而引发肾上腺危象。②反跳现象，即在服用激素类药物治疗时，突然停药或撤减药量过快，则极易出现不良反应，这种不良反应也叫撤药综合征，其主要临床表现是：厌食、恶心、呕吐、体重减少、肌肉疼痛、关节疼痛及发热，或周身乏力、倦怠、情绪低落，或使原有的疾病复发、病情加重，这些不良反应主要是因为患者长期服用激素类药物后，在生理和心理上对此类药物产生依赖。为了预防激素类药物停药反应的发生，服用激素类药物治疗疾病的患者必须在病情稳定、症状消失的情况下，结合医生制订的停药方案缓慢停药。

（3）激素药外用的副作用。长期内服激素类药物会造成身体上的许多伤害，所以一般患者对此很警惕。但是，对激素药外用所致的伤害，却很少有人关注。目前，在治疗皮肤病的过程中，激素类外用药如肤轻松、去炎松、丙酸倍氯美松、皮炎平、皮康霜等使用最为广泛，它们具有消炎、抗过敏、止痒的作用，能及时控制病情、减少疼痛、促进病情好转，因而不少人把这类药作为治疗皮肤病的灵丹妙药。其实，这类药物虽是外用，但若用之不当，则反受其害。此类药物长期使用可产生局部或全身副作用，如局部皮肤潮红、毛细血管扩张、酒糟样皮炎、皮肤萎缩及干燥，全身的副作用有柯兴氏综合征、股骨无菌性坏死等。激素类外用药与其他任何药物一样，也有其适应症，如神经性皮炎、湿疹、脂溢性皮炎、局限性银屑病、盘形红斑狼疮等。但是激素类药物不具有杀灭细菌、霉菌和病毒的作用，故不能用于细菌性或病毒性皮肤病，如脓疱疮、毛囊炎、疖肿、手足癣、体癣、股癣、扁平疣、寻常疣等，对这些疾病若用激素药物进行治疗，则不仅无效，反而会使病情加重。另外，激素类外用药对变应性过敏性皮肤病虽有迅速消炎、止痒、及时控制病情、减少病痛的作用，但不能根治，停药后易复发，因而必须配以其他药物联合治疗。

总之，使用糖皮质激素要慎之又慎，一定要在专科医生的正确指导下合理应用，不要较长时间或短时间大剂量使用，以免造成严重的不良后果。

第十二节　抗肿瘤药物

癌症是仅次于心血管疾病的第二大死因，其总体发病率呈上升趋势。每个人的细胞体内均具有原癌基因，通常情况下，原癌基因受到免疫系统的监控，不会变成促癌生长因子而形成癌症。但是当细胞暴露于致癌因素作用（比如核辐射和化学致癌物）下，免疫系统失去了对原癌基因的正常调控，导致单克隆性异常增生而形成新生物，这种新生物常形成局部肿块，因而称为肿瘤。

肿瘤是一种基因病，但并非是遗传的。根据肿瘤的生物学特性及其对机体危害性的不同，肿瘤可分为良性肿瘤和恶性肿瘤两大类。前者生长缓慢，与周围组织界限清楚，不发生转移，对人体健康危害不大；后者生长迅速，可转移到身体其他部位，还会产生有害物质，破坏正常器官结构，使机体功能失调，威胁生命。

目前肿瘤的治疗手段主要有三种：肿瘤外科治疗、肿瘤放射治疗和肿瘤化学治疗。其中，外科手术和放射治疗是局部治疗的方法，药物治疗属于全身治疗的方法。患者在做了手术和放疗后，也要接受药物治疗，以期彻底杀灭肿瘤细胞来防止恶性肿瘤的扩散和转移。所以，各种抗肿瘤药物成为治疗肿瘤的最有力武器。根据抗肿瘤药物的化学结构、来源及作用原理，可将抗肿瘤药物分为烷化剂、抗代谢药物、抗肿瘤抗生素、抗肿瘤植物药、铂类抗肿瘤药物、激素类药物以及免疫调节剂。

一、烷化剂

烷化剂的共同特点是有一个或多个高度活跃的烷化基团，在体内能与细胞的蛋白质和核酸相结合，使蛋白质和核酸失去正常的生理活性，从而伤害细胞，抑制癌细胞分裂。烷化剂因对细胞有直接毒性作用，故被称为细胞毒类药物。其生物效应与放射线照射作用相似，故又称为“拟放射线药物”。分裂旺盛的肿瘤细胞对它们特别敏感，但其因对骨髓、胃肠道上皮和生殖系统等生长旺盛的正常细胞有较大的毒性，对体液或细胞免疫功能的抑制也较明显，作用选择性差，所以在临床应用方面受到一定的限制。烷化剂可进一步分为氮芥类、亚硝脲类、乙烯亚胺类、甲烷磺酸酯类。

1. 氮芥类

具有活跃的双氯乙基基团，药物有氮芥、苯丁酸氮芥、环磷酰胺、异环磷酰胺等，目前临床广泛用于治疗淋巴瘤、白血病、多发性骨髓瘤，对乳腺癌、肺癌等也有一定的疗效，该类药除具有骨髓抑制、脱发、消化道反应外，还可以引起充血性膀胱炎、出现血尿，因此在临床使用时要求患者多饮水，达到利尿、减少充血性膀胱炎的发生。

2. 亚硝脲类

最早的药物结构是N-甲基亚硝脲,后来合成了加入氮芥烷基基团的系列化合物,其中临床常用的有尼莫司汀、福莫司汀、司莫司汀等,它们能通过血脑屏障,临床上用于脑瘤及颅内转移瘤的治疗。主要不良反应是消化道反应及迟发性的骨髓抑制,应注意对血象的监测。

3. 乙烯亚胺类

在研究氮芥作用的过程中,发现氮芥是以乙烯亚胺形式发挥烷化作用的,因此合成了2,4,6-三乙烯亚胺三嗪化合物,并证明在临床上具有抗肿瘤效应,目前临床应用的只有塞替派。此药用于治疗卵巢癌、乳腺癌、膀胱癌,不良反应主要为骨髓抑制,使用时需要注意定期检测血象。

4. 甲烷磺酸酯类

这是由交叉键复合而成的系列化合物,目前临床常用的只有白消安(马利兰),其主要用于慢性粒细胞白血病。不良反应是消化道反应及骨髓抑制,个别患者可引起严重的不良反应——纤维化,遇到这种情况应立即停药,更换其他药物。

5. 其他

具有烷化作用的药物还有卡巴嗪、甲基苄肼和六甲嘧胺等。

二、抗代谢药物

抗代谢类药物作用于核酸合成过程中不同的环节,按其作用可分为胸苷酸合成酶抑制剂、二氢叶酸还原酶抑制剂、DNA多聚酶抑制剂、核苷酸还原酶抑制剂和嘌呤核苷酸合成抑制剂。

1. 胸苷酸合成酶抑制剂

常用药物有氟尿嘧啶、呋喃氟尿嘧啶、二喃氟啶、优氟泰和氮铁龙。抗肿瘤作用机制主要是其代谢活化物氟尿嘧啶脱氧核苷酸,干扰了脱氧尿嘧啶核苷酸向脱氧胸腺嘧啶核苷酸转变,因而影响肿瘤细胞的DNA合成。此类药物经过40多年的临床应用,成为治疗肿瘤的常用药物,是治疗肺癌、乳腺癌、消化道癌症的基本药物。其不良反应出现比较迟缓,于用药6～7天可出现消化道黏膜损伤,如口腔炎、食欲不振、恶心、呕吐、腹泻等;一周以后可引起骨髓抑制;而连续用药96小时以上时,其主要毒性反应是黏膜炎。临床上如果长时间连续使用此类药物,应做好患者的口腔护理,预防严重的黏膜炎发生。

2. 二氢叶酸还原酶抑制剂

常用药物有甲氨蝶呤、氨基蝶呤(白血宁)等。它们能够抑制二氢叶酸还原酶,从而影响肿瘤细胞DNA的合成,对治疗成骨肉瘤和头颈肿瘤有效。其不良反应有严重的口腔炎、溃疡性胃炎、出血性肠炎，甚至肠穿孔而死亡。临床上应做好患者的口腔护理，认真观察患者有无肠穿孔等严重不良反应的发生。

3. DNA 多聚酶抑制剂

该类药物包括阿糖苷、环胞苷、氯环胞苷，它们进入体内后在脱氧胞苷激酶的催化作用下，转变成阿糖胞苷三磷酸。阿糖胞苷三磷酸对 DNA 多聚酶有强大的抑制作用，从而影响肿瘤细胞 DNA 的复制，发挥抗肿瘤作用。由于白血病患者的细胞中脱氧胞苷激酶的含量较高，故该类药物针对白血病治疗效果最好。该类药物一般剂量应用时可引起较轻的骨髓抑制、恶心、呕吐等不良反应，高剂量应用时有严重的骨髓抑制反应，如白细胞、血小板降低和贫血，以及明显的恶心、呕吐和严重的腹泻等不良反应。

4. 核苷酸还原酶抑制剂

该类药物有羟基脲、肌苷二醛、腺苷二醛、胍唑。此类药物通过抑制核酸还原酶阻止 DNA 的合成，达到抗肿瘤的目的，临床上用于治疗慢性粒细胞白血病、恶性黑色素瘤、乳腺癌、头颈部肿瘤、肠癌。其不良反应主要为骨髓抑制。临床使用时应注意监测血象。

5. 嘌呤核苷酸合成抑制剂

常用药物为 6-巯基嘌呤，是嘌呤类衍生物，结构与鸟嘌呤相似，故 6-巯基嘌呤可以替代鸟嘌呤掺入到核酸中去，从而抑制正常的嘌呤合成，破坏 DNA 的合成，起到抗肿瘤的效果。临床上用于治疗白血病。其主要不良反应是骨髓抑制、消化道反应以及高尿酸血症，用药后要充分水化及碱化尿液，减少高尿酸血症的发生。

三、抗肿瘤抗生素

抗肿瘤抗生素是由微生物产生的、具有抗肿瘤活性的化学物质，是在抗感染抗生素研究基础上发展起来的一类抗肿瘤药物。不同抗肿瘤抗生素的作用机制和途径各不相同，但它们最后都能影响 DNA、RNA 及蛋白质的生物合成，阻碍细胞分裂，使细胞发生变异，导致细胞死亡。常见的抗肿瘤抗生素药物分为以下几类：

1. 放线菌素类抗肿瘤抗生素

主要药物为放线菌素 D，它是在寻找抗结核药时被发现的第一个抗肿瘤抗生素，其作用机制为抑制 RNA 的合成。静脉注射时可引起静脉炎，漏出血管外可能导致组织坏死，因此静脉注射时要做好监护工作，严防药物外渗。

2. 蒽环类抗肿瘤抗生素

包括阿霉素、柔红霉素、表阿霉素、米托蒽醌、吡喃阿霉素。该类药物可以通过直接嵌入 DNA、形成超氧自由基、与细胞膜结合等多种作用机制破坏 DNA 和细胞膜，对 70％的实体瘤有效，如乳腺癌、恶性淋巴瘤、肺癌、急性白血病等。但其心脏毒性和骨髓抑制作用成为限制剂量提高的主要因素，故临床应用时要注意做好心脏监护工作，预防心力衰竭的发生。此类药物外渗时会引起组织溃疡坏死，因此静脉注射时要做好监护工作，严防药物外渗。

3. 博莱霉素类抗肿瘤抗生素

主要药物有博莱霉素（争光霉素）、平阳霉素，其作用机制是与DNA形成双链间或链内交叉联结，从而抑制DNA合成。其副作用有：可引起皮肤反应，表现为色素沉着、皮炎、角质化增厚、皮疹等；还可引起肺组织的纤维化，用药期间应注意检查肺部，如肺部有啰音，应停药。

4. 丝裂霉素类抗肿瘤抗生素

主要药物有丝裂霉素A、丝裂霉素B、丝裂霉素C，其作用机制类似于博莱霉素。另外，丝裂霉素C导致的氧自由基增加也可能与抗肿瘤活性有关。此药不良反应有骨髓抑制，主要表现为血小板下降，用药时应加强对血象的监测。药物外渗可引起组织溃疡坏死，因此静脉注射时要做好监护工作，严防药物外渗。

5. 光辉霉素类抗肿瘤抗生素

主要药物有光辉霉素、橄榄霉素，作用机制是与DNA结合，抑制DNA依赖性RNA聚合酶，从而抑制RNA的合成。主要用于治疗睾丸癌。

6. 其他抗肿瘤抗生素

如链脲霉素，作用机制是抑制DNA合成，并能抑制嘧啶核苷代谢和糖原异生的某些关键酶。临床上主要用于治疗恶性淋巴瘤及急、慢性淋巴细胞白血病和肾母细胞瘤等，主要副作用为骨髓抑制，临床应用时需要对血象进行监测。

四、抗肿瘤植物药

抗肿瘤植物药是指来源于植物、具有抗肿瘤作用的药物，其有效成分中以生物碱占多数。抗肿瘤植物药按作用机制的不同可以分为以下三类：

1. 作用于微管和微管蛋白

包括长春碱和紫杉类，药物有长春花碱、长春新碱、长春花碱酰胺、去甲长春花碱、紫杉醇和泰索帝。此类药物能够抑制微管蛋白的聚合，从而妨碍纺锤体微管的形成，使有丝分裂停止；也可作用于细胞膜，干扰细胞膜对氨基酸的转运，使蛋白质的合成受到抑制，从而导致肿瘤细胞死亡。这类药物抗瘤谱广，主要用于各种实体瘤的治疗。

长春碱类药物的不良反应为血液毒性、恶心、呕吐以及周围神经毒性。周围神经毒性表现为指（趾）尖麻木、四肢疼痛、肌肉震颤、腱反射消失，因此在应用长春碱类药物时，可以配用一些营养神经的药物。长春碱药物还可以引起局部刺激，出现组织坏死，因此静脉注射时要做好监护工作，严防药物外渗。

紫杉类抗肿瘤药物的主要不良反应是过敏反应。过敏反应症状最常发生于第一次接触药物时,可在用药开始后几分钟内发生。过敏反应的主要临床表现为颜面潮红、喉头水肿、胸部不适、呼吸困难、低血压等休克症状。紫杉醇注射液采用蓖麻油作为溶剂,蓖麻油可将聚氯乙烯材质溶出产生毒性作用,因此临床使用紫杉醇时,不能使用聚乙烯输液器(目前普遍使用的输液器),而应使用聚丙烯输液器。近几年来,紫杉醇类药品在国内已占据抗肿瘤药品 30%的市场份额,从而成为抗癌药市场中的抢眼药品。由于紫杉醇的原料来源于一种濒临灭绝的天然植物"中国红豆杉",因此该药的价格比较昂贵。如何在提高紫杉醇产量和保护自然环境两者间取舍,也是值得我们思考的问题。

2. 作用于拓扑异构酶

包括喜树碱和鬼臼毒素类,药物有喜树碱、羟基喜树碱、鬼臼乙叉甙,作用机制为干扰 DNA 的复制,临床上用于治疗膀胱癌、大肠癌、原发性肝癌等。不良反应主要为消化道反应,如恶心、呕吐、腹泻等。

3. 抑制肿瘤细胞 DNA 合成

包括三尖杉酯碱和靛玉红,其用于治疗血液病,如急、慢性粒细胞白血病。不良反应有:轻微的消化道反应,如恶心、呕吐;血液毒性反应,如全血细胞下降,故用药过程中要对血象进行监测。

五、铂类抗肿瘤药物

铂类抗肿瘤药物的作用靶点是增殖细胞的 DNA,其可以与 DNA 结合,引起 DNA 链间及链内交联,干扰 DNA 合成,而产生细胞毒作用,高浓度时也可抑制 RNA 及蛋白质的合成。该类药物包括顺铂、卡铂、草酸铂(奥沙利铂)。其抗瘤谱广,适用于多数实体瘤,如睾丸肿瘤、乳腺癌、头颈部癌、卵巢癌、骨肉瘤等;还可以联合用药,作为治疗黑色素瘤、甲状腺癌、非小细胞肺癌、食管癌、肝癌和膀胱癌的首选药物。顺铂的主要不良反应为严重的消化道反应、肾脏毒性,其次还有骨髓抑制、听神经毒性,均与使用剂量有关。在用药前,医生要先检查患者肾脏功能及听力,并注意鼓励患者多饮水或输液强迫利尿,以减少药物对肾脏的损害。对于严重的消化道反应(恶心、呕吐)应给予高效的止吐药物,并做好患者的饮食宣教,应以少食多餐、清淡饮食为主。卡铂为第二代铂类化合物,其特性与顺铂相似,但肾毒性、耳毒性、神经毒性,尤其是胃肠道反应明显低于顺铂,是近年来受到广泛重视的新药,但骨髓抑制作用较重。草酸铂的主要不良反应为外周神经毒性,表现为遇冷神经痉挛,所以患者在用药后一周内要注意保暖,以防喉痉挛引起窒息的严重并发症。

六、激素类药物

目前,激素治疗已成为肿瘤治疗的重要手段,主要用于治疗乳腺癌和前列腺癌。激素治疗有效的先决条件是肿瘤细胞上具有激素受体,并且肿瘤细胞的生长和繁殖在一定程度上仍受激素控制,则通过改变机体激素水平可有效地控制肿瘤生长。临床上常用的药物有雄性激素(丙酸睾丸酮、甲基睾丸酮)、抗雄性激素类(氟他胺、尼鲁他胺)、雌性激素(乙烯雌酚、雌二醇)、加制雌激素合成药物(三苯氧胺)、孕酮类(甲地孕酮)、肾上腺皮质激素(强的松、地塞米松、强的松龙)、甲状腺激素类(甲状腺素)等。

七、免疫调节剂

医学研究表明,患者体内产生肿瘤与免疫系统监管不当有一定的关系,个体的免疫力低下往往会导致肿瘤的发生率增高。所以在治疗肿瘤过程中,除了使用化学治疗药物外,还会配合使用一些免疫调节剂来增强人体的免疫力,一来可以缓解化疗药物的毒副作用,二来可以提高免疫力,防止肿瘤的复发。根据对机体免疫系统的作用,免疫调节剂分为两类:一类为免疫增强剂,可以增强人体的免疫力,临床上所说的免疫力调节剂主要指的是免疫增强剂,常用的有干扰素、白细胞介素-2 和胸腺肽类,这类药物是人体内本来就存在的可以调节免疫力的生物活性因子,不良反应较少,现在可以用基因工程制药的方法来生产;另外一类免疫调节剂是免疫抑制剂,可降低人体免疫力,临床上最常使用的药物是环孢菌素,此类药物用于防治器官移植患者手术后的排斥反应,一般情况下需要终身服药,其对免疫系统具有抑制作用,因此副作用较大。

第十二章　生物制品

第一节　生物制品的分类

一、生物制品的定义

生物制品是药品的一大类别，是以微生物、细胞、组织和体液等为原料制成的、用于人疾病的预防、诊断和治疗的一类药品，包括病毒类疫苗、细菌类疫苗、抗血清及抗毒素、细胞因子、生长因子、血液制品、酶及体内外诊断制品等生物活性制剂。

目前生物制品产业发展迅速，21 世纪已经进入了生物经济时代，各国纷纷把现代生物技术放在了优先发展的战略地位上，列为国际科技竞争乃至经济竞争的重点。美欧、日本等国家或地区的政府均先后出台了有关生物产业发展的中、长期规划以及各种专项发展规划、专项发展计划等政策文件；我国于 2012 年集中出台产业政策，如《国家战略性新兴产业发展“十二五”规划》《生物产业发展“十二五”规划》《医药体制改革“十二五”规划》《农业科技发展“十二五”规划》等一批相关规划相继出台，各级地方政府也纷纷把生物产业作为规划和投资重点，力争尽快使其发展成为国民经济和社会发展的重要支柱产业。

由于生物制品行业是现代生物技术发展的先锋行业和重点行业之一，它也是处在现代生物技术发展的第一个浪潮之中，是快速发展的行业。目前，在国际医药市场上有 25％的新药是生物制品药，仅抗体类药物就占了近 1/3。在美国 FDA 批准的 26 种抗体药物中，有 4 种药物的销售额超过了 40 亿美元，这是真正的“重磅炸弹”，超过 30 亿美元的就有 9 种 G 蛋白偶联受体靶向药物，超过 20 亿美元的就有 20 种。2010 年全球共计有6种销售额超过50亿美元的抗体类药物。

我国在2011年年底，生物产业实现总产值近2万亿元；生物医药总产值累计16 369亿元，年增长24.8%，其中生物制品产业以每年26%的惊人速度在增长。这在全球经济危机的时代，形成了极其鲜明的反差。另外，生物发酵产品产值已突破2 500亿元，我国已成为全球第二大非处方药物市场和第三大药品市场，且很快就会超过日本，成为第二大药品市场。这说明我国生物制品产业发展潜力巨大。

尽管目前我国生物制品的种类、数量不断在增多，生产工艺持续改进，呈现良好的发展势头，但与该产业发达国家相比，我国生物制品在自主创新方面表现出明显不足。具体表现为：研发的新产品大多为仿制品或工艺改进品，科技含量高的新、特、优产品较少，且研发周期长，研发经费投入不足等，以上原因导致国内新产品的研发跟不上疾病流行趋势变化。因此，探索流行疾病发展趋势以及研发功能更强的生物制品是我国目前在生物制品行业的重要任务。

二、生物制品的分类

生物制品按照获得的来源分为：人源生物制品，如各种血液成分、尿液成分；动物源生物制品，如干扰素、激素、蛇毒等；植物源生物制品，如紫杉醇、长春碱、喜树碱等；微生物源生物制品，如青霉素、链霉素等。按其结构与功能可分为：预防类生物制品，包括疫苗、被动免疫制剂（抗毒素和免疫血清等）；治疗类生物制品，包括血液制品、细胞因子、特异性抗体、非特异性免疫治疗制剂、基因及细胞治疗制品等；诊断类生物制品以及微生态制剂等。下面介绍几种常用的生物制品。

（一）血液制品

血液制品，是指由健康人的血浆或特异免疫人的血浆分离、提纯或由重组DNA技术制成的血浆蛋白组分或血细胞组分制品，如人血白蛋白、人免疫球蛋白、人凝血因子（天然或重组的）、红细胞浓缩物等，用于诊断、治疗或被动免疫预防。自20世纪40年代中期Cohn等发明了冷乙醇分离法从人血浆中提取白蛋白等主要血液制品至今，经过数十年的发展，血液制品的种类、质量、安全性及产量都有了大幅提高，在医疗急救、战伤抢救以及某些特定疾病的预防和治疗上，血液制品有着其他药品不可替代的重要作用。血液制品按其成分可分为全血、血液成分制品和血浆蛋白制品。

1. 全血

对于全血，应使用不同的抗凝剂于采血后2～8℃保存。应用酸性枸橼酸盐－葡萄糖溶液（ACD）抗凝，可使血液保存21天，应用枸橼酸盐－磷酸盐－葡萄糖溶液（CPD）抗凝，可使血液保存35天。随着保存时间的延长，血液中各种有效成分的功能逐渐丧失。保存1周后尚具有功能的成分仅是红细胞和血浆蛋白，全血在4℃保存24h，粒细胞功能已丧失，血小板和凝血因子Ⅷ丧失50%活性，保存3～5天的全血中凝血因子Ⅴ丧失50%活性，所以要补充血小板或其他凝血因子或粒细胞，应该输入相应的血液成分或24h之内的新鲜全血。

全血输注主要适用于同时需要补充红细胞和血容量（血浆）的患者，如各种原因引起的失血量超过全身总血量40%的患者；全血置换，特别是新生儿溶血病，经过换血后可除去胆红素、抗体及抗体致敏的红细胞。

2. 血液成分制品

现在血液成分制品专指用物理的或机械的方法分离出来的血液的一部分，如各种血细胞、血浆等，属于“单供者制品”，是从单个或血型相同的供者血液中采集的。血液成分制品包括红细胞制剂、白细胞制剂、血小板制剂、干细胞制剂和血浆制剂。

（1）红细胞制剂　输血可产生显著的疗效，在临床医疗中得到了普遍的应用。但常规的全血输血造成了血液资源的极大浪费。据估计，在所有的全血输血治疗中，至少其中的50%只需输给红细胞，即可达到治疗效果，30%可通过输入其他血液成分以获得更佳的治疗效果。

红细胞制剂有浓缩红细胞、添加液红细胞、洗涤红细胞、去白细胞红细胞、冰冻红细胞、代血浆红细胞悬液等。

（2）白细胞制剂　临床上白细胞制剂主要是浓缩白细胞。浓缩白细胞的输注实际上是应用其中的中性粒细胞，发挥其细胞吞噬作用和杀菌能力，提高机体抗感染能力。浓缩白细胞（粒细胞）可以用于粒细胞缺乏的替代治疗，适用于粒细胞数绝对数$<0.5\times10^9$/L，同时伴有严重感染、经适当抗生素治疗72～96h不见效者，以及新生儿败血症。

（3）血小板制剂　血小板的分离和使用在国外已经比较普遍，我国尚未推广使用。血小板制剂的适应症为白血病、淋巴瘤以及其他肿瘤患者因治疗而导致的骨髓抑制症状。许多再生障碍性贫血病人往往需要长期输注。

临床上血小板输注，是针对血小板数量减少或血小板功能异常患者实施的临时性替代措施，以达到止血或预防出血的目的。适用于血小板生产障碍所致的血小板减少性疾病，急性血小板减少，血小板功能障碍性疾病，大手术前预防性输注血小板等。

（4）血浆制剂　血浆制剂的分类方法和名称很多，原中国卫生部2000年颁布的《临床输血规范》中列有4种血浆制剂，即新鲜冰冻血浆、普通冷冻血浆、新鲜液体血浆和冷沉淀。

新鲜冰冻血浆，从全血采集到血浆速冻结束不超过6h，新鲜冰冻血浆能有效地保存血浆中各种生物活性成分的功能，可在许多临床疾病中应用，包括先天性或获得性凝血因子缺乏症、免疫球蛋白缺乏症等。普通冷冻血浆，含有全部稳定的凝血因子，但缺乏不稳定的凝血因子Ⅴ和凝血因子Ⅷ，临床上用于扩充血容量，补充各种稳定的凝血因子。新鲜液体血浆，是保存期内的抗凝全血在4±2℃条件下经分离后分出的血浆，临床上用于扩充血容量，补充凝血因子，保存温度4±2℃，24h内输注。冷沉淀，又称冷沉淀抗血友病因子，是将新鲜冷冻血浆在1～6℃复溶后留下冰碴状不溶性成分，迅速高速离心，移去上层血浆，剩下的白色沉淀物即为"冷沉淀"，连同剩下的少量血浆即刻置于－30℃，整个过程不应超过1h，临床上主要用于补充凝血因子Ⅷ、vWF、纤维蛋白原、因子XIII等。

(5)干细胞制剂　造血干细胞(HSC)是治疗某些血液系统疾病、某些遗传性疾病的特效或显效药物制剂，是某些白血病和恶性淋巴瘤的唯一根治手段。目前干细胞又包括胚胎干细胞、成人组织干细胞、外周血干细胞、脐带血干细胞等四大类。其中血液中的干细胞制剂，包括"脐带血干细胞"和"外周血干细胞"。

3. 血浆蛋白制品

血浆蛋白制品是指从人血浆中分离制备的有明确临床疗效和应用意义的蛋白制品的总称，国际上将这部分制品称为血浆衍生物。血浆蛋白成分中主要是白蛋白(Alb)和免疫球蛋白(IgG)，中等含量(指含量在100～1000mg/100mL)的成分有免疫球蛋白IgA、IgM、纤维蛋白原(Fg)、补体C3、转铁蛋白(Tr)等10种。此外还有百余种小量和微量的蛋白质、多肽成分。

已知及已鉴定的血浆蛋白制品超过百种，但是能够生产成制品的只是其中的少数。发达国家可从血浆中生产五大类20余种蛋白制品，我国目前能够生产并正式获准使用的只有白蛋白、免疫球蛋白、凝血因子Ⅷ、纤维蛋白原、凝血酶原复合物等数种产品。

(二)血液代用品

血液制品在临床广泛应用，同时存在以下问题：一是临床用血短缺是世界性问题，临床用血量迅速增加，而血源日益减少；二是输血时必须严格适配血型，血型交叉配伍试验需要1小时左右时间，不利于急救；三是人类血型十分复杂，其抗原种类及其表型多达一千多种，输血反应难以克服；四是病原体污染血源，其中特别是病毒感染，严重威胁输血安全；五是血液保存期短，在4℃情况下最多只能储存42天，常温下只能储存1周左右。因此，寻求安全、有效、可大量生产的血液代用品已成为国际生物技术领域的研究热点。血液代用品是指具有载O_2功能、维持血液渗透压及酸碱平衡和扩充容量的人工制剂。

1. 血液代用品的基本要求和特点

血液代用品的基本要求主要有：

(1)人血液代用品应该具有较高的携氧能力，在氧分压正常生理范围内，能有效地向组织供氧。

(2)与人血液所有组分具有良好的生物相容性，同时能很好地维持血液渗透压、酸碱平衡、黏稠度和血容量。

(3)无免疫原性(无致敏原性)、无血液病原微生物污染。

(4)体内循环半衰期在 24h 以上，在正常灌注条件下不产生肾毒性副作用。

(5)在低温条件下，产品保质期大于 6 个月。

血液代用品的特点如下：

(1)无红细胞表面抗原决定簇，可排除适配血型的麻烦，避免输血反应。

(2)避免了病原微生物污染血源和进一步交叉感染。

(3)保质期长、易储存、运输方便，若制成冻干粉，使用更为简捷。

(4)血源不用依赖稳定的供血人群，来源广泛，取材方便，可保障充足供应。

(5)传递氧功能良好，可调整产品 P50 值，以满足不同临床适应症的需要。

2. 血液代用品的分类

目前，正在研究的血液代用品主要有三大类，包括有机合成的高分子全氟碳化合物(PFC)和用生物技术制备的血红蛋白类及红细胞类血液代用品。全氟碳化合物(PFC)的优点是可以直接用化学方法合成，性质稳定、价格低廉，而且不受生物来源的影响，避免因异体输血而造成的交叉感染，同时也适用于由于宗教原因不能输血的患者，但全氟碳化合物可产生明显的副作用，限制了其在临床中的应用。血红蛋白类血液代用品，是以血红蛋白为基质的携氧剂(HBOC)，具有高效的载氧能力和维持胶体渗透压的功能，但其在体内的保留时间短、迅速解聚而导致肾毒性。红细胞类血液代用品中，完全具备正常人血红细胞功能的血液代用品当属人工改造的万能型红细胞和造血干细胞培养的定型红细胞。

(三)人尿制品

人尿是一种有形的物质，它来源于人体的血液，经肾脏细胞的循环与过滤作为排泄物排出体外，其成分包括许多人体未吸收的物质与人体的代谢产物，而其中的许多成分是具有生物活性的物质，对许多疾病具有治疗作用，对人体具有保健功能。

人尿中的成分有 50 多种，主要有尿素、氯化钠、钾、磷酸、硫酸、尿酸、肌酐、氨、马尿酸及微量的酚、草酸、尿蓝母、钙、镁、维生素 B、维生素 B_2、维生素 B_6、维生素 C、叶酸、尿激酶及多种激素，其中尿酸是蛋白质的代谢产物。人尿中的成分因人、饮食习惯、生理状态以及病理状态而异，情况比较复杂。

尿液中含有多种生物活性成分，由健康男性的尿液可制备尿激酶、激肽释放酶、尿抑胃素、蛋白酶抑制剂、睡眠因子、集落刺激因子（CSF）等。由妊娠妇女与绝经妇女的尿液可制备人绒毛膜促性腺激素（HCG）。

1. 尿激酶

尿激酶是一种在人肾脏中合成并由人尿释放的丝氨酸水解酶，也称尿激酶型纤溶酶原激活剂，是从男性尿液中提取的一种生化药物，广泛用于治疗新鲜血栓性闭塞性疾病、肺栓塞、急性脑血栓形成、脑血管栓塞以及视网膜中央静脉血栓形成。与其他纤溶酶激活剂相比，具有无抗原性、无热源、毒副作用小、纤溶酶特异性高和疗效确切等优点。

2. 尿肽释放酶

尿激肽释放酶是从人尿中提取的一种由238个氨基酸残基组成的丝氨酸蛋白酶，在体内主要作用于激肽原，使之水解为激肽。具有扩张毛细血管、松弛血管平滑肌、改善微循环、增加血流量、抗凝、溶血栓、降低血黏度、降血压以及治疗男性不育等。

3. 尿抑胃素

尿抑胃素是由53个氨基酸组成的单链多肽，尿抑胃素的作用是抑制胃酸分泌。它能抑制组织胺或胰岛素刺激的胃酸分泌，对进食或胆碱能刺激的胃蛋白酶的分泌也有抑制作用，但不如对胃酸的抑制作用强。临床上用于诊断和治疗胃病，尤其对胃溃疡及十二指肠溃疡有很好的治疗作用。

4. 尿胰蛋白酶抑制剂

人尿胰蛋白酶抑制剂是一种丝氨酸蛋白酶抑制剂，它对胰蛋白酶、胰凝乳蛋白酶、纤维蛋白酶、弹性蛋白酶等均有显著的抑制作用，临床上主要用于治疗急性胰腺炎、减少心脏外科术后出血、防治脑血管疾病、抑制肿瘤细胞的浸润和转移。

5. 人绒毛膜促性腺激素

人绒毛膜促性腺激素（HCG），是妇女在妊娠时由胎盘滋养层细胞合成和分泌的一种异源二聚体的糖蛋白激素，其生理功能是刺激黄体细胞产生黄体酮、保护子宫内膜不破裂，使受精卵安全着床，维持妊娠。临床上主要用于女性不孕症、习惯性流产、黄体功能不全，对神经性皮炎亦有效。

（四）胎盘制品

胎盘俗称衣胞或胎衣，中医称为紫河车。胎盘是胎儿与母体之间进行物质交换的器官，由胚胎的丛密绒毛膜与母体子宫的底蜕膜共同组成。人的胎盘呈扁圆形。其味甘咸，性温，具有补气、养血、益精之功效。据分析，胎盘不仅含有蛋白质、多肽和甘露糖，还含有胎盘球蛋白、激素和酶，能滋补身体，壮气养神，可用来治疗神经衰弱、贫血、肺结核、慢性气管炎、月经不调，还能用来预防麻疹、流感、肝炎等疾病。

胎盘能产生多种蛋白质、激素、调节肽、生长因子、细胞因子等生物活性物质，它们在胎盘内部产生极其复杂的相互调控作用，以维持胎盘的生长发育，并进入血液循环，对胎儿的生长发育及母体的内分泌功能都起重要的调节作用。同时，这些生物活性物质也是开发的重要对象。从胎盘中提取的生物活性物质包括以下几种：

(1)人胎盘血白蛋白　人胎盘血白蛋白是由健康人胎盘血液经盐析、辛酸钠处理或其他适宜方法提取，经60℃、10h加温灭活病毒素制成。具有增加循环血容量和维持血浆渗透压的作用，主要用于治疗因失血、创伤及烧伤等引起的休克，脑水肿及大脑损伤所致的脑压增高，防治低蛋白血症及肝硬化或肾病引起的水肿或腹水，有较好的疗效。

(2)人绒毛膜促性腺激素(HCG)　胎盘是HCG的另一重要来源。在胎盘中，HCG具有刺激性腺活动和维持早期妊娠与早期胚胎发育的功能，还能产生免疫抑制作用，使妊娠母体免疫应答能力下降，抑制母体对胎儿的排斥，并具有甲状腺刺激作用。

(3)促性腺激素释放激素(GnRH)　胎盘产生的GnRH与下丘脑产生的完全相同。GnRH具有刺激人绒毛膜促性腺激素释放的作用，对人早期胎盘绒毛组织HCG分泌呈双向调节作用，低剂量刺激，高剂量则抑制HCG分泌。天然GnRH可诱导排卵。目前，国外广泛应用外源性GnRH脉冲式治疗特发性促性腺激素性功能减退症、不育症以及由于缺乏GnRH所致的闭经、不排卵和多囊卵巢综合征等疾病。

(4)促肾上腺皮质激素释放激素(CRH)　CRH分布于足月胎盘绒毛细胞滋养层中。胎盘中CRH随妊娠周龄逐渐增多，在怀孕的最后5周达到早期的20倍。CRH可刺激释放前列腺素及增加子宫的收缩力并蜕膜，还可刺激促肾上腺皮质激素(ACTH)、β-内啡肽、黑素细胞刺激素(MSH)和前列腺素的释放，对于妊娠后期母体或胎儿的应激功能和分娩过程的始动起到重要作用。

(5)人胎盘免疫调节因子　胎盘免疫调节因子(PIF)亦称胎盘调节因子或胎盘因子，能提高机体的免疫功能，具有良好的免疫调节、增强作用及抗突变作用，对病毒性疾病、免疫缺陷疾病及恶性肿瘤等多种疾病均有良好的临床效果。

(五)动物血红素

血红素是动物体内血红蛋白的呈色成分，在机体的氧运输、贮存利用或气体交换中起着重要作用。血红素是一种优良的铁强化剂及抗贫血药，它可被直接吸收进入肠黏膜细胞，且对肠道、胃壁不会造成损伤，疗效显著，副作用少。血红素还是治疗恶性肿瘤的卟啉类药物和治疗急性、慢性迁延性、慢性活动性肝炎的原卟啉二钠盐的前体。

(六)胰蛋白酶

胰蛋白酶是从牛、羊、猪胰脏中提取的一种蛋白水解酶。临床上常用作抗炎剂，其药理作用是：可以提高组织通透性，强烈抑制实验性浮肿，抑制血栓周围的炎症反应，可迅速溶解血凝块、渗出液和坏死组织，分解痰、脓液等黏性分泌物。因此，在外科手术中被广泛应用。

(七)胰酶

胰酶是从猪、牛、羊等哺乳动物的胰腺中提取得到的一种混合酶制剂，主要分为胰蛋白酶、胰淀粉酶、胰脂肪酶，还有羧肽酶、糜蛋白酶、弹性蛋白酶、激肽释放酶和核糖核酸酶等。胰酶主要用于治疗缺乏胰液的消化不良、食欲不振及肝胰疾患引起的消化障碍等。

(八)胰岛素

胰岛素是一种蛋白质激素，在动物体内具有促进葡萄糖氧化及肝糖原合成的生理功能，注射胰岛素后能使体内血糖降低，肝糖原增加。当机体处于胰岛素分泌量不足的病理状态时，血糖上升，尿中有大量的糖排出，即出现糖尿症状，胰岛素是治疗糖尿病的重要生化药物。

不同种属的胰岛素分子结构大致相同，生理功能相同，如猪胰岛素与人胰岛素只有 B30 位的一个氨基酸不同：猪的是丙氨酸，人的是苏氨酸，因此用猪胰岛素治疗糖尿病，既不易引起胰岛素抗体的产生，而且效果较好。

(九)胸腺肽

胸腺肽是从冷冻的小牛(或猪、羊)胸腺中提取、经部分热变性以及超滤等工艺过程制备的一种具有高活力的混合肽类药物制剂。胸腺肽在临床上目前被用来调节细胞免疫功能，有较好的抗衰老和抗病毒作用，适用于原发和继发性免疫缺陷病以及免疫失调所引起的疾病，对肿瘤有很好的辅助治疗效果，也用于再生障碍性贫血、急慢性病毒性肝炎等，具有较好的疗效。

(十)胆红素

胆红素是血红蛋白分解代谢后的还原产物，具有多种药理作用，它对乙型脑炎类病毒的灭活率、抑制指数均比去氧肌酸高 1～1.5 倍。它还是一种有效的肝脏疾病治疗药物，在不破坏肝组织的情况下，有增殖新细胞的作用，可治疗血清肝类、肝硬化等病，此外，胆红素还具有镇静、镇惊、解热、降压、促进红细胞增生等作用，并且，胆红素也是制造人工牛黄的主要原料。

（十一）肝素（钠）

肝素是一种含硫酸酯的黏多糖，属于不均一的多糖分子，由动物结缔组织的肥大细胞产生，它广泛地分布于各种器官和组织中，如肠黏膜、十二指肠、肺、肝、心脏、胎盘、血液等。我国市售的肝素均以猪小肠黏膜（少量以羊小肠黏膜）为提取原料。

肝素是一种抗凝血物质，在体内外均能延长凝血作用，常用于输血和防治各种血栓的形成与栓塞，也可用于澄清血浆脂质，降低胆固醇，治疗动脉硬化等症。

（十二）硫酸软骨素

硫酸软骨素是从动物软骨组织中提取的一种酸性黏多糖。硫酸软骨素大多存在于动物的软骨、喉骨、鼻骨、气管中，骨腱、韧带、皮肤、角膜等组织中也含有硫酸软骨素。

硫酸软骨素，尤其是硫酸软骨素 A 能增强脂肪酶的活性，使乳糜微粒中的甘油三酯分解，使血中乳糜微粒减少而澄清。还具有抗凝血和抗血栓作用，可用于冠状动脉硬化、血脂和胆固醇增高、心绞痛、心肌缺血和心肌梗死等症。硫酸软骨素还用于防治链霉素所引起的听觉障碍以及偏头痛、老年肩痛、腰痛与肝炎等。此外，也常作为膳食补充剂用于保护关节及用于皮肤化妆品。

（十三）溶菌酶

溶菌酶广泛存在于自然界动物、植物、微生物中，目前使用的溶菌酶主要从鸡蛋清中提取。溶菌酶有抗菌、抗病毒、止血、消肿及恢复组织功能等作用，临床主要用于慢性鼻炎、急慢性咽喉炎、口腔溃疡、带状疱疹感染和扁平疣等，也可与其他抗菌药物合用，治疗各种细菌感染。由于它具有溶解细菌细胞壁的能力，故可起到迅速清理黏膜的作用，从而加快痊愈。

（十四）细胞因子与重组细胞因子

细胞因子是由活化免疫细胞和非免疫细胞（如某些基质细胞）合成分泌的能调节细胞生理功能、参与免疫应答和介导炎症反应等多种生物学效应的小分子或中等分子量的可溶性蛋白质（多肽）或糖蛋白。细胞因子具有特殊的生理活性，但从动物或人体的组织中提取细胞因子的成本非常高，且体内的含量十分少，无法满足临床需求。而运用基因工程技术，利用大肠杆菌、酵母菌、昆虫细胞、哺乳动物细胞等大规模生产与重组的细胞因子纯品，其产量、纯度、成本等指标均优于天然来源的细胞因子，这不仅大大促进了细胞因子的结构与功能研究，也促进了细胞因子作为生物应答调节剂治疗各种疾病的应用研究。重组细胞因子疗效显著，副作用小，是一种全新的生物制剂，已成为某些疑难病症不可缺少的治疗手段。目前利用基因工程技术生产与重组细胞因子，作为生物应答调节剂治疗肿瘤、造血障碍、感染等，已收到良好疗效，成为新一代的药物。

根据细胞因子的生理功能可将其分为以下七种。

1. 干扰素

干扰素(IFN)是最先发现的细胞因子，是由干扰素诱生剂诱导生物细胞后所产生的一类高活性多功能糖蛋白，可抵抗病毒感染，能够干扰病毒的复制，因而命名为干扰素。它是一种具有广谱抗病毒、抗肿瘤的蛋白质。

2. 集落刺激因子

集落刺激因子(CSF)为一类刺激骨髓多能造血干细胞和不同分化阶段的造血干细胞增殖分化，并在半固体培养基中形成相应细胞集落的细胞因子。其主要包括：干细胞生成因子(SCF)、多能集落刺激因子(IL-3)、巨噬细胞集落刺激因子(M-CSF)、粒细胞集落刺激因子(G-CSF)、粒细胞—巨噬细胞集落刺激因子(GM-SCF)和促红细胞生成素(EPO)。上述集落刺激因子除具有刺激不同发育分化阶段造血干细胞增生分化的功能外，其中有些还能促进或增强巨噬细胞和中性粒细胞的吞噬杀伤功能。

3. 促红细胞生成素

促红细胞生成素(EPO)作为一种造血因子，不仅可治疗一般的贫血，而且可治疗正常人手术后的贫血反应，尤其对癌症化疗后造血功能受到损害的患者更加有利。EPO 可促进血液中的红细胞增殖，大大地提高了癌症病人的生活质量和存活率。另外，EPO 凭借其不可替代的促红细胞生成作用和实际上的替代输血疗效，使其不论在临床还是销售上都获得了极大的成功，此外，EPO 亦可用于其他多种难治性贫血患者，并且可在一定程度上纠正恶性肿瘤、化疗及类风湿性关节炎引起的贫血。因此它是目前最成功的重组细胞因子药物之一。

4. 白细胞介素

白细胞介素(IL)是一类介导白细胞间相互作用的细胞因子，是一种调节蛋白，可用于癌症等的治疗，刺激机体免疫力。白细胞介素的主要作用是促使 T 细胞和 B 细胞增殖和分化，增强 NK 细胞以及单核细胞的杀伤活性，刺激造血细胞参与炎症反应，诱导抗体的产生，促进血小板的生成等。此外，许多 IL 不仅介导白细胞相互作用，还参与其他细胞等的相互作用，如造血干细胞、血管内皮细胞、纤维母细胞、神经细胞、成骨和破骨细胞等的相互作用。

5. 肿瘤坏死因子

肿瘤坏死因子(TNF)是能直接造成肿瘤细胞死亡的细胞因子,可直接诱导肿瘤细胞的凋亡。TNF 除有杀肿瘤作用外,还可引起发热和炎症反应,TNF 是至今发现的杀伤力最强的一种生物活性因子,具有很强的抗癌作用。

6. 趋化因子

趋化因子是一组具有趋化作用的细胞因子,能吸引免疫细胞到免疫应答局部,参与免疫调节和免疫病理反应。它们多为小于或等于 100 个氨基酸的小分子多肽。

7. 生长因子

生长因子是由机体不同组织细胞产生的一类多肽类细胞因子,具有刺激细胞生长的作用,可以特异地与细胞表面的专一受体结合而发生作用。生长因子在免疫应答、肿瘤发生、损伤修复等方面有重要作用。

第二节 疫 苗

一、疫苗的起源与发展

疫苗的起源可以追溯到我国古代,早在 4 世纪初,东晋葛洪所著《肘后方》中,已有关于防治狂犬病的记载:“杀所咬犬,取脑敷之,后不复发”。在宋真宗时代(公元 1000 年左右),宰相王达之子患了天花,四处求医无效,最后请来了峨眉山的道人,取其患处的结痂,处理后进行自体接种而治愈,这是最早的自身免疫疗法。之后逐渐发展成了预防天花的人痘接种法,即从感染天花后的恢复期病人或症状比较轻的病人身上,挑取水泡、脓疱和痘痂内容物并保存 1 个月左右待其干燥,然后将其研磨成粉末,给健康人鼻腔吸入,以预防天花,取得了很好的保护效果。这是人类历史上最早使用疫苗来预防疾病的记录,较英国医生琴纳发明牛痘苗早了几百年。

1796 年,英国乡村医生爱德华·琴纳进行了人类历史上第一次疫苗接种试验,琴纳从一位感染了牛痘的年轻挤奶农妇的手上挑取了痘苗,接种到一名 8 岁男孩的手臂上,经过几个月的严密观察,发现小男孩获得了免疫保护,没有感染天花;1798 年 9 月,琴纳发表了接种“牛痘”预防天花的学术论文,开创了人工自动免疫的先河。19 世纪 70 年代,法国科学家路易斯·巴斯德有关减毒鸡霍乱菌的研究,是继琴纳之后的重大进步。巴斯德认为,用减毒的病原体来预防其引起的疾病,比使用相关的动物病原体来预防人类疾病应当更有效,由此巴斯德建立了现代意义上的预防接种,即通过实验室研制的疫苗来预防传染病。随后,羊炭疽减毒活疫苗的试验成功,尤其是 1985 年首次在人体使用减毒狂犬病疫苗的成功，标志人类进入了一个预防接种时代的科学新纪元。巴斯德在疫苗研制领域的先锋作用和卓越贡献引起了第一次疫苗革命。

第二次世界大战后，疫苗研究进入了突飞猛进的发展阶段。波士顿的 Enders 及同事发展了病毒的体外细胞培养技术，促进了多种减毒和灭活病毒疫苗的研制。相继开发了三价灭活脊髓灰质炎疫苗、流行性腮腺炎疫苗、风疹疫苗、肺炎球菌疫苗、b 型嗜血性流感杆菌疫苗、乙型病毒性肝炎疫苗等。20 世纪 80 年代，现代分子技术的应用推动了新一代疫苗的研制，引发了疫苗发展史上的第二次革命，其首要成果是基因重组乙肝疫苗。与此同时，化学、生物学、遗传学和免疫学的发展在很大程度上为新疫苗的研制和旧疫苗的改进提供了新技术和新方法。如现代蛋白化学工艺使细菌荚膜多糖与载体蛋白的偶联或结合成为现实，极大地改进了一些细菌多糖疫苗的有效性。

迄今为止，已有 30 余种疫苗成功地用于人类疾病的预防，如天花、小儿麻痹、麻疹等曾严重危害人类生命与健康的疾病的流行得到了有效控制，其中，天花已被根除，创造了使用疫苗在自然界中彻底消灭一种病原微生物的医学奇迹。

二、传统疫苗的生产技术

传统疫苗主要包括灭活疫苗、减毒活疫苗和亚单位疫苗三类。

1. *灭活疫苗*

灭活疫苗又称死疫苗，是指利用加热或甲醛等理化方法将人工大量培养的完整的病原微生物杀死，使其丧失感染性和毒性而保持免疫原性，并结合相应的佐剂而制成的疫苗。疫苗液中除含有灭活的病毒颗粒外，还含有细胞成分和培养病毒时加入的牛血清等蛋白类物质，多次接种疫苗容易发生过敏反应。至 20 世纪 80 年代，我国新开发的狂犬病病毒、甲型肝炎、流感和乙型脑炎等灭活疫苗亦已改进为纯化疫苗。

灭活疫苗中含有的病毒颗粒或菌体及寄生虫经过灭活剂处理后，其感染性已被灭活剂所灭活，而其抗原性仍然保留。

灭活疫苗具有制造工艺简单、免疫原性的稳定性高、易于制备多价疫苗等优点；同时，也存在一定的缺点或不足，灭活疫苗虽可刺激机体产生 IgM 和 IgG 抗体，但有时却得不到满意的保护效果。

2. *减毒活疫苗*

减毒活疫苗又称弱毒疫苗，是指将微生物的自然强毒株通过物理的、化学的和生物学的方法，连续传代，使其对原宿主丧失致病力，或只引起亚临床感染，但仍保持良好的免疫原性，用这种毒株制备的疫苗就叫减毒活疫苗。当前用于制备活疫苗的毒种，大多来源于野生株，通过人工减毒过程获得。

活疫苗在临床上可以为宿主提供长期的保护效果，通常是以模拟微生物自然感染状态来刺激免疫应答。活疫苗是以减毒形式存在的病原体，减毒一般是以生物学或其他技术降低或消除病原体的致病性，并保存了有效的感染性，既可刺激体液免疫，也可刺激产生细胞免疫。减毒活疫苗与灭活疫苗各有优缺点。从多方面比较，前者优于后者。

3. 亚单位疫苗

亚单位疫苗（subunit vaccine）是指提取或合成细菌、病毒外壳的特殊蛋白结构，即抗原决定簇制成的疫苗，这类疫苗不是完整的病原体，而是其一部分物质，故称亚单位疫苗。亚单位疫苗仅有几种主要表面蛋白，因而能消除病毒（或细菌）的许多无关抗原决定簇和粗制或半提纯的病毒（或细菌）制剂诱发的不良反应。

关于其制备方法，例如用化学试剂等常规理化方法裂解流感病毒，提取其血凝素、神经氨酸酶制成的亚单位疫苗，对流感病毒的免疫力仍保存，但副作用大为减少。再如腺病毒衣壳的亚单位疫苗，因不含核酸，从而消除了核酸致癌的潜在可能性，使用时更为安全。

三、我国常用疫苗品种

1. 基础免疫用疫苗

世界卫生组织规定的全球儿童基础疫苗包括卡介苗、脊髓灰质炎疫苗、百白破三联疫苗和麻疹疫苗。

卡介苗采用无毒结核杆菌制成，安全有效。婴儿出生后按计划接种，是预防结核病的一项可靠措施。脊髓灰质炎疫苗（简称脊灰糖丸疫苗），是一种口服疫苗制剂，白色颗粒状糖丸，接种安全。婴儿出生后按计划服用糖丸，可有效预防脊髓灰质炎（小儿麻痹症）。百白破制剂，是由百日咳菌苗、精制白喉类毒素及精制破伤风类毒素混合制成，可同时预防百日咳、白喉和破伤风三种疾病。麻疹疫苗，是一种减毒活疫苗，接种反应轻微，免疫持久性良好，婴儿出生后按期接种，可有效预防麻疹。

2. 乙脑疫苗

用于预防流行性乙型脑炎（简称乙脑）。灭活乙脑疫苗的接种对象为乙脑流行地区 6 个月以上到 10 岁以下儿童，以及由非疫区进入疫区者，而减毒活疫苗则用于 1 岁以上儿童。由于流行性乙型脑炎在我国流行较广，我国已将此疫苗纳入计划免疫程序，对所有健康儿童均予以接种。

3. 乙肝疫苗

用以预防乙型肝炎，目前我国使用的主要有乙型肝炎血源疫苗和乙肝基因工程疫苗两种，适用于所有可能感染乙肝者。我国是乙肝的高发国家，人群中乙肝病毒表面抗原阳性率达 10%，这是一个严重的公共卫生问题，注射乙肝疫苗是控制该病的最有效措施之一，所以我国近年来已开始将此疫苗纳入计划免疫，新生儿均应在出生后24小时内接种疫苗，有条件的健康成人也尽可能注射乙肝疫苗。

4. 狂犬病疫苗

用于狂犬病的防治。狂犬病是由狂犬病毒引起的一种人畜共患的中枢神经系统急性传染病。人体由于被唾液腺中含有狂犬病毒的动物咬伤，或由于抓伤处染有含狂犬病毒的唾液而感染，其临床表现为急性脑炎，最终导致死亡。狂犬病广泛分布于世界各地，每年世界上有百万人口因暴露于狂犬病毒而接种疫苗。由于尚无特效治疗，暴露后只有立即实施免疫接种才能幸存。免疫接种是预防狂犬病发病的唯一有效措施。

狂犬病疫苗，是一个历史悠久的疫苗，最早制造狂犬病疫苗的是法国的巴斯德。1882年，他成功地应用连续传代减弱病毒毒力的方法，用适宜的毒种来制造疫苗。中国现在制造的狂犬疫苗系用狂犬病毒固定毒接种于原代地鼠肾细胞，培养后，收获毒液，经浓缩、纯化、精制并加氢氧化铝佐剂，经全面检定合格后即为预防狂犬病的疫苗。狂犬病毒只有一种血清型，世界各地的狂犬病毒抗原性质是相同的。接种狂犬病疫苗后，人体血液中可出现抗狂犬病毒抗体，这些抗体可防止病毒在细胞间直接传播，减少病毒的增殖量，同时还能清除游离的狂犬病毒，阻止病毒的繁殖和扩散，从而达到预防狂犬病的目的。

5. 出血热疫苗

用于预防流行性出血热，分为单价疫苗和双价疫苗两种，前者可分为预防家鼠型出血热或野鼠型出血热，后者则对此两型出血热均有预防作用。出血热疫区10～70岁的人都应接种此疫苗，疫区的林业工人、水利工地民工、野外宿营人员则更应接种。

6. 肺炎疫苗

用于预防肺炎球菌性疾病，如肺炎等。目前国内应用的均为进口疫苗，其效果十分肯定。法国生产的肺炎球菌多糖疫苗“优博-23”是最新和高度纯化的多价疫苗，对肺炎球菌性感染的总保护率高达75%以上。应当接种此类疫苗的人有老年人、2岁以上儿童、慢性病患者、免疫缺陷者以及长期酗酒和长期吸烟者。

7. 流脑疫苗

目前国内应用的脑膜炎球菌荚膜多糖制成的疫苗，用于预防脑膜炎球菌引起的流行性脑脊髓膜炎，接种对象为6个月至15周岁的儿童和少年。

8. 甲肝疫苗

用于预防甲型肝炎。将对人无害、具有良好免疫原性的甲型肝炎病毒减毒株接种于人体细胞，培养后经抽提和纯化溶于含氨基酸的盐平衡溶液，用于预防甲型病毒性肝炎。我国生产的减毒活疫苗免疫效果良好，接种后至少可获得4年以上的持续保护,1 岁以上均可接种。

9. 腮腺炎疫苗

用于预防腮腺炎病毒引起的流行性腮腺炎。我国生产的腮腺炎疫苗是减毒活疫苗,可用于 8 个月以上的儿童。另外还有进口“麻风腮”三联疫苗,既可预防腮腺炎,还可预防麻疹、风疹。

10. 流感疫苗

用于预防流行性感冒。接种对象主要是 2 岁以上所有人群,慢性心、肺、支气管疾病患者,慢性肾功能不全者,糖尿病患者,免疫功能低下者,镰状细胞贫血症患者等。由于流感病毒变异率很高,所以注射流感疫苗也不能保证不得流感,这一点跟其他的疫苗有所不同。

第三节 生物制品的保存和使用

生物制品是一类特殊的商品,绝大多数药物以注射的方式使用,有些药物还是活的菌体或者病毒,因此,国家对生物制品的生产、运输、销售和使用均十分重视。从 1951 年以来,我国就制定了《中国生物制品规程》,现在的《中国生物制品规程》,即《中国药典》三部,每 5 年修订一次。生物制品在保存和使用中要注意以下事项。

一、生物制品的保存

生物制品大多是由微生物或其代谢产物所制成,从化学成分上看,大多具有蛋白质的性质,而且有的制品本身就是活的微生物。因此,生物制品一般怕热、怕光,有的还怕冻,保存条件会直接影响制品质量。一般来说,温度越高,保存时间越短。最适宜的保存条件是 2～10℃干燥暗处。除小儿麻痹等活疫苗及干燥制品不怕冻结外,其他制品一般不能在 0℃以下保存,否则会因冻结而造成蛋白变性,融化后发生大量溶菌或出现摇不散的絮状沉淀而影响免疫效果,甚至会加重接种后的反应。

各种生物制品对热的稳定性又根据其性质和质量不同而有所区别,活菌苗、活疫苗一般最怕热,如麻疹疫苗及液体结核菌苗在室温放置,效力就明显下降,因此必须在 2～10℃保存;霍乱、哮喘等死菌苗,一般可在室温保存;精制抗毒素、吸附精制类毒素、斑疹伤寒疫苗等虽较稳定,但最好也保存在 2～10℃暗处,如保存温度过高,则会影响其质量。

生物制品大多标有失效期及有效期,如已过期,要严禁使用。虽然其他药物过期后同样不能使用,但是使用过期的生物制品所造成的危害要远远高于其他药物。另外，针对变异率较高的病毒所制备的疫苗，如流感疫苗，最好使用当年生产制造的疫苗，以免影响使用效果。

二、生物制品的使用

在使用生物制品时，常会发生各种不良反应，特别是各种疫苗、菌苗、类毒素、抗毒血清等，反应较多。生物制品使用后所发生的反应，可分为一般反应及异常反应。一般反应有局部反应（如红、肿、热、疼等）和全身反应（如发热、头痛、寒颤、恶心、呕吐、腹痛、腹泻等）；异常反应有晕厥、过敏性休克、血清病（大多发生在注射后 7～14 天，表现为皮疹、肌肉关节痛、全身淋巴肿大）等。

1. 使用生物制品发生不良反应的原因

（1）生物制品的质量问题　质量不好的制品可以引起严重反应，例如菌苗、疫苗的菌毒种不好，抗毒血清、类毒素纯度低或发生污染等，接种后都可以引起较多的严重反应。

（2）生物制品的使用问题　不正确地使用生物制品，也是引起不良反应的重要原因之一，如接种剂量过大、接种途径错误、操作不正确以及不能正确地掌握禁忌症等都是发生不良反应的原因。

2. 预防严重不良反应发生的措施

（1）注射前一定要反复确认生物制品的品种、剂量和有效期。对儿童进行计划免疫接种时，一定要反复确认儿童年龄和疫苗品种，以免给低龄儿童过早使用疫苗造成过度免疫反应而引起严重后果。对国家计划免疫外的疫苗品种，一定要事先告诉儿童家长，由其自主选择是否注射。

（2）注射动物血清之前，必须做过敏试验，阴性者方可试验，阳性者必须进行脱敏后才可注射。反复注射的间隔，超过 5 天者必须做过敏试验后方可注射。有过敏史（如哮喘、荨麻疹、枯草热等）的患者易发生过敏性休克，有晕针史及癔症、癫痫的患者易发生晕厥，因此要特别注意。

（3）生物制品在有效期内出现安瓿破损、药液变色及冻结不化、摇不散的异物、絮状物等，均不可使用。

主要参考文献

1. 王平,沙宪政．生物医学传感技术．北京:人民卫生出版社,2018.
2. 李劲松．生物医学信息学．北京:人民卫生出版社,2018.
3. 邓玉林．生物医学工程学．北京:科学出版社,2019.
4. 蒋长顺．医用检验仪器应用与维护．北京:人民卫生出版社,2018.
5. 郑铁生,倪培华．临床检验医学．北京:人民卫生出版社,2017.
6. 朱险峰．医用常规检验仪器．北京:科学出版社,2014.
7. 须建,彭裕红．临床检验仪器．北京:人民卫生出版社,2015.
8. 吕毅,包家立．临床工程学．北京:人民卫生出版社,2019.
9. 冯奇．医用光学仪器应用与维护．北京:人民卫生出版社,2019.
10. 郑彦云．医疗器械概论．北京:人民卫生出版社,2018.
11.．韩丰谈．医学影像设备学．北京:人民卫生出版社,2016.
12. 石明国．中华医学影像技术学·影像设备结构与原理卷．北京:人民卫生出版社,2017.
13. 郝利国．医学影像设备原理与维护．杭州:浙江大学出版社,2017.
14. 余晓锷,龚剑．CT 原理与技术．北京:科学出版社,2014.
15. 金浩宇,李哲旭．医用超声诊断仪器应用与维护．北京:人民卫生出版社,2018.
16. 肖晓鸿,肖源．康复工程技术．武汉:华中科技大学出版社,2019.
17. 舒彬．临床康复工程学．北京:人民卫生出版社,2018.
18. 崔福斋．医用治疗与康复设备．北京:中国医药科技出版社,2010.
19. 肖晓鸿．假肢与矫形器技术．上海:复旦大学出版社,2016.
20. 董放,程云章．无源医疗器械产品与不良事件监测．北京:中国医药科技出版社,2013.
21. 崔福斋．无源医疗器械及医用材料．北京:中国医药科技出版社,2010.
22. 李敏．医药产品导论．杭州:浙江大学出版社,2010.
23. 马国,蔡卫民,许杜娟．临床药学导论．北京:科学出版社,2017.
24. 陈子林．药学导论．北京:科学出版社,2017.
25. 毕开顺．药学导论．北京:人民卫生出版社,2016.
26. 蒋学华．临床药学导论．北京:人民卫生出版社,2014.
27. http://image. baidu. com/search/index.
28. 医疗器械监督管理条例(国务院令第 680 号,2014 年 6 月 1 日实施、2017 年 5 月 4 日修订).
29. 医疗器械分类规则(国家食品药品监督管理总局令第 15 号,2016 年 1 月 1 日起施行).
30. 医疗器械分类目录(国家食品药品监督管理总局,2018 年 8 月 1 日起实施).